行動栄養学
とはなにか?

東京大学名誉教授
佐々木敏

食べ物と健康をつなぐ見えない環《リンク》を探る

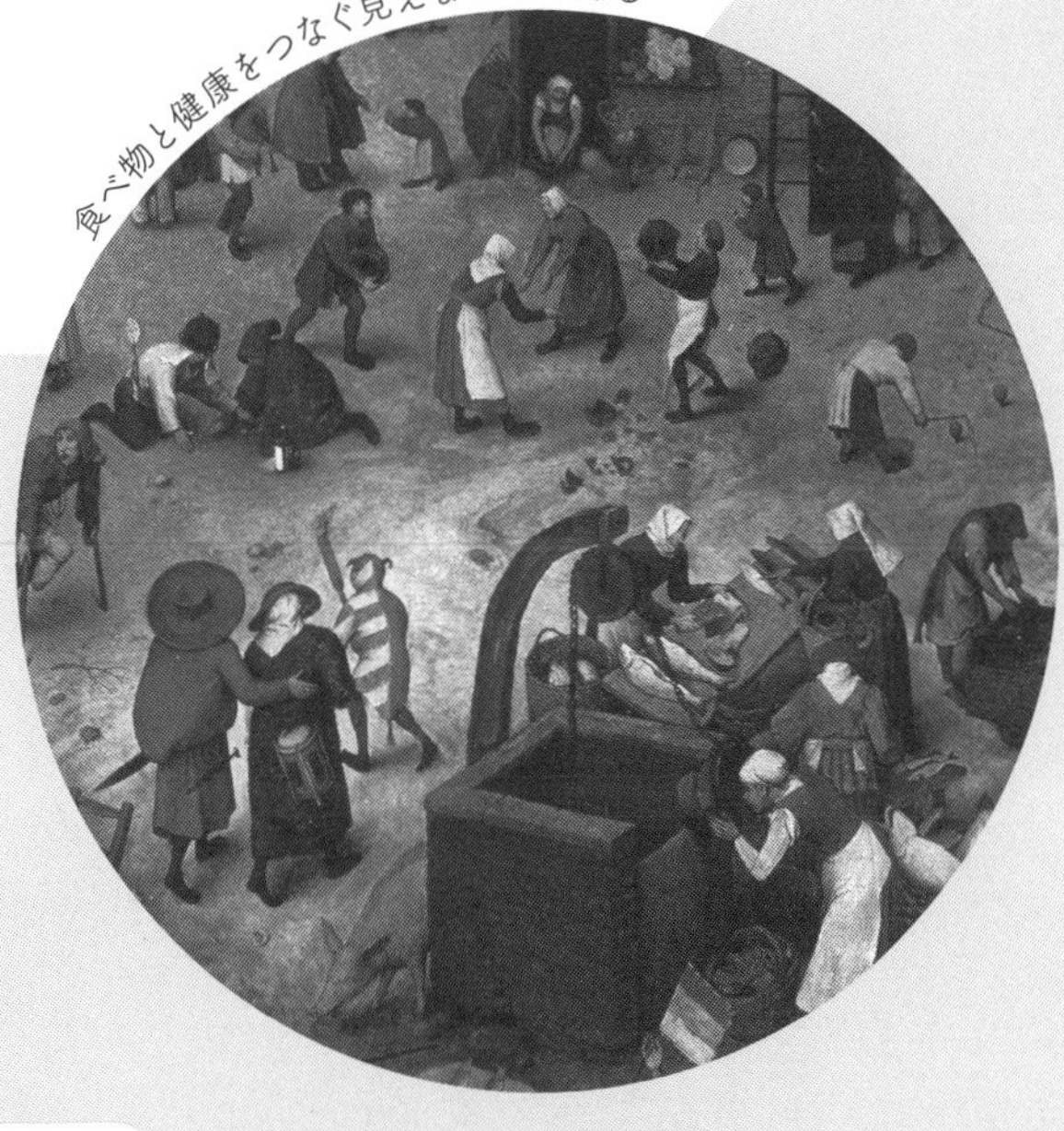

女子栄養大学出版部

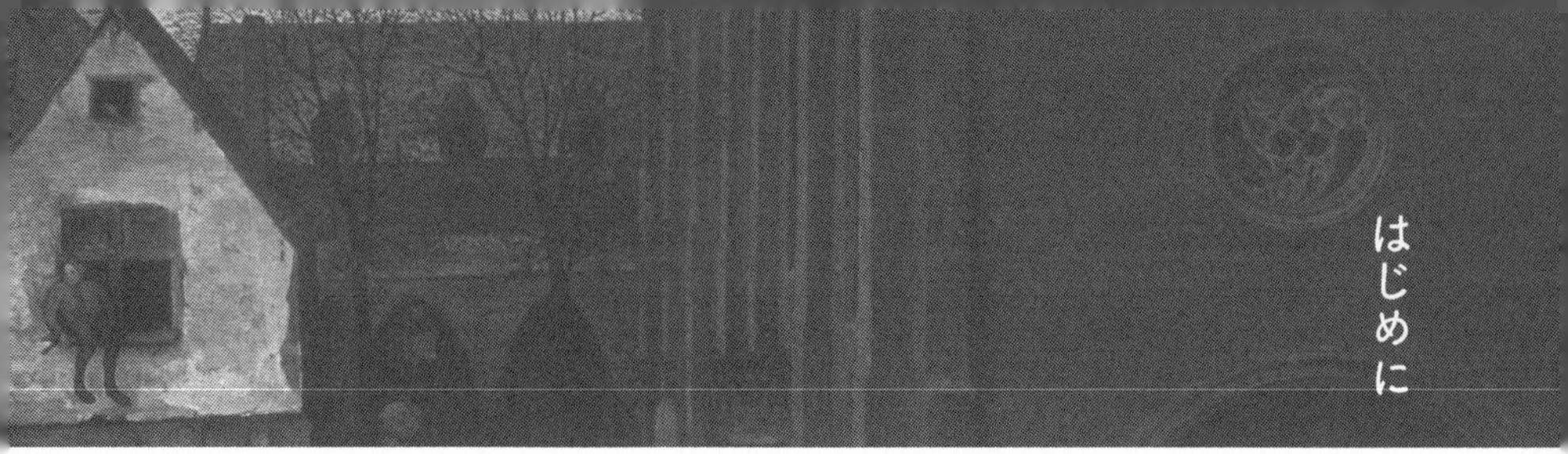

はじめに

3つの思い出話から

エスカルゴからメコン川のコイへ

パセリの深緑色が鮮やかなブルギニョンバターが盛られたエスカルゴのオーブン焼きを食べたことがあります。西ヨーロッパのどこかでした。あのカタツムリの歌が頭の中で流れ、子どものころ梅雨時に紫陽花《あじさい》の葉っぱごととってきて飼っていたかわいらしい姿を思い出して困りました。

なぜ彼らはカタツムリを食べ、日本人は食べないのか？　食文化が生まれる背景には食環境に加えて、食品衛生の問題や栄養素確保の必要性など、生命と健康に直結する理由もあったはずです。いや、むしろこちらのほうが大きかったはずです。人は生存のために環境に適応し、文化を培ってきたはずだからです。

カタツムリを食べられなくても、栄養素の確保に問題は起きず、健康をそこなうこともありません。しかし、東南アジア・インドシナ半島を流れる大河、メコン川中流域でとれるコイ科の魚のように、それがその地で生きる人々のおもなたんぱく質源になっている場合は話が違ってきます。この地域のコイ科の魚にはタイ肝吸虫

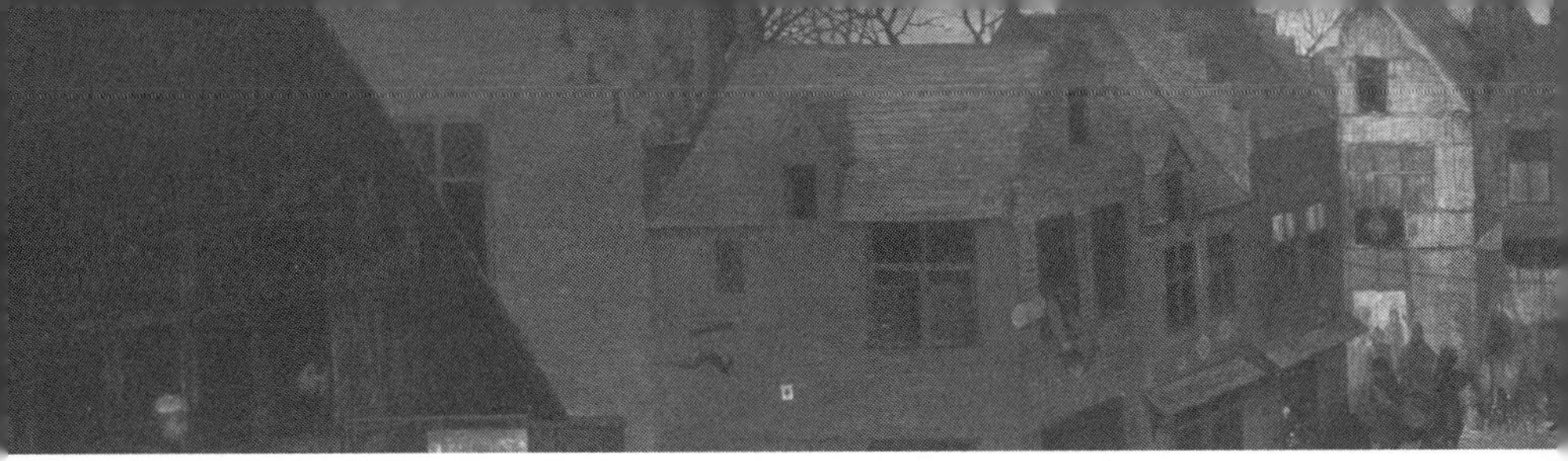

という寄生虫がいて、肝臓がん（肝内胆管がん）の原因となるからです。つまり、肝臓がんのリスクとたんぱく質不足のリスクのどちらをとるかの選択を迫られるわけです。このような場合、がんの研究とたんぱく質の研究を別々に進めていては現実的な改善策は見つかりません。それらを総合的に評価し活用する技術が求められます。

研究室のお茶から中世のビールへ

大学の研究室で学生と雑談をしていたときのことです。机の上にあった緑茶を指して、「このお茶のなにに期待する?」と尋ねてみました。学生は「カテキン」と答えました。ぼくは少しいじわるをして「水」といいました。お茶は複数の物質からできています。そして、それぞれ異なる健康効果・健康影響を持っています。問題はどの物質をたいせつだと考えるか、そしてそれはなぜか、です。どの健康効果を重視するかによって、食べ物や飲み物のなにに期待するかも変わってきます。

ところで、中世のヨーロッパで飲み物といえばビールだったそうです 出典1 。ただし、アルコール度数は低く、その価値は「酔うための物」ではなく「腐敗しない水」にありました。発酵が腐敗をおさえたからです。その後、コーヒーと紅茶がヨーロッパに持ち込まれ、水摂取源としての（うすい）ビールはその役割を終えました。

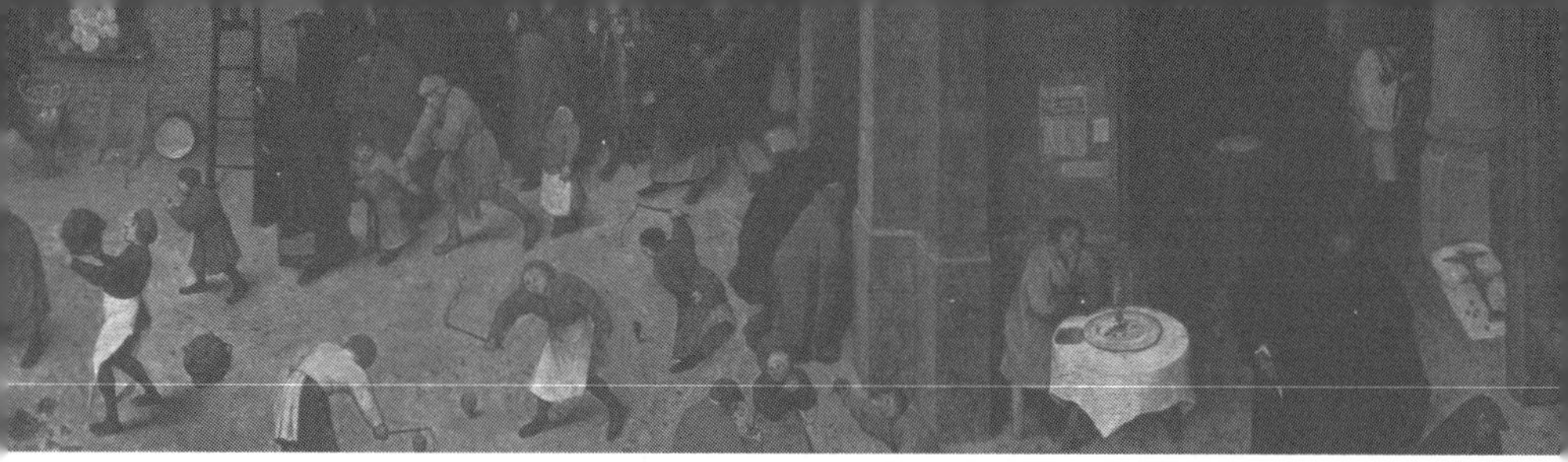

その土地、その時代の食環境と健康課題の組み合わせによって、どの食品のどの面に期待し注目すべきかが違ってきます。食品の中身だけを見ていても、人の健康状態だけを見ていてもこの目的は達成できません。栄養を取り巻く社会全体を俯瞰し、現実を客観的に観察したうえで焦点を絞っていく力が求められます。

インスタントラーメンから食塩ショックへ

ぼくはインスタントラーメン、しかも袋めんが好きです。海外旅行から戻った夜に食べるのはたいていインスタントラーメン（袋めん）です。調べてみたら、ぼくはインスタントラーメン（袋めん）とともに生まれ、ともに育った世代でした。

インスタントラーメンには（インスタントでないラーメンでも）食塩が大量に入っていることは知っています。ですから、ぼくは、粉末スープが別封されている商品を選び、粉末スープをできるだけ残し（使わずに捨てることに誇りを感じている）、ゆで汁を半分ほど捨てて新しい湯を注ぎ入れ、手元にあったなにか（塩けの少ないものならなんでもよい）を突っ込んで味をふくらませるという技をいつしか編み出しました。

このようなけなげな減塩生活のおかげで、ぼくの食塩摂取量はかなり少ないはずです。それを確かめるべく、１日分の尿をためてその中に出てきたナトリウム量を測ってみたことがあります。結果は９・６ｇ。食塩の消化吸収率を98％、日常生活

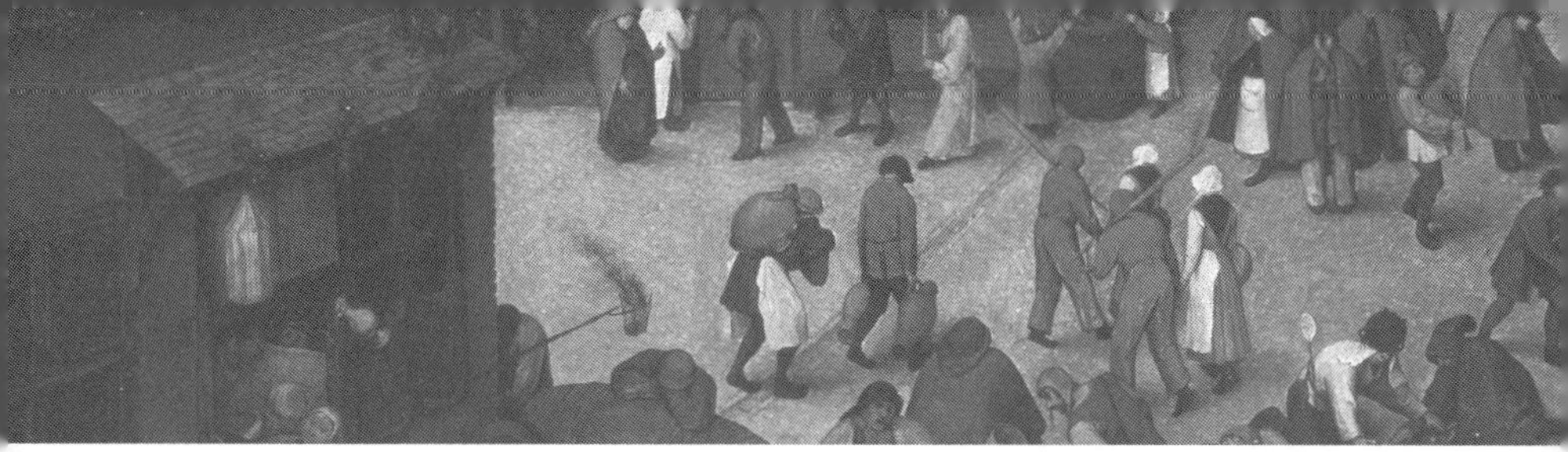

で汗に出ていく分を14%と仮定すると、食塩摂取量は1日あたり11・2gとなりました。「8g前後、多く見積もっても9gくらい」と期待していたので、想定外の11g超えにショックを受けました。そして、さっそく言い訳を考えました。その日はたまたま高かっただけ、冬（2月）だったから（汗に出ていった量はもっと少なかったはず）……。いま本当に必要なのは、降圧作用を持つ新規成分を見つけるための研究ではなく、減塩できない人間行動に迫る栄養学のほうだと確信しました。

行動栄養学の着想へ

見えない環《リンク》

ミッシングリンク（missing link）という用語が進化論にあります。これは、「鎖の中の欠けた1つの環」といった意味で、人間の進化の過程で類人猿と人間の間に存在したと推定される未発見の生物を指す言葉だそうです。ここから、ある一連の過程が完成するために不可欠だと考えられるにもかかわらず欠けている部分（または未知の部分）があるとき、その部分を指す言葉として使われるようになりました。

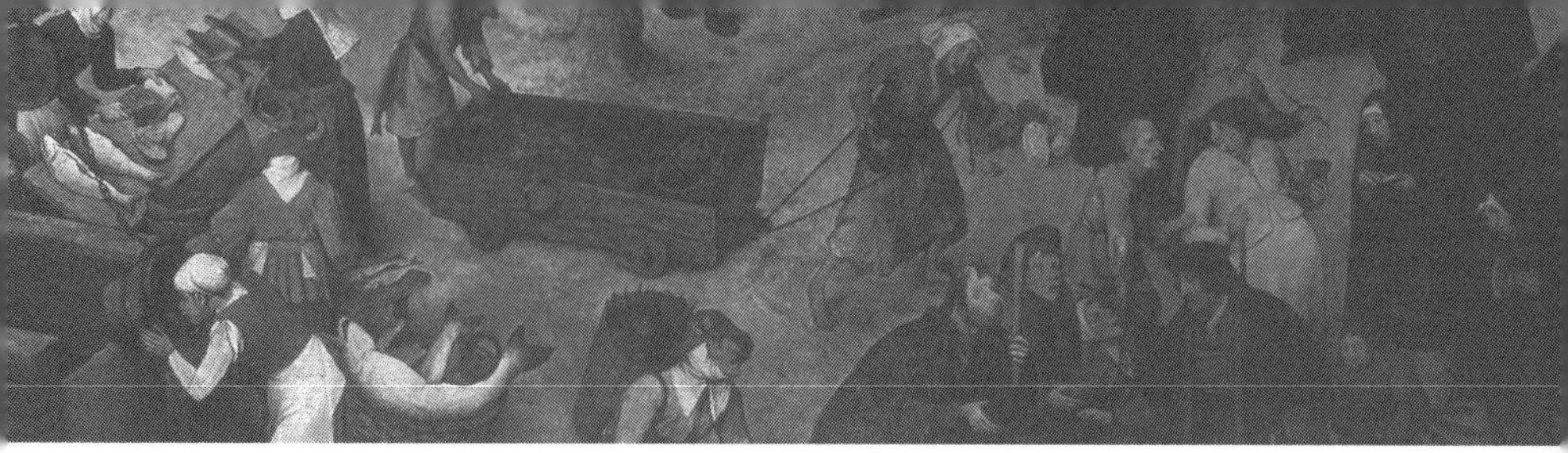

そういえば、大学をながめると、医学はその教育も研究も主として医学部で行なわれ、経済学の教育と研究は両方とも経済学部を中心に行なわれています。ところが、栄養学部は国内にはきわめてまれで、栄養学の教育は家政学部や生活科学部で行なわれ、研究のほうはおもに農学部や医学部で行なわれているという不思議な状態が長く続きました。

そこで思い出したのが、「昔、1頭の象の体がばらばらにされ、いろいろな国に運ばれた結果、ある国では象とは長い筒状の生き物であると信じられ、別の国では大きなうちわ状の生き物であると信じられるようになった」という逸話です。この話の恐ろしさは、『本当の象をだれも知らない』ことをだれも知らない」というところにあります。

わが国における栄養学はまさにこの象であり、ある人は栄養学の鼻の部分を栄養学だと信じ、別の人は栄養学の耳の部分を栄養学だと信じている。「本当の栄養学をだれも知らず、そのことをだれも知らない」ということに思い至りました。

これは栄養学全体の発展を妨げるだけでなく、断片的な栄養学によって作られた情報が世の中に流されやすい風土を生み、対立する情報やつながりのない情報が大量に流され、「どれを信じたらよいかわからない」といった社会問題を引き起こしてしまいました。これが栄養学のミッシングリンクです。しかもこのリンクは解けなかったのではなく、見えなかったのです。これが本書の副題「食べ物と健康をつ

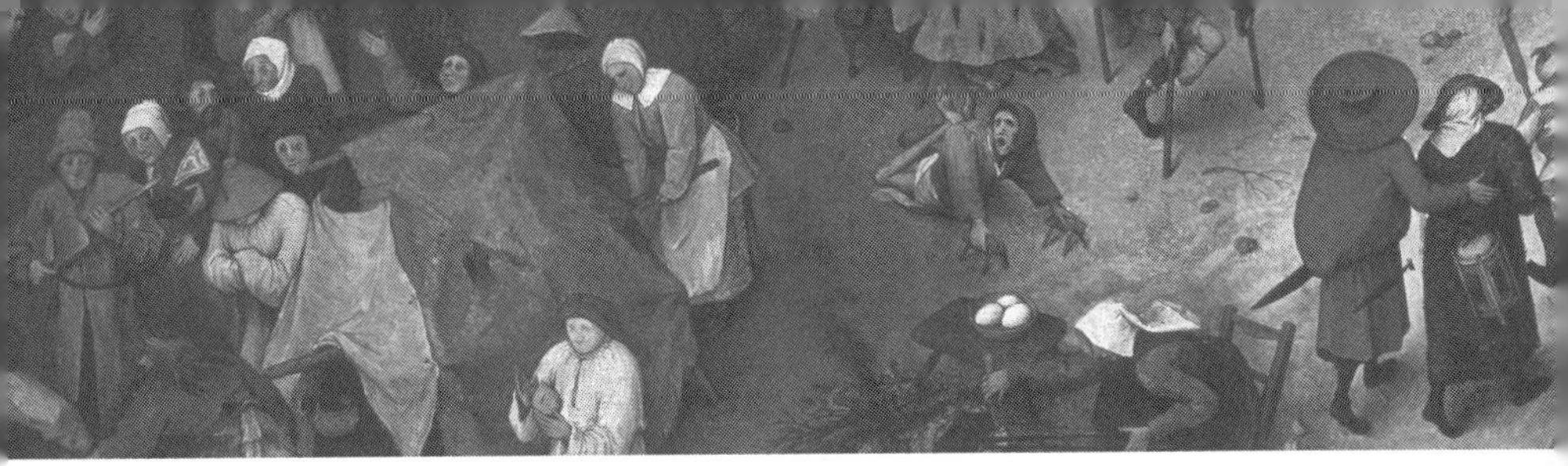

なぐ見えない環《リンク》を探る」にこめた意味です。

食行動学から行動栄養学へ

行動栄養学（behavioral nutrition）は、人の食行動を中心として栄養を俯瞰し、関連する諸科学を結びつけて、人の健康に活かそうとする学問です。

近い言葉に食行動学があります。食行動学は、文字どおり、行動学（行動科学）の一分野です。たとえば、女性の食事量（エネルギー摂取量）は食事相手の性別や人数の影響をどのように受けるかといった実験 出典❷ など、興味深い研究結果がたくさん知られています。しかしそれらが健康に与える影響については、科学としては、これまであまり関心が払われてきませんでした。これは不思議なことです。このような食行動が習慣的に繰り返されれば、それは健康になんらかの影響を与えると考えられるからです。これが、食行動学ではなく、行動栄養学という名前の学問分野が必要だと考えた理由です。

表紙絵の意味

表紙（カバー）の絵は、16世紀のフランドル（現在のベルギー北西部を中心とする地域）の画家、ピーテル・ブリューゲルによる「謝肉祭と四旬節の喧嘩」（１５５９年、ウィーン美術史美術館蔵）の一部です。２冊の拙著、『佐々木敏の栄養データ

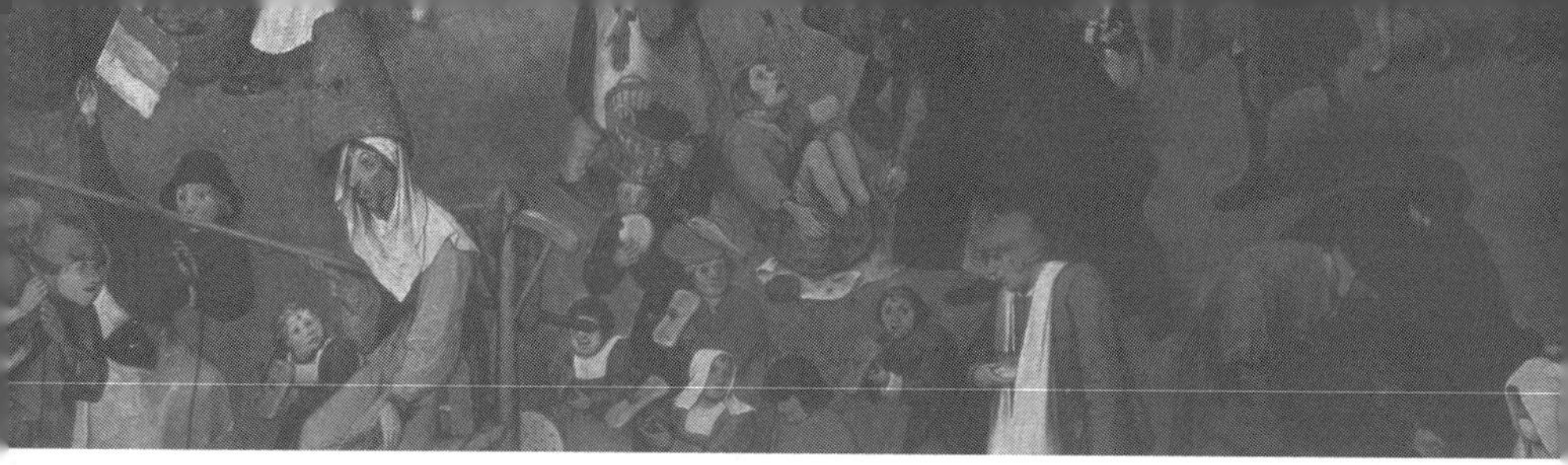

はこう読む！』と『佐々木敏のデータ栄養学のすすめ』でも同じ画家による絵を使いました。

ブリューゲルは当時としては珍しく、庶民の生活を温かい目でユーモラスに描く中に、時の権力者への辛辣な批判をこめた画家です。この絵でも、画面の前面（下方）で2人の権力者（謝肉祭と四旬節を象徴している）が争っているうしろで、そんなことには目もくれず、庶民が日々の暮らしを楽しんでいるさまが描かれています。その中に食べている場面はありませんが、食事の準備をしている場面が2つ含まれています。画題が示すようにこの絵の主人公は2人の権力者かもしれません。しかし本当の主人公は、小さく描かれたたくさんの庶民のほうだとぼくは考えています。ですので、表紙絵には庶民を切り出して使いました。ぜひ原画と見比べてみてください。

絵を選ぶにあたり、食べ物の絵ではなく、食べている人を描いた絵を探しました。ところが、食べ物の静物画は無数にあるのに、人々が食べているさまを描いた絵は少なく、しかもそのほとんどは空想上の宗教画か、王族や貴族の宴席を描いたものでした。そういえば、食もケよりもハレのほう、日常の食べ物よりも高価なものや珍奇なもののほうに耳目が集まります。同じように、栄養も日常の食べ物から毎日摂取しているありきたりの栄養素よりも、限られた食品に微量に含まれるカタカナ書きの物質のほうに関心が集まりがちです。

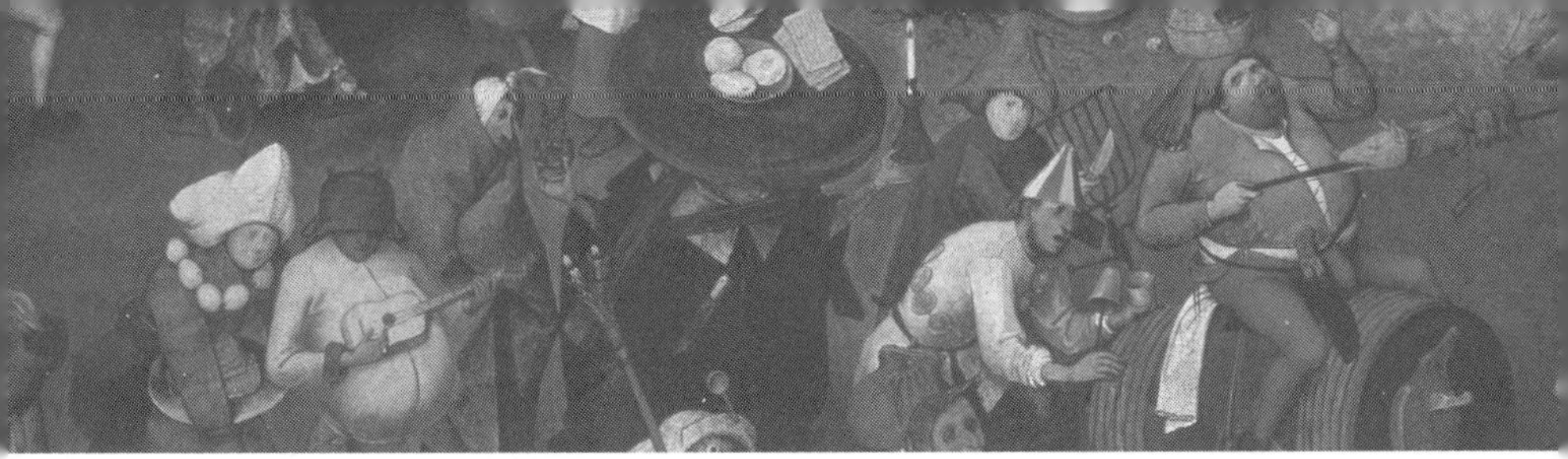

しかし、食は日々の営みであり、健康はその積み重ねの結果です。栄養の本質は庶民のつつましい日々の営みの中にある……、この絵は私たちにそのことを教えてくれているようで、本書の主題に最も近いと感じ、表紙絵に選びました。

この本の楽しみ方

本書では、「行動栄養学とはなにか?」の考察は最後（第9章）とし、行動栄養学に関連する話題のほうを先に並べました。本書を通読していただき、それをあなたの頭の中で組み合わせていただければ、「行動栄養学とはなにか?」を理解していただけるように組んだつもりです。けれども、「行動栄養学とはなにか?」を概念的に先に理解し、そこに部品（パーツ）を組み込んでいくことで行動栄養学を理解したいと考える読者もおられるでしょう。この場合は、第9章「行動栄養学とはなにか?」を先にお読みいただき、その後、第1章に戻って読み進めてみてください。どちらの読み方でも充分に本書を楽しんでいただけると思います。さらに、それぞれの章をこの順に読んでいただく必要も理由もそれほど強いものではありません。興味の赴くまま、食指が動くままに読んでいただくのもまた一興でしょう。

本書は栄養疫学の研究を中心に構成されています。したがって、どうしても疫学

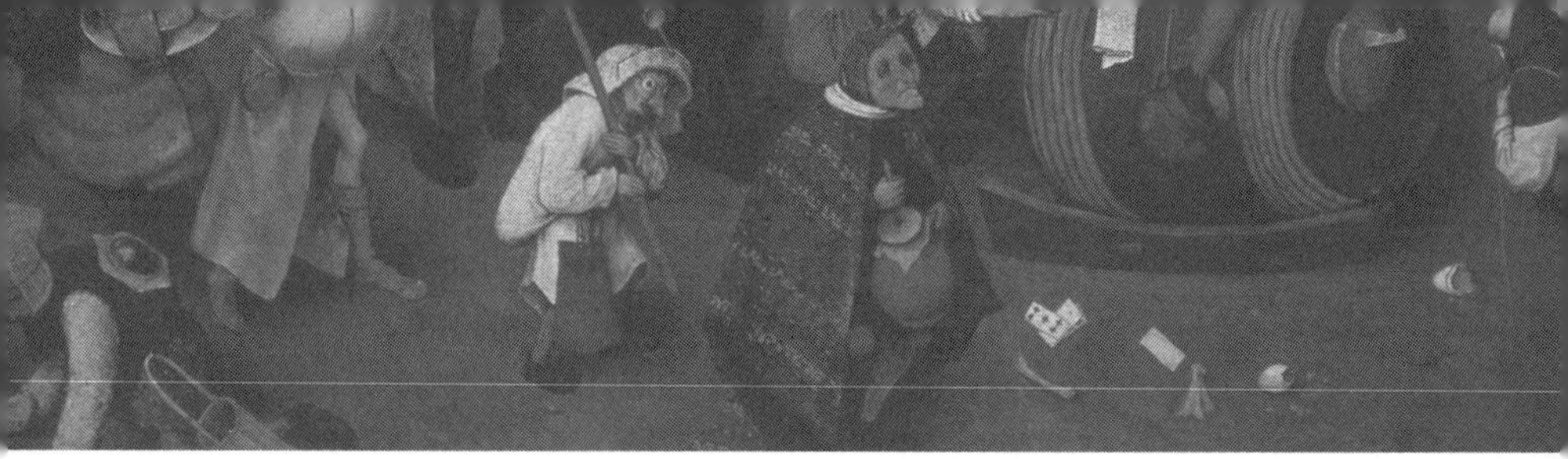

と統計学の専門用語を使わざるをえませんでした。それらを読み飛ばしても、本書が意図するところは充分にご理解いただけ、本書を楽しんでいただけることは保証します。しかし、疫学や統計学の専門用語がむずかしいと感じられたら、本書の姉妹書『佐々木敏のデータ栄養学のすすめ』（女子栄養大学出版部、２０１８年）の巻末に添えられている「本書を深く理解するための疫学・統計学用語集」（352〜362ページ）が役に立つかもしれません。どうぞご活用ください。

どうぞお好みの読み方でお楽しみください。

出典
① Standage T. A History of the World in 6 Glasses Paperback. Walker Publishing Company; Annotated edition, 2006.
② Young ME, et al. Food for thought. What you eat depends on your sex and eating companions. Appetite 2009; 53: 268-71.

もくじ

1 データの数値は、1つ下の位を四捨五入したものを表記しています。

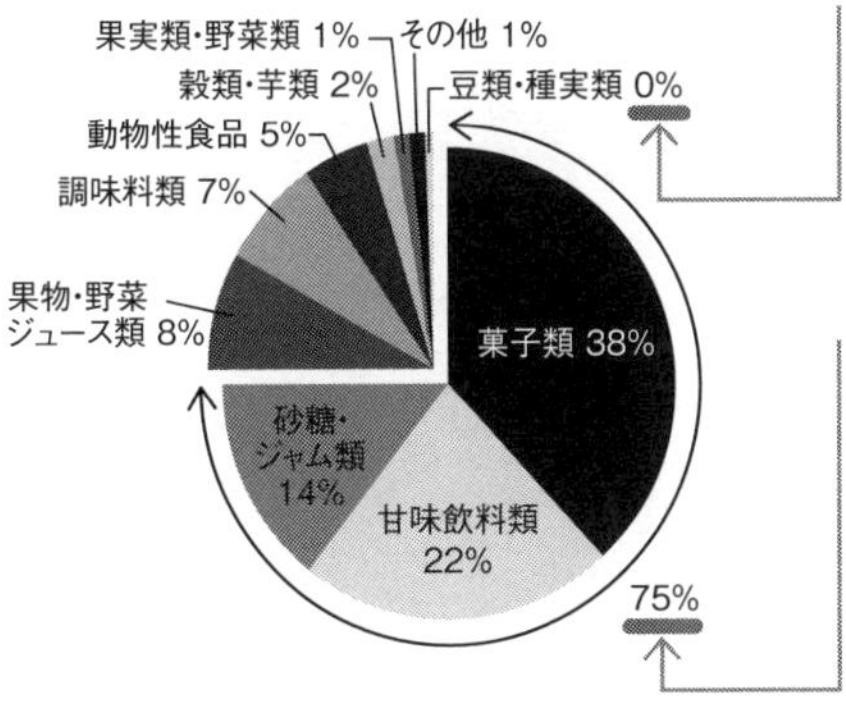

（完全にゼロであることを示しているのではなく）0.1の位で四捨五入したときに0であることを示しています。

菓子類、甘味飲料類、砂糖・ジャム類で表記している数値を足すと「74%」になりますが、小数点以下も含めた数値で足し算して小数点第1位を四捨五入し、「75%」としています。

45ページ「日本の子どもたち（3～6歳、332人）の糖類摂取源」の図から

2 相対的な値（特に比や倍数の場合）は、対数で表示しています。

比や倍数など相対的な値の大小を考えるときには、その値の対数をとる（対数化する）とわかりやすくなります。たとえば、X＝7、Y＝14のとき、YはXの2倍、XはYの0.5倍（1/2倍）で、分母と分子が逆になっただけです。2倍と0.5倍（1/2倍）の対数をとって図にすると1からの距離は同じになり、この関係を正しく表現できます。（編集の都合により、一部、対数表示にしていない図があります）

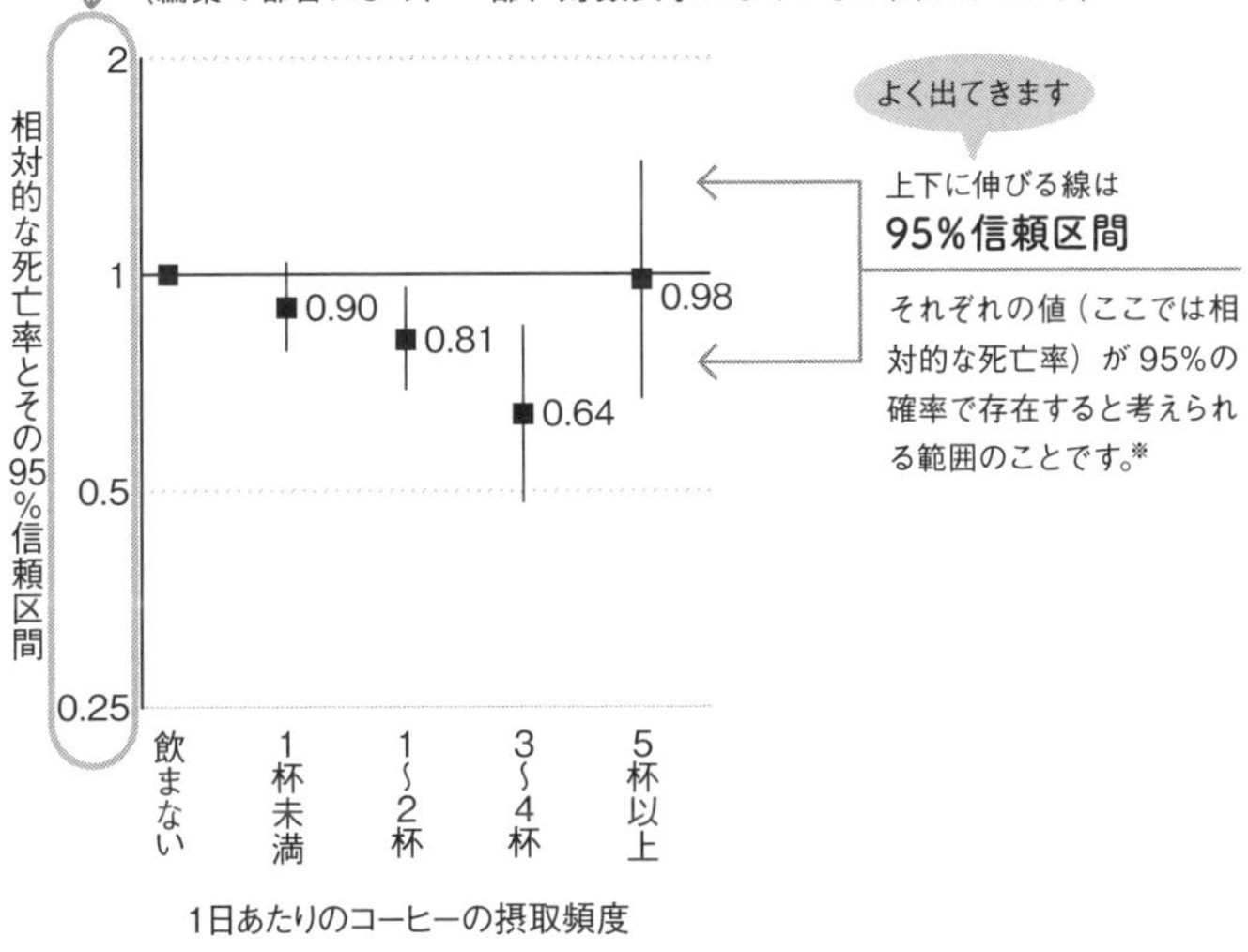

117ページ「コーヒーの摂取頻度と心筋梗塞死亡率の関連」の図から

※参考情報：『佐々木敏のデータ栄養学のすすめ』「確度と強度　赤身肉に発がん性あり　ならば避けるべきか？」（340～349ページ）でその意義について詳述しています。

食品と栄養素は健康という布を織るための縦糸と横糸である。

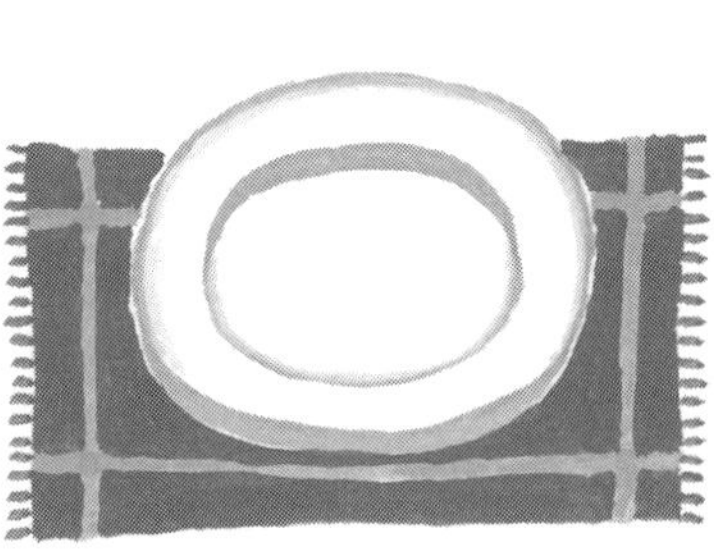

1つの食品は複数の栄養素を含み、私たちは複数の栄養素を複数の食品から摂取しています。すなわち、食品と栄養素は縦糸と横糸の関係にあります。しかし、人の目には食品しか見えず、体には栄養素しか見えません。この章では、行動栄養学を理解するうえで基本となる「食品と栄養素の関係」にまつわる話題を扱います。

第1章

栄養学の縦糸と横糸

食べ物も栄養素も…

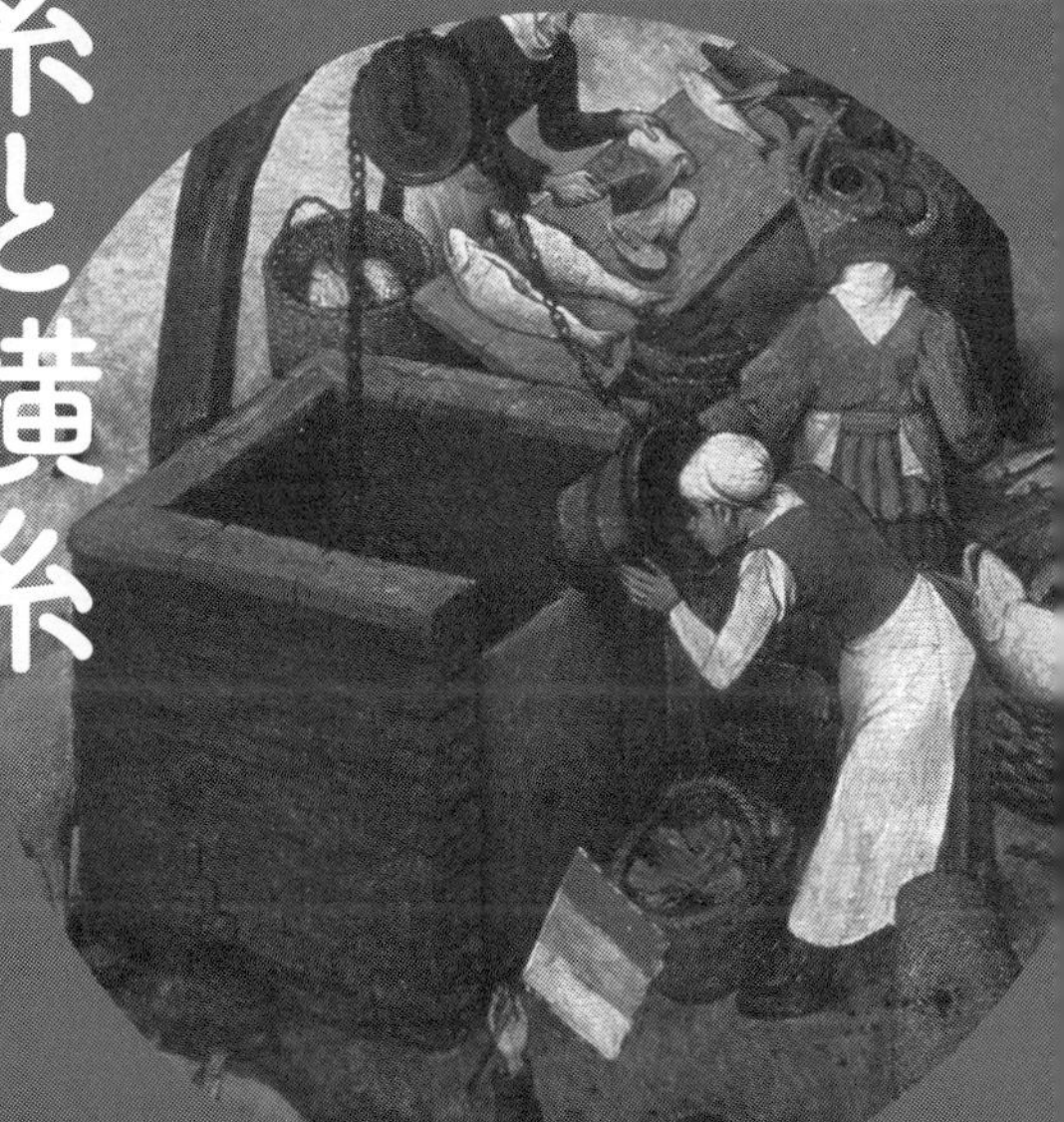

1「健康的なチーズトースト」を数学で解く

食品と栄養素の連立不等式

問い

朝食にチーズトーストを食べようと思います。材料は食パンとプロセスチーズだけです。とてもシンプルですが、エネルギー（カロリー）とたんぱく質とカルシウムは充分にとり、塩分（食塩）のとりすぎには注意したいところです。そこで、次の条件を作りました。

- エネルギー（カロリー）が300kcal以上
- たんぱく質が16g以上
- カルシウムが200mg以上
- 食塩（塩分）は2.5g以下

下の食品成分の表の数値を参考にして、食パンとプロセスチーズをそれぞれ何グラムずつ使えばよいか、考えてください。

・答えは本文中にあります。

食パンとプロセスチーズの食品成分

「日本食品標準成分表2020年版（八訂）」（文部科学省）による。食品100gあたりに含まれる量。

（食品番号）	食パン（01026）	プロセスチーズ（13040）
エネルギー（kcal）	248	313
たんぱく質（g）	8.9	22.7
カルシウム（mg）	22	630
食塩（g）	1.2	2.8

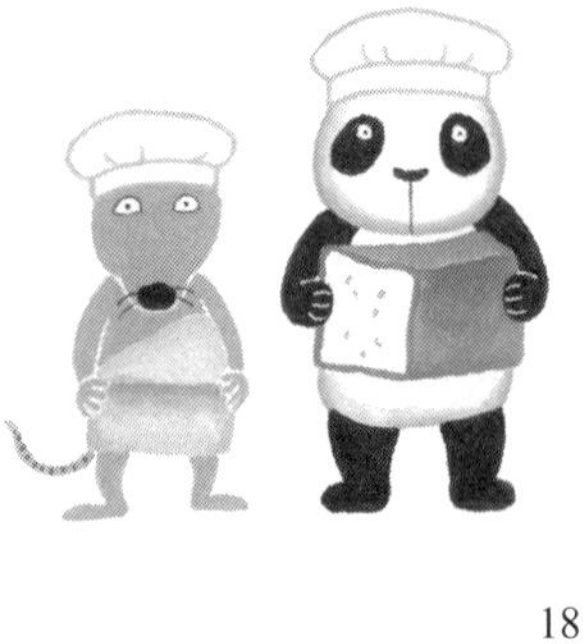

※1　フランス国王ルイ16世の王妃、マリー・アントワネット（フランス革命で国王とともにギロチンで処刑された）の言葉としてしばしば引用されますが、本人によるものではありません。しかし、庶民の窮状を知らない王族を象徴する発言としてよくできています。世間知らずの官僚や学者などへの戒めの言葉としても利用価値が高そうです。

「野菜がなかなかとれません。どうしたらよいですか？」という質問をいただきました。笑いをとろうと思って、「野菜がとれなければ果物を食べればいいじゃないですか」と答えました。もちろん、「パンがなければケーキを食べればいいじゃないの」のパクりです。[※1] けれども本当は「実践栄養学の数学的舞台裏」[※2]の存在を知っていただきたかったのです。

さっそくですが、冒頭の問いはわかりましたか？　少しわかりにくいので、内容を**表**にまとめました（21ページの**図1上**）。これを連立不等式に書きかえると**図1中**になり、「プロセスチーズ：y」について解き、図を描くと**図1下**のようになります。不等号を考慮すると、図の中の網をかけた範囲内で食パンとプロセスチーズを組み合わせれば「健康的なチーズトースト」ができます。すると、①食パンもプロセスチーズも1つの決まった量ではなく、その組み合わせは無数にあること、②食パンの量とプロセスチーズの量は互いに影響し合っていることに気づきます。

栄養学と線形計画法

ここで条件をもう1つ増やしてみます。「最も安いチーズトーストにする」という条件です。食パンとプロセスチーズ１００ｇあたりの価格をそれぞれ46円と１９９円とします。[※3] すると、

（46円／100g×食パンg）＋（199円／100g×プロセスチーズg）＝チーズトーストの価格

となります。食パンとプロセスチーズの量は**図1下**の▒の範囲内にありますから、この

※2　定まった定義があるわけではないが、筆者は「栄養学的な真理の探究ではなく、予防や治療、教育や給食管理といった栄養に関連する業務や活動を支えるための栄養学の一分野であり、公衆栄養学、臨床栄養学、給食管理学など（またはそれらの一部）が入る」と考えています。

※3　小売物価統計調査（総務省統計局）による価格、2022年1～12月、全81調査都市の月別価格の平均。https://jpmarket-conditions.com（2023年4月17日アクセス）

中で、「(46円／100g×食パンg)＋(199円／100g×プロセスチーズg)」の値が最も小さくなる食パンとプロセスチーズの組み合わせを探せばよいわけです。試しに、チーズトーストの価格を250円として描いた直線が破線です。プロセスチーズ＝○○の形に書き直すとわかりますが、チーズトーストの価格を変えてもこの直線の傾きは変わらず、平行移動するだけです。そこで、網がけの範囲内（ふちも含む）でこの直線を上げ下げしてみると、矢印の角（食パンは108g、プロセスチーズは28g）に接するように直線を引けばよいことがわかります。これが健康的かつ最安値のチーズトーストで、105円です。

このように、複数（今回は4つ）の直線の不等式を満たす条件下で1つの一次関数（今回はチーズトーストの価格）を最大または最小にする変数（この場合は食パンとプロセスチーズの量）の組み合わせを求める方法を、線形計画法[※4]と呼びます。線形計画法は工学や経済学の分野を中心に70年以上も前から使われてきましたが 出典1 、栄養学でも役に立つ方法です。

実践栄養学と行列・逆行列

ところで、図2 の①のように、数字が縦横に並んだものを数学では行列（マトリクス）と呼びます。横に並んだものが行、縦に並んだものが列で、合わせて行列です。これは冒頭の問いの食品成分表そのものです。しかし、これでもまだむずかしいので、さらに簡単にして2行2列の行列で考えてみます。

ここは、少しややこしいので、「そういうものなのか」程度に理解していただければよい

※4　線形とは（簡単には）直線という意味。

report 1

「健康的なチーズトースト」の作り方を数学で考えました。

図1　冒頭の問いの答え（「健康的なチーズトースト」の作り方）

問いを表にすると…

食品の重量	1gあたり含有量×重量（g）		チーズトースト
	食パン x（g）	プロセスチーズ y（g）	
エネルギー（kcal）	248/100 × x	313/100 × y	300以上
たんぱく質（g）	8.9/100 × x	22.7/100 × y	16以上
カルシウム（mg）	22/100 × x	630/100 × y	200以上
食塩（g）	1.2/100 × x	2.8/100 × y	2.5以下

x と y を知りたい　　ここが決まっている

連立不等式にすると…

エネルギー（kcal）　$248/100 \times x + 313/100 \times y \geqq 300$
たんぱく質（g）　$8.9/100 \times x + 22.7/100 \times y \geqq 16$
カルシウム（mg）　$22/100 \times x + 630/100 \times y \geqq 200$
食塩（g）　$1.2/100 \times x + 2.8/100 \times y \leqq 2.5$

図にすると…

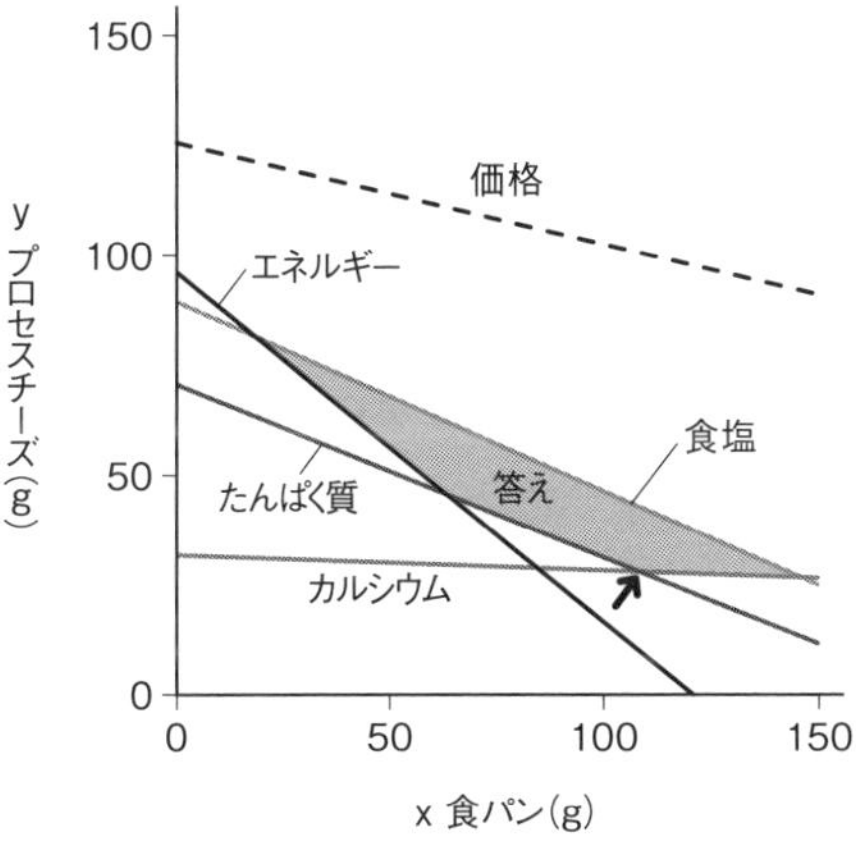

健康的な食べ方は1つではなく、■の範囲の中にあることがわかります。

のですが、①のように、栄養素を行、食品を列とします。次に、食品をx、栄養素をyとして、**図1中**の不等式にならって連立方程式を作ると（簡単に考えるために等式とします）、②になります。a_{11}からa_{22}の４つのaは、**図1中**の不等式の数字にあたる部分で、係数と呼ばれるものです。この連立方程式は、行列の計算の規則にしたがえば③のように書け、行列式と呼ばれます。係数の部分だけを取り出した行列が④です。一方、②の連立方程式をxについて解くと⑤になります。これを同じように行列式で書けば⑥になります。⑦の部分に新しい行列ができています。③はx（食品）からy（栄養素）を求めるための行列式、⑥はy（栄養素）からx（食品）を求めるための行列式になっていて、同じものを逆の方向から見ています。このような関係が成り立つとき、行列④と行列⑦を互いに逆行列と呼びます。

結局、冒頭の問いは、そして「どの食品をどれくらい食べればよいの？」というすべての疑問は、「食品成分表の逆行列を作ることだ」とまとめられます。

ここで改めてたいせつな事実に気づきます。人によって少しずつ違うものの、私たちの体は一定量（範囲）のエネルギーと一定量（以上、未満、または範囲）の栄養素を必要とします。しかも、栄養素は体の中に入ればそれがどの食品から来たかを体は区別できません。[※5]つまり、体は（食品ではなく）栄養素を認識し、人は（栄養素ではなく）食品を認識しています。そのために、食事指導や献立作成など実践栄養学の分野では、エネルギーや栄養素の量を先に決め、食品成分表を使って、食品の量を求める作業が必要になるわけです。

ところが、摂取すべき量が決められている栄養素は、「日本人の食事摂取基準（２０２０

※５　エネルギーは体内に吸収されたエネルギー産生栄養素から体内で作られます。

report 2

実践栄養学の舞台裏を理解するための数学ミニ講座です（本文参照。でも、わからなくてもまったくだいじょうぶです）。

図2 連立方程式と行列、そして逆行列

①
$$\begin{bmatrix} 248 & 313 \\ 8.9 & 22.7 \\ 22 & 630 \\ 1.2 & 2.8 \end{bmatrix}$$

②
$$\begin{cases} y_1 = a_{11} x_1 + a_{12} x_2 \\ y_2 = a_{21} x_1 + a_{22} x_2 \end{cases}$$

③
$$\begin{bmatrix} y_1 \\ y_2 \end{bmatrix} = \underbrace{\begin{bmatrix} a_{11} & a_{12} \\ a_{21} & a_{22} \end{bmatrix}}_{④} \begin{bmatrix} x_1 \\ x_2 \end{bmatrix}$$

⑤
$$\begin{cases} x_1 = \dfrac{a_{22} y_1 - a_{12} y_2}{a_{11} a_{22} - a_{12} a_{21}} \\ x_2 = \dfrac{a_{11} y_2 - a_{21} y_1}{a_{11} a_{22} - a_{12} a_{21}} \end{cases}$$

⑥
$$\begin{bmatrix} x_1 \\ x_2 \end{bmatrix} = \underbrace{\frac{1}{a_{11} a_{22} - a_{12} a_{21}} \begin{bmatrix} a_{22} & -a_{12} \\ -a_{21} & a_{11} \end{bmatrix}}_{⑦} \begin{bmatrix} y_1 \\ y_2 \end{bmatrix}$$

体は栄養素を認識し、人は食品を認識します。
その間をつなぐのが連立方程式や行列です。

年版)」によれば、33種類もあります。食品に至ってはほぼ無限にあり、「日本食品標準成分表2020年版(八訂)」には2478種類の食品の栄養成分値が収載されています。すると、33行×2478列=8万1774マスもある行列になります。先ほどは2行2列だったのでなんとか説明できましたが、4行2列(冒頭の問い)になるともう無理です。まして33行2478列など、さらにその逆行列など完全に想像を超えています。これが実践栄養学の数学的舞台裏です。

理想の食べ方を計算する

理想の食べ方をするには食品をどのように組み合わせればよいかを、数学で解いた研究があります。具体的には、日本人成人を対象として16日間の食事調査を行ない、「日本人の食事摂取基準(2010年版)」で摂取すべき量が示されていて、食品成分表におおよその食品も載っていて摂取量の計算もできた28種類の栄養素を過不足なく摂取するためには、それぞれの食品群をどれくらい食べかえればよいか(増減させればよいか)を線形計画法を使って計算しました 出典2。図1でわかったように、もう1つ条件を与えないと、食べ方(食品群の摂取量)は無数にあります。そこで、「現在の食品群の摂取量をできるだけ変えない(変化量を最小にとどめる)」という条件を加えました。図3は女性の結果です。「現在」が実際の平均摂取量、「最適化後」が28種類の栄養素すべてで食事摂取基準を満たす摂取量です。なお、この研究では、「エネルギー摂取量の過不足はない」という仮定で計算が行な

report 3

理想の食べ方にするにはどう変えたらよいかを数学で解いた研究があります。

図3 理想の食べ方を線形計画法で計算した研究

出典❷

「日本人の食事摂取基準（2010年版）」で摂取すべき量が示されていて食品成分表におおよそどの食品も載っていて摂取量の計算もできた28種類の栄養素を過不足なく摂取するためには、それぞれの食品群をどれくらい食べかえればよいかについて、日本人成人を対象として16日間の食事を調べ、線形計画法を使って計算した研究。女性（30～49歳45人、50～69歳47人）の結果。

▒現　　在：実際の摂取量（平均値、1日あたりg）。
■最適化後：食事摂取基準に示されている量を過不足なく摂取できる摂取量（1日あたりg）。ただし、あまりに非現実的な摂取量にならないように、性別と年齢区分ごとに実際の摂取量の分布を見て、それぞれの食品群について、摂取量が最も少ないほうの5％の人の摂取量以上で最も多いほうの5％の人の摂取量以下に収めるようにした。全粒穀類と乳製品(低脂肪)についてはこの方法を使わず､別に最大摂取量を設けた。

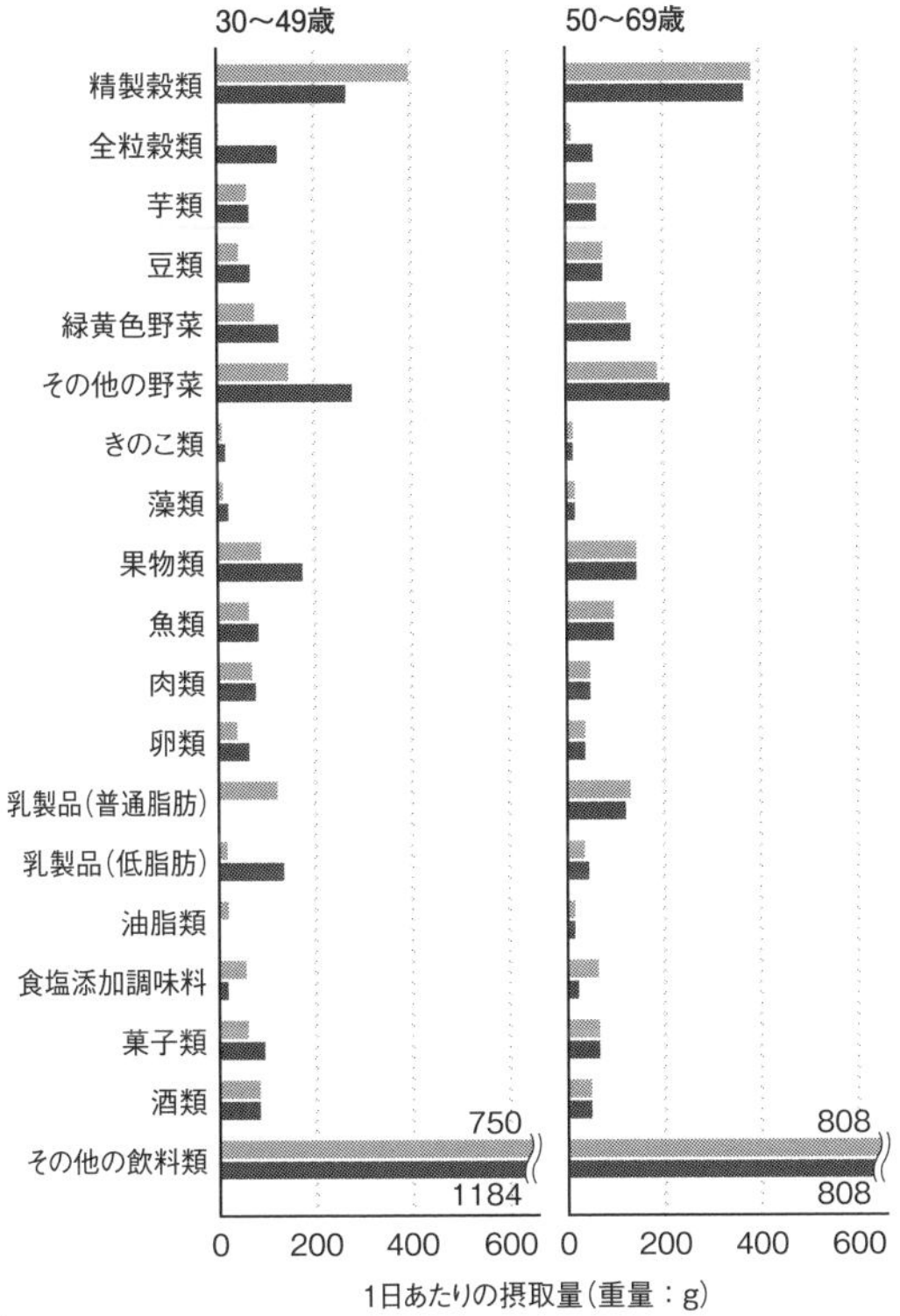

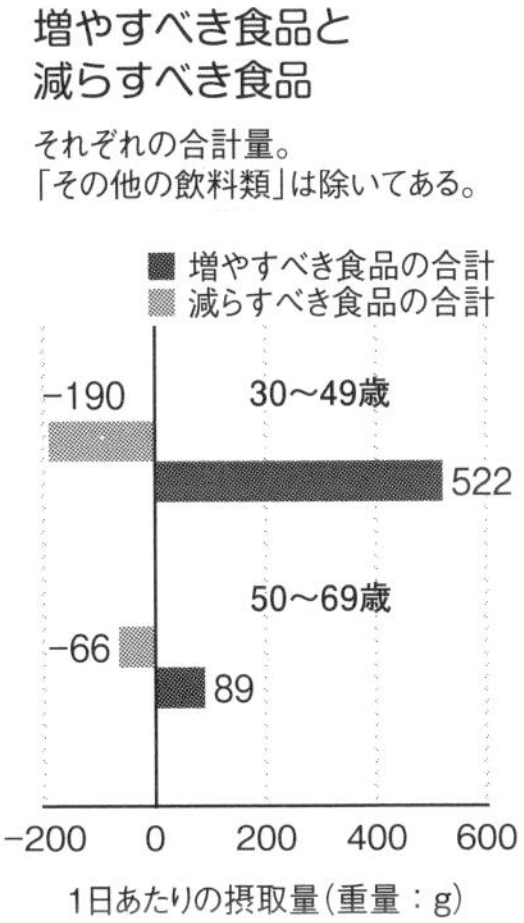

日本の中高年女性がいかに健康的な食習慣を持っているかを線形計画法は明らかにしてくれました。

われました。

図3左が30～49歳の結果です。乳製品（普通脂肪）をすべて乳製品（低脂肪）にかえる、油脂類の摂取をやめる、食塩添加調味料を7割近く減らす、精製穀類を130g減らしてそれを全粒穀類にかえるというように、かなりハードルの高い改善が求められています。「なるほど・やはり」と感じる結果ではないでしょうか？　線形計画法を使うと、現実の食習慣も考慮したうえで具体的な食品群摂取量の改善案を示せるわけです。図3右が増やすべき食品と減らすべき食品、それぞれの合計量です。30～49歳で増やすべき食品は合計500g以上、減らすべき食品は合計およそ200gもあります。

一方、50～69歳の結果（図3中）では、「現在」と「最適化後」の間にそれほど目立った違いはありません。増やすべき食品と減らすべき食品の合計量もそれぞれ89gと66gで、30～49歳に比べるとわずかです。そして、ほとんどの食品で現在の摂取量が最適（理想的）であり、目立つ改善点は全粒穀類を増やすことと食塩添加調味料を減らすことくらいです。これは、日本の中高年女性の食習慣がいかに健康的かを示しています。

◆

ところで、図3の研究では価格も食べる人の好みも考慮されていません。鶏肉も牛肉も肉、いちごもバナナも果物というのも大雑把すぎて気になります。しかし、それにはさらに膨大な計算が必要になり、とても現実的ではありません。けれども、膨大な計算もコンピュータのＣＰＵ（central processing unit：中央処理装置）の高速化によって瞬時に行なえる時代になりました。ＩＴ（information technology：情報技術）はその恩恵を私たちの手元に届けてくれます。これらの問題も、近いうちに昔話になるかもしれません。

結論

実践栄養学は食品と栄養素の連立不等式を解き、実践する学問です。

体は食品ではなく栄養素を認識し、人は栄養素ではなく食品を認識します。栄養学の研究と実践は「まずエネルギーや栄養素の必要量や望ましい摂取量を明らかにし、次にそれを食品や料理でどのように実践するか」という方向で進められます。

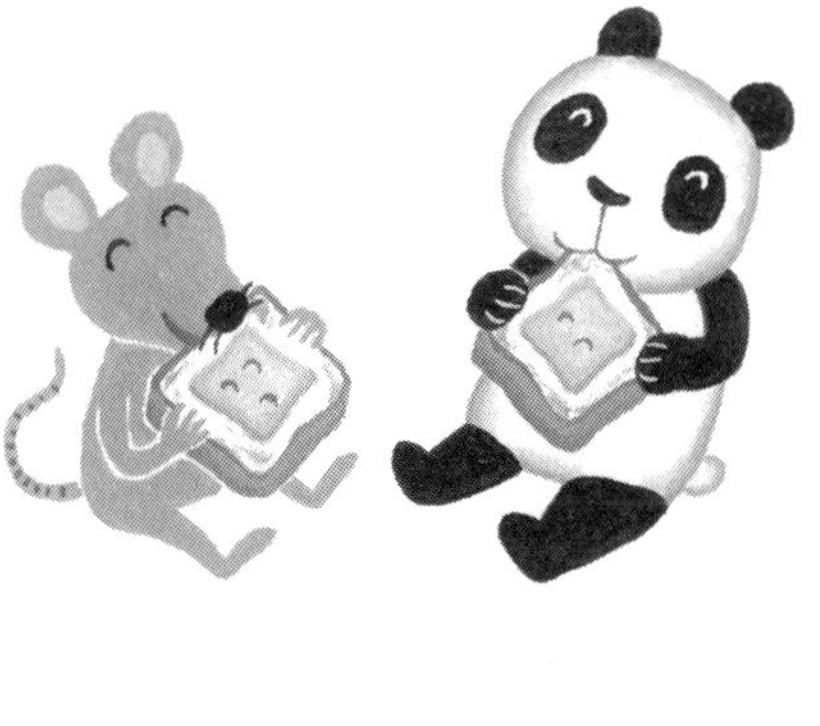

出典

① 今野浩。線形計画法の歴史。オペレーションズ・リサーチ 2019; 4月号：204-8。
② Okubo H, et al. Designing optimal food intake patterns to achieve nutritional goals for Japanese adults through the use of linear programming optimization models. Nutr J 2015; 14: 57.

2 飲む水、食べる水、栄養素としての水

加齢による必要量の変化

問い

腎臓は血液中の老廃物やいらなくなった栄養素を濃縮して濾し取り、尿として捨てています。この能力の指標が腎尿細管濾過量で、腎臓の力を測る代表的な指標です。

下図は年齢と腎尿細管濾《ろ》過《か》量の関係です。実際には個人差がありますが、最も典型的な変化を表わした線を、**A**、**B**、**C**から1つ選んでください。

・答えは35ページにあります。

年齢と腎尿細管濾過量の関係

出典⑤

腎臓移植のために腎臓を提供してくださった健康なアメリカ人成人における年齢と腎尿細管濾過量の関係（男性、569人）。

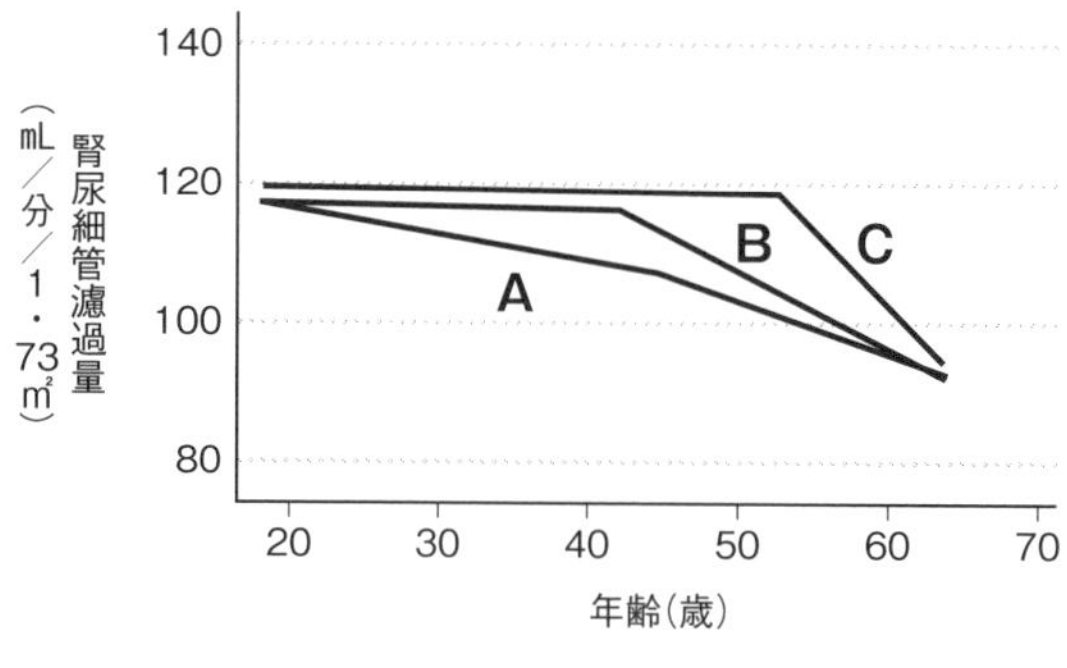

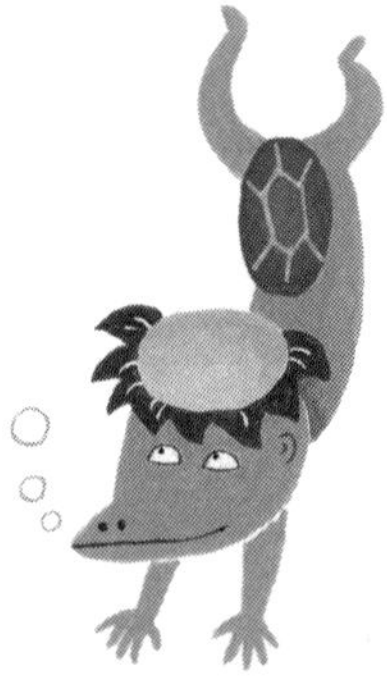

人の体のおよそ6割は水です。水は酸素とともに人にとってなくてはならない物質です。そのためか、体によい特別な水といった、水の質に関する話をしばしば耳にします。しかし、人はどのくらいの水をなにからとっていて、どのくらい（何ミリリットル）とるべきなのかといった量に関する話題はあまり聞きません。そこで、水の「必要量」を取り上げ、その理由と、水を充分にとるためのくふうについて、考えてみたいと思います。

なにから水をとっているか

水は飲み物だけに入っているのではありません。ごはんにも野菜にもお肉にも入っています。食品中に含まれる水を「水分」と呼びますが、ここでは物質の名前である「水」をそのまま使います。

図1上は、国内4地域に住む成人242人（男女121人ずつ）を対象として16日間に摂取したすべての食べ物と飲み物を調べた研究の結果です 出典❶。水の合計摂取量は平均で1日あたり男性が2423mL、女性が2037mLでした。そして、固形の食べ物と飲み物からほぼ半分ずつ水を摂取していました。調べ方や報告の仕方が少し異なりますが、イギリスとドイツでの研究結果も添えました 出典❷❸。両国とも、飲み物から7割前後も摂取していて、残りが食べ物からでした。

日本人は食事から水をとる民族、欧米人は飲み物から水をとる民族のようです。その理由として、主食の水含有量の違いと、野菜を中心にした副菜の豊富さが大きいのではないかと

report 1

私たちはなにから水をとっているでしょうか。

図1 水の摂取源 (%)

出典❶❷❸

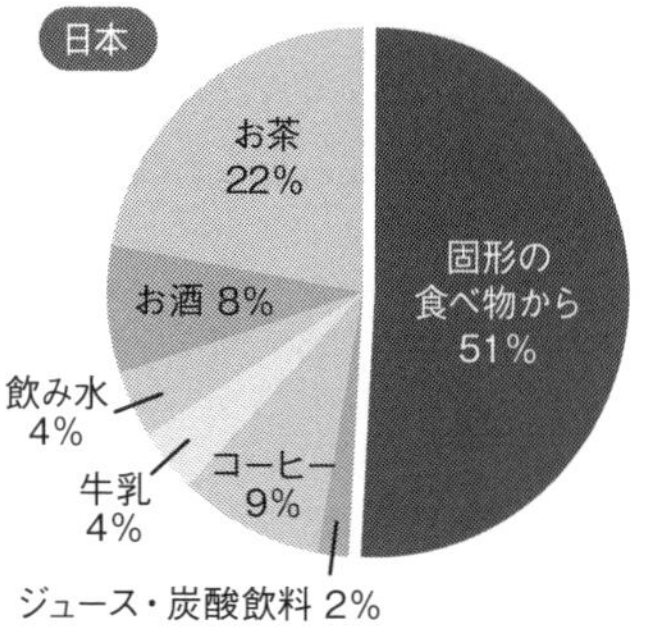

国内4地域（長野県、大阪府、鳥取県、沖縄県）に住む成人242人（男女121人ずつ。男性は30～76歳、女性は30～69歳）が16日間に摂取した水の重量を半秤量式食事記録法で調べた結果 出典❶。ヨーグルトなど流動性がある食品は食べ物に含めた。炊飯など調理中に加えられた水も含めた。食べるときに固形のものは食べ物に、液体のものは飲み物に含めた。汁物の汁・スープは飲み物に、具は食べ物に含めた。水の合計摂取量は、平均で1日あたり男性が2,423㎖、女性が2,037㎖だった。

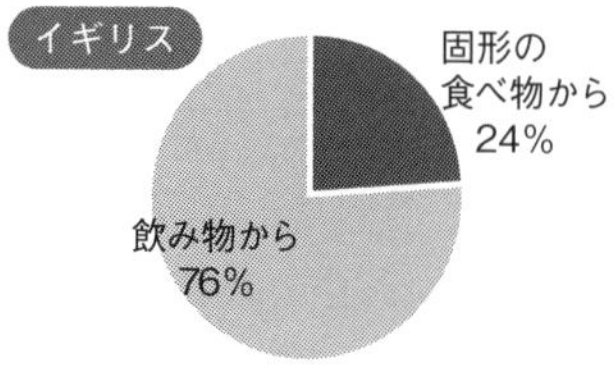

イギリス人成人（19～64歳、462人）の水摂取量を1日間食事記録法で調べた結果 出典❷。

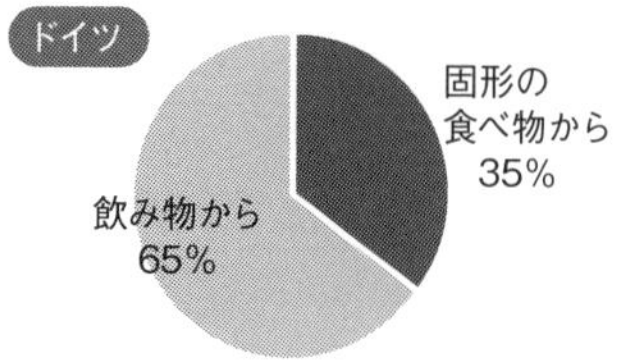

ドイツ人成人（18～88歳、1528人）の水摂取量を4日間食事記録法で調べた結果 出典❸。

日本人は、固形の食べ物と飲み物からほぼ半分ずつ水を摂取しています。調べ方や報告の仕方が少し異なるものの、イギリス人とドイツ人では、飲み物から7割前後を摂取していて、食べ物からは残りの3割くらいでした。固形の食べ物に由来する水が比較的多いというのが日本人の特徴のようです。

考えられます。なお、固形の食べ物からでも飲み物からでも、体の中に入った水はまったく同じように働きます。ですからどちらからとってもかまいません。

暑さ・寒さと水

この日本の研究では、気温が水の摂取量にどのくらい影響するかも明らかにされています（図2 出典1）。暑い日は汗をたくさんかきますから、水がたくさん必要です。でも、寒い日でも水の摂取量が多くなっています。この様子を摂取源別に見ると、寒い日は飲み物よりも食べ物からたくさんの水を摂取していて、気温が上がるにつれて食べ物からの水が減り、逆に、飲み物からの水が増えていきます。水は大きな比熱を持っていますから、暖をとるには適した物質です。寒い日は水そのものではなく、水に暖かさを求めているようです。

ところで、夏といえば、冷や麦にそうめん、冷やし中華（始めました！）です。でも、地球レベルで見ると、南の国ほど冷たい料理が多いというわけでもなさそうです。暑いと食べ物の足が早くなる、つまり、腐りやすくなります。食べ物の腐敗から身を守るための最も確実かつ簡単な方法は加熱です。暑いときには熱い食べ物を食べ、冷たい飲み物から水をとるのは理にかなっています。水は一度沸かし、湯ざましを飲むのが衛生的で安全です。麦茶の飲み方です。

気温はどのように影響するでしょうか。

report 2

図2 気温と水摂取量との関連

出典❶

全摂取量

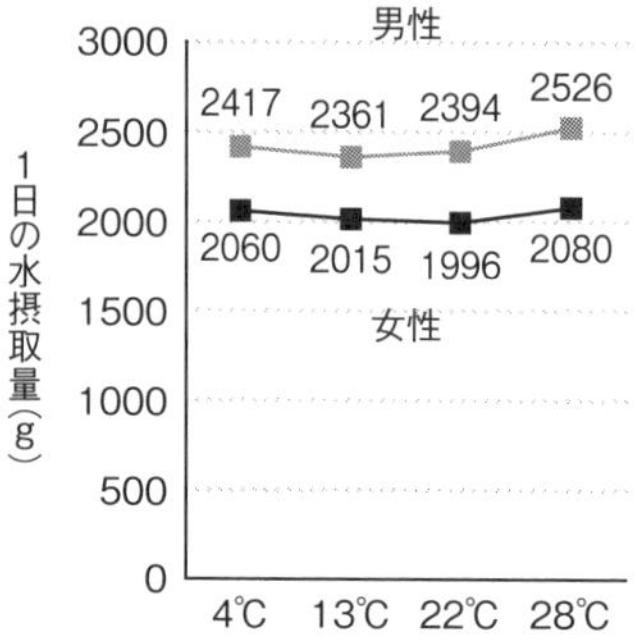

図１の上図と同じ研究における調査日の平均外気温と水摂取量（g）の関連。
調査日の平均外気温を最低（4℃）から最高（28℃）まで4つの群に分け、それぞれの群における水の平均摂取量を示したもの。

飲み物からの水と固形の食べ物からの水に分けた場合

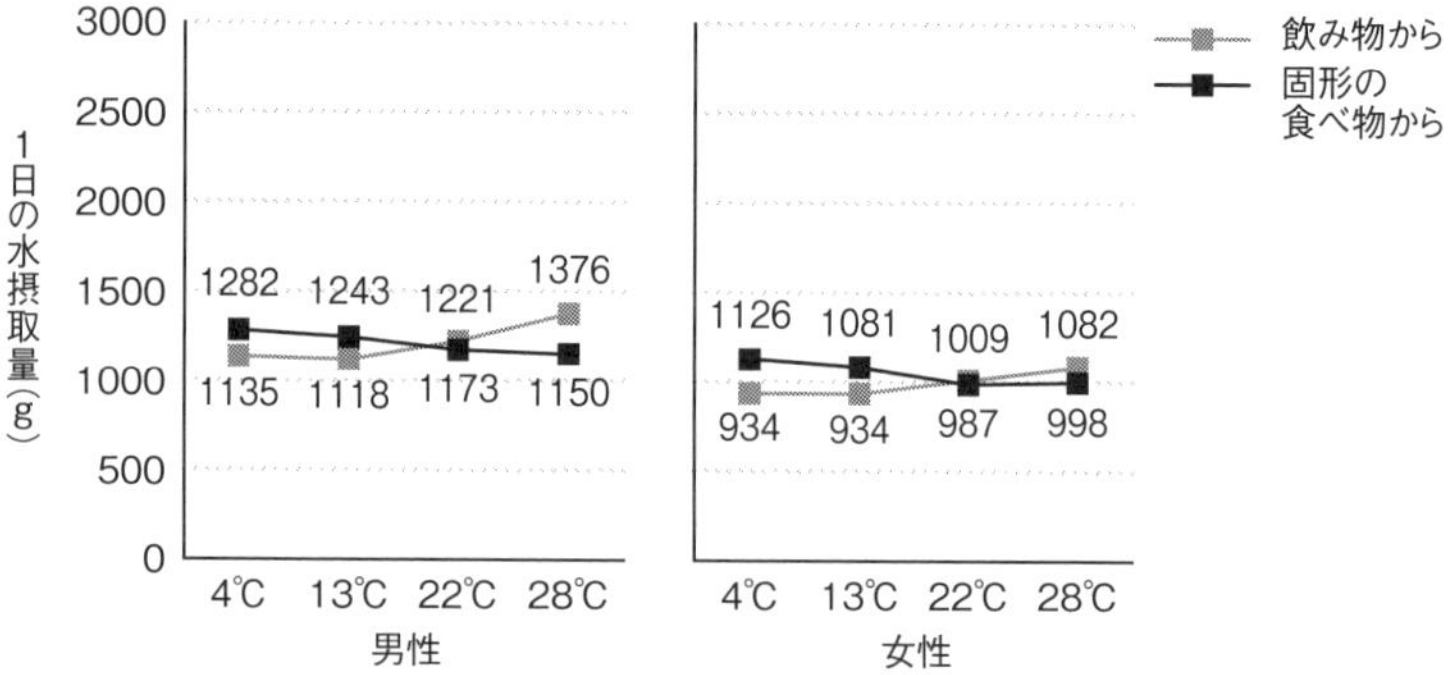

暑い日だけでなく、寒い日もたくさん水を摂取しています。寒い日は飲み物よりも食べ物からたくさんの水を摂取していて、気温が上がるにつれて食べ物からの水が減り、逆に、飲み物からの水が増えていきます。

年齢と水

では、どのような人が水をより多く必要とするのでしょうか？　暑い所で汗を流して働く人だろうとは容易に想像できます。でも、ここでは、気温も体の動かし方も同じとして考えてみてください。

図1は食事記録法といって、食べるものを秤って記録する方法で行なわれました。摂取量を調べたわけです。もう一つ方法があります。摂取した水は尿と便と汗と呼気中の水分（水蒸気）として体から出ていきます。汗をあまりかかない環境下では、水のおもな排泄先は尿です。したがって、尿を全部ためてその量（尿量）を測れば、水のおよその摂取量がわかります。24時間蓄尿と呼ばれる方法です。

全国23府県199の福祉施設に勤務していた成人760人を対象として、冬（2月）に24時間蓄尿を行なった研究があります図3出典④。男女とも年齢が上がるほどほぼ直線的に尿量が増えていく様子がよくわかります。これは、年齢の高い人ほど水をたくさん摂取していることを間接的に示しています。でも、この研究結果からは、加齢とともに体が水をたくさん必要とするからなのか、嗜好の違いによる結果なのかはわかりません。

加齢と腎機能

尿は腎臓で作られます。腎臓は血液中の老廃物やいらなくなった栄養素を濾し取り、尿として捨てています。腎臓の能力を測る代表的な臨床検査値が腎尿細管濾過量です。個人差がありますが、腎尿細管濾過量は健康な人でも20歳くらいから徐々に下がっていきます。ここからは急に下がるという年齢はないようです。というわけで、冒頭の問いの答えはAでした 出典5。

ところで、腎臓は濾し出した水の大部分を再吸収してもう一度血液に戻して使います。この再吸収能力も加齢とともに落ちていきます。すると、尿量が増えます。図3の結果は、嗜好の問題ではなく、加齢による腎機能の低下のためかもしれないと読めます。ただし、年をとると運動量が減り、その結果として発汗量が減って、その分の水が腎臓にまわりますから、図3の結果がそのまま水の摂取量を反映しているわけではないかもしれません。むずかしいです。

水の必要量と脱水症の予防

わかっていない部分も多いものの、高齢者は若者よりもたくさんの水が必要と考えるほうがよさそうです。ところが、年をとるにつれてエネルギー必要量は少なくなりますから、食べる量が自然に減っていきます。その結果、水の摂取量も少なくなりがちです。そのため、積極的に水を補うようにしないと、水が足りなくなる、つまり脱水症になる危険をはらんでいます。

夏場に起こる熱中症も脱水症の一種です。熱中症は急に汗をかいたときなど、急激に体か

どんな人が水を多く必要とするでしょうか。

report 3

図3　年齢と尿量との関連

出典❹

全国23府県199の福祉施設に勤務していた20歳から69歳の成人男女（男性384人、女性376人）を対象として、2月に24時間蓄尿を行なった研究で報告された年齢階級ごとの平均尿量（mL）。

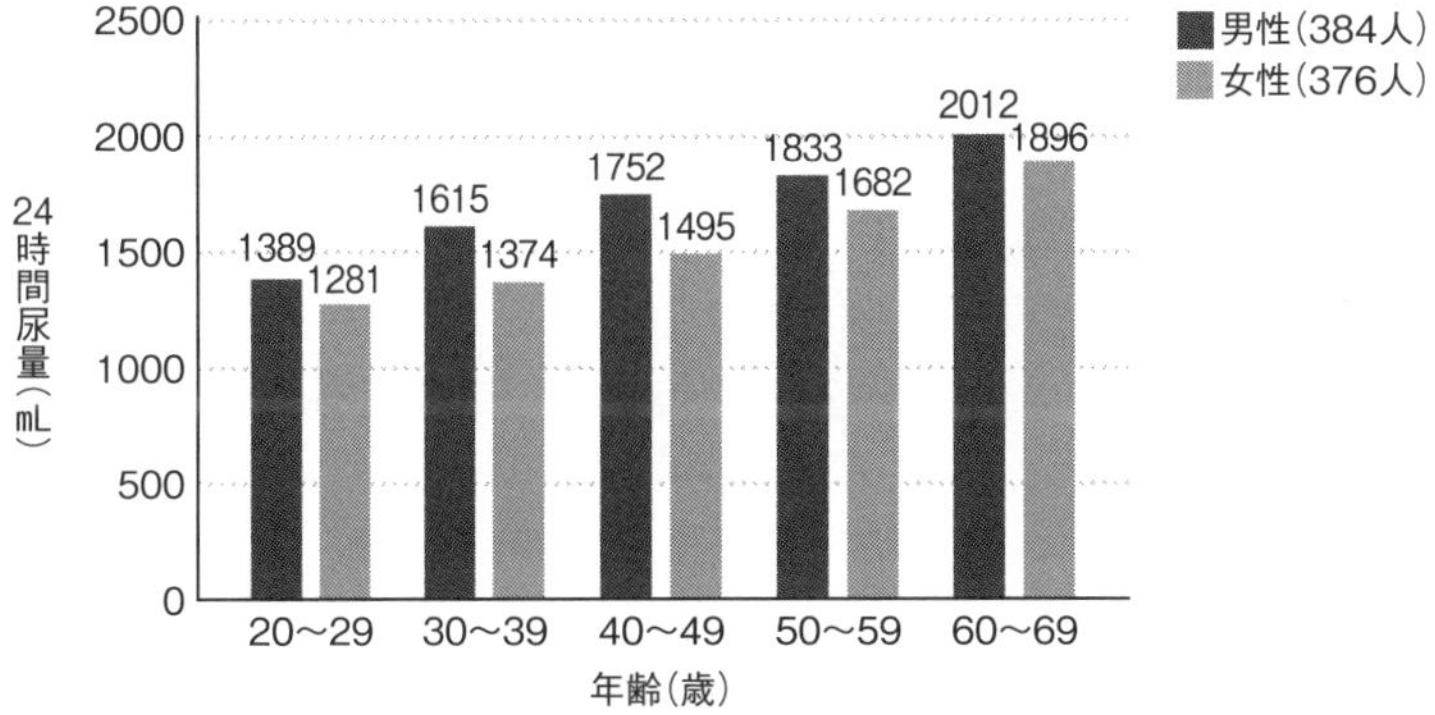

年齢が上がるにつれて、ほぼ直線的に尿量が増えています。この増加は10歳でおよそ150mLでした。年をとるとトイレが近くなります。いわゆる頻尿ですが、これは1回あたりに出せる尿が少なくなるだけでなく、尿量そのものが増えるのも理由の一つかもしれません。

28ページの答え：A

20歳くらいから徐々に、しかし、ほぼ直線的に下がっていきます。ごくわずかですが、45歳くらいから腎機能の低下が加速する様子も見てとれます。なお、この研究では女性も測られていて、男性とほぼ同じ結果になっています。

年齢と腎尿細管濾過量の関係　出典❺

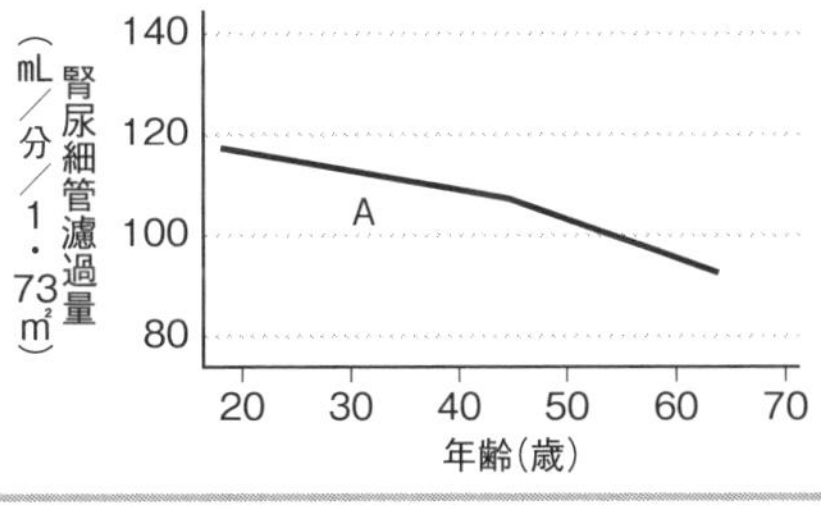

ら水とミネラル類が失われたときに起こります。水の摂取不足が熱中症の直接原因ではありませんが、高齢者で熱中症のリスクが高い理由の一つとして忘れてはなりません。

では、1日に何ミリリットルくらいの水を摂取すればよいのでしょうか？　とてもたいせつな物質であるにもかかわらず、そのための調査や研究は不思議なほど見当たりません。「日本人の食事摂取基準（２０２０年版）」でも、研究が足りないとして数値の公表を控えています。したがって、あくまでも参考値にすぎませんが、図1の研究結果からは、成人男性で２Ｌ半、女性で２Ｌ程度、そして高齢者ではそれよりも心持ち多めに水をとるようにすればだいじょうぶと考えてよさそうです。

ところで、「脱水症予防のためにこまめな水分摂取を」といわれます。でも、これは飲み物だけに注意という意味ではありません。ごはんやめん類の60〜75%は水です。野菜、果物、豆腐にいたってはおよそ9割が水です。おいしく食べて水分摂取——脱水症予防のカギは、じつは私たち日本人の食習慣の中にあったようです。

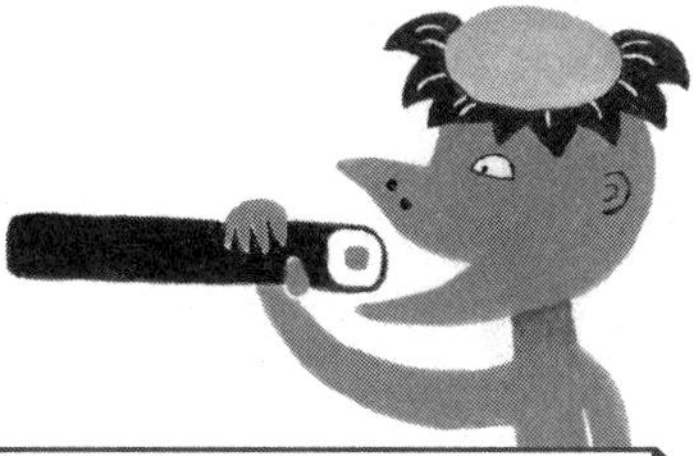

結論

水の適量は明らかになっていませんが、高齢者は意識してとりましょう。

加齢とともに人はたくさんの水を必要とするようです。ところが、加齢とともにエネルギー必要量が下がるために食が細くなり、それに伴って水の摂取量も減りがちです。このギャップが、高齢者における脱水のリスクを上げると推測されます。１日に何ミリリットルの水をとればよいかについては、残念ながら研究が乏しくまだ明らかにされていませんが、ご高齢のかたは意識して水をとるように心がけていただければと思います。ごはんやめん類、野菜、果物、豆腐もおすすめです。

出典

① Tani Y, et al. The influence of season and air temperature on water intake by food groups in a sample of free-living Japanese adults. Eur J Clin Nutr 2015; 69: 907-13.
② Ng SW, et al. Patterns and trends of beverage consumption among children and adults in Great Britain, 1986-2009. Br J Nutr 2012; 108: 536-51.
③ Manz F, et al. Water balance throughout the adult life span in a German population. Br J Nutr 2012; 107: 1673-81.
④ Asakura K, et al. Estimation of sodium and potassium intake assessed by two 24-hour urine collections in healthy Japanese adults: a nation-wide study. Br J Nutr 2014; 112: 1195-205.
⑤ Poggio ED, et al. Demographic and clinical characteristics associated with glomerular filtration rates in living kidney donors. Kidney Int 2009; 75: 1079-87.

3 日本人の糖類摂取量がわからない!?

「食品成分表」策定の遅れと基準の関係

問い

砂糖の主成分は蔗糖（スクロース）で、蔗糖は二糖類の一種で、ブドウ糖（グルコース）と果糖（フルクトース）という単糖が1個ずつ化学結合してできていて、単糖類も二糖類も糖類の一種で、糖類は糖質の一種で、糖質と食物繊維を合わせて炭水化物と呼びます。ややこしいですが、おわかりになりましたか？

では、下図のAとBに正しい語（名称）を入れてください。

・答えは本文中にあります。

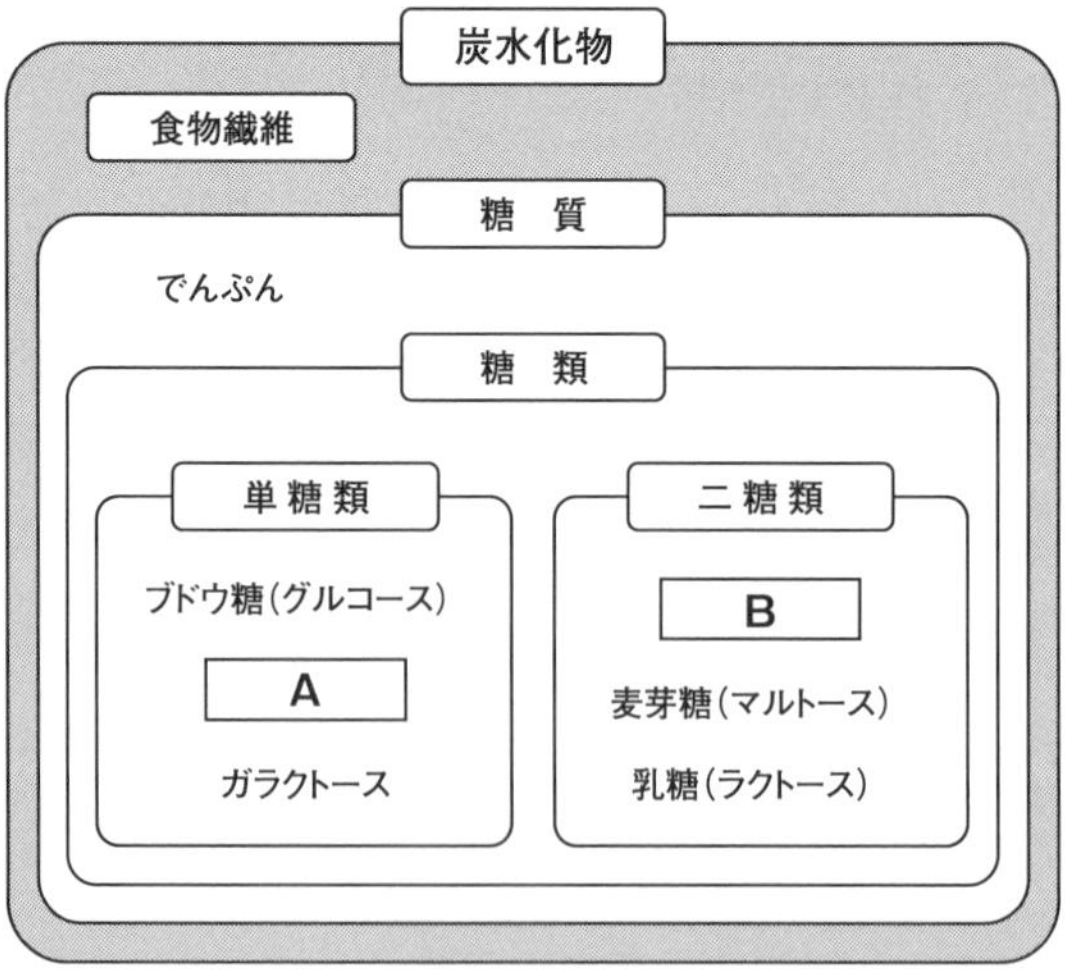

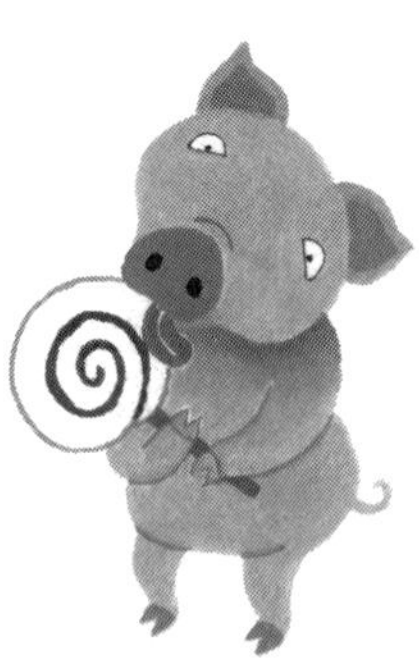

甘いお菓子の食べすぎや甘い飲み物の飲みすぎが健康によくないことくらいだれでも知っているでしょう。「甘い」といえば砂糖（主成分は蔗糖［スクロース］）と考えるかもしれませんが、それだけではありません。果糖（フルクトース）やブドウ糖（グルコース）など、単糖類と二糖類に分類されるすべての糖類を含みます。しかし、糖類を含んでいるという理由だけで果物やはちみつまで過度に避けなくてもよいでしょう。したがって、注意すべき糖類は「人為的に添加された糖類」です。添加糖類（added sugar）という呼び方もありますが、ここでは、簡単に「糖類」と書くことにします。

糖類は炭水化物の一部です。そこで、冒頭の問いで炭水化物と糖類の関係について整理してみました。問いの答えは、Aが果糖（フルクトース）、Bが蔗糖（スクロース）です。おわかりになりましたか？

それでは、糖類はどのくらい（1日あたり何グラム）までなら摂取してもだいじょうぶなのでしょうか？　そして、この問題は今どうなっていて、その背景になにがあるか、見てみたいと思います。

砂糖消費量の推移

砂糖の原料はサトウキビ（甘蔗）とテンサイ（サトウダイコン）です。それぞれおもに、暑い国、寒い国の作物です。そのため、江戸時代には砂糖は貴重品でした。ところが今や、同じエネルギー（カロリー）をとるなら、肉や魚からはもちろん、米やパンからよりも砂糖からとるほうが安いという時代になりました。その結果、砂糖の過剰摂取の問題は先進国だけでなく、経済的に豊かとはいえない国まで含めた地球レベルの健康問題となってきました。

図1左は、日本における砂糖消費量の推移です 出典①。明治から大正時代を通して少しずつ増えてきた砂糖の消費量は、あらゆる物資の供給が逼迫した第二次世界大戦の終盤にはほぼゼロになります。その後、戦後の復興とともに砂糖の消費量も増大し、1970年代にピークを迎えます。それ以降は減少に転じ、2022年の1人あたり消費量は14・5kgまで減りました（図1右 出典②）。これは戦前のピーク時とほぼ同じレベルです。

そういえば、世界最大の砂糖生産国であるブラジルを訪ねたとき、コーヒーをブラックで飲んでいたら驚かれてしまいました。コーヒーに砂糖を入れないなんて考えられないそうです。

糖類摂取量の国際比較

日本人は糖類をどのくらい摂取しているのでしょうか？　ほかの国と比べて多いのでしょうか、少ないのでしょうか？　日本を含む数か国の国民の糖類摂取量を図2で比べてみました 出典③④⑤⑥。日本人の糖類摂取量が欧米人より少ないのは明らかですが、その差は子どもたちで特に大きく、アメリカやオランダの子どもたちが17％ものエネルギーを糖類からとっていたのに対して、日本の子どもたちは7％ほどでした。

それ以上に興味深いのは、日本人でだけ子どもと大人の摂取量にほとんど違いがないこと

report 1

日本における砂糖消費量の推移を見てみましょう。

図1　日本における砂糖消費量の推移

左図は1874～2004年 出典❶、右図は2001～2022年 出典❷。
2つの図で2001年以降の数値が少し違うが理由は不明。

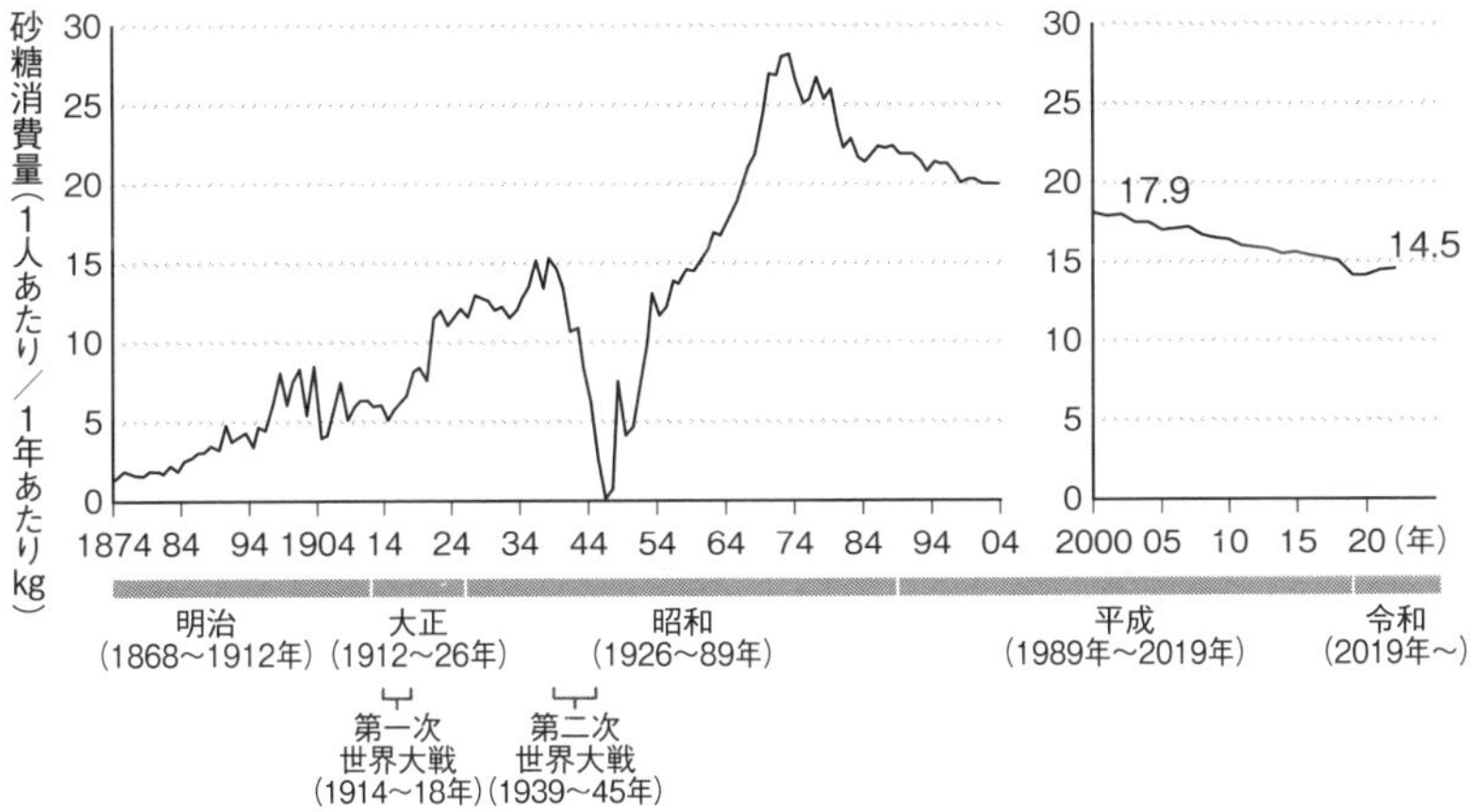

第二次世界大戦後の推移を見ると1970年代初めにピークを迎え、その後減少に転じ、現在に至っています。

です。この理由はぼくにもよくわからないのですが、ひょっとしたら、和食がかなりの量の砂糖を料理に使うからかもしれないと考えました。

そういえば、ベルギー留学時代、ちらしずしを作って地元の家庭を訪ねたとき、そこの子どもたちに「お菓子みたい」といわれて驚きました。聞けば、こんなに甘い料理はベルギーにはないそうです。日本人は意外に甘党なのかもしれません。

糖類の目標量

話を戻します。糖類はどのくらいまでなら摂取してもだいじょうぶなのか? じつはその基準は日本にはまだありません。厚生労働省は、「日本人の食事摂取基準」の中で、食塩や脂質、食物繊維など生活習慣病に深く関連する栄養素の摂取すべき範囲(上限や下限)を「目標量」として定めています。しかし、糖類の目標量はありません。

糖類のとりすぎによる健康問題の中心は齲歯《うし》(虫歯)と肥満です。虫歯はおもに子どもたちの問題です。肥満は糖類に限った問題ではなく、エネルギーを持つ栄養素ならどれでも食べすぎれば起こります。こちらは子どもだけでなく、大人にとっても大きな健康問題です。日本は欧米諸国に比べれば砂糖消費量が少なかったうえに70年代からの減少傾向もあったため、糖類の摂取量をくわしく調べてその過剰摂取の有無や特徴を明らかにしなければならないとは考えてこなかったのかもしれません。ここにも興味深い背景と考えるべき課題がありますので、第4章4話で改めて扱いたいと思います。

消費量ではなく、摂取量で見てみましょう。

report 2

図2　糖類摂取量はどのくらい？

糖類（人為的に添加された糖類）摂取量（総エネルギー摂取量に占める割合：%）

欧米諸国と日本の比較

出典③④⑤⑥

調査法は食事記録法または食事思い出し法で研究によって異なる。

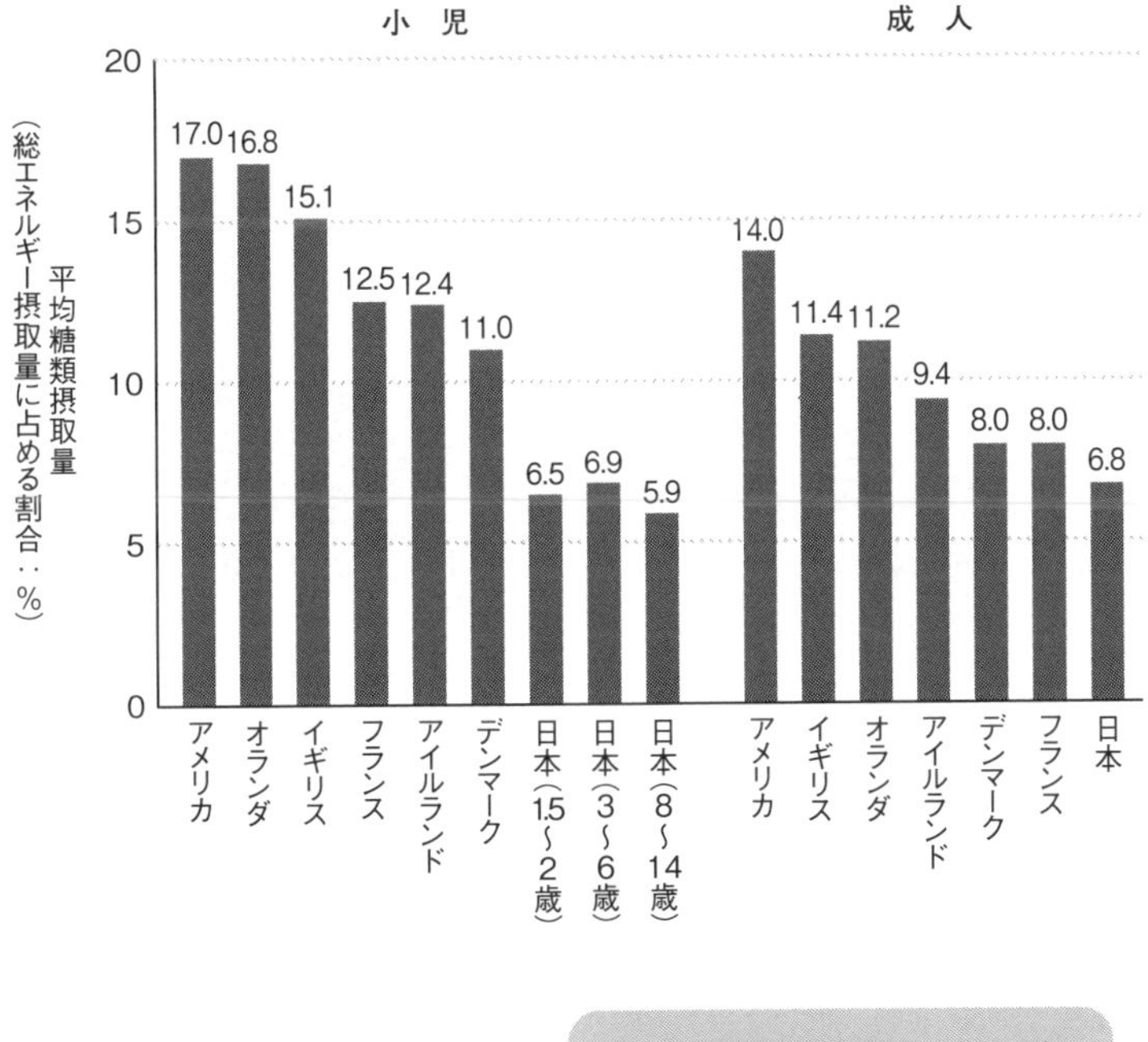

日本人の糖類摂取量はほかのどの国よりも少なく、それは子どもで顕著でした。

「食品成分表」を編む

私たちがなに（栄養素や食品）をどのくらい（何グラム）食べているかを調べる基本的な方法は、食べたもの（食品）の名前とその食品の重さを記録する方法、食事記録法です。写真を撮ったり、食べたものを思い出してもらったりすることもあります。いずれの方法でも、食品に含まれる各栄養素の量（含有量）が載っている一覧表を使って、栄養素の摂取量を計算します。最も代表的なのは、文部科学省から公開されている「日本食品標準成分表」、略して「食品成分表」です。２０１０年公表の版では、１８７８種類の食品について50種類の栄養素の含有量が載っています。しかし、この中に蔗糖もブドウ糖も果糖もありませんでした。つまり、日本人の糖類摂取量は、「少なかった」のではなく、「わからなかった」のです。

２０１５年にこの状況が動きました。「日本食品標準成分表」の分冊として、糖類の含有量を収載した「炭水化物成分表」が公表されたのです。最初は８５４食品に限られていましたが、２０２０年には１０７５食品にまで増えました。数多くの食品の成分を高い精度で測るのはとてもむずかしいことです。ここまで来るのにおよそ10年以上もかかっています。しかし、まだまだ足りません。糖類の含有量が測られていない食品があれば、食べてもゼロと計算されてしまうから大問題です。

そこでさらに、**図3**上に示したステップを踏んで、２０１６年当時、糖類の含有量がまだ測られていなかった１２７４種類の食品にていねいに推定値が与えられました **出典❻**。そ

report 3

日本では2015年に「食品成分表」に「炭水化物成分表」が加わり、ようやく糖類の摂取量を調べることができるようになりました。

図3「炭水化物成分表」と推定値を使って糖類摂取源を調べた結果　出典❻

日本人が食べるおもな食品（2,222食品）に関する糖類の「食品成分表」開発の過程（研究用）

基本となる「食品成分表」には、「日本食品標準成分表2015年版（七訂）追補2016年」の「炭水化物成分表」が使われた。

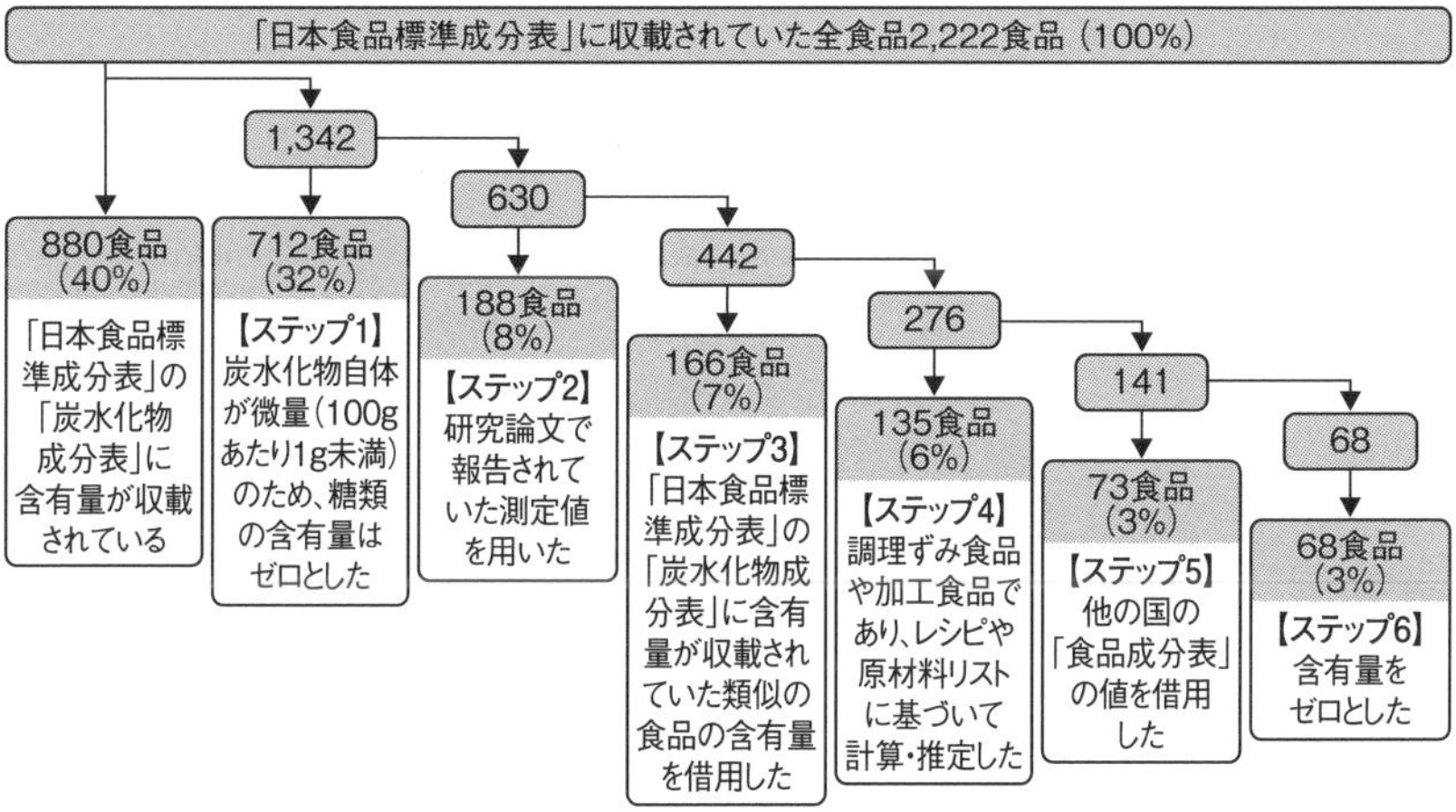

日本の子どもたち（3〜6歳、332人）の糖類摂取源

2015年秋に24道府県で3日間、半秤量式食事記録法を使って行なわれた調査。

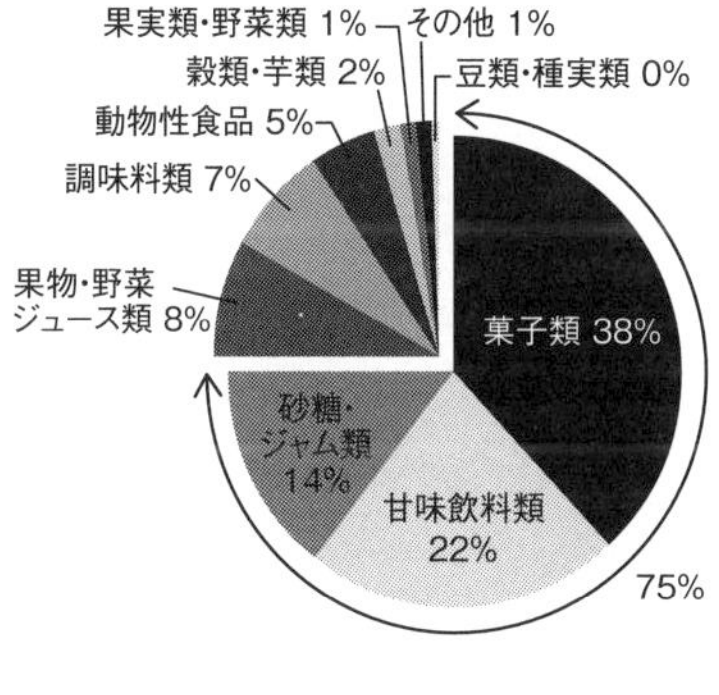

「どのくらい食べているのか」を調べるための作業がいかに緻密でたいへんなものであるかがわかります。

して、この成分表と推定値を使って、糖類摂取量を調べた結果が**図2**の日本人の値でした。そのうちの3歳から6歳の子どもたちについて、なにから糖類を摂取していたかを示したのが**図3下**です出典⑥。おもな摂取源は、お菓子、甘い飲み物、砂糖やジャムの順で、この3つの食品群だけで全体の75%を占めていました。

ところで、1950年に発表された「日本食品標準成分表」（初版）では14種類だった栄養素数は、最新版の「日本食品標準成分表2020年版（八訂）」では54種類に増え、538種類だった食品数も2478種類にまで増えました。70年間のこの歴史を**図4**にまとめました出典⑦。

◆

『舟を編む』という映画を見ました（監督：石井裕也）。同名の小説（三浦しをん著）を映画化した作品です。辞書の編纂に没頭する地味でまじめな若者が主人公のすてきな話です。世の中を静かに支えるために、世間の知らないところで緻密な作業が日々続けられているという点で、「食品成分表」作りも同じだなと思いました。

図4 日本食品標準成分表に収載された食品項目数の年次推移

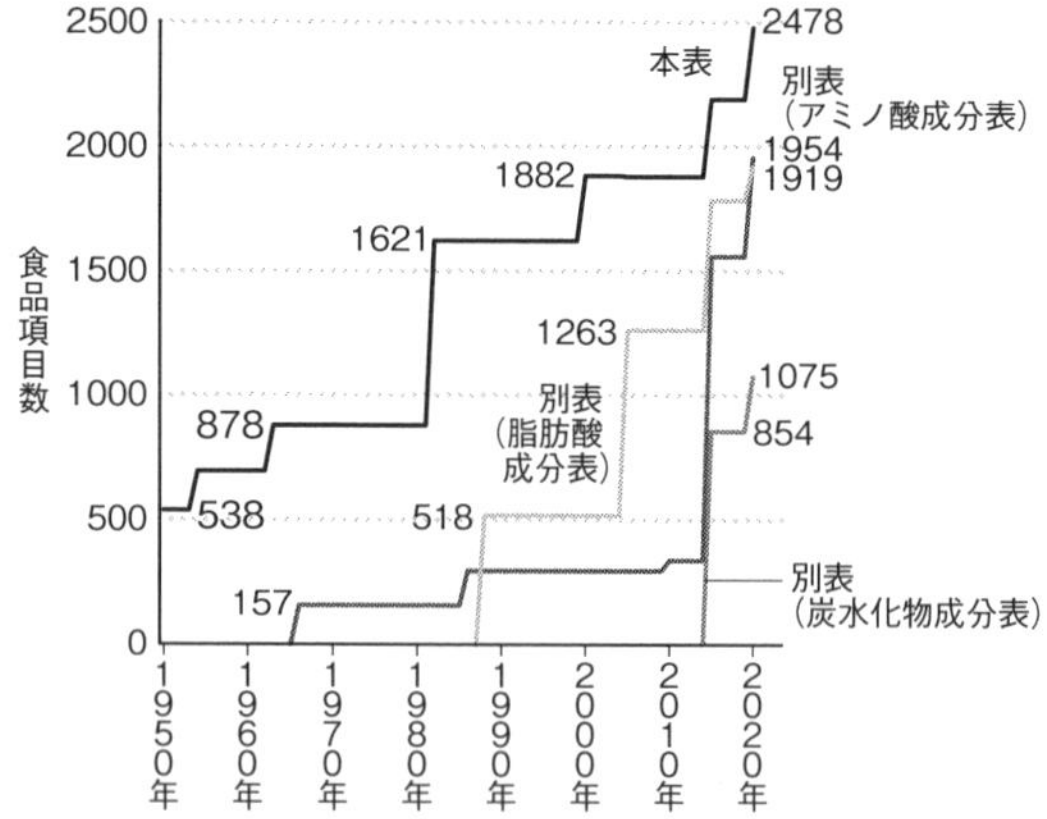

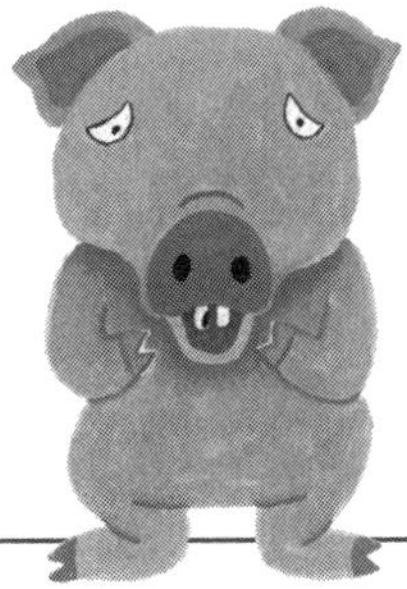

結論

質の高い「食品成分表」は
健康的な食生活のための基盤です。

「どれくらいまでなら糖質を摂取してもよいのか」の基準は日本にはまだありません。糖類の「食品成分表」の策定が遅れていたことがおもな理由のようです。摂取量もその健康影響も調べられなかったからです。日本の「食事摂取基準」に糖類の目標量が定められる日も遠くないかもしれません。

出典

① 鬼頭宏。日本における甘味社会の成立──前近代の砂糖供給──。上智経済論集 2003; 15: 45-61。
② 独立行政法人農畜産業振興機構。砂糖。砂糖分野の各種業務の情報、情報誌「砂糖類情報」の記事、統計資料など。http://sugar.alic.go.jp/japan/data/jd_data.htm（2023年3月18日アクセス）。
③ Azaïs-Braesco V, et al. A review of total & added sugar intakes and dietary sources in Europe. Nutr J 2017; 16: 6.
④ Powell ES, et al. Added sugars intake across the distribution of US children and adult consumers: 1977-2012. J Acad Nutr Diet 2016; 116: 1543-50.
⑤ Fujiwara A, et al. Estimation of starch and sugar intake in a Japanese population based on a newly developed food composition database. Nutrients 2018; 10: 1474.
⑥ Fujiwara A, et al. Association of free sugar intake estimated using a newly-developed food composition database with lifestyles and parental characteristics among Japanese children aged 3-6 years:DONGuRI study. J Epidemiol 2019; 29: 414-23.
⑦ 佐々木敏。もしも食品成分表が世の中になかったら…。八訂食品成分表 2023。女子栄養大学出版部、2023: 386-80。

4 バランスよく食べるための実践ツール

食品ベースガイドラインでわかること

問い

健康的な食事をするためには、大きく分けて、「食品の摂取量に注意する方法」と「栄養素の摂取量に注意する方法」があります。それぞれの弱点を１つずつあげてください。

・答えは本文中にあります。

A　食品の摂取量に注意する方法の弱点

（　　　　　　　　　　　　　　　　）

B　栄養素の摂取量に注意する方法の弱点

（　　　　　　　　　　　　　　　　）

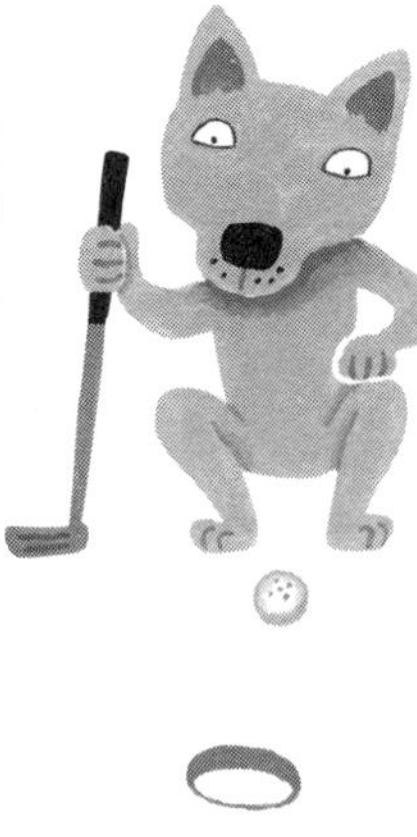

人は料理や食品を食べ、体はその中に入っている栄養素を使って生きています。そして、体が健康を保っていくために食べるべき量は（料理や食品の量ではなく）栄養素の量で決まります。包括的な食事のガイドラインとして厚生労働省が定めている「日本人の食事摂取基準」が、食事摂取基準という名前なのに食品群ではなく栄養素で摂取すべき量が決められているのは、この理由によります。

しかし、食塩は◯g未満とか、脂質は◯%エネルギー以下になどといわれて、わかるのは栄養士くらいでしょう。私たちには栄養素は見えません。見えるのは料理や食品です。そのために作られるのが、「1日に肉は◯gくらいまで、野菜は◯g以上」などと食べるべき量が食品で示される、食品ベースガイドライン（Food based guideline）です。[※1]

さっそくですが、冒頭の問いはわかりましたか？　「食品の摂取量に注意する方法」の弱点は「健康的な食べ方は栄養素で決まること（食品では決まらないこと）」、「栄養素の摂取量に注意する方法」の弱点は「栄養素は見えないので一般の人にはわからないこと」をあげたいと思います。

世界のガイドライン

食品ベースガイドラインには大きく分けて2つの作り方があります。一つは、いわゆる長寿地域の食習慣を模したもの、もう一つは、たくさんの人たちの食習慣と健康状態を調べて健康な人たちに共通する食習慣を探し出してまとめたものです。前者の代表は地中海地域の

※1　『佐々木敏のデータ栄養学のすすめ』「全粒穀物　なぜよさが広まらないのか？」（56～65ページ）でも紹介しています。

伝統的な食習慣から作られた「地中海食（Mediterranean Diet）」[※2]出典❶、後者の代表はアメリカで作られ、その後世界各国に広がった「健康食インデックス（Healthy Eating Index）」でしょう出典❷。後者の特殊系として、高血圧に関連する栄養素や食品群で作られた「DASH食（Dietary Approach to Stop Hypertension Diet）」があります出典❸。DASH食は他の生活習慣病も予防できることがその後明らかになり、広がっていきました。

食品ベースガイドラインに求められる条件の一つに、「食文化や食環境を尊重し、現実的であること」があります。たとえば、アメリカで使うのなら、アメリカ人になじみのある食品で構成します。地中海食はギリシャ人（特にクレタ島住民）の食習慣を基に作られましたが、他の国でも使えるように改良された「地中海食（修正版）」では、オリーブ油は「飽和脂肪酸よりも一価不飽和脂肪酸が多い」という項目に置きかえられました。これならひまわり油や菜種油でもだいじょうぶです。[※3]

世界の代表的な3つのガイドラインがそれぞれどの食品に注目しているか（どの食品を含んでいるか）を図1で見てみてください。なお、「健康食インデックス」には改定版がいくつかあり、この図には2015年版が載っています。共通する食品群もあれば、一部のガイドラインだけに含まれる食品群や、微妙に分類が異なる食品群もあります。「食品ベース」といいながら、食塩や添加糖類など、栄養素を含んでいるガイドラインもあります。なお、「積極的に摂取するほうが好ましい」項目と「控えるほうが好ましい」項目に分かれている点と、個人の食習慣をスコア（点数）で評価できる点は3つとも共通していました。

※2 『佐々木敏の栄養データはこう読む！ 第2版』「地中海食は和食より健康的か？」（241～248ページ）でも紹介しています。

※3 『佐々木敏の栄養データはこう読む！ 第2版』「揚げ物と高コレステロール血症」（36～44ページ）でも紹介しています。

なにをどれだけ食べたらよいかの代表的なガイドラインの概要を見てみましょう。

report 1

図1 代表的な食品ベースガイドラインに含まれる食品群の比較　出典①②③④⑤

提唱した国	ギリシャなど	アメリカ	アメリカなど	日本	日本
名称	地中海食 (修正版)	健康食インデックス (2015年版)	DASH食	食事バランス ガイド	食事の質スコア (日本版)
略号	AMED	HEI-2015	DASH		DQSJ
出典	①	②	③	④	⑤
項目数	9	13	8	6	10
スコア(点数)の範囲	0～9	0～100	8～40	0～60	0～30
原則として摂取量が多いほうが好ましいとされたもの	果物 野菜 全粒穀類 種実類 豆類 (大豆製品を含む) 魚介類 M/S *1	果物(全体) 果物 (果物ジュース以外) 野菜 緑色野菜と豆類 全粒穀類 乳製品 たんぱく質源 となる食品*2 魚類または 植物性食品 (P+M)/S *1	果物 野菜 全粒穀類 低脂肪の乳製品 種実類と豆類	穀類料理 野菜料理 魚・肉料理 果物 乳製品	果物 野菜 全粒穀類 乳製品 種実類 豆類 (大豆製品を含む) 魚介類
原則として摂取量が少ないほうが好ましいとされたもの	赤身肉・加工肉 酒類	精製穀類 食塩 添加糖類 飽和脂肪酸	赤身肉・加工肉 甘味飲料 酒類	菓子類と酒類	赤身肉・加工肉 甘味飲料 食塩

*1　M＝一価不飽和脂肪酸、S＝飽和脂肪酸、P＝多価不飽和脂肪酸。
*2　たんぱく質源となる食品＝魚介類、脂肪の少ない肉、鶏肉、卵、豆類、種実類、大豆製品。

含まれる食品はガイドラインごとに少しずつ違い、くふうが見られます。

日本のガイドライン

日本の食品ベースガイドラインといえば「食事バランスガイド」です（図1 出典④）。その特徴は料理区分を採用している点です。

日本の食品ベースガイドラインは「食事バランスガイド」以外にもいくつか提案されています。その一つに「食事の質スコア（日本版）」があります（図1 出典⑤）。このガイドラインでも1人ずつスコア（点数）をつけることができ、最低点は0点、最高点は30点です（図2）。このスコアの特徴は、食品の摂取量や摂取頻度ではなく、その人が属する集団の中での位置（その人の摂取量や摂取頻度は少ないほうから数えて何番目［何パーセンタイル］か）でスコアが決まることです。あまりなじみがないかもしれませんが、食品ベースガイドラインではしばしば使われる方法です。

評価能力を比べる

利用者としては、「いったいどれがよいのだろう?」と気になります。ここで冒頭に示した基本、「食べるべき量は栄養素で決まる」に戻ります。すると、食事摂取基準が定めている摂取すべき栄養素量を、どれくらい満たしているかを判定する能力で決めるとよいかもしれないと気づきます。

日本人成人男女392人の調査結果（4日間の食事記録データ）を使って、先に紹介した

日本では、「食事バランスガイド」以外に、たとえば「食事の質スコア（日本版）」があります。

report 2

図2　「食事の質スコア（日本版）」の計算方法

出典⑤

計算方法の基本。表中の数字（%）はその人が属する集団の中でその人の摂取量が占める位置。

スコア（点数）	0	1	2	3
果物／野菜／乳製品 豆類（大豆製品を含む） 魚介類	～25%	25～50%	50～75%	75%～
全粒穀類 種実類	食べなかった	～33.3%*	33.3～66.6%*	66.6%～*
赤身肉・加工肉 食塩	75%～	50～75%	25～50%	～25%
甘味飲料	66.6%～*	33.3～66.6%*	～33.3%*	飲まなかった

＊ 食べていた人または飲んでいた人たちの中で。

34人の食品群摂取量を調べ、果物と甘味飲料のそれぞれについて摂取量が少ない人から順に左から右へ並べた結果（仮想例）。ある人の摂取量がそれぞれ29 gと168 gだったとすると、その人のスコアはそれぞれ1と0となる。

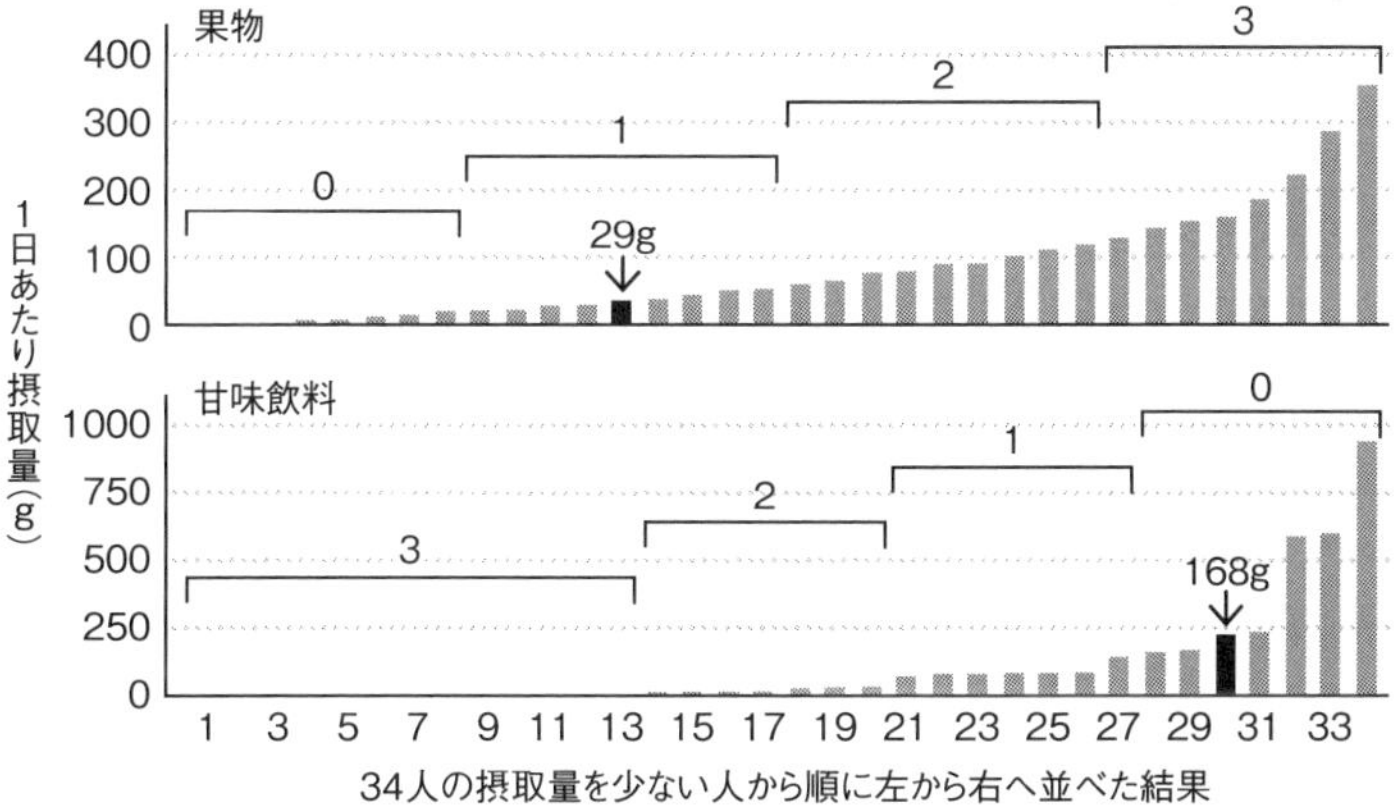

みんなで調査をして結果を比べ合うと楽しそうです。

5つの食品ベースガイドラインの評価能力を比べた研究があります 出典5。「日本人の食事摂取基準（２０２０年版）」で目標量が定められている栄養素7種類と、推定平均必要量が定められていて摂取量を計算できる栄養素14種類、そして世界保健機関（ＷＨＯ）が摂取すべき上限量を決めている糖類（人為的に食品に添加された糖類）※4の合計22種類の栄養素について、１人ずつ5つのガイドラインそれぞれについてスコア（点数）がつけられ、ガイドラインごとにスコアの最低から最高まで参加者が4群に分けられました。そして、群ごと・栄養素ごとに目標量や推定平均必要量を満たしていない（少なすぎたか多すぎた）人が何人（何%）いたかを計算しました。

図3は「食事バランスガイド」と「食事の質スコア（日本版）」についての結果です。目標量は生活習慣病の発症を予防するための指標で、推定平均必要量は健康を維持していくために必要な量（下限）を定めた指標です。図中の実線はそのガイドラインがその栄養素の摂取量の良否を判定する評価能力が高いことを示し、破線はその能力が低いことを示しています。「食事バランスガイド」で摂取量の良否を判定できた栄養素は3種類だけだったのに対して、「食事の質スコア（日本版）」では16の栄養素が判定可能でした。なお、「地中海食」は18栄養素、「健康食インデックス」は17栄養素で、これらと「食事の質スコア（日本版）」の3つが高い評価能力を持ち、「ＤＡＳＨ食」の13栄養素がこれに続きました。

※4　第1章第3話（38ページ）、第4章第4話（186ページ）でも紹介しています。

2つのガイドラインの評価能力を比べてみました。

report 3

図3　栄養素摂取量から見た「食事バランスガイド」と「食事の質スコア（日本版）」の評価能力の比較

出典⑤

図中の実線はそのガイドラインがその栄養素の摂取量の良否を判定する評価能力が高いことを示し、破線はその能力が低いことを示している。傾向性の有無の検定が有意（p値が0.05未満）のとき「評価能力が高い」とした。

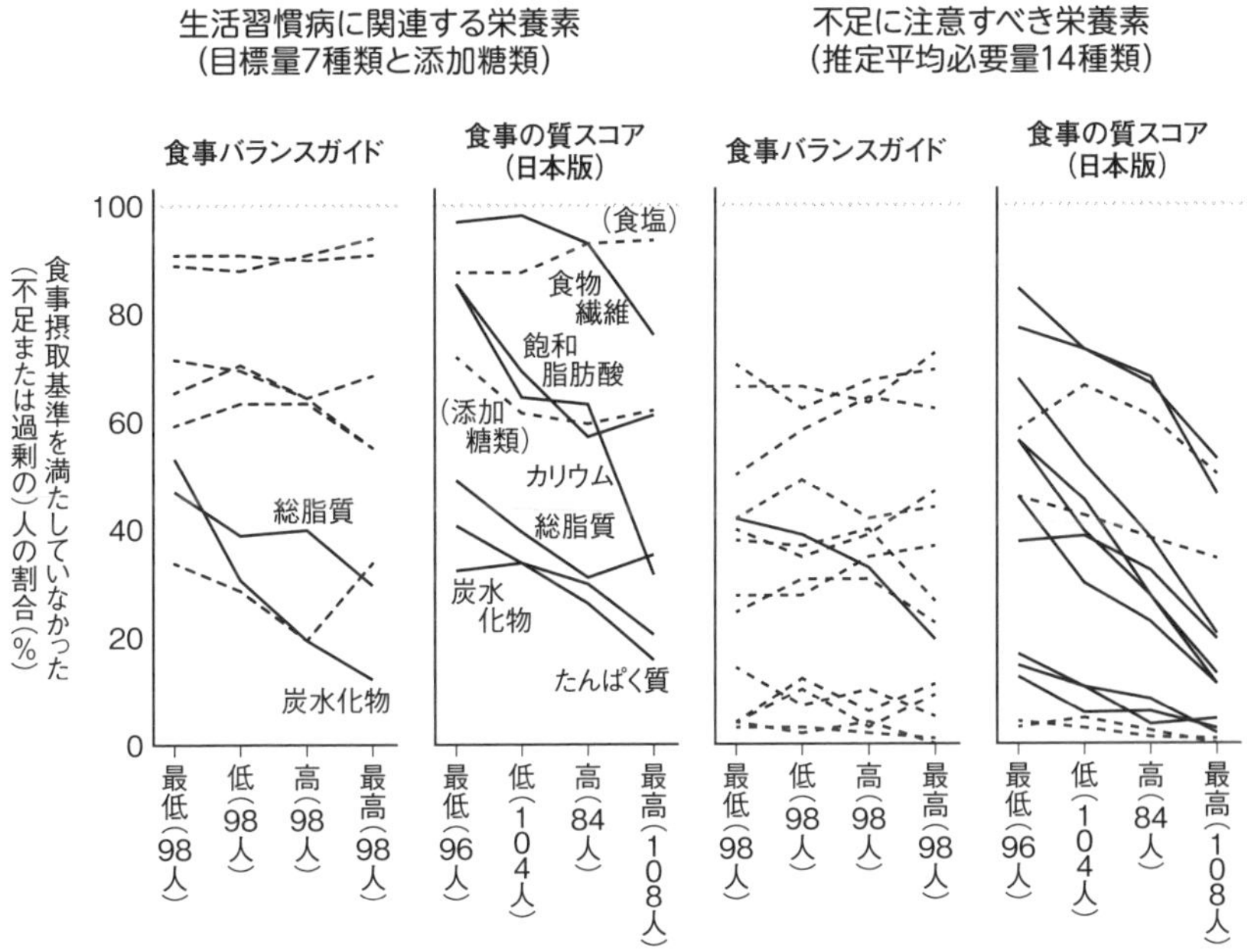

評価指標とした22種類の栄養素の中で、評価能力が高いと判断された栄養素は、それぞれ「食事バランスガイド」が3種類、「食事の質スコア（日本版）」が16種類でした。

評価能力を評価する

けれども、食品項目が多く、その内容が細かいものほど評価能力が高いことは容易に想像されます。このことを考慮すると、「健康食インデックス」の評価能力は少し差し引いて考えるほうがよいかもしれません。逆に、「食事バランスガイド」の評価能力はほかのガイドラインよりも低めでしたが、使い勝手を考えて項目数が少なく、評価対象とした栄養素の数も13種類と比較的少なかったことを考慮すると 出典6、図3 の結果だけから評価能力を決めるのは早計でしょう。

一方、「食事の質スコア（日本版）」はその項目に食塩と甘味飲料を含みながら、食塩摂取量も添加糖類摂取量もうまく判定できませんでした。特に食塩摂取量の良否の判定はどの食事ベースガイドラインでもむずかしく、世界中で悩みの種となっています。そもそも、限られた数の食品群や料理区分だけで20種類以上もある栄養素の摂取量の良否を判定するのは無理な話です。この限界と、「一般の人が使うもの」という食品ベースガイドラインの目的を理解したうえで、それぞれのガイドラインの評価能力を評価すべきでしょう。

使いやすさの前に評価能力

したがって、簡単とか使いやすそうといった理由だけで食品ベースガイドラインを選ぶべきではありません。「評価能力が充分に高いこと」がなによりも優先されるべきたいせつな条件です。次に使いやすさが求められます。どの食品ベースガイドラインがよいのか、どの食品ベースガイドラインを使うべきなのかを考えるためには、食品ベースガイドラインの評価能力を見分ける力が必要です。でもご心配なく。これは食品ベースガイドラインを使う側（一般の人）ではなく、食品ベースガイドラインを選ぶ側、すなわち栄養士や専門家のお仕事です。

結論

食品ベースガイドラインは一般向け。だからこそむずかしい。

人が食べるべき量は栄養素で決まりますが、私たちの目に見えるのは料理や食品です。その間をつなぐのが食品ベースガイドラインです。栄養素ベースのガイドラインが専門職向けなのに対して、食品ベースガイドラインは一般向けです。だからこそ、質が高くて使いやすい食品ベースガイドラインを提供し、使っていただきたいものです。

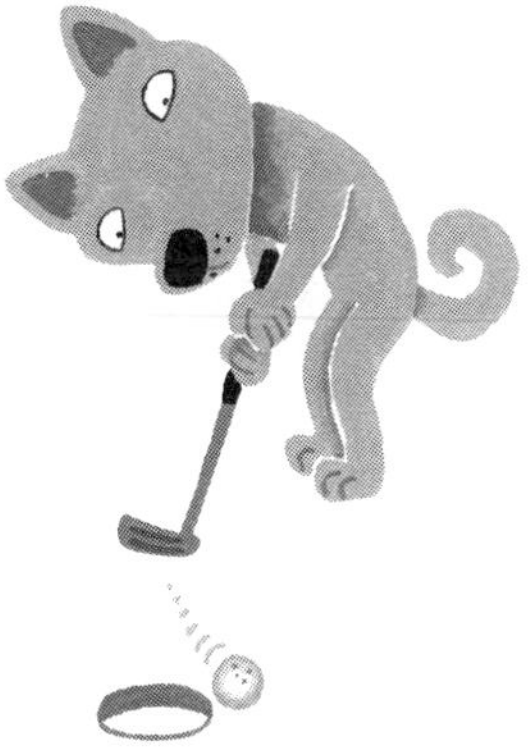

出典

① Fung TT, et al. Diet-quality scores and plasma concentrations of markers of infl ammation and endothelial dysfunction. Am J Clin Nutr 2005; 82: 163-73.
② Krebs-Smith SM, et al. Update of the Healthy Eating Index: HEI-2015. J Acad Nutr Diet 2018; 118: 1591-602.
③ Fung TT, et al. Adherence to a DASH-style diet and risk of coronary heart disease and stroke in women. Arch Intern Med 2008; 168: 713-20.
④ Yoshiike N, et al. A new food guide in Japan: the Japanese food guide Spinning Top. Nutr Rev 2007; 65: 149-54.
⑤ Oono F, et al. Development of a diet quality score for Japanese and comparison with existing diet quality scores regarding inadequacy of nutrient intake. J Nutr 2023; 153: 798-810.
⑥ Murphy SP, Barr SI. Food guides refl ect similarities and diff erences in dietary guidance in three countries (Japan, Canada, and the United States). Nutr Rev 2007; 65: 141-8.

一度ばらばらにした
象の鼻や耳や足を
つなぎ合わせても
生きた象にはならない。
生きた象をそのまま
観察する科学が必要だ。

象の鼻や耳や足やしっぽを別々に見ている限り、象がどんな恰好《かっこう》をした動物なのかわかりません。同様に、ばらばらにした栄養学をいくら推し進めても、そしてそれらの結果をつなぎ合わせても生きた栄養学にはなりません。この章では、複雑系としての栄養学を行動栄養学の観点から考え、栄養学の見方や注意点について整理します。

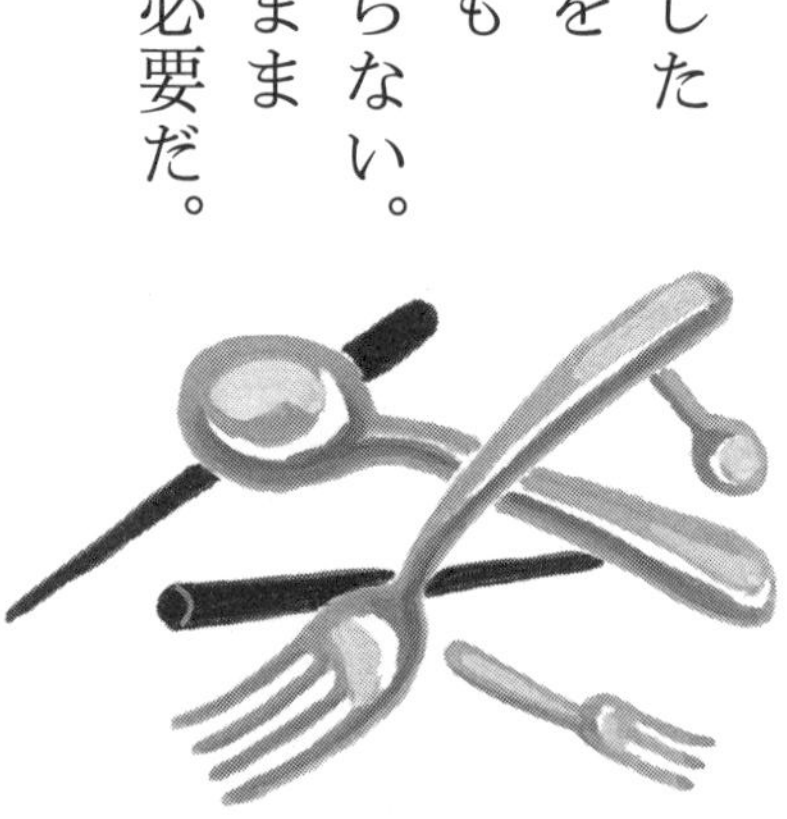

第2章

複雑系

要素がありすぎて…

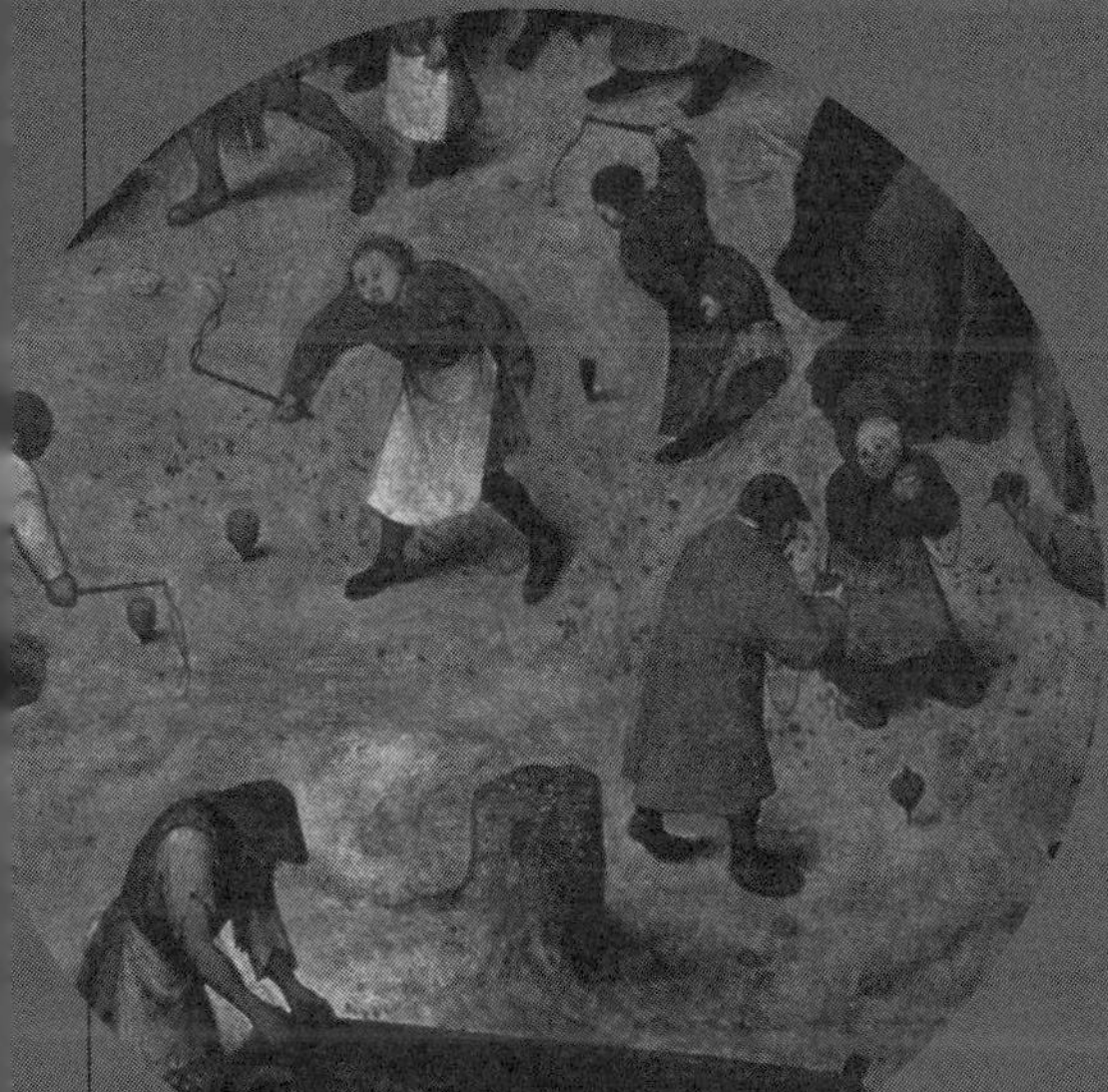

1 朝食欠食と学校の成績

関連の複雑さと交絡

問い

わが国の小学生における朝食摂取習慣と学力の結果を図に示しました。この図を使って、学力向上に朝食摂取をすすめている文章があったとします。この文章にあえて異議を唱えたいと思います。実際にありそうな異議を考えてください。

【質問】朝食を毎日食べていますか　出典❶

【回答】している（901,803人）
どちらかといえば、している（89,869人）
あまりしていない（37,856人）
まったくしていない（10,523人）

（注）「している」は「食べている」、「していない」は「食べていない」の意味。

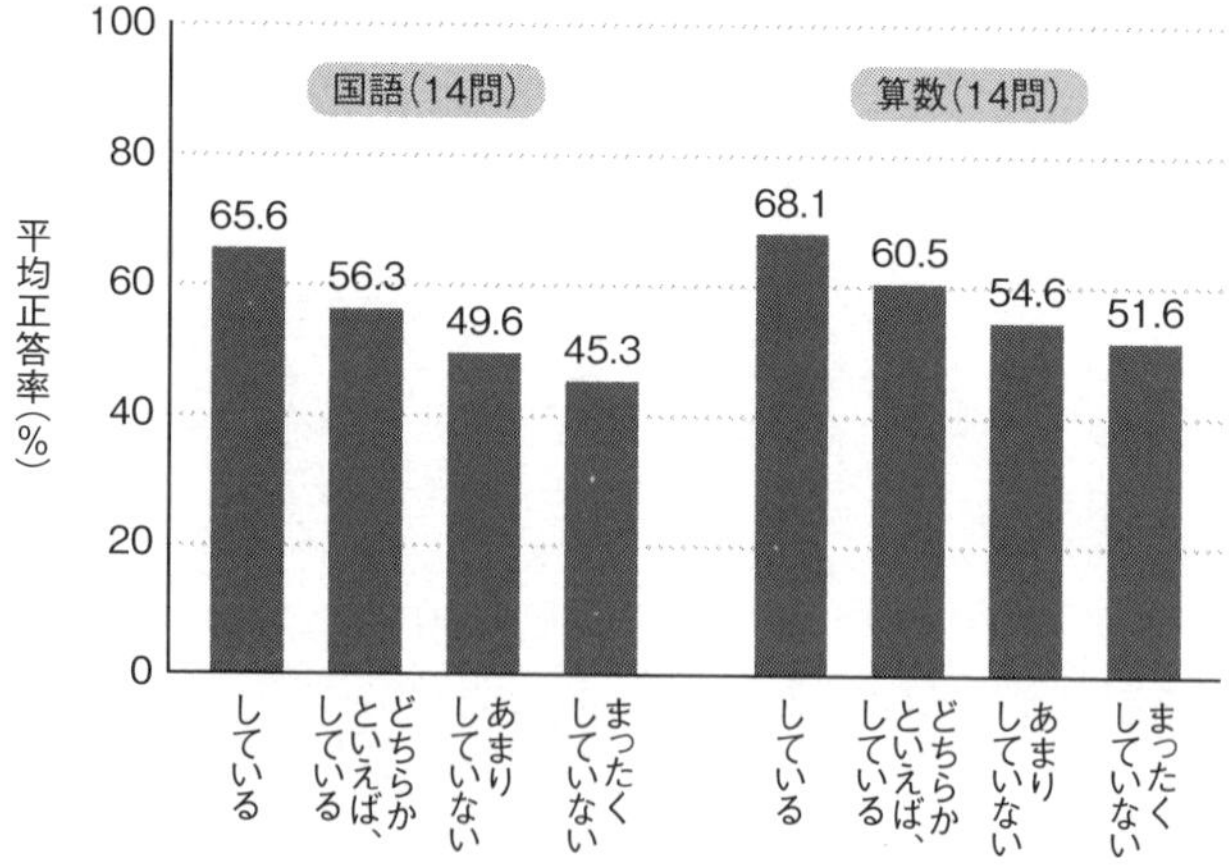

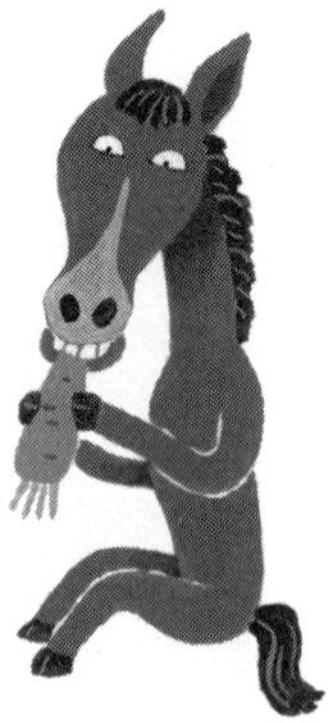

東京では桜が咲くと春が来て新学期が始まります。開花の早い年、遅い年もありますし、南北に長い日本ですから地方によってその順序や間隔は少しずつ違うものの、ほとんどの地方で新学期と桜の花は強く結びついています。しかし、世界的に見れば学年の始まりは秋が主流です。国際化の波を受けて、日本でも新学期を秋に移そうとする動きがありました。これに違和感を覚えるとすれば、見事に咲いた桜と子どもたちの晴れやかな表情が私たちの心の中で分かちがたく結びついているからでしょう。

新学期を迎えるたびに、今年こそ規則正しい生活をしてちゃんと勉強しようと決意した思い出があります。規則正しい生活の中に朝食があり、学生の本分はもちろん学業です。

朝食と社会格差

朝食を食べている子どもは成績がよいと聞いたことがあります。そして、これを根拠に朝食を食べようと書いたものを目にしたこともあります。「朝食を食べないと血糖値が上がらず、または空腹感から、勉強に集中できない」という説明も見ました。それを否定するわけではありませんが、これだけで朝食と成績の関連は説明できるのでしょうか？

ぼく自身、朝はあまり食欲が湧《わ》かないほうなので肩を持つわけではありませんが、考えるべき要因はたくさんありそうです。たとえば、頭がよい子どもは宿題を早く終えて早く寝られ、その結果、早く起きられて朝食を食べるゆとりがある。または、両親ともに頭がよくてそれが遺伝した子どもは成績がよく、同時に家庭の収入は高く、母親は家事に専念できておいしい朝食を作る時間がある。または、頭のよい親は総じて教育歴が高く、高い健康意識を持ち、朝食をたいせつだと考える傾向がある。これらがぼくの考えた冒頭の問いの答えの例です。

図1上は、オランダの小学校で行なわれた調査の結果です。収入が少ない家庭ほど、そして母親も父親も教育歴が低いほど朝食を食べない子どもの割合が多いことがわかります 出典❷。朝食を出されても食べない子もいるでしょうが、食べたくても食べさせてもらえない子どももいることが想像される結果です。教育歴は健康や栄養に対する知識や行動を直接に反映する指標ではありませんが、収入とともに食習慣を左右する要因の一つであると考えられています 出典❸。これは、教育歴が低い親は朝食を軽視しがちかもしれないという推測につながります。

疫学はときに見たくない・見せたくない現実を浮き彫りにします。しかし、これは他人の不幸をのぞき見るといった悪趣味からではけっしてなく、社会をよくしたいという願いからです。社会の弱者の苦労や苦悩を科学的・客観的に探り、社会全体の健康を支える医師・研究者になりたい……ぼくもこの志を胸に疫学の道に進みました。

朝食と成績

先ほどあげた要因はすべて朝食と成績を間接的につなぐ経路です。これを疫学では交絡と呼びます。考えられる交絡を図1下に描いてみました。たとえ朝食と成績の間に直接の関

朝食欠食について、オランダで行なわれた研究を見てみましょう。

report 1

図1 朝食欠食と家庭の要因との関連

出典❷

オランダの平均6歳の子どもたちを対象として調べた結果。
週に1回以上朝食を食べない場合を朝食欠食とした。

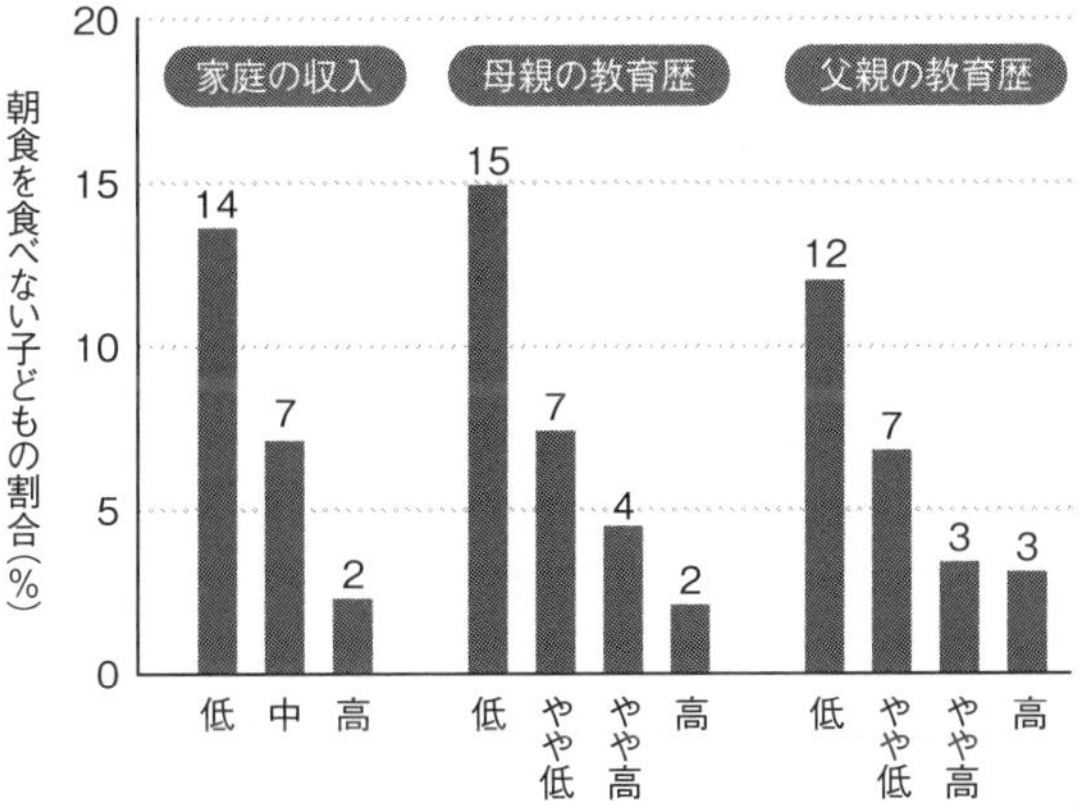

上図の結果に基づいて筆者が考えてみた
朝食欠食と成績の間にありそうな交絡

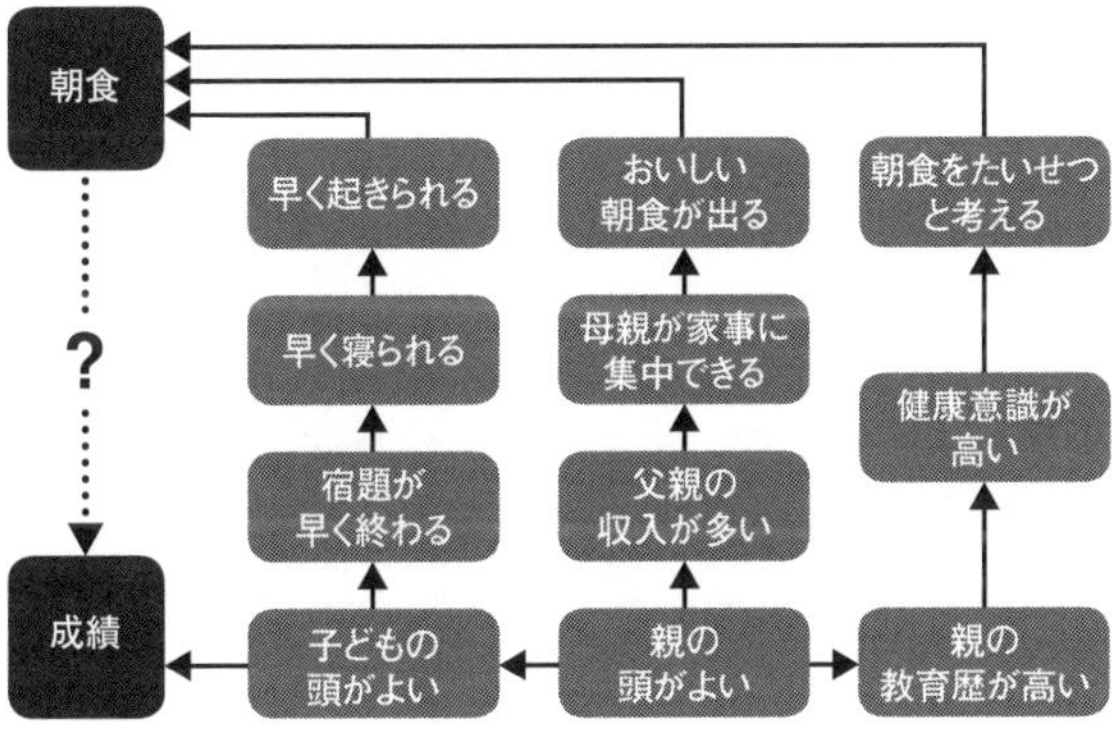

上の図から朝食を食べていない子どもがいる家庭では（平均値としては）収入が少なく、母親も父親も教育歴が低いことがわかります。

連がなくても、この経路の存在に気がつかなければ、朝食と成績の間に直接の関連があると錯覚してしまいます。これが交絡の怖さです。

ですから、朝食を食べている子どもは食べていない子どもよりも成績がよいか否かを明らかにするためには、朝食を食べる・食べない以外のすべての条件を同じにしたうえで、両者の関連を見なければなりません。この問題を完全にクリアした研究は存在しないといってもよいでしょう。とてもむずかしいからです。しかし、ある程度クリアした研究ならいくつかあります。たとえば、図2は韓国の中高校生を対象として行なわれた研究の結果です出典4。図1下で想像した交絡はかなり考慮されていますから、朝食と成績の直接的な関連を示す確かな根拠になりそうです。

ところがこの研究にも弱点があります。朝食も成績も自己申告で、しかも同時に尋ねています。これでは、成績がよいと答えた子どもが「朝食をとっているからだ」と考えたり、成績がよくないと答えた子どもが「朝食をとっていないからだ」と考えたりしたら、朝食が成績にではなく、成績が朝食に影響してしまいます。これを疫学では「因果の逆転」と呼びます。この可能性をこの研究は否定できないわけです。

「教室で朝食を」

家庭で朝食を食べられない子どもたちがいるならば、学校が朝食を準備してあげて学校で食べればよいかもしれないと考えられます。予算も保護者の理解も必要ですが、「学校で朝

韓国での別の研究も見てみましょう。

report 2

図2 朝食摂取頻度と成績との関連

出典❹

韓国の中高校生（平均15.1歳、75,643人）を対象として1週間あたりの朝食摂取頻度と成績との関連を調べた結果。成績は自己申告で、「とても高い」から「とても低い」までの5つから選んでもらった。朝食は1週間に食べる頻度で、「0日（まったく食べない)」から「7日（毎朝食べる)」までの8つから選んでもらった。

年齢、肥満度、両親の教育歴、家庭の経済状況、強い運動の頻度、中程度の運動の頻度、筋肉運動の頻度、精神的ストレスの程度などが成績に与える影響を多変量解析によって取り除いて解析した。

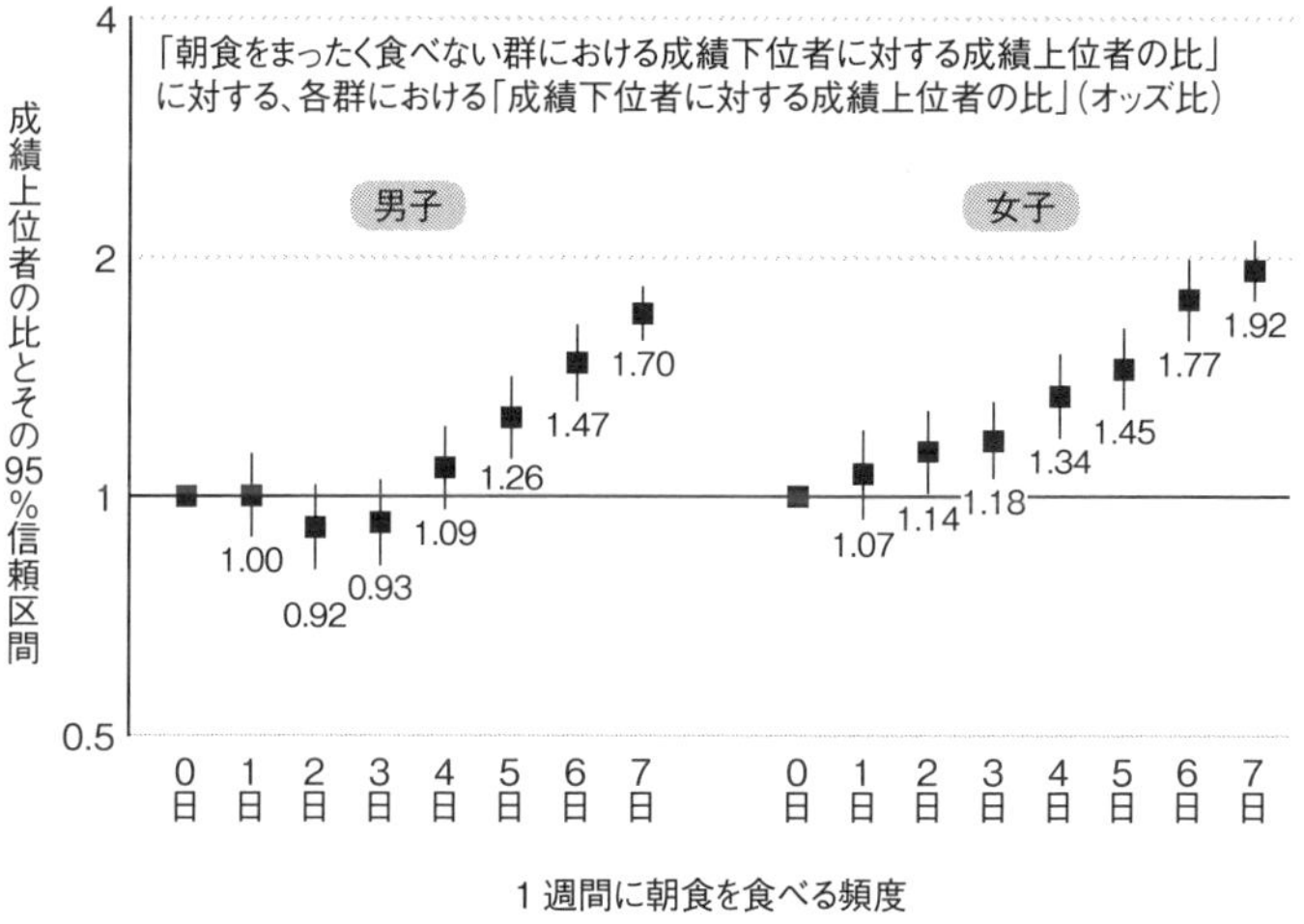

考えうる交絡を考慮して、ていねいな研究を行なったところ、朝食摂取頻度が高い群ほど成績がよい子どもの割合が多い傾向にあることがわかりました。

食を」という取り組み（school breakfast program）は世界各国で行なわれています。朝食を持参しての登校を推奨するとともに、朝食を持って来られない子どもには学校が無料か安く食べられる朝食を出すという取り組みです。

この取り組みはアメリカでも行なわれていますが、基本的に食堂でとるので、朝の始業時に教室に移動しなければならず、そのためか食堂に来ない子どもも多く、かならずしもうまくいっていないそうです。そこで考えられたのが、「教室で朝食を」という取り組み（breakfast in the classroom）です。

図3上は、朝食無料提供の条件を満たす（低所得層の）家庭の子どもが8割を占めるアメリカのある大都市の小学校446校（全生徒数はおよそ23万5000人）で、2012年8月から13年6月にかけて、この取り組みに参加した小学校（257校）と参加しなかった小学校（189校）で、朝食を学校でとった子どもたちの割合の推移です 出典5。教室で朝食をとれるようにしたら、学校で朝食をとる子どもたちが3割も増えました。この間の出席率も0・2％ほど高いという結果でした（図3下左）。この差はわずかに見えるかもしれませんが、統計的に意味のある差で評価に値するそうです。この研究がすごいのは、成績のデータも集めたことです。図3下右は13年6月における成績（算数と読解力）ですが、残念ながら成績の差はごくわずかで、朝食を教室で食べられるようにしても成績向上にはつながらなかったという結果でした。

report 3

アメリカでの、小学校で朝食をとる取り組みについて見てみましょう。

図3 アメリカの小学校での朝食の取り組み　出典5

アメリカのある都市地域の小学校446校で2012年8月から翌年6月までの間に、朝食を教室で食べられるようにした小学校（257校）とそうしなかった（食堂で食べることはできた）小学校（189校）を比較した研究。

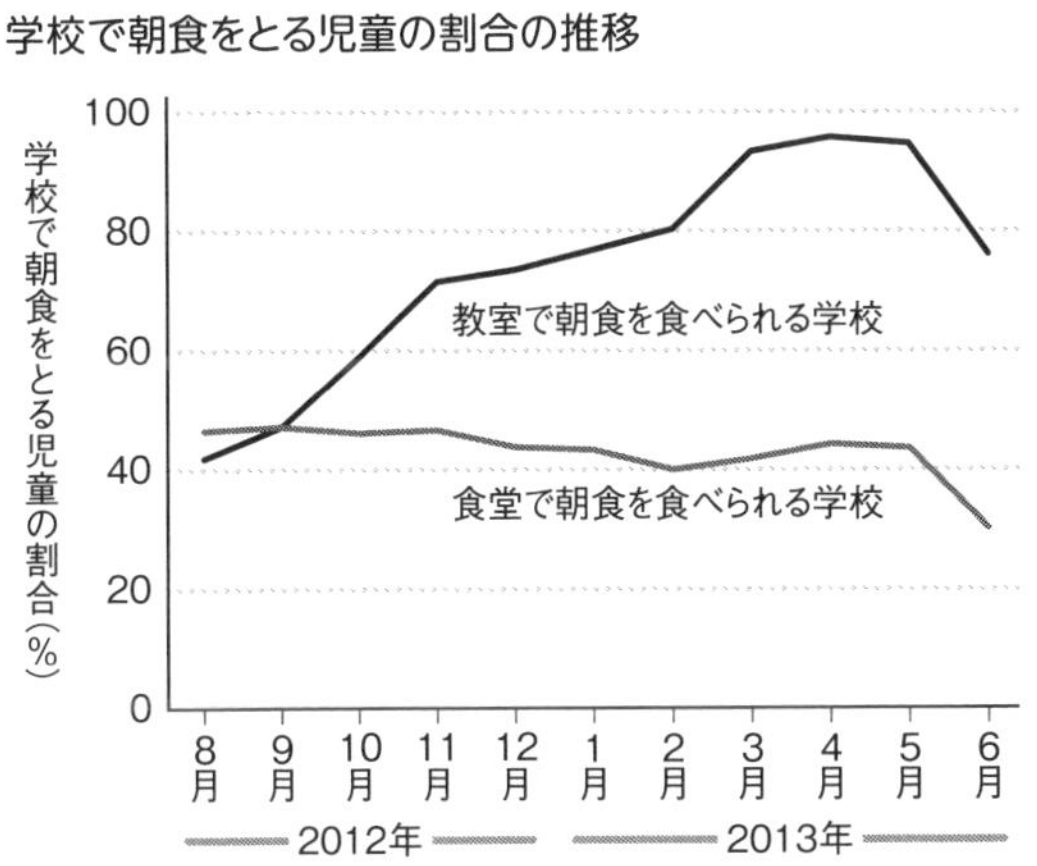

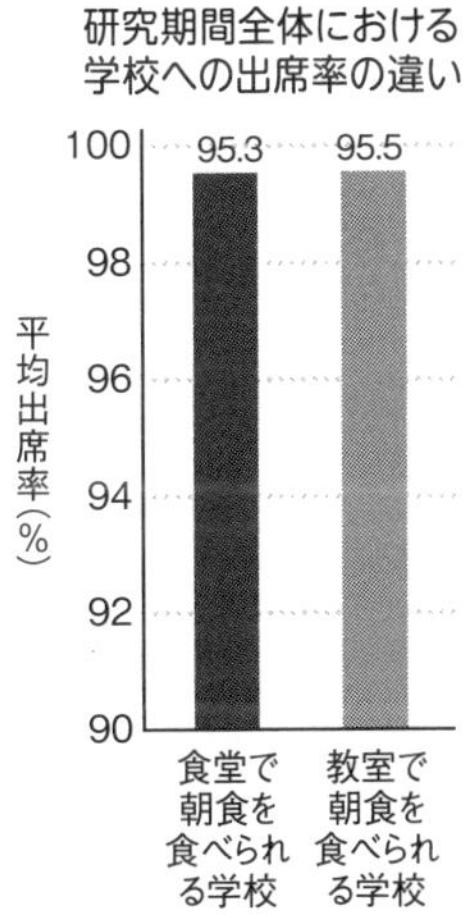

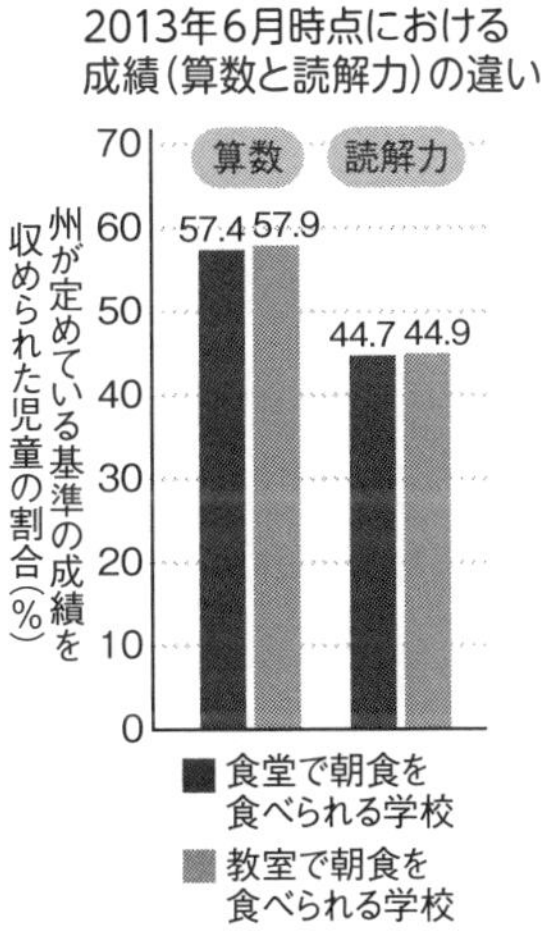

朝食を教室で食べられるようにすると、学校で朝食を食べる子どもは増え、出席率も高いという結果でしたが、成績の向上にはつながりませんでした。

複雑系の社会と疫学研究

朝食を食べる習慣がある子どもたちは、朝食を抜きがちである子どもたちよりも栄養学的に見て好ましい食習慣を持っていて、成績もよい傾向にあるかもしれないと、世界中の47の研究をまとめた系統的レビューは結論づけています[出典6]。しかし、まだ「かもしれない」の域を出ていないようで、これは両者の関連の複雑さを示しています。

「朝食で成績アップ」は、「風が吹けば桶屋がもうかる」に少しだけ似ているのかもしれません。桶屋さんがもうかる理由はたくさんあり、風が吹くことはその中の一つです。一方で、風が吹いたら、桶屋さんがもうかること以外にも、さまざまなことが起こるでしょう。しかし、桶屋さんとしては、「風→もうかる」を実際以上に、そしてほかのこと以上に、期待したいのも道理です。とはいえ、世の中全体としては、桶屋さんがもうかること以外のたいせつなこと（そしてやっかいなこと）もけっして忘れてはなりません。

健康や病気の状態やその原因を人間集団で探る学問が疫学です。栄養を扱うと栄養疫学となります。複雑化する現代社会だからこそ役に立ち、必要な科学だと思います。

◆

さて、「すべての子どもに安心しておいしい朝食を食べてもらいたい」……私たちのこの思いこそ子どもたちに感じてもらいたいものであり、両親や学校、食べ物への感謝の心こそ成績よりも私たちが子どもたちに期待するものでしょう。子どもたちにとって朝食は健やかな成長のための基本であり、直接（または短絡的）に成績アップに結びつけて考えるべきものではないとぼくは思います。「学問に王道なし」です。

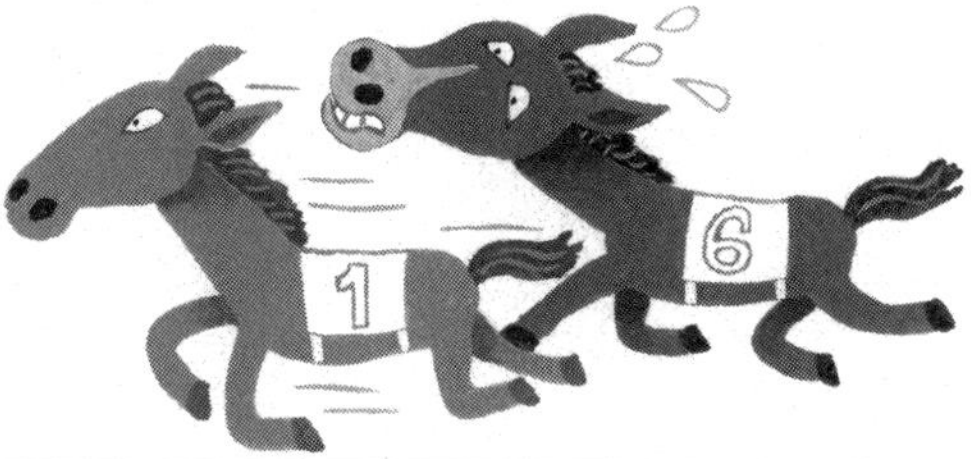

結論

朝食と成績の関連はかなり複雑そうです。

朝食をとれば成績が上がり、朝食を抜けば成績が下がるといった単純なものではなさそうです。その裏にはあまり見たくはない現実もひそんでいるかもしれません。しかし、それも含めて現実を直視し、改善策を提案する学問が疫学です。複雑化する現代社会だからこそ役に立つ学問だと思います。朝食は成績アップ以外に、もっとたくさんの、そして、もっとたいせつなことを私たちに教え、与えてくれるたいせつな習慣です。

出典

① 文部科学省「平成31年度（令和元年度）全国学力･学習状況調査」。文部科学省。
② Wijtzes AI, et al. Social inequalities in young children's meal skipping behaviors: The Generation R Study. PLOS ONE 2015; 10: e0134487.
③ Hiza HA, et al. Diet quality of Americans differs by age, sex, race / ethnicity, income, and education level. J Acad Nutr Diet. 2013; 113: 297-306.
④ So WY. Association between frequency of breakfast consumption and academic performance in healthy Korean adolescents. Iran J Public Health 2013; 42: 25-32.
⑤ Anzman-Frasca S, et al. Estimating impacts of a breakfast in the classroom program on school outcomes. JAMA Pediatr 2015; 169: 71-7.
⑥ Rampersaud GC, et al. Breakfast habits, nutritional status, body weight, and academic performance in children and adolescents. J Am Diet Assoc. 2005; 105: 743-60.

2 チョコレートと心筋梗塞予防

多要因疾患の考え方

問い

下のAからDの食品のうち、
チョコレートの栄養価はどれでしょうか。

・答えは本文中にあります。

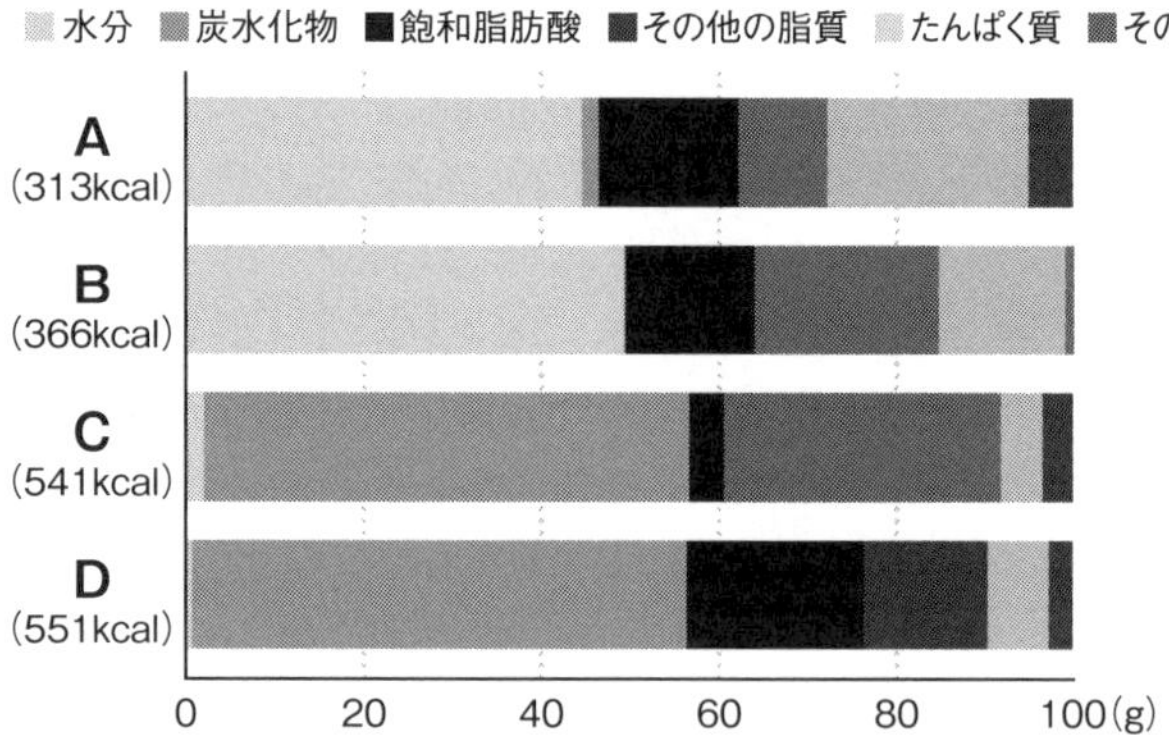

チョコレート、ポテトチップス、プロセスチーズ、豚肉（ばら・脂身つき・生）について、100gあたりに含まれるエネルギー（カロリー、kcal）と栄養素（g）を示しました。

数値はすべて「日本食品標準成分表2020年版（八訂）」によります。テーマに沿えば、カカオポリフェノールが豊富なダークチョコレートの数値を示したいところですが、日本食品標準成分表には収載されていなかったのでミルクチョコレートの数値を示しました。

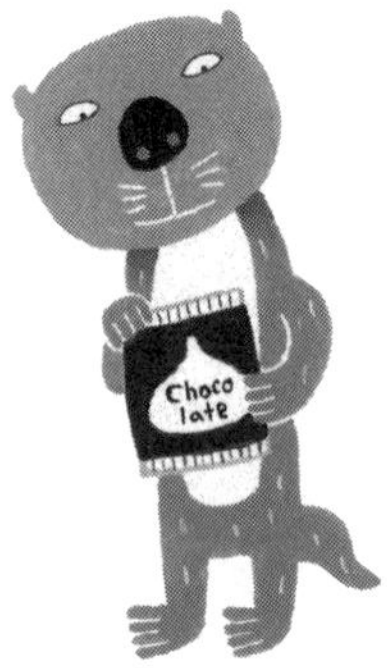

コロンブスによる新大陸発見のはるか以前、紀元前の中央アメリカ。チョコレートの原料であるカカオは「神々の食べ物」と呼ばれ、珍重されていたそうです出典❶。その後、ヨーロッパに伝わり、世界中に広がりました。

チョコレートパラドックス

さっそくですが冒頭の問いの答えはわかりましたか？　揚げ物でもないのに水分がほとんどなく、植物性なのに飽和脂肪酸が多く、エネルギー（カロリー）もかなり高いDがチョコレートです。ちなみに、Aはプロセスチーズ、Bは豚肉、Cはポテトチップスです。

太りすぎが心筋梗塞《しんきんこうそく》の原因になるのは周知の事実です。ですから、高カロリー→肥満→心筋梗塞という流れが心配になります。さらに、チョコレートに豊富な飽和脂肪酸はLDLコレステロールの上昇を介して動脈硬化を促進し、心筋梗塞の原因になることもわかっているため、なおさら心配です※1。

図1左上はチョコレートの摂取頻度とその後の心筋梗塞発症率の関連を調べたコホート研究の結果です出典❷。チョコレートをまったく食べていなかった人に比べて、月に数回食べていた人の心筋梗塞の発症率は2割近く低く、週に数回食べていた人では2割以上も低くなっています。先ほどの心配とは逆の結果です。

ここで注意が必要です。心筋梗塞は男性がかかりやすい病気です。でも、チョコレート好きといえば女性でしょう。しかもどちらかといえば若い女性です。もしもそうであれば、た

※1　『佐々木敏の栄養データはこう読む！第2版』「こんなにややこしい?! あぶらと脂質異常症の関係」（17～73ページ）でくわしく紹介しています。

report 1

チョコレートの摂取頻度と心筋梗塞の発症との関連を見てみましょう。

図1 チョコレートと心筋梗塞との関連は？

出典❷

45～83歳のスウェーデン人男女およそ67,000人を13年以上追跡したコホート研究の結果と解釈のための模式図。研究開始時（ベースライン）の調査で調べたチョコレートの摂取頻度とその後の心筋梗塞発症率との関連（左上と右下の図）。チョコレートを「食べていなかった」人における発症率に比べた相対的な発症率（相対危険）。

年齢と性別が結果に及ぼす影響を統計学的に除いた結果

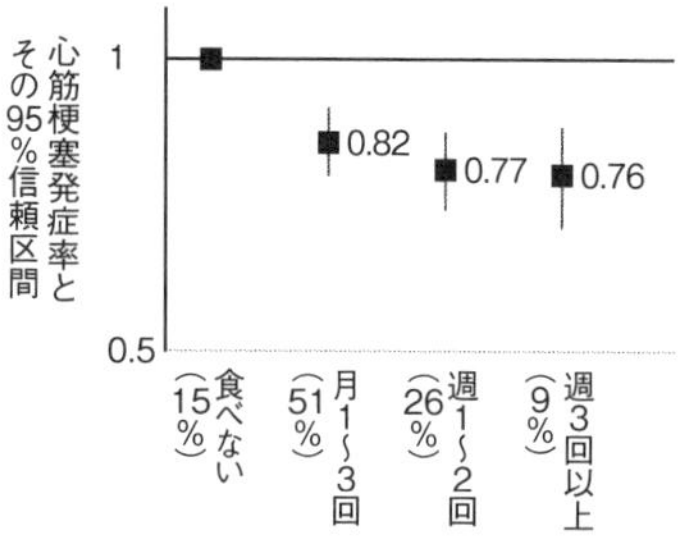

研究開始時のチョコレートの摂取頻度
（　）は対象者全体に占める各群の人の割合（%）

この研究で考えられる因果の逆転と交絡を示す模式図

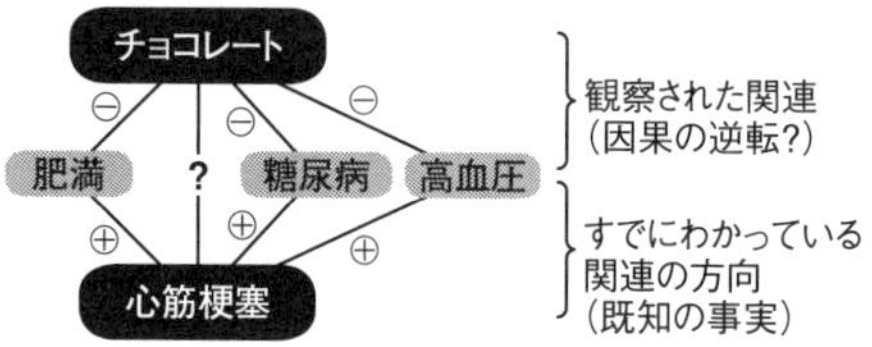

左上の図からさらに体重、糖尿病の有無、高血圧の有無、運動習慣などが結果に及ぼす影響も統計学的に除いた結果

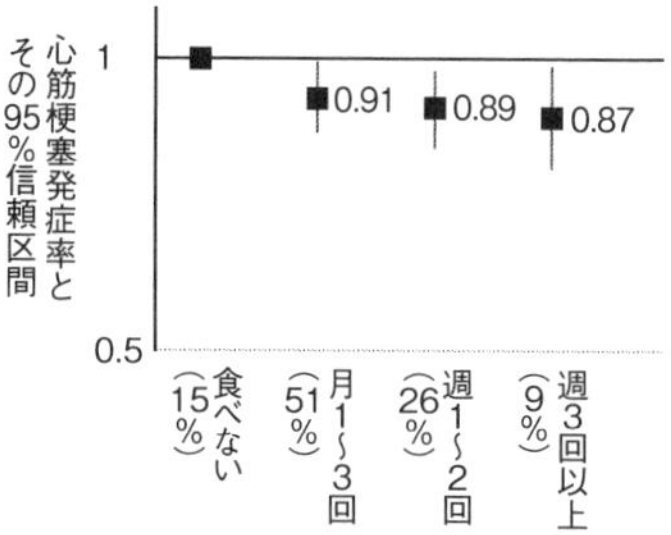

研究開始時のチョコレートの摂取頻度
（　）は対象者全体に占める各群の人の割合（%）

研究開始時（ベースライン）の調査で調べたチョコレートの摂取頻度別に見た年齢、性別、過体重の人の割合などの違い

チョコレートの摂取頻度	食べない	月1～3回	週1～2回	週3回以上	傾向
平均年齢（歳）	61.0	59.3	58.8	60.7	↘
男性の割合（%）	53	52	57	57	↗
過体重*の人の割合（%）	53	50	48	44	↘
糖尿病の人の割合（%）	14	4	3	3	↘
高血圧の人の割合（%）	24	20	19	18	↘

＊ボディ・マス・インデックス（BMI）が25kg/㎡以上。

1つの研究から2つの少し異なる結果が得られました。どちらを信じればよいかを知るには少しむずかしい疫学の知識が必要です。

とえチョコレートになんの効果もなくても、チョコレートの摂取頻度が高いほど心筋梗塞の発症率は低くなるはずです。これでは、チョコレートの効果を正しく評価したことにはなりません。そこで、この図では、年齢と性別が結果に及ぼす影響は統計学的に除いてあります。年齢も性別も同じだったらという仮定を設けた計算結果です。同じような結果がほかの研究でも得られたため 出典❷、チョコレートで心筋梗塞を予防できそうだと期待が高まりました。

チョコレートと肥満

もう一つ。チョコレートの摂取頻度が高い人ほど肥満度（ボディ・マス・インデックス：BMI）は低かったという報告があります（図2上 出典❸）。ほかの研究でもほぼ同じ結果なので偶然ではなさそうです 出典❹。

ところが、この人たちの肥満度の変化をその後6年にわたって調べたら、今度はチョコレートの摂取頻度が高かった人ほど肥満度が上がっていました（図2下）。1つの集団から逆の結果が得られたわけです。この理由を研究者は次のように解説しています。

図2上は、原因（この場合はチョコレート）と結果（肥満度）をほぼ同時に測っています。横断研究と呼ばれる研究方法です。この研究に参加した人の中には、「チョコレートをたくさん食べているから太っている」人だけでなく、「太っているからチョコレートを控えている」人もいたでしょう。それでやせればよいのですが、その人の肥満のおもな原因がチョコレートの食べすぎではなくて運動不足だったら、チョコレートを控えても肥満解消とまでは

いかないでしょう。すると、チョコレートの摂取頻度が高い人ほど肥満度は低くなってしまいます。「チョコレートを食べた→やせた」ではなく、「太っていた→チョコレートを控えた」のです。これを「因果の逆転」と呼びます。※2

因果の逆転は次の3つの条件がそろったときに生じます。①結果（この場合は体重）を本人が知りえる場合、②原因と結果の関連を（その真偽は別として）本人が知っている場合、③本人の意志によって比較的容易に原因を変化させうる場合。チョコレートと肥満にはこの条件がよく当てはまります。

因果の逆転はなかなかやっかいな存在で、複雑系の解釈をむずかしくするだけでなく、場合によっては、解釈を逆転させてしまうことすらあります。そこで、第4話でもう一度くわしく取り上げることにします。

再び心筋梗塞

図1に戻ります。**左下**の**表**は研究開始時の様子です。チョコレートの摂取頻度の低い群のほうが糖尿病の人も高血圧の人も肥満の人も多かったことがわかります。チョコレートを食べていたから糖尿病や高血圧にかかりにくくやせていたのではなく、糖尿病や高血圧にかかっていて太っていたからチョコレートを避けたと見るほうが自然です。因果の逆転です。**右上**の模式図の上半分です。

ところで、肥満も糖尿病も高血圧も心筋梗塞の原因となります。この模式図の下半分です。

※2　第2章第3話（80ページ）でくわしく紹介しています。

チョコレートの摂取頻度と肥満との関連も見てみましょう。

report 2

図2 チョコレートと肥満との関連は？

出典③

45歳から64歳のアメリカ人男女およそ15,000人を対象としてチョコレートの摂取頻度と肥満度の変化を調べたコホート研究。

研究開始時（ベースライン）の調査で調べたチョコレートの摂取頻度とそのときの肥満度（BMI）※との関連

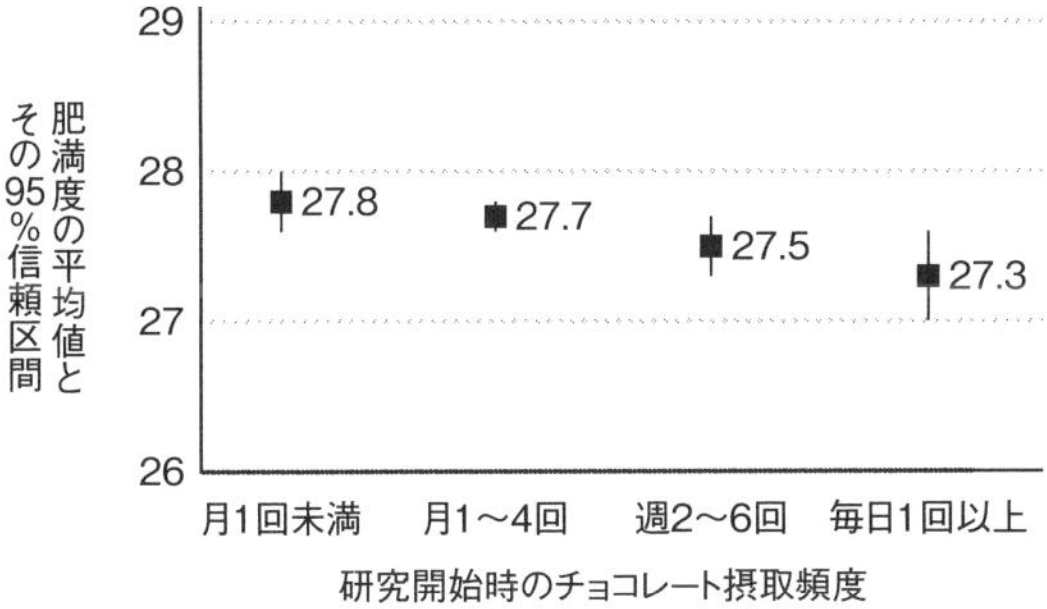

※体重÷身長の2乗（kg/㎡）。

研究開始時（ベースライン）の調査で調べたチョコレートの摂取頻度とその後6年目に調べた肥満度の変化との関連

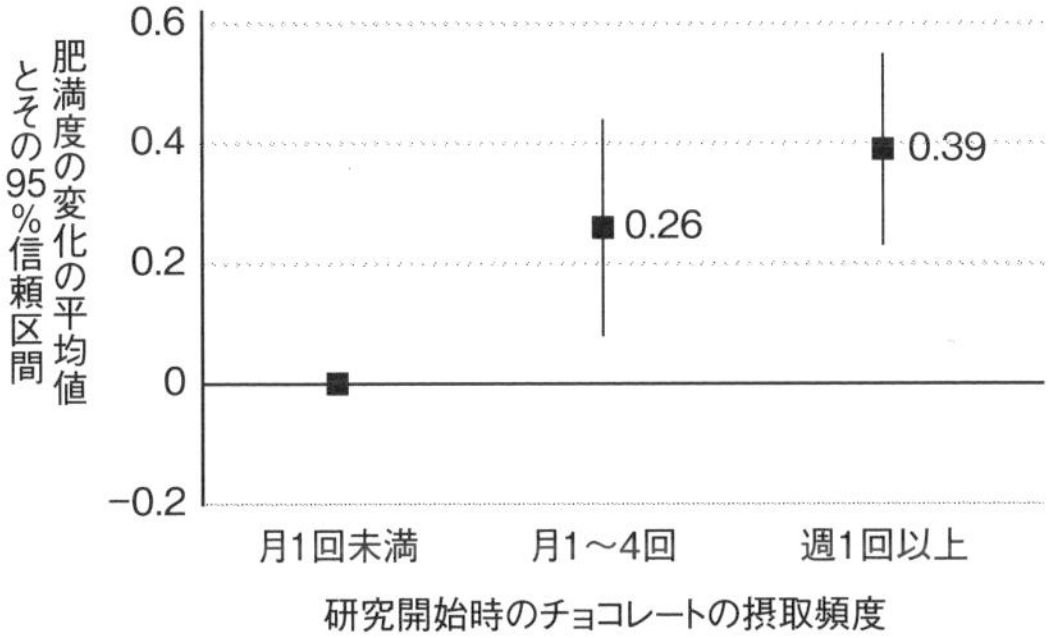

研究開始時（ベースライン）の調査ではチョコレートの摂取頻度が高い人ほどBMIが低い傾向がありましたが、6年間で肥満度の変化を観察したらチョコレートの摂取頻度が高かった人ほどBMIが高くなっていました。

すると、図1左上は、肥満と糖尿病と高血圧を介する経路の結果も〝込み〟だったことに気づきます。この3つの経路の存在を知らずに、図1左上を単に「チョコレート→『？』→心筋梗塞」の結果（チョコレートのなんらかの効果で心筋梗塞が減った）だと考えたら、これは誤りです。肥満、糖尿病、高血圧が迂回路になって、「？」が存在するかのように見えただけです。交絡です。※3 このようなとき、肥満、糖尿病、高血圧を交絡因子と呼びます。この現象を交絡と呼びます。

そこで、体重も糖尿病や高血圧の有無も同じという仮定を設けて計算し直した結果が図1右下です。チョコレートの摂取頻度と心筋梗塞発症率との関連は少し弱くなっていますが、それでも予防効果は期待できます。

カカオポリフェノールへの期待と不安

カカオにはカカオポリフェノールという物質が含まれています。ポリフェノールは抗酸化物質の一種で、動脈硬化を予防してくれる作用が期待されています出典⑤。ワインやりんご、お茶などさまざまな食べ物に含まれていますが、チョコレート、中でもダーク（ビターとも呼びます）チョコレートに豊富です出典③。

チョコレートから心筋梗塞までの流れを図にしてみました（図3）。関連する因子はたくさんあります。カカオポリフェノールは動脈硬化予防因子の一つとして期待されているわけです。しかし、たとえその効果が本当だったとしても、注意すべきことがあります。食べ物

※3　第2章第1話（60ページ）でくわしく紹介しています。

report 3

チョコレートから心筋梗塞までの流れを図にしてみました。

図3 チョコレートと心筋梗塞との関連を示す流れ

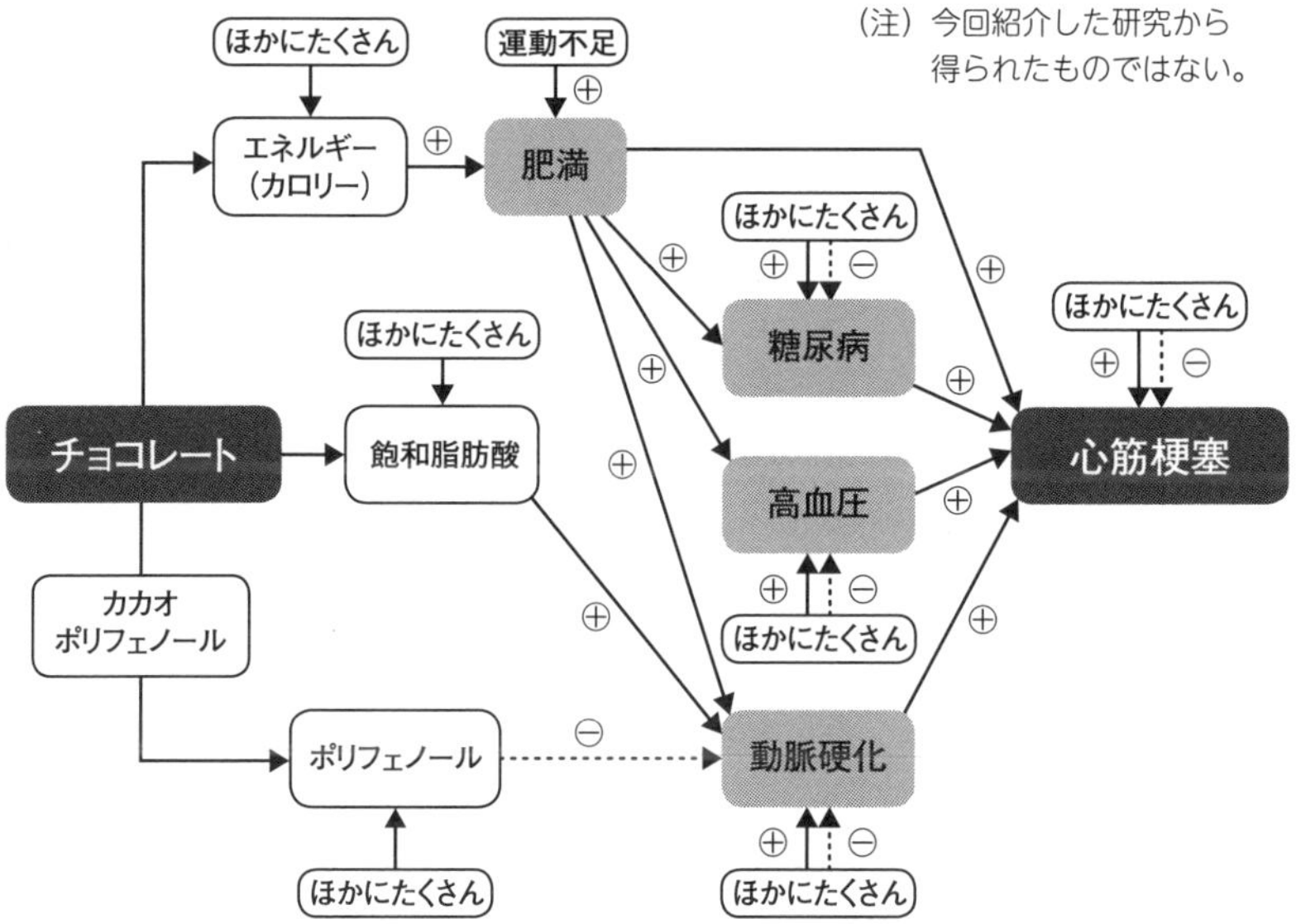

→は方向性を示す。
実線は相当数の疫学研究があり、ほぼ確立していると考えられる関連。
点線は実線よりも疫学研究の数が少ないことを示す。
⊕は増やす方向、⊖は減らす方向を示す。

心筋梗塞の危険因子や予防因子はたくさんあり、チョコレートのポリフェノールは予防因子の一つに位置づけられます。全体像とその影響の相対的な大小関係を知っておくことがたいせつです。

すべてに通じることですが、チョコレートへの期待がすぎて、ほかのたいせつな、そしてたくさんある予防行動がおろそかになってしまうことです。こんなことが起これば、チョコレートによって予防できた分がおろそかにされたほかの予防行動によって相殺され、場合によっては、むしろ心筋梗塞にかかりやすくすらなります。この責任はチョコレートにではなく、食べた人にあります。

カカオポリフェノールには血圧やＬＤＬコレステロールを下げ、満腹感を与えてくれる可能性も報告されています出典⑥⑦⑧。それでも、カカオポリフェノールのプラス面だけを強調する話があれば、少し差し引いて考えることをおすすめします。

◆

現在、カカオの主産地は、大西洋を越えてアフリカ大陸の西側に移っています。そこでは最近まで子どもたちへの強制労働が存在したとある本で読みました出典❶。カカオ豆を摘む小さな手とチョコレートをつまむ私たちの手の間にどれだけの隔たりがあったことか。ほろ苦いチョコレートには、私たちのまだ知らないこと、私たちにまだ知らされていないことがたくさんありそうです。

結論

チョコレートに期待。
でも、すぎたら逆効果かも。

チョコレートに豊富なポリフェノール。動脈硬化の予防作用が期待されています。チョコレートをよく食べる人で心筋梗塞の発症率がやや低いことも報告されています。しかし、エネルギー（カロリー）が高く、飽和脂肪酸が多いといったマイナス面もあります。さらに、期待がすぎてほかのたいせつな予防行動がおろそかになれば、心筋梗塞が増える危険すらあります。あくまでもお菓子として楽しみましょう。

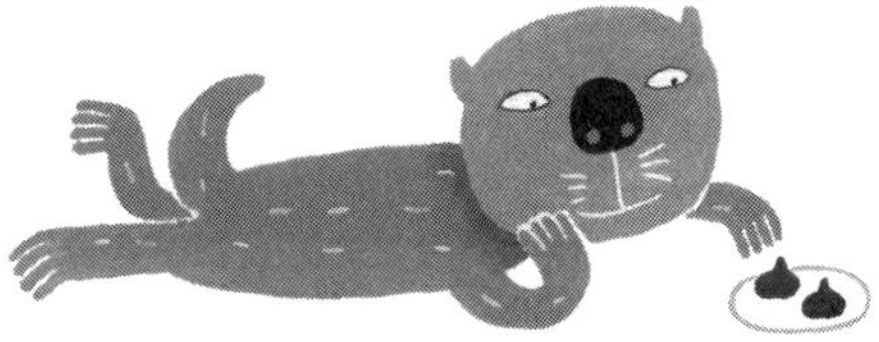

出典

① キャロル・オフ。北村陽子（訳）。チョコレートの真実。英治出版、2007年。
② Larsson SC, et al. Chocolate consumption and risk of myocardial infarction: a prospective study and meta-analysis. Heart 2016; 102: 1017-22.
③ Greenberg JA, et al. Habitual chocolate consumption may increase body weight in a dose-response manner. PLOS ONE 2013; 8: e70271.
④ Gasser CE, et al. Confectionery consumption and overweight, obesity, and related outcomes in children and adolescents: a systematic review and meta-analysis. Am J Clin Nutr 2016; 103: 1344-56.
⑤ Ding EL, et al. Chocolate and prevention of cardiovascular disease: a systematic review. Nutr Metab (Lond). 2006; 3: 2.
⑥ Ried K, et al. Does chocolate reduce blood pressure? A meta-analysis. BMC Med 2010; 8: 39.
⑦ Tokede OA, et al. Effects of cocoa products/dark chocolate on serum lipids: a meta-analysis. Eur J Clin Nutr 2011; 65: 879-86.
⑧ Sørensen LB, et al. Eating dark and milk chocolate: a randomized crossover study of effects on appetite and energy intake. Nutr Diabetes 2011; 1: e21.

3 人工甘味飲料が糖尿病を増やしたように見えるからくり

時間の流れと交絡

問い　**人工甘味料はどれ?**

健康な成人男性30人にお願いして、500mLの水に砂糖65gをとかした砂糖水を飲んでもらい、その後15分ごとに1時間にわたって血糖値を測りました。同じ実験を人工甘味料の一種であるアスパルテーム0.44gを同じ量の水にとかした溶液でも行ないました。実験の順序は無作為に決められました。なお、この2つの溶液はほぼ同じ強さの甘味を持っています。

下の図はその結果です。砂糖水やアスパルテームの溶液を飲む前の血糖値からの変化量（平均値）を示しています。**A**、**B**、**C**の中で、どの曲線がアスパルテームの溶液だったでしょうか？

・答えは本文中にあります。

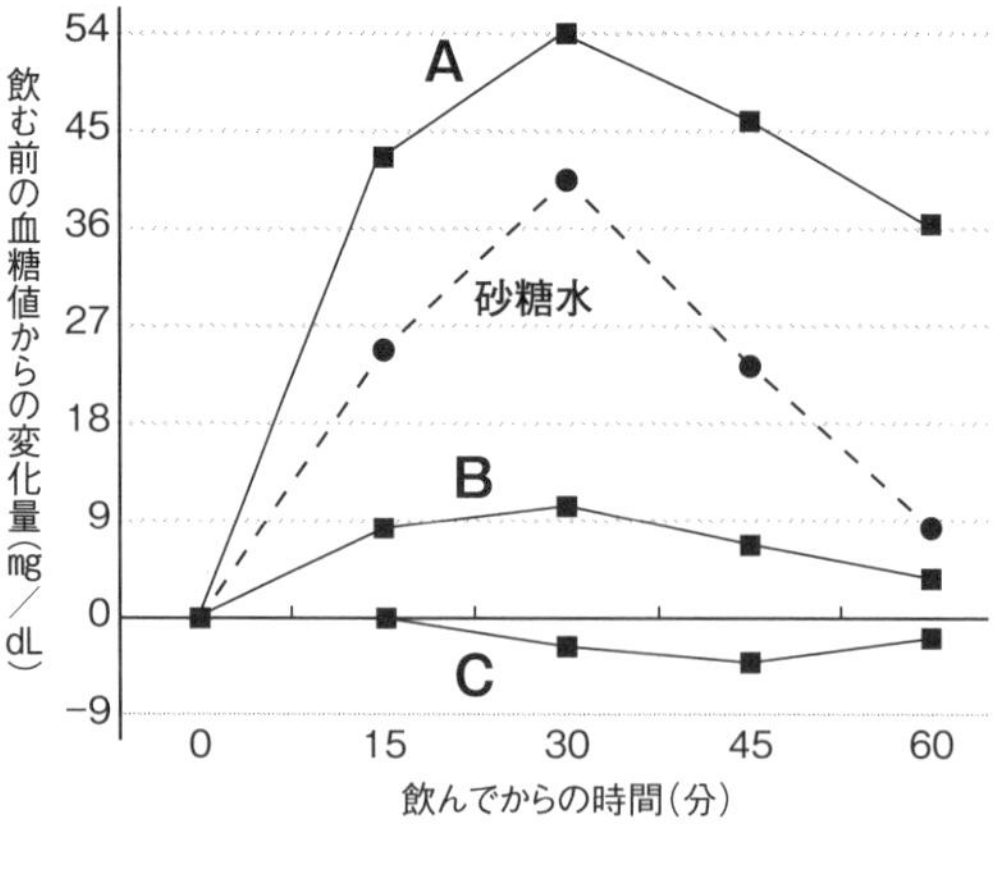

（注）A～Cのうち2つの曲線は仮想のもので、実際の測定値ではありません。

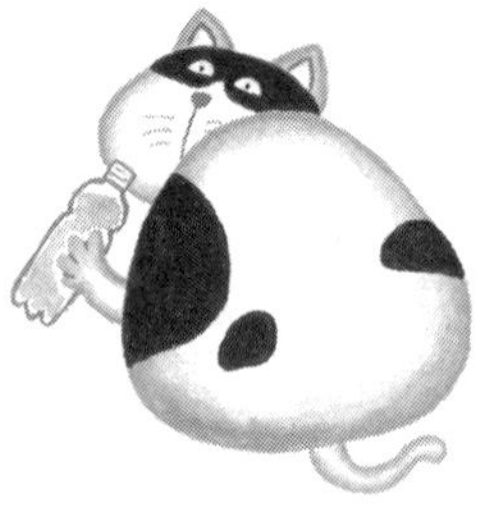

暑い夏の昼下がりなど、甘くて冷たい飲み物、いわゆるソフトドリンクのおいしさは格別です。しかし、飲みすぎが健康によくないことはほとんどの人が知っています。ソフトドリンクの問題は、甘味のもとである砂糖（スクロース）や果糖（フルクトース）が持つカロリー（エネルギー）です。そのためにカロリーを持たない人工甘味料を使った、いわゆるダイエット・コーラやダイエット・ソフトドリンク（人工甘味飲料）が開発され利用されています。

このように、甘味飲料を人工甘味飲料にかえれば肥満問題は解決し、生活習慣病も予防できるのでしょうか？　人工甘味飲料への期待を整理してみたいと思います。

肥満は減る、しかし太る

イギリスに住む11歳の子どもたちおよそ１・３万人（実際にはその保護者）に、１週間に１回以上甘味飲料を飲んでいるかどうかについて、砂糖入りと人工甘味料入りに分けて尋ねました 出典1。そして、「両方とも飲まない」「人工甘味料入りだけ飲む」「砂糖入りだけ飲む」「両方とも飲む」の４つの群に分けて、７歳と11歳のときに測った身長と体重から肥満度（ＢＭＩ）を計算してその変化を比べました（図1）。なお、ＢＭＩは成長とともに自然に増えるので、「両方とも飲まない」群におけるＢＭＩの増加量を差し引いて示しました。

図1の左側を見てください。「砂糖入りだけ飲む」群に比べて、「人工甘味料入りだけ飲む」群のＢＭＩの増加量は少なくなっています。これは、「砂糖入り」を「人工甘味料入り」に

かえれば肥満予防になることを示していますが、「人工甘味料入りだけ飲む」群でもＢＭＩが増えていますし、「両方とも飲む」群では「砂糖入りだけ飲む」群よりもさらにＢＭＩが増えています。これらは、カロリーがなければ太らないと単純にはいえない可能性（おそれ）を示しています。

しかし、甘味飲料を飲む子どもたちは、運動も嫌いで、長い時間座ってテレビを見たりテレビゲームで遊んだりしているかもしれません。そこで、これらの影響を除いて計算し直したのが図1の右側です。少し弱くはあるものの、人工甘味飲料でも太るという結果に変わりはありません。

じつは、人工甘味料には砂糖とは別の太る物質が入っているのです……というわけではありません。たとえば、運動量やテレビを見ている時間の影響を除いたとしても、肥満につながる生活習慣はほかにもあります。もしかしたら影響しているかもしれないすべての要因を調べ上げるのは無理です。本当は影響しているけれども調べきれなかった要因のことを「残余交絡」と呼びます。

「砂糖入り」を「人工甘味料入り」にかえれば子どもたちの肥満はある程度防げると考えられます。しかし、それで問題が解決するといった簡単な話ではないようです。

人工甘味飲料で糖尿病が増える

問題は子どものときに身についた生活習慣や食習慣が大人になってもそのまま続いたと

砂糖入り飲料を人工甘味飲料にかえれば子どもの肥満は防げるでしょうか。

report 1

図1 砂糖入り甘味飲料と人工甘味飲料と肥満度

出典❶

イギリス在住の11歳の子どもたち13,170人に（実際にはその保護者に）1週間に1回以上甘味飲料を飲んでいるかどうかについて砂糖入りと人工甘味料入りに分けて尋ね、「両方とも飲まない」、「人工甘味料入りだけ飲む」、「砂糖入りだけ飲む」、「両方とも飲む」の4つの群に分けて、7歳と11歳のときに測った身長と体重から肥満度（BMI）を計算してその変化を比べた結果。BMIは成長とともに自然に増えるので、「両方とも飲まない」群におけるBMIの増加量を差し引いた増加量として示してある。BMIは、体重（kg）÷（身長［m］の2乗）。

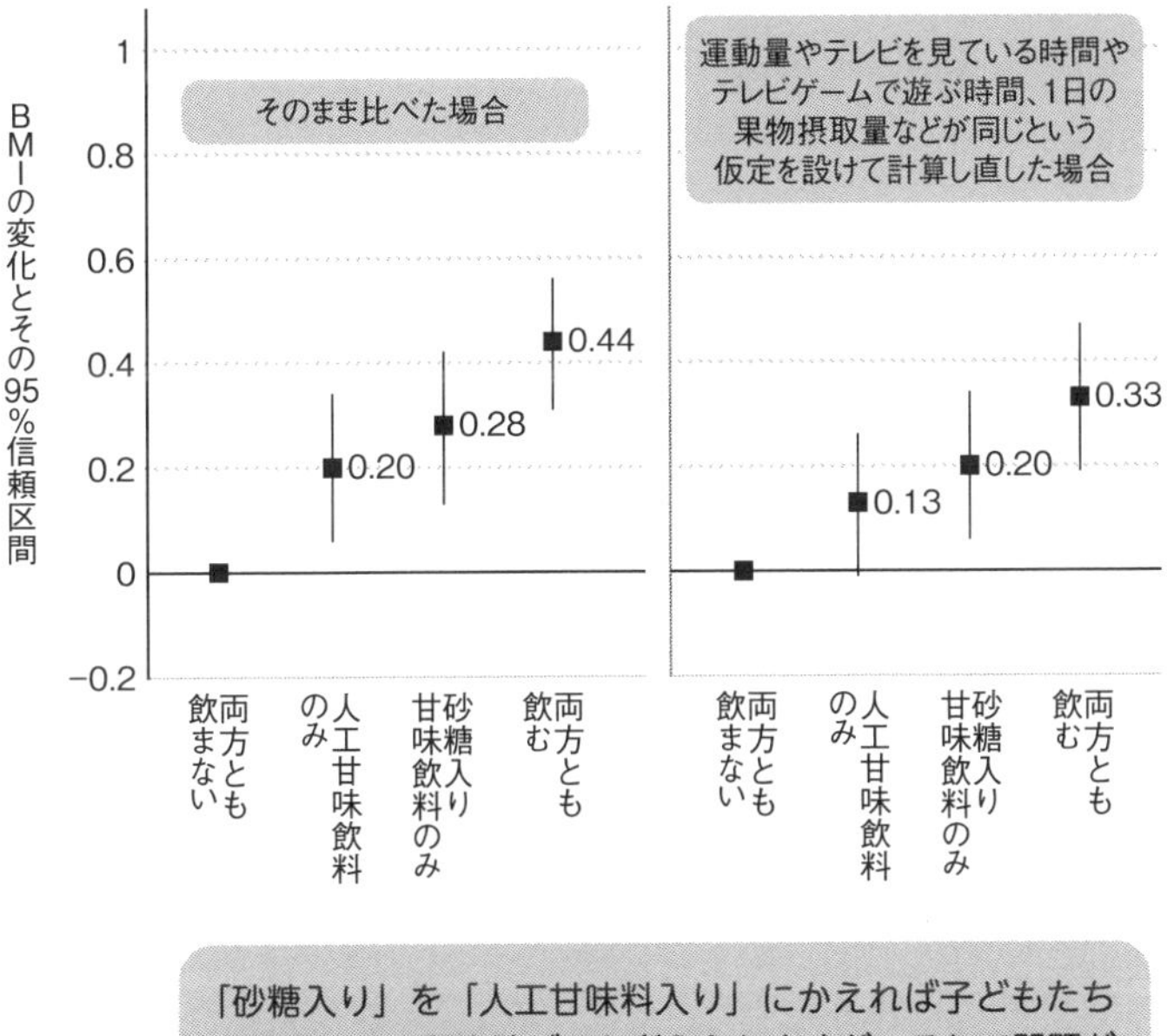

「砂糖入り」を「人工甘味料入り」にかえれば子どもたちの肥満はある程度防げると考えられますが、それで問題が解決するといった簡単な話ではないようです。

き、どうなるかです。これが生活習慣病の怖さです。

カロリー、肥満と来ればいちばん気になる病気はやはり糖尿病（２型）です。そこで、砂糖入り甘味飲料と人工甘味飲料の摂取頻度が糖尿病発症率に及ぼす影響を調べたコホート研究の結果をアメリカと西ヨーロッパから１つずつ、日本から１つの合計３つを選んで**図2**に並べてみました。

図2左は医療職に就いているおよそ４万人のアメリカ人男性（40～75歳）を対象とした研究 出典② 、**図2中**は西ヨーロッパ８か国が共同で行なった合計34万人規模の研究 出典③ 、そして**図2右**は日本の男性従業員（35～55歳）およそ２０００人を対象とした研究です 出典④ 。

３つの結果すべてに共通しているのは、どちらの飲み物でもたくさん飲めば糖尿病にかかりやすくなること、そして、その影響は人工甘味料入りのほうが大きいということです。少なくとも糖尿病予防に対しては、砂糖入り甘味飲料よりも人工甘味飲料のほうがよくないことになります。

健康への気づかいがデータに影響？

冒頭の問いはわかりましたか？　じつは、人工甘味料は砂糖よりも血糖値を上げるのです……なんてことはありません。たとえば、人工甘味料の一つであるアスパルテームでは血糖値はまったく上がりません 出典⑤ 。ごくわずかですが、むしろ下がるくらいで、正解は**C**

糖尿病予防においてはどうでしょうか。

report 2

図2　砂糖入り甘味飲料と人工甘味飲料と糖尿病

出典②③④

健康な人の食習慣などを調べ、その後の糖尿病の発症を観察したコホート研究の結果。砂糖入り甘味飲料と人工甘味飲料と糖尿病発症率との関連。「飲まない」、または「月に1杯未満」の群に比べたそれぞれの摂取頻度の群における相対的な発症率（相対危険）。年齢の影響だけを統計学的に除いた結果。

アメリカ人男性での研究

医療職に就いているおよそ4万人のアメリカ人男性（40～75歳）を対象とした研究。

西ヨーロッパ8か国での研究

西ヨーロッパ8か国が共同で行なった合計34万人規模の研究。

日本人男性での研究

日本の男性従業員（35～55歳）2,037人を対象とした研究。

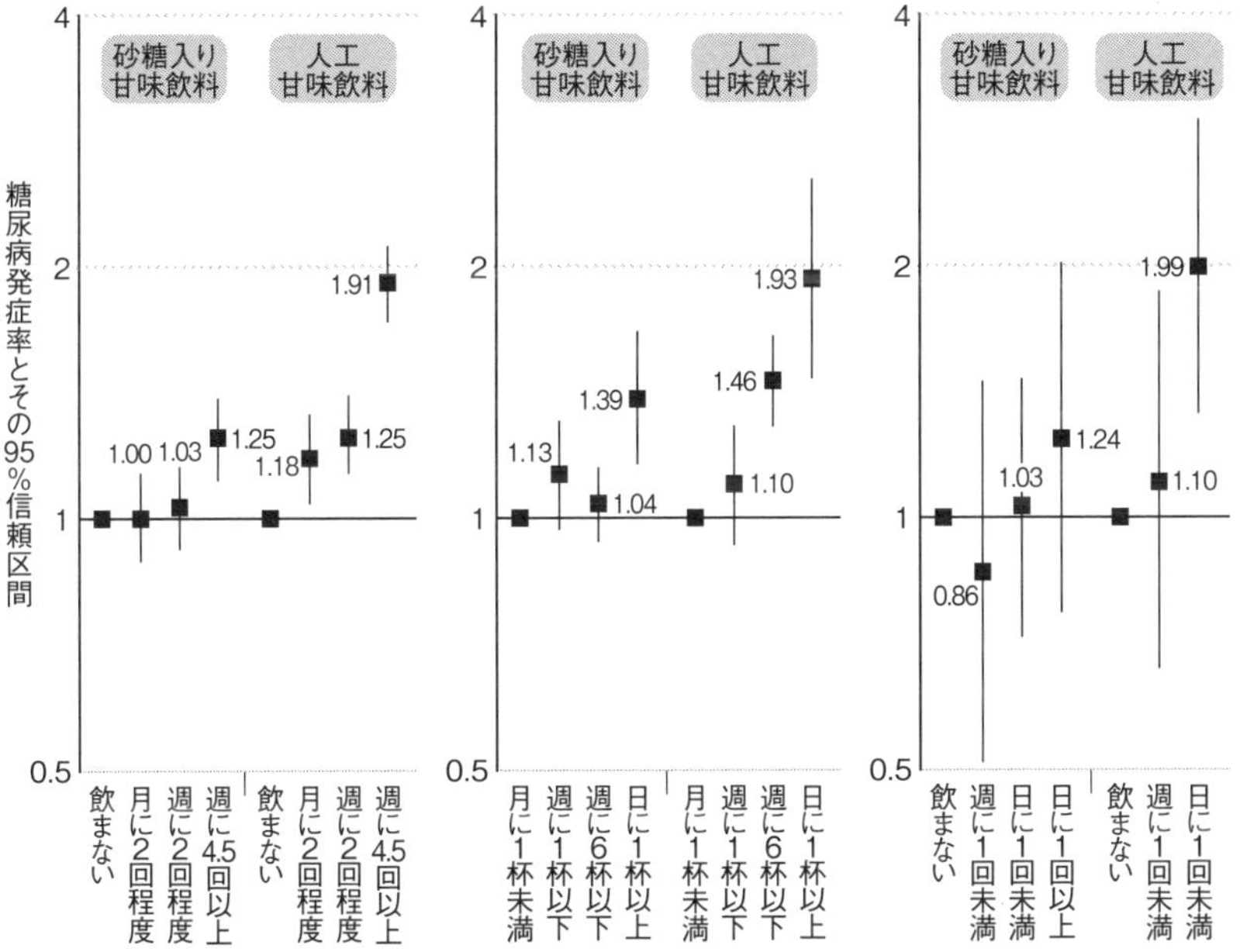

どちらでもたくさん飲めば糖尿病にかかりやすくなるけれども、その影響は人工甘味料入りのほうが大きいことがわかります。

でした。これはほとんどの人工甘味料に共通する特徴です 出典⑥。

カロリーもない、血糖値も上がらないとしたら、図2の結果は不思議です。この不思議を説明するために、図2左で紹介したアメリカの研究が興味深い分析をしています。甘味飲料と糖尿病発症の間に介在しそうな要因を1つずつ統計学的に除いていって、両者の関連がどのように変わるかを計算したのです（図3 出典②）。

最初（計算方法①）は年齢の影響だけを除いたもので、これは図2左と同じです。次に喫煙習慣や身体活動量、飲酒量の影響を除きました。興味深いのは計算方法④と⑤で、研究開始時における中性脂肪の値や高血圧の有無、降圧剤服用の有無、今までの体重変動やダイエット経験の影響を除くと、人工甘味飲料が糖尿病発症に与える影響が急に小さくなったことです。さらに、健康食スコア（どのくらい健康的な食事をしているかを測る指標）やエネルギー摂取量、さらには肥満度の影響を除くと、人工甘味飲料が糖尿病発症に与える影響は砂糖入り飲料が糖尿病発症に与える影響よりも小さくなり、統計学的には「影響があるとはいいきれない」レベルにまで下がってしまいました。なお、理解しやすいように、ここでは「週に4・5回以上飲む（最もよく飲む）」群だけを取り出して「飲まない」群と比べました。

なぜこうなったのか？　その理由を教えてくれるのが図3右下の表です。甘味飲料を飲まない人たちや砂糖入り甘味飲料を飲んでいた人に比べて、人工甘味飲料を飲んでいた人たちは、高血圧などの病気にかかったり、ダイエットに挑戦して体重が減ったり増えたりした経験のある人が多く、それでも、やや太りぎみであったことがわかります。つまり、人工甘

なぜ糖尿病が増える結果が出たのでしょうか。

report 3

図3　計算方法による結果の違い（砂糖入り甘味飲料と人工甘味飲料と糖尿病）

出典②

図2で紹介したアメリカの研究で、甘味飲料と糖尿病発症の間に介在しそうな要因を1つずつ統計学的に除いていって両者の関連がどのように変わっていくかを計算した結果。

図中の計算方法①から計算方法⑦は、右上の表に示した要因を統計学的に次々と除いていった結果。「飲まない」群に比べた「週に4.5回以上飲む（最もよく飲む）」群の相対的な糖尿病発症率（相対危険）。

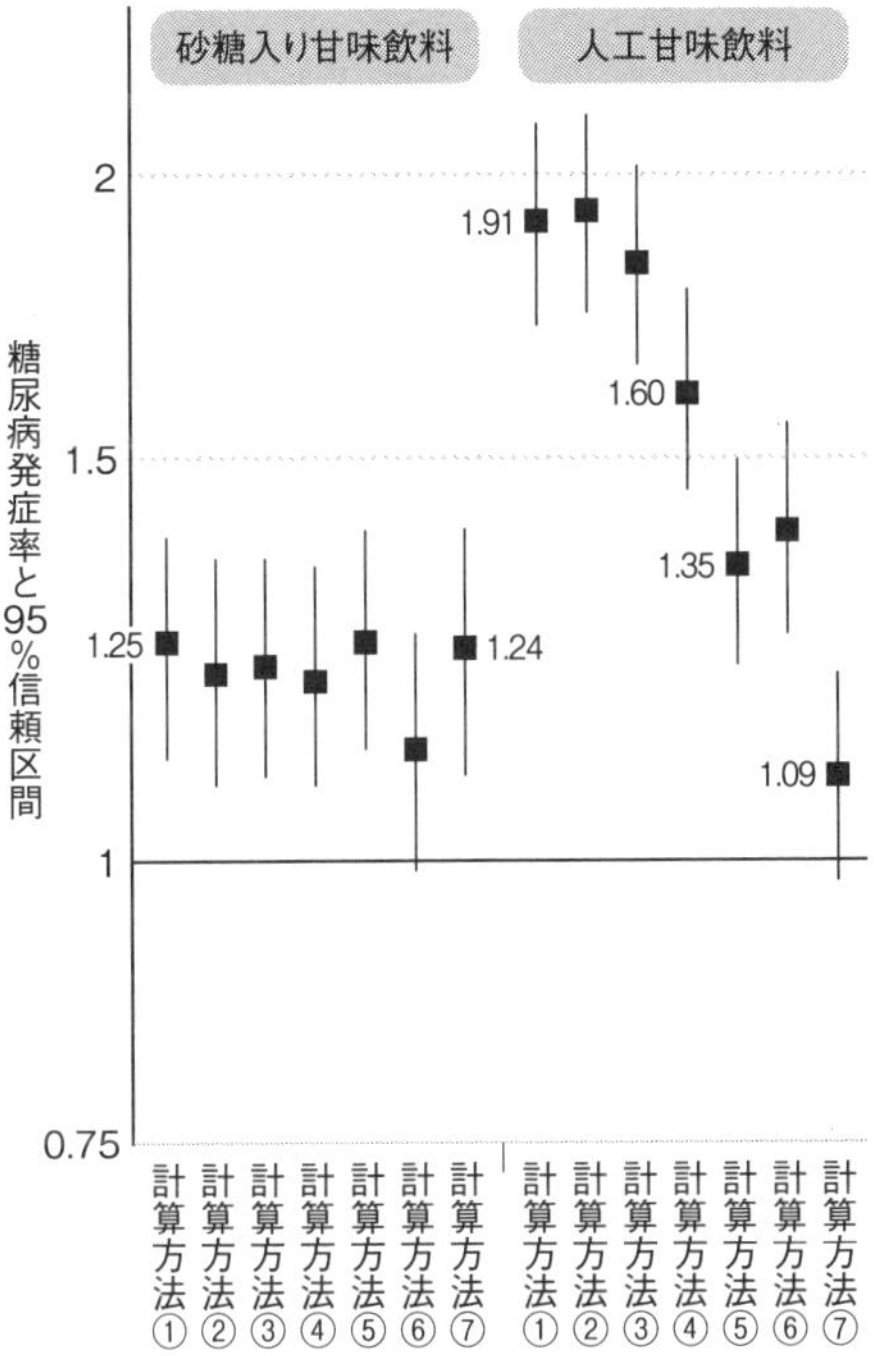

結果への影響を統計学的に除いた要因。

	要　　因
計算方法①	年齢
計算方法②	さらに、喫煙習慣、身体活動量、飲酒量
計算方法③	さらに、糖尿病の家族歴
計算方法④	さらに、研究開始時における高中性脂肪、高血圧、降圧剤（利尿剤）服用の有無
計算方法⑤	さらに、体重変動とダイエット（低カロリー食）の経験
計算方法⑥	さらに、健康食スコアとエネルギー摂取量
計算方法⑦	さらに、肥満度（BMI）

結果への影響を統計学的に除いた要因のうち、代表的なものの分布や割合。体重変動は、体重減少の平均値と体重増加の平均値の和。肥満度は平均BMI。

	砂糖入り甘味飲料		人工甘味飲料	
	飲まない	週に4.5回以上	飲まない	週に4.5回以上
	13,675人	9,963人	18,442人	9,818人
高中性脂肪（%）	8	8	7	11
高血圧（%）	20	19	16	23
降圧剤の服用（%）	9	9	7	11
体重変動（kg）	2.9	2.7	2.3	3.5
ダイエットの経験（%）	26	17	15	33
肥満度（BMI）（kg／m²）	25.5	25.5	24.8	26.5

人工甘味飲料を飲んでいた群で糖尿病にかかる人が多かったのは、人工甘味飲料のためではなく、それまでに持っていた健康問題のためだったと考えるほうがよさそうです。

味飲料を飲んでいた群には、すでになんらかの健康問題をかかえていて自分の健康を気づかって人工甘味飲料にかえた人が多かったのではないかと推測されます。

糖尿病は生活習慣のゆがみが何十年にもわたって蓄積した結果です。図2で人工甘味飲料を飲んでいた人たちのほうで糖尿病の発症率が高かったのは、人工甘味飲料が糖尿病を起こしたのではなく、人工甘味飲料を飲んでいた人たちは自分の食習慣が「まずい」ことに気づいて人工甘味飲料にかえたものの、残念ながら「時すでに遅し」だったようです。驚くのは、対象者の平均年齢は50歳代半ばで、糖尿病の発症が増えるのはまだこれからであるのにもかかわらず、だったことです。

「甘すぎない」を楽しみたい

生活習慣病の問題は、生活習慣を改めるのがむずかしいだけではなくて、それよりも、気づかないうちに進んでいて、改善しようと気づいたときにはすでに手遅れかもしれないということです。糖尿病もこの例にもれません。人生の時計は戻せません。人工甘味飲料が砂糖入り甘味飲料よりもよいか否かを議論するのではなくて、砂糖の甘さ・おいしさを一生楽しめるような飲み方・食べ方とはなにかを知り、身につけることのほうがたいせつなのです。

砂糖の原材料はおもにサトウキビとテンサイ（サトウダイコン）です。しかし、ともに日本の在来植物ではなく、その生産地は今でも沖縄・鹿児島県と北海道に限られています。砂糖は貴重品だったのです。

そのためでしょうか？　日本人は飲み物を甘くする習慣をほとんど持ちませんでした。お菓子も「甘すぎない」がほめ言葉になる国です。この味覚こそ、子どもたちに引き継ぎたいものであり、私たちが世界に誇るべき食習慣の一つなのだとぼくは思います。

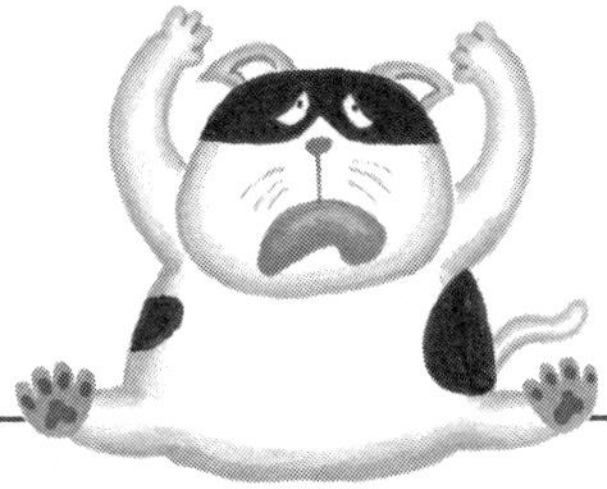

結論

「甘すぎない」を楽しむ舌を育てたい。

　糖尿病をはじめ、生活習慣病の問題は、生活習慣の改善がむずかしいだけではなく、それよりも、気づかないうちに進んでいることなのでしょう。肥満や糖尿病を防ぐために、砂糖入り飲料か人工甘味飲料かの選択ではなくて、「甘すぎない」を楽しめる飲み方・食べ方を子どものうちに身につけておきたいものです。

出典

① Laverty AA, et al. Sugar and artificially sweetened beverage consumption and adiposity changes: National longitudinal study. Int J Behav Nutr Phys Act 2015; 12: 137.
② de Koning L, et al. Sugar-sweetened and artificially sweetened beverage consumption and risk of type 2 diabetes in men. Am J Clin Nutr 2011; 93: 1321-7.
③ InterAct Consortium, et al. Consumption of sweet beverages and type 2 diabetes incidence in European adults: results from EPIC-InterAct. Diabetologia 2013; 56: 1520-30.
④ Sakurai M, et al. Sugar-sweetened beverage and diet soda consumption and the 7-year risk for type 2 diabetes mellitus in middle-aged Japanese men. Eur J Nutr 2014; 53: 1137-8.
⑤ Tey SL, et al. Effects of aspartame-, monk fruit-, stevia- and sucrose-sweetened beverages on postprandial glucose, insulin and energy intake. Int J Obes (Lond) 2017; 41: 450-7.
⑥ Nichol AD, et al. Glycemic impact of non-nutritive sweeteners: a systematic review and meta-analysis of randomized controlled trials. Eur J Clin Nutr 2018; 72: 796-804.

4 食塩と血圧、卵と心筋梗塞

因果の逆転で変わる見え方

問い

化粧品のコマーシャルに登場する女性は
皆さんとても美しく、見とれてしまいます。
そこで2つのことを考えました。

A 化粧品でこんなにきれいになれるのだ。
B こんなにきれいだからコマーシャルに出るのだ。

問1　コマーシャルを見たとき、
あなたは**A**と**B**のどちらを
おもに思い浮かべるでしょうか？

問2　その化粧品を買おうと思ったとき、
あなたは**A**と**B**のどちらを
おもに考えているでしょうか？

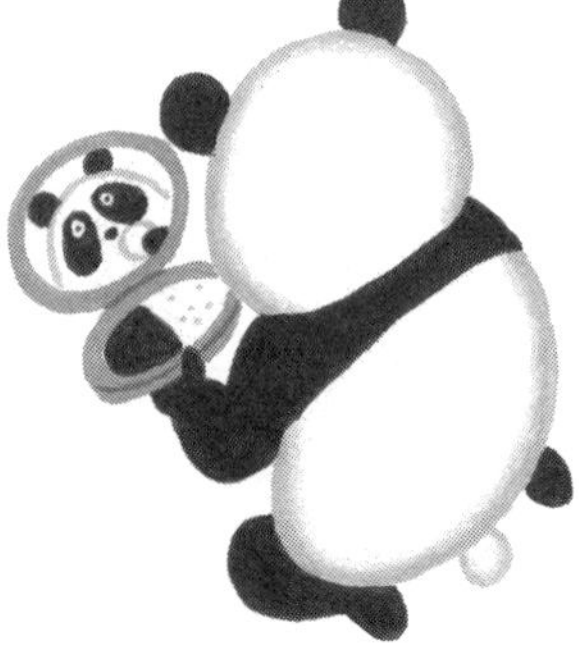

大阪ではなぜ食塩を多くとる人ほど血圧が低いのか？

食塩をたくさんとっている人ほど血圧が低い地域が日本にあります。それが大阪だと知って、「さすが大阪人！　血圧でまで笑わせてくれるわ！」とツッコミたくなりました。[※1]

1980年代前半（昭和50年代後半）ですからかなり昔の話ですが、栃木と富山と大阪で食塩摂取量と血圧の関連を調べる研究が行なわれました 出典1。摂取した食塩の多く（およそ86%）が尿から排泄されることを利用して、まる1日にわたって尿を採取してその中の食塩を測りました（24時間尿中食塩排泄量です）。3つの地域で結果を比べるために、性別や年齢も合わせ、血圧も正確に同じ方法で測りました。じつはこの研究は、32か国合計52地域で同時に行なわれたとても大きな疫学研究の一部でした。この研究によって、食塩摂取量が多い集団ほど加齢に伴って血圧が上がりやすいことが確定的となりました。[※2]

図1 左が地域ごとに見た尿中食塩排泄量と収縮期血圧の関連です。測定値そのものではなく、測定値を使って尿中食塩排泄量と収縮期血圧の関連を計算し、直線で表わしたものです。回帰分析と呼ばれる計算方法で、この直線を回帰直線、その傾きを回帰係数と呼びます。栃木と富山では回帰直線は右上がりで、尿中食塩排泄量が多い人ほど血圧が高い傾向にあったことがわかります。これは全52地域をまとめた結果とほぼ同じで、ある意味当然です。ただし、栃木と富山の結果は、統計学的には偶然の可能性を否定できず、「高い傾向にある」程度で、食塩何グラムで血圧がどのくらい上がるのかとか、栃木のほうが全体として血圧が

※1　ぼくは大阪大学で医学を学びました。「いじり」は好きの表現だということは大阪人ならご理解いただけるでしょう。

※2　『佐々木敏の栄養データはこう読む！　第2版』「あなた自身の減塩の必要性　未来のあなたを守る減塩の話」（92～100ページ）で紹介しています。

高い一方で、富山のほうが食塩で血圧が上がりやすいのはなぜかといった細かいことはわからないそうです。一方、大阪の回帰直線は右下がりで、尿中食塩排泄量が多い人ほど血圧が低い傾向になっています。「大阪人の体は特別で、食塩をたくさんとるほど血圧が下がる」のでしょうか？

図1右は高血圧の有無で減塩をしている人の割合を比べた結果です。降圧剤を飲んでいる人は医師や管理栄養士からすでに減塩を強くすすめられた可能性が考えられるためにこの図からは除きました。栃木ではもともと減塩をしている人が多く、逆に富山では少なかったのですが、注目していただきたいのは、高血圧か否かで減塩をしている人の割合がどのくらい違うかです。栃木の11％、富山の17％に比べて、大阪は31％も違いました。血圧は年に一度の定期健診でかならず測るので、自分のおよその値を知っている人が多いはずです。そう考えると、大阪人は「血圧が高くないうちはあまり減塩をしないのに、血圧が高いとわかると急に減塩を始める傾向が強い」と読めます。つまり、「食塩の過剰摂取→高血圧」ではなく、「高血圧→減塩」となっていたのです。これは「因果の逆転」です。

因果の逆転

図2上（左図と右図）は因果の逆転を理解するための模式図です。原因と考えている要因（X）と結果と考えている要因（Y）の間になんらかの関連が観察されたら、普通は、XがYを引き起こした（Yの原因はX。X→Y）と考えます（**左図**）。しかし本当は、YがX

report 1

図をごらんください。「大阪では食塩をたくさんとる人ほど血圧が低い」のでしょうか。

図1　食塩摂取量と血圧の関連

出典❶

日本の3地域（栃木、富山、大阪）で成人（20～59歳）男女591人を対象として食塩摂取量と血圧の関連を調べた研究。食塩摂取量は24時間尿中食塩排泄量で調べた。この研究は世界52地域で同時に行なわれたとても大きな疫学研究の一部。

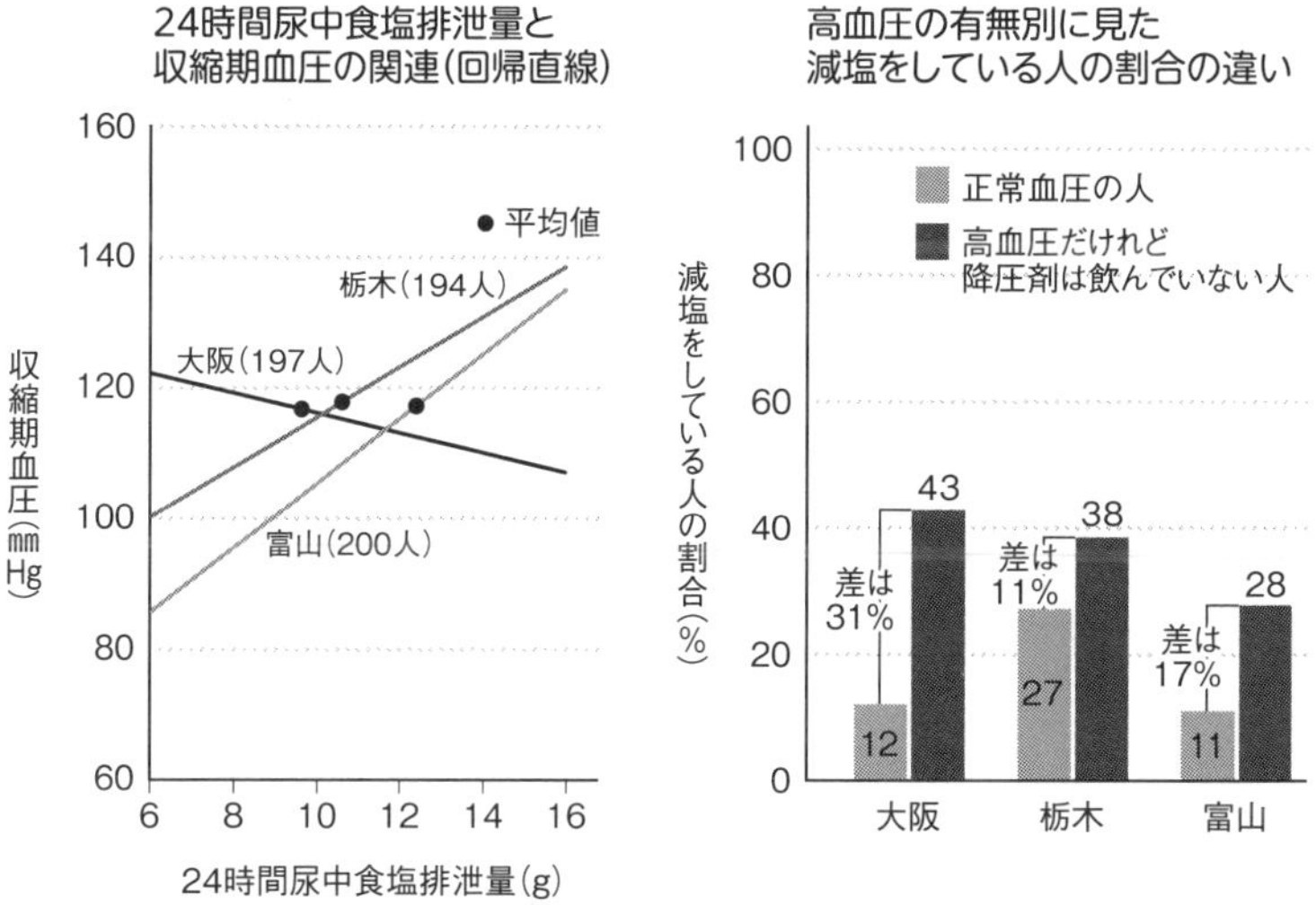

大阪で尿中食塩排泄量が多い人ほど血圧が低いように見えるのは、因果の逆転によるようです。

を引き起こした（Xの原因はY。Y→X）かもしれません（**右図**）。このどちらであるかはこのデータからは判断できず、ほかの情報を参考にして推測するしかありません。たとえば、「XがYよりも時間的に先に起こっているからX→Yだ」といった感じです。

図1左の大阪の例をもう少しくわしく考えてみます（**図2下**）。高血圧の原因は食塩の過剰摂取だけではありません 出典②。ですから、減塩をすれば血圧が少しは下がるかもしれませんが、すべての人の高血圧が減塩だけで解消するわけではありません。その結果、食塩摂取量が少ない人のほうに血圧が高めの人が集まってしまったおそれが考えられます。

因果の逆転は、**図1**のように、原因（と考えている要因、この場合は食塩の過剰摂取）と結果（と考えている要因、この場合は高血圧）を同時に測る場合に起こりやすい現象です。原因と結果を同時に測る疫学研究を横断研究と呼びます。

ところが、因果の逆転が引き起こす問題は横断研究にとどまりません。

卵と心筋梗塞発症率の関係は？

図3左は、卵の摂取頻度と心筋梗塞《しんきんこうそく》発症率の関連を日本人で調べたコホート研究の結果です 出典③。この研究の概要は**図3上**のとおりです。研究が始まったとき（ベースラインと呼びます）に卵の摂取頻度を尋ね（ほかにもたくさんの質問をしています）、一部の人では採血もして血清コレステロール値を測りました。その後、およそ10・2年にわたって心筋梗塞の発症率を調べました。すべての群で心筋梗塞発症率の相対危険の95％信頼区間が1・

因果の逆転について整理してみましょう。

report 2

図2　因果の逆転を理解するための模式図

要因Xと要因Yの関連を調べた疫学研究の結果には2つの解釈があることを示す模式図

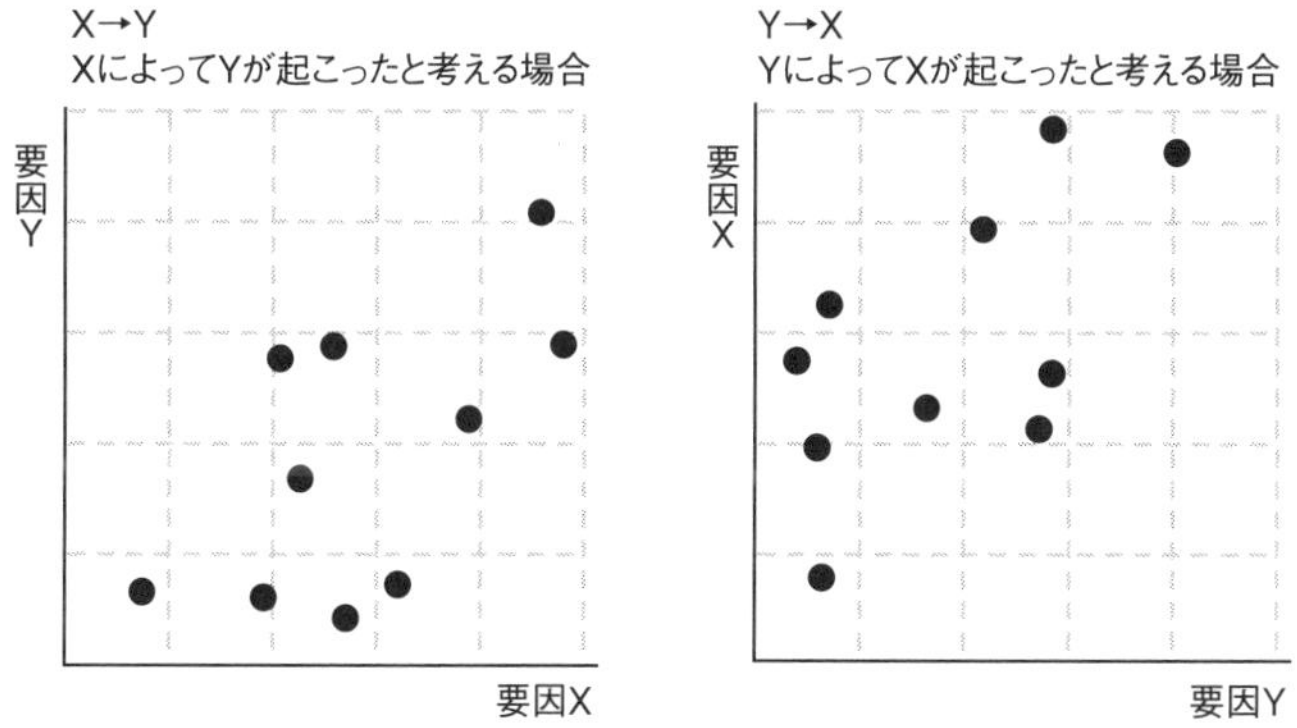

図1の研究（大阪）で起こったであろうことを理解するための模式図

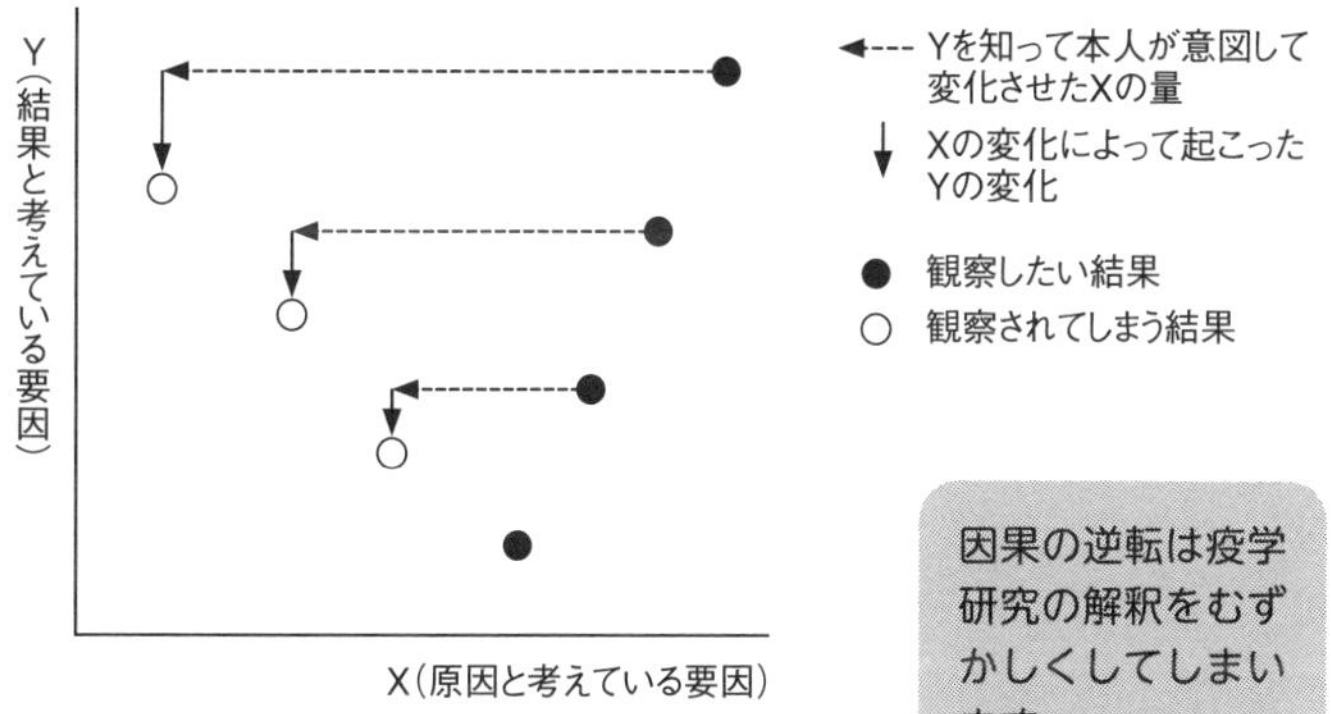

因果の逆転は疫学研究の解釈をむずかしくしてしまいます。

0をまたいでいたので、卵の摂取頻度と心筋梗塞発症率の間になんらかの関連があるとは結論できません。しかし、傾向としては卵をたくさん食べる人のほうが心筋梗塞発症率は低いように見えます。

次に、卵の摂取頻度と血清コレステロール値の関連を見ると（図3右）、卵をたくさん食べる群のほうが血清コレステロール値は低くなっていました。これら2つの結果は「卵（食べるコレステロール）→高LDLコレステロール血症→心筋梗塞」という基本的なメカニズムに反します。※3

そこで、血清コレステロール値と心筋梗塞発症率の関連を見てみました（図3下）。すると、この結果だけが理にかなっていました。1つの研究で観察されたこれら3つの異なる結果を、どのように解釈すればよいのでしょうか？

年月を超えて起こった因果の逆転

血清コレステロールは年に一度の定期健診で測ることが多いので自分のおよその値を知っている人も少なくないはずです。そして、「コレステロール＝卵」と思っていた人が多く、血清コレステロール値が高かった人たちが卵を避けたのではないかとぼくは考えました。ところが、卵を避けるだけでは高くなってしまった血清コレステロール値を充分に下げることはできません。減塩だけで血圧を充分に下げることがむずかしいのと同じです。その結果、心筋梗塞発症率もそれほど下がらなかったとする推測です。つまり、コホート研究の開始時

※3 『佐々木敏のデータ栄養学のすすめ』「卵――血中コレステロールにとっては要注意食品か？」（36～45ページ）で紹介しています。

因果の逆転が年月を超えて起こった例を見てみましょう。

report 3

図3　卵の摂取頻度と心筋梗塞発症率の関連

出典③

日本人を対象として卵の摂取頻度と血清コレステロール値ならびに心筋梗塞発症率の関連を調べたコホート研究で見られた因果の逆転と考えられる例。

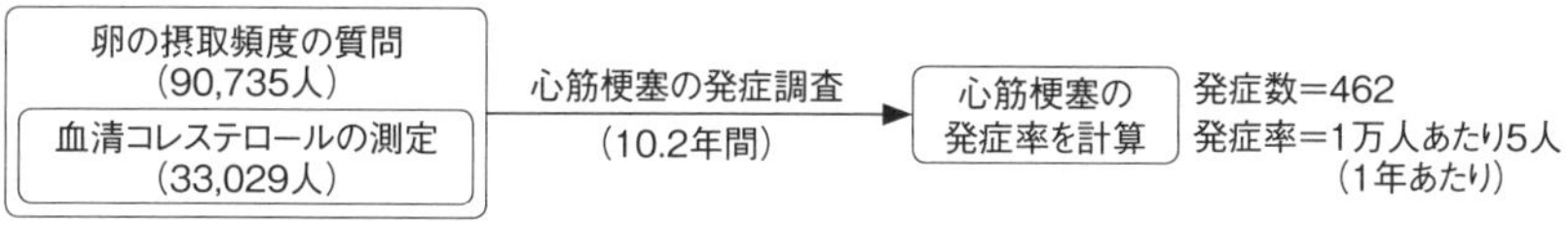

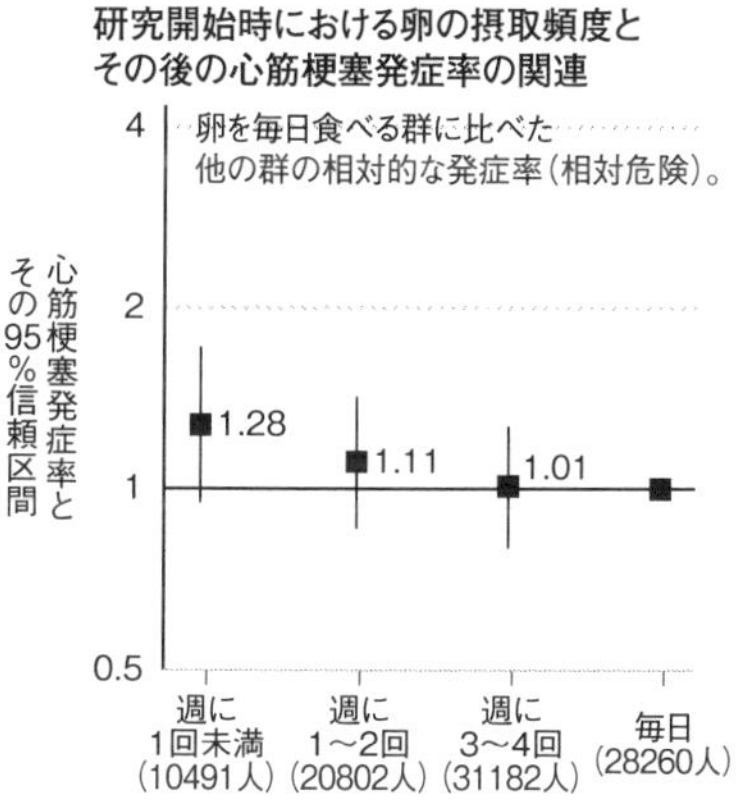

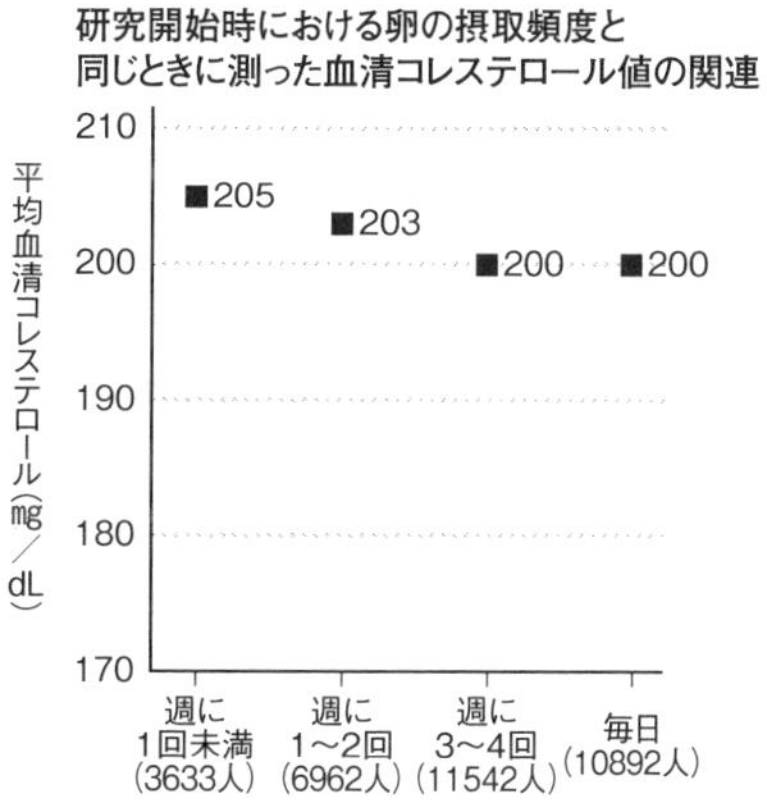

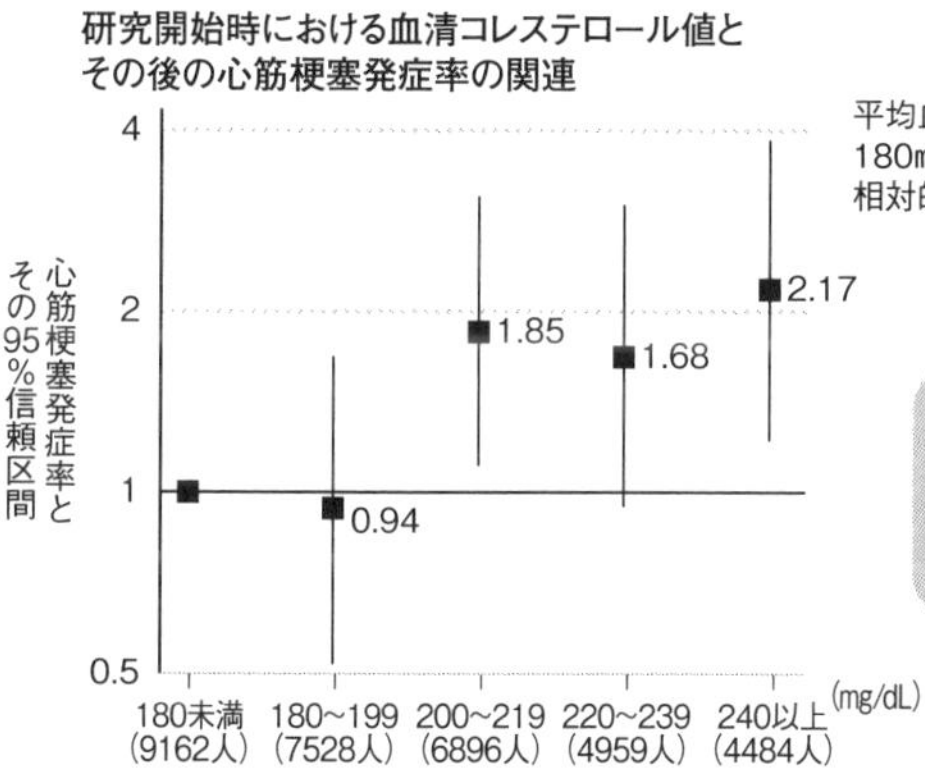
平均血清コレステロールが
180mg/dL未満の群に比べた
相対的な発症率(相対危険)。

卵の摂取頻度が高い群ほど心筋梗塞発症率が低く見えるのは、因果の逆転によるようです。

に起こった「高血清コレステロール値→卵を控える」という行動が、およそ10年の時を超えて「卵の摂取頻度と心筋梗塞発症率の関連」を反転させてしまった疑いが濃いとする読み方です。

因果の逆転は疫学研究の結果をわかりにくくするばかりか、結果を反転させてしまうことすらある、やっかいな現象です。しかも、もつれた糸をほぐし、反転したよりを戻して、その原因とその程度を知り、結果を正しく解釈するためには、疫学の高度な知識と深い推理力が求められます。

「卵は食べてもよいのか・避けるべきなのか?」に対する答えを栄養疫学の専門家はまだ手にできていません。「食べてもまったく問題ない」とか「食べるな! 危険」といった極端な書き方を目にしたら、それは栄養疫学の専門家の意見ではないと思ってご注意ください。

疫学研究の解釈はむずかしい

高血圧だから減塩(しているつもりだけ)、高コレステロール血症だから卵(だけ)を避けるというのは結局、得策ではありません。まして、図1左の大阪の例や図3左を見たまま信じて、「じつは食塩は血圧を下げる」とか「じつは卵はコレステロールを下げて心筋梗塞を防ぐ」といった解説を真に受けたらとんでもないことになりかねません。疫学研究の解釈は本当はとてもむずかしいのです。

ところで、冒頭の問いはどのようにお答えになりましたか? ぼくは、問1は「Bきれいだから」、問2は「Aきれいになれるから」と考えました。因果の逆転は疫学研究の中だけでなく、じつは世の中のあちこちにころがっていて、その原因は研究データの中というよりも、私たちの心の中にひそんでいることが多いようです。

結論

因果の逆転にご注意。

大阪では尿中食塩排泄量と血圧の間に負の関連が観察され、因果の逆転がひそんでいることがわかりました。卵の摂取頻度と心筋梗塞発症率の関連でも似た現象が起こっていました。因果の逆転は疫学研究の結果をわかりにくくするばかりか、結果を反転させてしまうことすらある、やっかいな現象です。

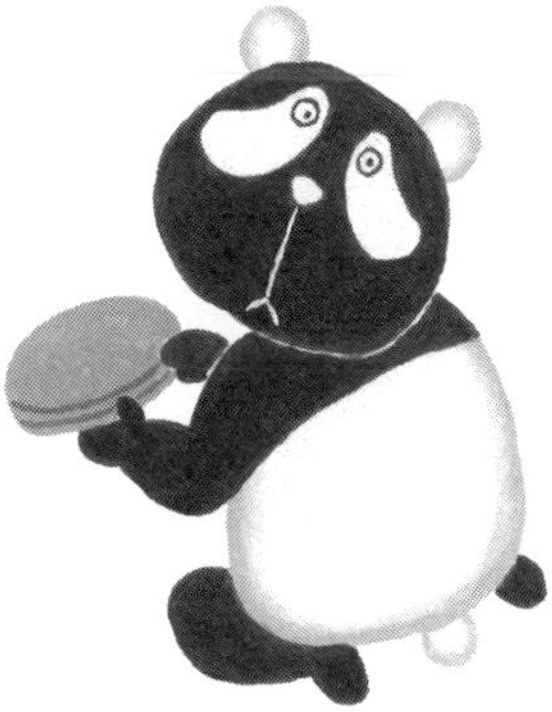

出典

① Hashimoto T, et al. Urinary sodium and potassium excretion, body mass index, alcohol intake and blood pressure in three Japanese populations. J Hum Hypertens 1989; 3: 315-21.

② 高血圧治療ガイドライン2019。日本高血圧学会。

③ Nakamura Y, et al. Egg consumption, serum total cholesterol concentrations and coronary heart disease incidence: Japan Public Health Center-based prospective study. Br J Nutr 2006; 96: 921-8.

5 ビタミンCでかぜは防げるか?

ヒト研究の不安定さ

問い

心筋梗塞《しんきんこうそく》の治療には血栓溶解剤が使われることがあります。1959年に初めてその効果が発表され、その後およそ30年間にわたってたくさんの追試験が行なわれ、その効果が確かなものとなりました。下の表の「?」に入る数字を次の中から1つ選んでください。

・答えは本文中にあります。

0.25　　0.5　　0.75　　1.0　　2.0

研　究	血栓溶解剤で治療した場合の、従来の治療法に比べた相対的な死亡率*
最初の研究報告(1959年)	0.5
その後に行なわれた70の研究のまとめ(1990年当時)	?

＊ 1より小さいほど血栓溶解剤が従来の治療法に比べて有効な治療法であることを示す。1より大きい場合はその逆。

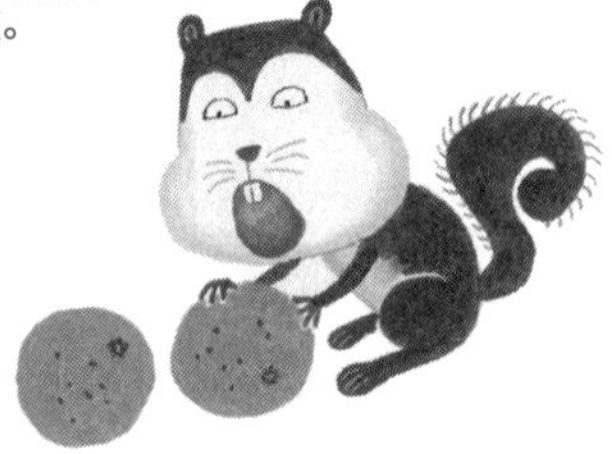

インフルエンザはインフルエンザウイルス、新型コロナウイルス感染症は文字通り新型コロナウイルスの感染によって起こる感染症です。かぜもウイルスによって起こる感染症ですが、そのウイルスは1種類ではなく、たくさんあります。そのため、すべてのウイルスに有効な治療法も予防法もわかっていません。比較的症状が軽いので病気としては軽く扱われがちですが、［軽い症状］×［とてもたくさんの人がかぜをひく］＝［社会としては大きな損失］となります。ですから、かぜを予防する方法を発見したらノーベル賞ものだそうです。

ノーベル賞学者のお墨つき

そのノーベル賞を2度も受賞したアメリカの化学者、ポーリング博士は1970年、ビタミンCを大量に飲めばかぜを予防でき、たとえひいても回復が早いと主張する本を出版して世界の注目を集めました出典❶。

ポーリング博士は自分でビタミンCとかぜの研究をしたわけではなく、その主張はそれまでに行なわれた研究結果をまとめたものでした出典❷。中でも目を引いたのは、スイスのスキーリゾートで行なわれた研究でした出典❷❸。

この研究では、スキー選手を無作為に2群に分け、一方の群（139人）にビタミンCが1g入った錠剤を毎朝飲んでもらい、もう一方の群（140人）にはビタミンCが入っていない錠剤を同じように飲んでもらいました。無作為割付比較試験です。研究期間は5日から7日間、どちらを飲んでいるかはスキー選手にはもちろん、錠剤を配る人にも選手の健康状

ポーリング博士は、ビタミンCを大量に飲めば
かぜが予防できると主張する本を出版しました。
その基になっている研究データを見てみましょう。

report 1

図1 ビタミンCでかぜを予防できるか？【その❶】

出典❷❸

ビタミンCによるかぜの予防効果を調べた、スイスのスキーリゾートで行なわれた研究。スキー選手を無作為に2群に分け、一方の群（139人）にはビタミンCが1ｇ入った錠剤を監督者の目の前で毎朝飲んでもらい、もう一方の群（140人）にはビタミンCが入っていない錠剤を同じように飲んでもらった。研究期間は5日から7日間。

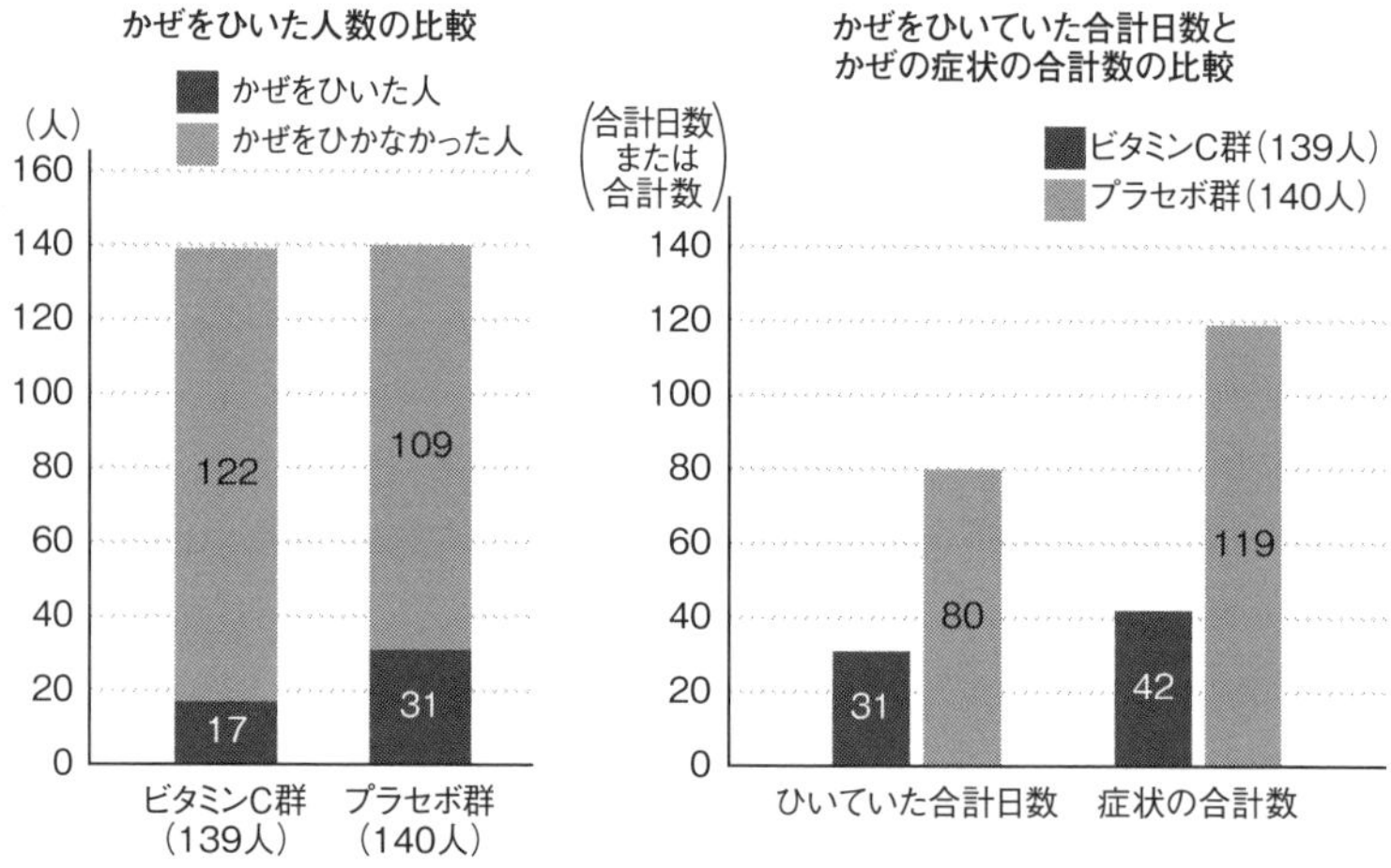

かぜをひいた人数も、かぜをひいていた合計日数もかぜの症状の合計数も、ビタミンCによってすべておよそ半減することがわかりました。

態を測定する人にも知らされませんでした。二重遮蔽法です。

図1がおもな結果です。ビタミンCを飲んだ群（ビタミンC群）でかぜをひいた人は17人（12％）、一方、ビタミンCを飲まなかった群（プラセボ群）では31人（22％）、つまり、ビタミンCでかぜを半減できるという結果でした。かぜをひいていた合計日数も、かぜの症状の合計数も、ビタミンC群ではおよそ6割も少なくなっていました。

じつはこの論文はスイスの医学雑誌にドイツ語で書かれ、発表当時はあまり注目されなかったようです。ところが、ポーリング博士が紹介すると世界中の注目を集め、ビタミンCで本当にかぜを防げるのかを確かめるための試験が世界各地で次々と行なわれました。追試験です。図2上を見ると、ポーリング博士による本の出版を機に急に増え、その後10年間に7000人以上の人を対象として追試験が行なわれたことがわかります 出典④。

すると、やはり目覚ましい予防効果だとする結果も得られた反面、効果はないとする報告も登場し、話はややこしくなってきました。

70年間の研究結果をまとめると……

時代は下り、2013年、過去70年間に行なわれたすべての研究を見直し、その結果をまとめたメタ・アナリシスが発表されました 出典⑤。ここでは1日あたり200mg以上のビタミンCを飲んだ研究すべてが対象とされ[※1]、研究対象者は一般市民だけでも合計1万708人に上りました。そして、ビタミンCのかぜ予防効果はプラセボに比べて0・97、つまり、か

※1　日本人成人（20歳以上）の平均ビタミンC摂取量は99mg／日です（令和元年国民健康・栄養調査）。

ぜを3％だけ予防できるという結果にとどまり（図2下）、ビタミンCにかぜを防ぐ力はほとんどないと結論づけられました。

一方、マラソン選手やスキー選手、兵士などを対象に強い運動負荷がかかった状態で行なわれた研究（合計598人）を集めると、ビタミンCによるかぜの予防効果はプラセボに比べて0・48、つまりかぜを半減できるという結果でした。

ポーリング博士はまちがっていたか？

ポーリング博士が目をつけたスキー選手の研究の結果は「半減できる」でした。これは、図2下の右側のグラフ、「強い運動負荷がかかった状態で行なわれた研究」の結果とほぼ同じです。ポーリング博士の卓見には驚きます。

問題は、ハードなトレーニングをしているわけでもなく、寒冷にさらされているわけでもない普通の人たちにまでこの効果を広げて考えてしまったことです。しかし、ポーリング博士だけでなく、彼の話を聞いたり読んだりした人たちも同じことを期待したのではないでしょうか。責任の所在は双方にあると思います。

血栓溶解剤の歴史

心臓のまわりを走る冠動脈の中で血液が凝固して血栓ができ、冠動脈が詰まってしまった状態が心筋梗塞です。かぜとは対照的に、すぐに処置を施さないと命にかかわる病気です。

ポーリング博士の本の出版後、世界各地で追試験が行なわれました。

report 2

図2 ビタミンCでかぜを予防できるか？【その❷】

ビタミンCによるかぜの予防効果を調べた無作為割付比較試験の歴史と結果のまとめ（メタ・アナリシス）。

ビタミンCによるかぜの予防効果を調べた無作為割付比較試験の歴史

縦軸はその年に行なわれた研究の合計対象者数。

出典❹

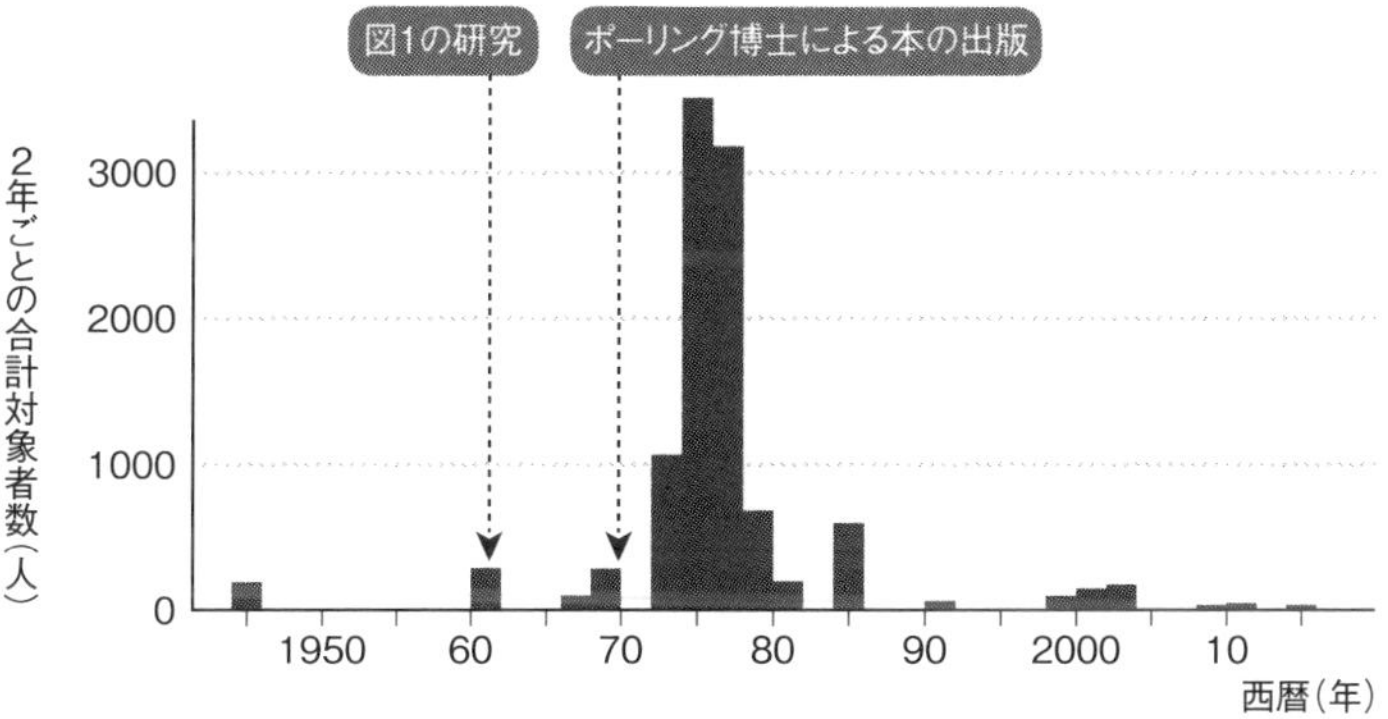

過去70年間に行なわれたすべての研究の結果のまとめ（メタ・アナリシス）

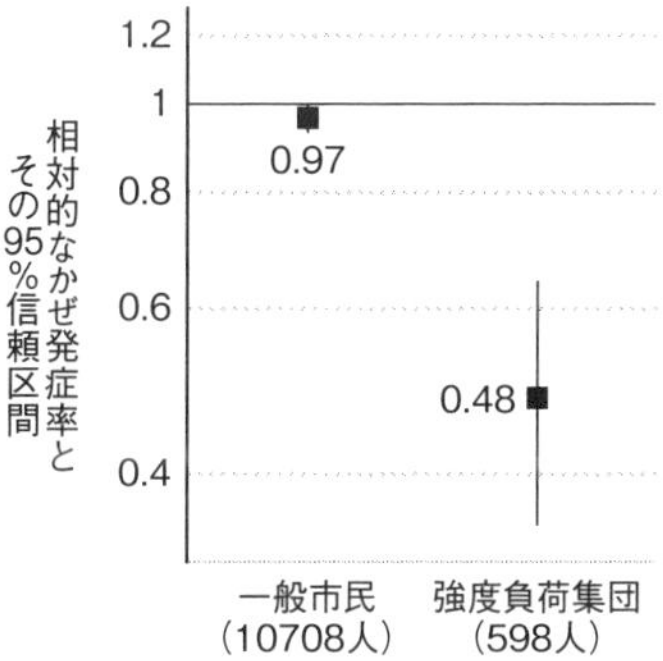

１日あたり200㎎以上のビタミンＣを飲んだ研究すべてを対象とし、対象者の特徴別に、一般市民（29の研究、合計10,708人）と強い運動負荷を受けていた集団(マラソン選手やスキー選手、兵士など。５つの研究、合計598人）に分けて集計された。■はプラセボ群に対するビタミンＣ群のかぜ発症率の相対危険。

出典❺

1970年代に集中的に研究が行なわれていましたが、これらも合わせてすべての研究をまとめた結果、一般市民では予防効果はほとんど認められませんでした。反面、強い運動負荷を受けていた集団ではかぜを半減できるという結果でした。

血栓をとかす薬が血栓溶解剤です。

１９５９年、血栓溶解剤の効果を確かめる最初の研究が、23人の患者さんを対象に行なわれました。その後、65年までにもう2つ行なわれ、ここまでで対象者数は合計で１４９人になり、血栓溶解剤は当時の標準的な治療法に比べて心筋梗塞による死亡率を半減できることが示されました（図3 出典⑥）。ただし、その95％信頼区間が1をまたいでいたので、統計学的には「効果がある」とはいいきれません。「効果は大きそうだが確からしさは乏しい」というわけです。

ところが、69年に発表された４つ目の研究を加えると、血栓溶解剤の効果は「従来の治療法とほぼ同じ効果でしかない」となってしまいました。さらに研究は続けられ、73年、研究数が合計10になり、対象者の合計が２５４４人になったところで初めて、血栓溶解剤は「従来の治療法よりも確実に優れている」という結果が得られ、現在に至っています。しかし、これが当初報告された「半減」ほどの効果はなく、「4分の1減」程度にとどまりました。これが冒頭の問いの答え（0・75）です。

この図は、次のようにたいせつなことを私たちに教えてくれます。

- 初期の報告は事実よりも過大に効果を表現しがちである、
- その後、効果を否定する報告が一時登場する、
- 最終的に本当の効果におちつく（しかし、それは初期の報告ほど目覚ましいものではない）、です。

ここで血栓溶解剤の効果を調べた研究の歴史をご紹介しましょう。

report 3

図3　血栓溶解剤による心筋梗塞の治療効果を調べた研究の歴史　出典⑥

血栓溶解剤による心筋梗塞の治療効果（死亡率の低下）を調べた無作為割付比較試験の累積メタ・アナリシス。累積メタ・アナリシスとは、研究発表順に、その結果を足し算（累積）していく方法。

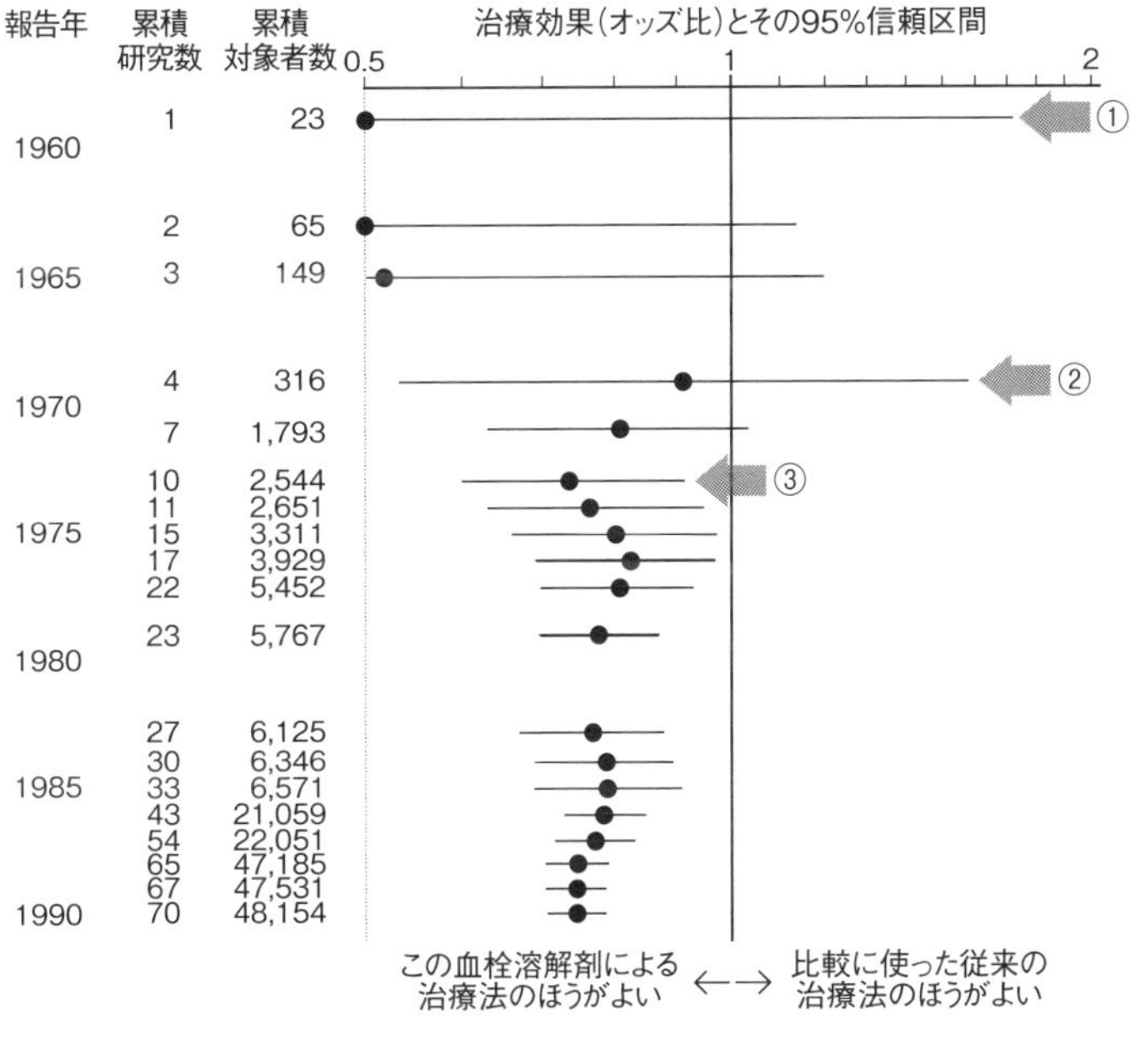

最初の研究では死亡率が半減していますが（①）、1969年までに行なわれた4つの研究をまとめると、血栓溶解剤の効果は従来の治療法とほぼ同じでしかないとなってしまいました（②）。さらに研究が続けられ、73年、研究数が合計10になったところで初めて血栓溶解剤は従来の治療法よりも確実に優れているという結果が得られ（③）、現在に至っています。

ブームの期間とマイブームの終焉

血栓溶解剤では、繰り返し追試験が行なわれました。しかし、食べ物や機能性物質ではこれほど長く、かつ、たくさんの追試験が行なわれるのはまれです。ビタミンCによるかぜの予防効果は例外でしょう。効果を1つか2つの研究結果で主張している場合がほとんどです。そして、一時的に話題になり、流行ります。ところが、追試験を行なう前にその流行（ブーム）は終わってしまい、別の食べ物や機能性物質の効果が新たに発見され、その効果が主張され、流行ります。このようなことが繰り返されると、世の中は、事実以上に、体によいとされる食べ物や機能性物質でいっぱいになってしまいます。

1985年、医学部の学生で論文の正しい読み方などまだ知らなかったころ、ぼくもビタミンCにはまりました。不思議なことに、ポーリング博士の本を読んだときの驚きと、ビタミンCの粉が詰まったびんを手に入れたときのうれしさは30年以上たった今でも鮮明に覚えているのに、飲むのをやめた日のことはまったく記憶にないのです。こうしてマイブームは静かに終焉を迎えました。おそらく、そのころには、ビタミンCでかぜを防げるかなどすでにどうでもよくなっていて、興味は別の栄養素や食べ物に移っていたのでしょう。

結論

最初の研究発表は少し盛られているかもしれない。

ビタミンCも血栓溶解剤も、最初に発表された結果は、対象者の特殊性や偶然による結果の揺らぎのために、その後に行なわれた複数の追試験よりも少し大きめに効果が見積もられていたようです。ところが、食べ物や機能性物質の場合は追試験が行なわれる前にブームが終わってしまうことが多く、このようなことが繰り返される結果、世の中は事実以上に体によいとされる食べ物や機能性物質でいっぱいになってしまいます。そして、本当に役立つものや注意すべきことがなにかわからなくなってしまうだろう、と心配するのはぼくだけではないと思います。

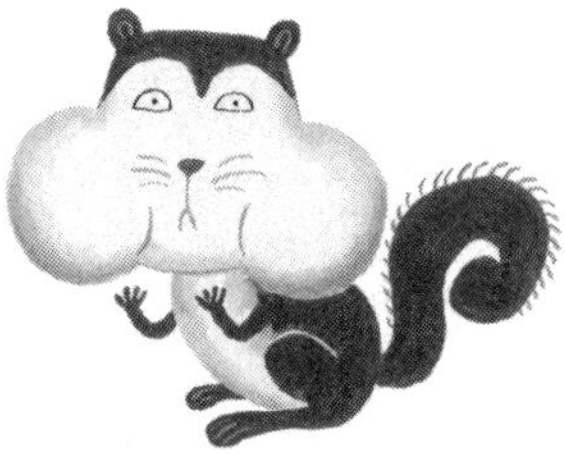

出典

① Pauling L. Vitamin C and the common cold. Freeman, SanFrancisco, CA, USA, 1970.
② Pauling L. The signifi cance of the evidence about ascorbic acidand the common cold. Proc Natl Acad Sci 1971; 68: 2678-81.
③ Ritzel G. Critical evaluation of the prophylactic and therapeutic properties of vitamin C with respect to the common cold. Helvetica Medica Acta 1961; 28: 63-8.
④ Hemilä H. Vitamin C and Infections. Nutrients 2017; 9: E339.
⑤ Hemilä H, et al. Vitamin C for preventing and treating the common cold. Cochrane Database Syst Rev 2013; 1: CD000980.
⑥ Antman EM, et al. A comparison of results of meta-analyses of randomized control trials and recommendations of clinical experts. Treatments for myocardial infarction. JAMA 1992; 268: 240-8.

旅のひとこま

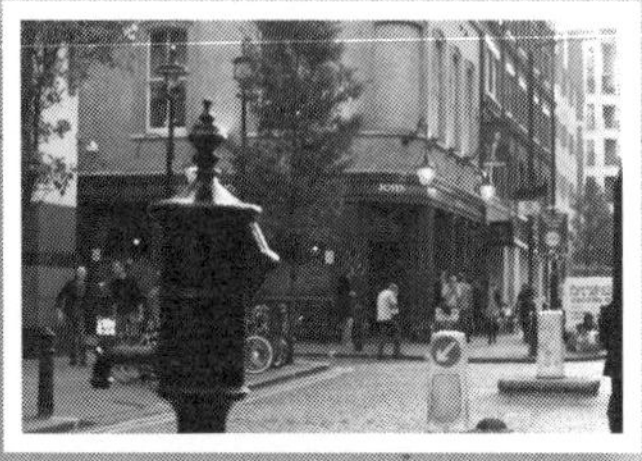

2007年10月3日

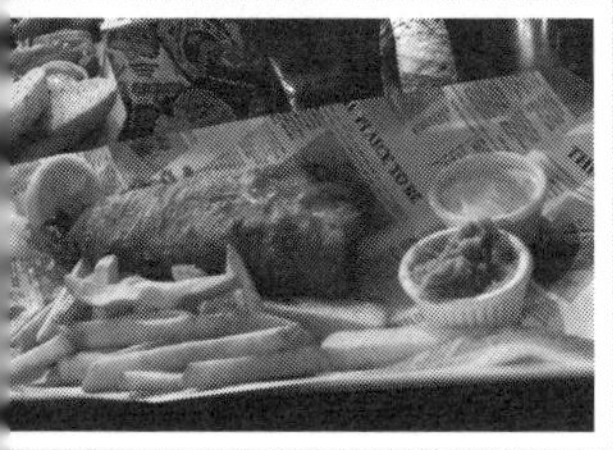

2016年3月1日（再訪）

2007年10月3日

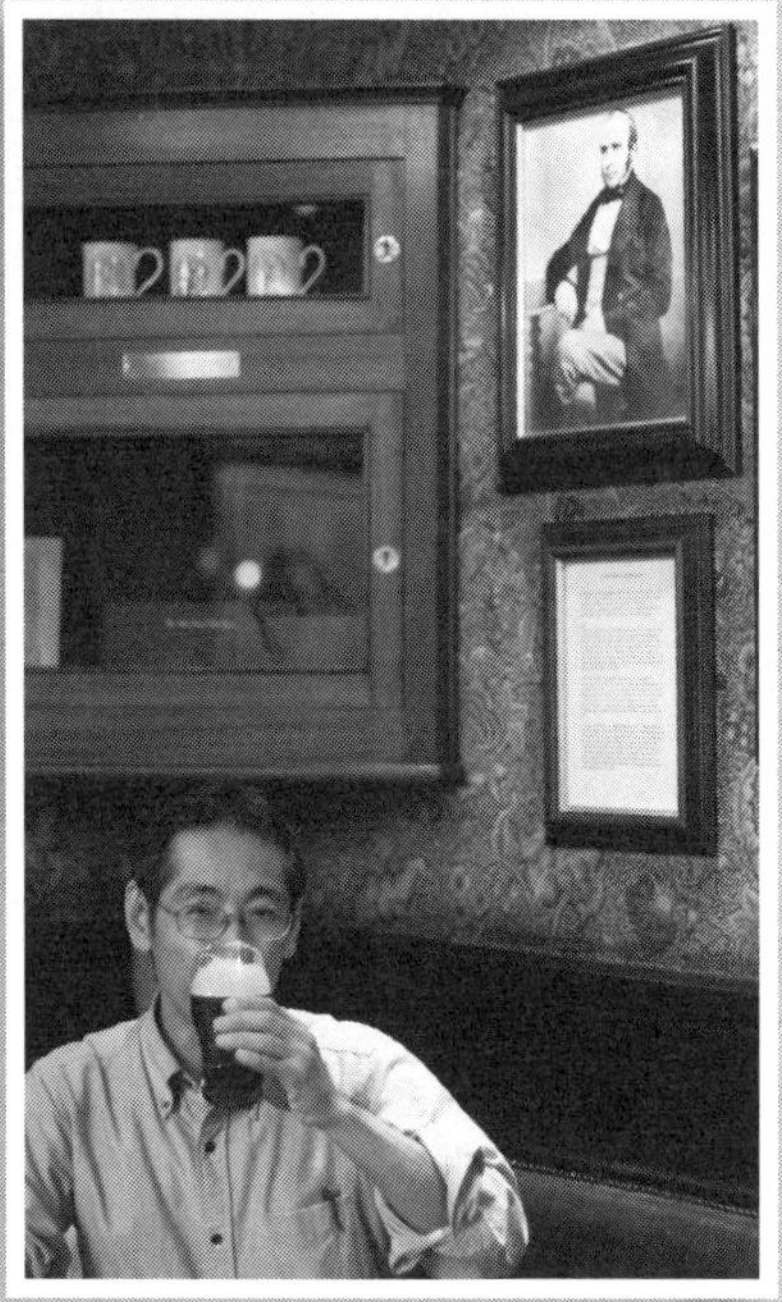

イギリス・ロンドンで

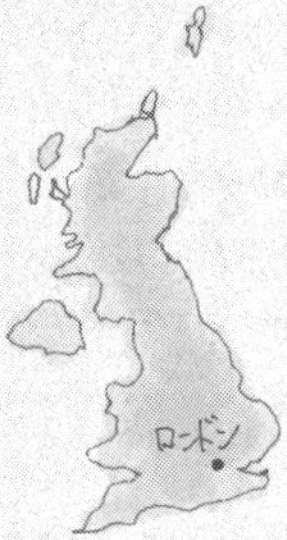

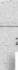

1854年8月31日、ロンドン、ソーホー地区の一つの井戸（写真はレプリカのポンプ）からコレラが広がったことをジョン・スノウ（John Snow）が突き止めた。近代疫学ここに始まる。井戸のすぐうしろ、疫学の聖地、ジョン・スノウ・パブでエール（イギリス式のビール）を楽しむ。壁にはスノウの肖像画。つまみはもちろんフィッシュアンドチップス。

2018年9月16日

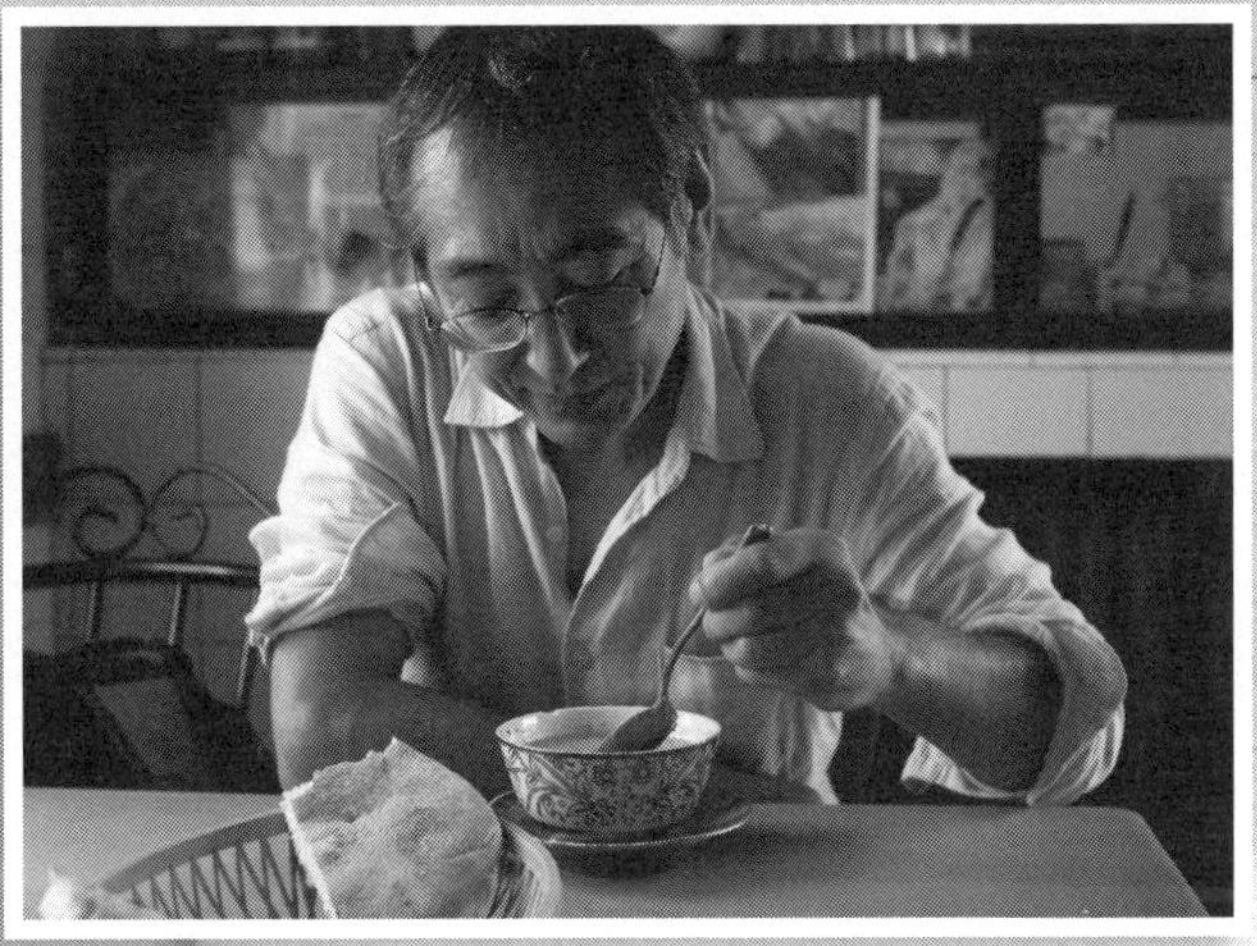

モロッコ・シャウエンで

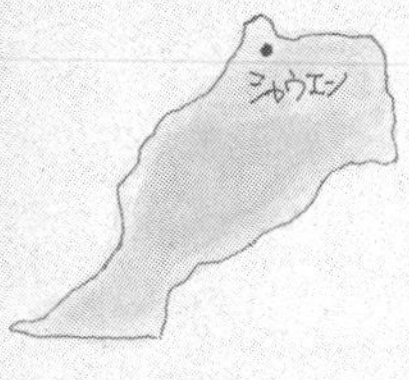

路地で見つけた小さな店で、縁が欠けた碗から熱々のひよこ豆のスープ（ハリラ）をすする。国ごとの食料消費データから地中海食らしさを計算すると、エジプト、モロッコ、アルジェリアが上位を占める。現代に生きる地中海食を探しにモロッコを旅したときのひとこま。

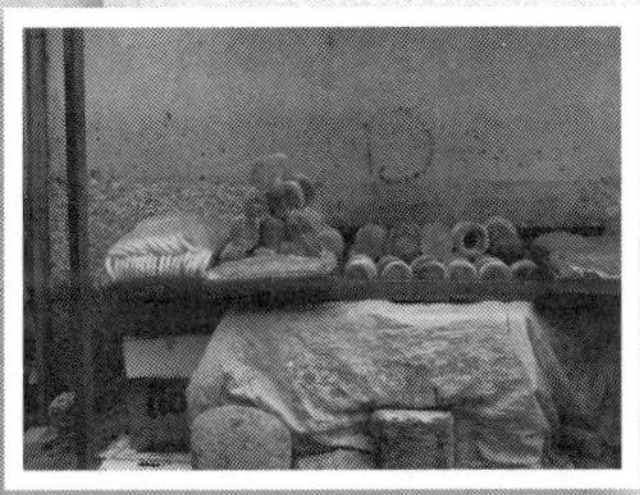

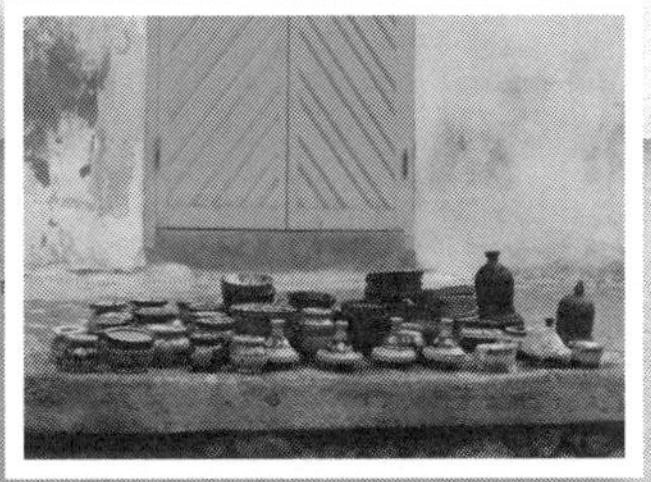

食事はつねに
どれを食べ
どれを食べないかの
選択である。

相対重要性とは、文字どおり、たいせつさをAとBで比べてたいせつなほうを選ぶという考え方です。健康であれば薬は飲まないのがデフォルトですが、食べ物にはなにも食べないというデフォルトはありません。つねに、「どれを食べどれを食べないか」の選択を迫られます。この章では、行動栄養学における相対重要性について考えます。

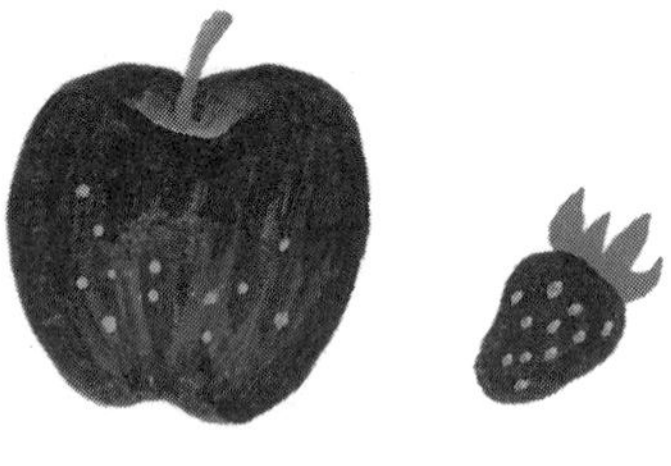

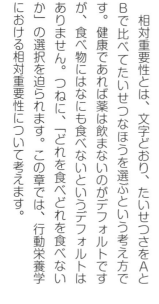

第3章

相対重要性

どれを食べれば…？

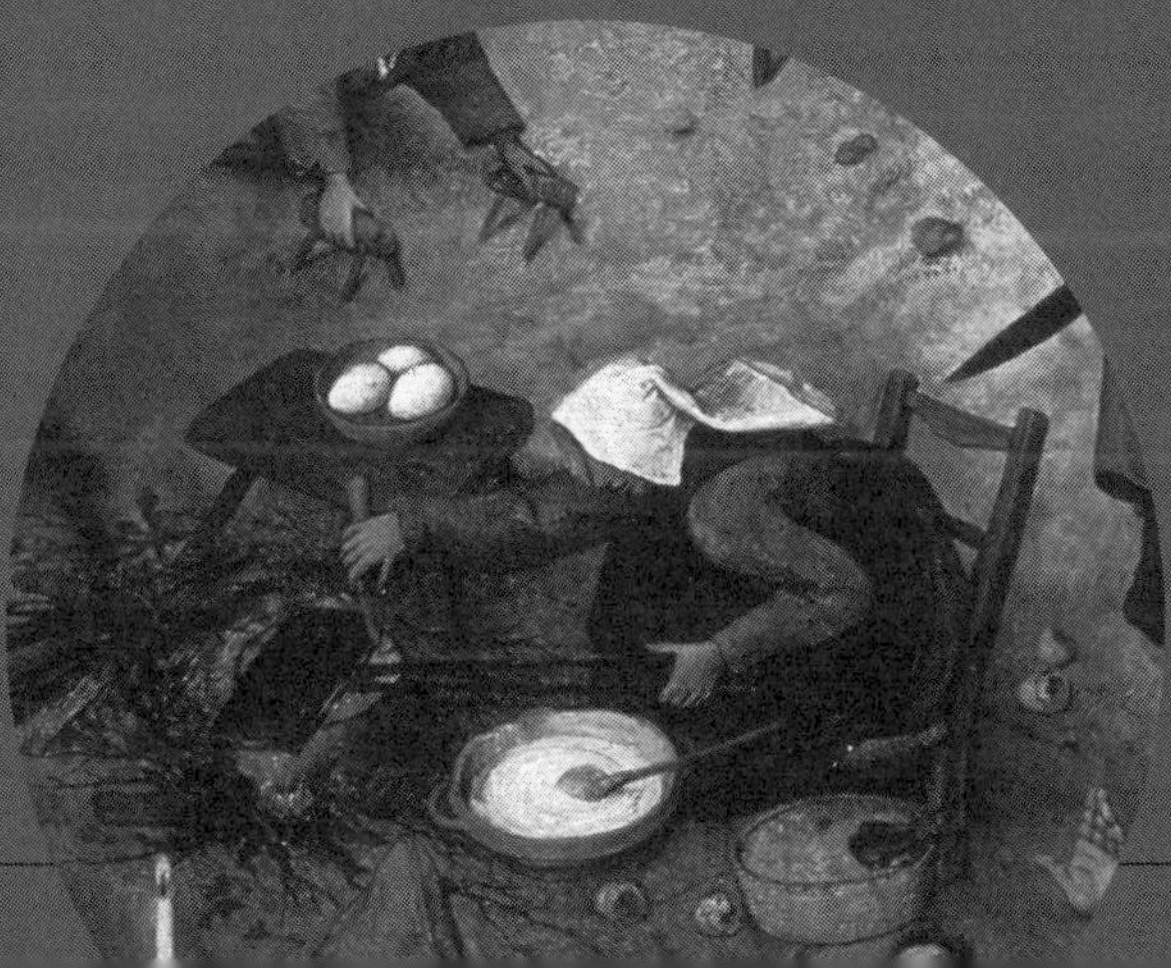

1 心筋梗塞予防にはコーヒーか紅茶か？

相対重要性を考える

問い

コーヒー、緑茶、紅茶などの飲み物にはカフェインが含まれています。下の図は、健康な日本人成人男女（30歳から69歳まで）の1日あたりのカフェイン摂取量を飲み物別に示したものです。3つの図の中でどれが本当の図だと思いますか？1つ選んでください。なお、お茶（緑茶、ウーロン茶、紅茶など）とコーヒーからだけのカフェインを示していて、このほかの飲み物や食べ物から摂取したカフェインは示してありません。

・答えは本文中にあります。

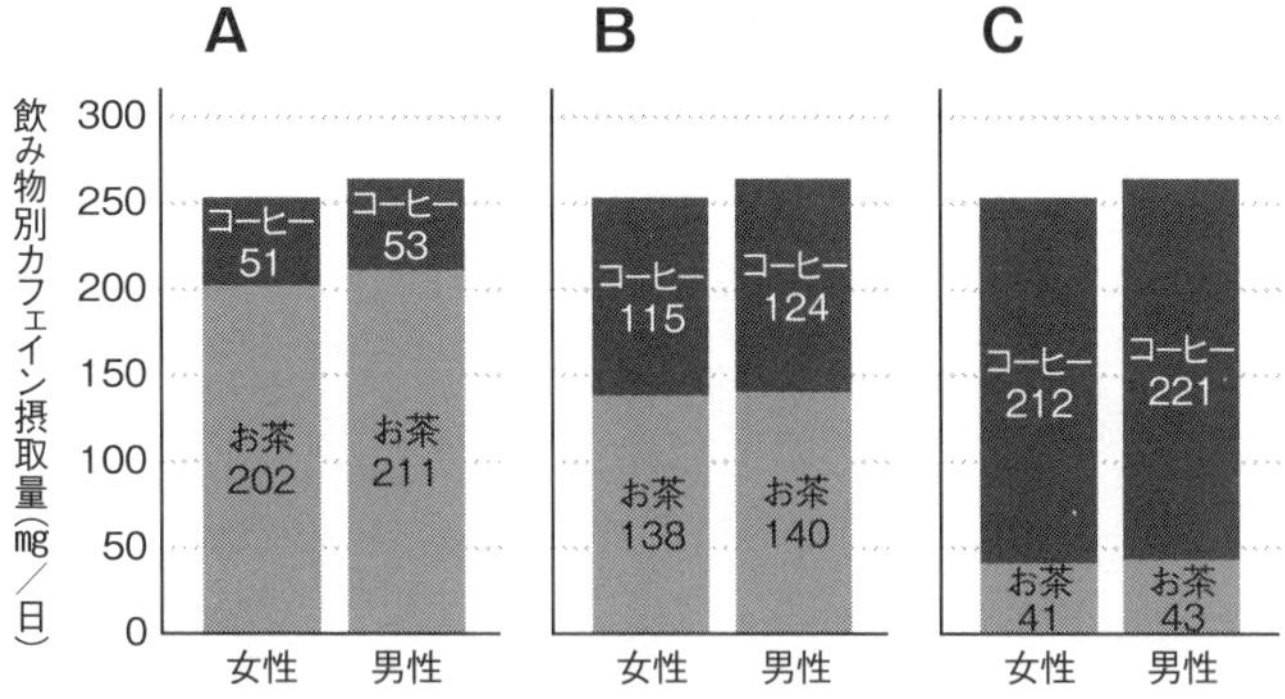

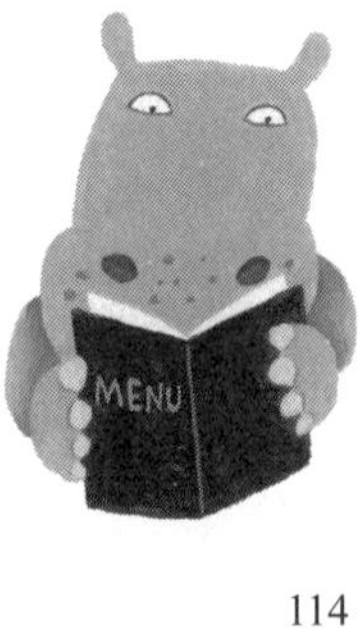

生物にとって最もたいせつな物質は「水」です。人間も同じです。われわれの体のおよそ7割は水でできています。まだ充分には明らかになっていませんが、たとえば成人男性では1日に2L半くらい必要です。その半分程度は食べ物からとっていますが、残りの半分は飲み物からです。※1 ですから飲み物のおもな目的は水の補給です。ところが最近、飲み物に別の効果を期待する人が増えてきました。生活習慣病の予防です。

最も一般的な飲み物であるお茶（緑茶と紅茶）とコーヒーについて、三大生活習慣病の一つである心筋梗塞を例にあげてその効果を考えてみたいと思います。まずはコーヒーから。

コーヒーといえばカフェインか？

コーヒーには、健康的というよりもむしろ飲みすぎに注意というイメージがあります。成分としてはカフェインでしょう。カフェインには興奮作用があり、眠け覚ましなどに使われることは広く知られています。大量に摂取すれば生命の危険さえあります。そのうえに、コーヒーは黒くて、初めて見た昔の人は驚いたことと思います。この2つがコーヒーのマイナスイメージにつながったのかもしれません。

さらに、コーヒーには血中コレステロールを上げる働きもあります 出典1。高コレステロール血症は心筋梗塞の大きな危険因子ですから、コーヒーの飲みすぎは心筋梗塞を増やすおそれがあると考えられます。

ところで、1杯あたりではコーヒーの3分の1程度ですが、お茶（緑茶、ウーロン茶、紅

※1　第1章第2話（28ページ）で紹介したとおりです。

茶など）にもカフェインは含まれています。冒頭の問いはわかりましたか？　答えは図Bです。日本人はコーヒーとお茶（緑茶や紅茶など）からほぼ均等かむしろお茶からたくさんのカフェインを摂取しています出典❷。これは、コーヒーよりもかなりたくさんお茶を飲んでいるからです。

機能性への期待

体の中での働きを測ったものではなく、試験管の中での能力を測った結果ですが、コーヒーは高い抗酸化力を持っていることが知られています出典❸。コーヒーだけでなく、紅茶や緑茶にもかなりの抗酸化力があります。抗酸化力とは名前のとおり、まわりにある物質の酸化を防ぐ力のことで、この「酸化」が動脈硬化には深く関与していると考えられています。動脈硬化は心筋梗塞の原因の中核ですから、抗酸化物質を含む飲み物には心筋梗塞を予防する力が期待されます。

抗酸化物質は1種類ではありません。たくさんあります。共通点は、食品に微量に含まれていることです。たとえば緑茶に含まれるカテキンですと、湯飲み1杯の緑茶に数十ミリグラムです。測定技術とその効果・効能を調べる実験方法の進歩によって、食べ物や飲み物に含まれ、健康によい働きをするかもしれない微量物質が数多く見つかるようになりました。機能性物質です。

コーヒー好きの人は心筋梗塞にかかりにくいでしょうか。

report 1

図1 コーヒーの摂取頻度と心筋梗塞死亡率の関連

コーヒーを飲む習慣がなかった人の死亡率に対する相対的な死亡率（相対危険）。左図では性別、年齢、肥満度、喫煙習慣、運動習慣、飲酒習慣、緑茶摂取頻度なども調べ、これらが結果に影響を及ぼさないように配慮した計算が行なわれている。右図ではこのような配慮の程度とその方法は研究によって異なる。右図では中央の実線が相対危険を、その上下の▒▒の部分がその95%信頼区間を示す。

日本で行なわれたコホート研究　出典④

対象者数	90,914人
研究開始時年齢	40～69歳
追跡期間	18.7年
心筋梗塞による死亡者数	1,012人

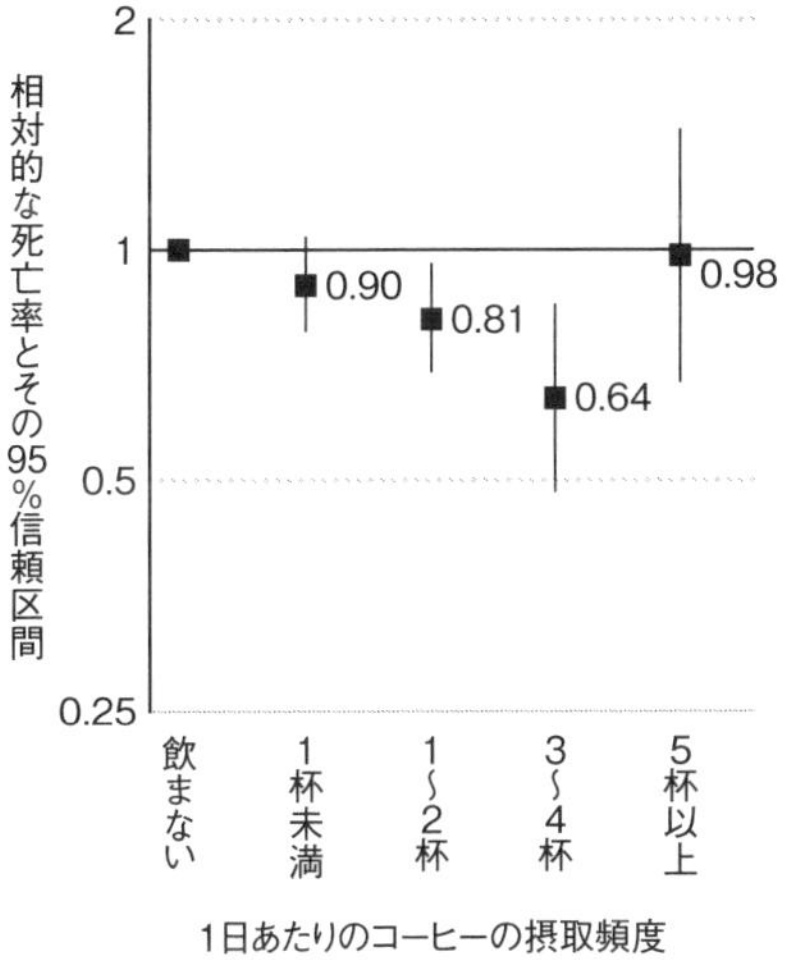

世界中で行なわれたコホート研究のまとめ（メタ・アナリシス）　出典⑤

	心筋梗塞	循環器疾患*
研究数	31	36
対象者数	不明	1,279,804人
追跡期間（中央値）	不明	10年
死亡者数	28,347人	36,352人

*心筋梗塞ではなく、循環器疾患（心筋梗塞を含む）について細かい情報が報告されていたので表のみ併記した。

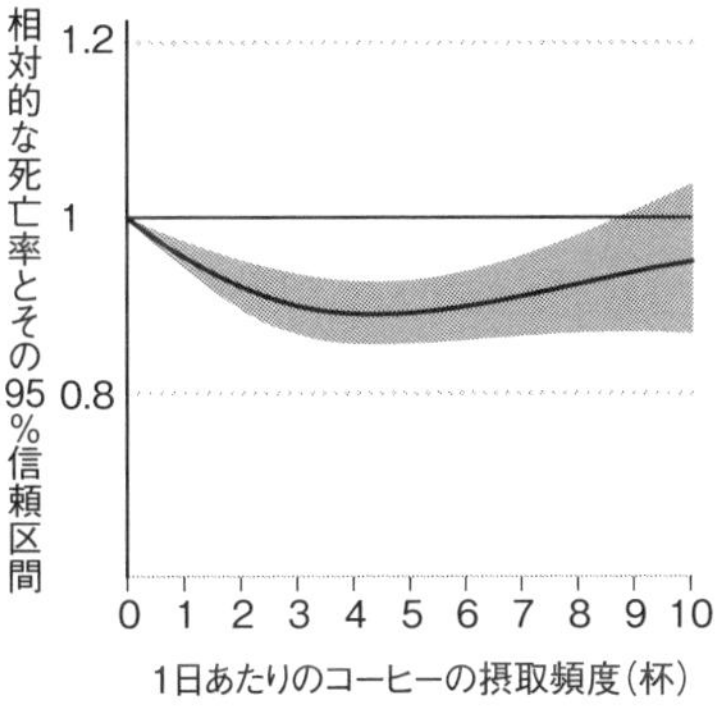

細かいところは少し異なりますが、1日に数杯のコーヒーは心筋梗塞の予防になるらしいという点では2つの研究結果は一致しています。

コーヒーと心筋梗塞

それでは、コーヒー好きの人は心筋梗塞にかかりやすいのでしょうか？　それともかかりにくいのでしょうか？

9万人以上の日本人成人男女のコーヒーの摂取頻度を調べ、その後19年近くにわたって、心筋梗塞による死亡を調べたコホート研究があります。その結果が**図1左**です 出典❹。1日あたり4杯までは心筋梗塞の死亡率は下がり、5杯以上になるとコーヒーを飲んでいなかった人とほぼ同じ死亡率に戻っていました。

この研究とほぼ同じ方法で行なわれた31の研究をまとめた報告（メタ・アナリシス）もあります（**図1右** 出典❺）。この報告では、1日に5杯以上飲むようなコーヒー好きでも心筋梗塞の予防効果が見られる点と、1日に4杯までのところの予防効果は日本の研究のほうがやや大きい点の2つが異なりますが、1日に数杯のコーヒーは心筋梗塞の予防になるらしいという点では両者の結果は一致しています。

ところで、2つの研究とも、心筋梗塞の発症ではなく死亡との関連を調べています。したがって、心筋梗塞のかかりやすさについてはわかりません。しかし、心筋梗塞にかかってからの治療効果がコーヒーの摂取頻度によって大きく異なるとは考えにくいですから、死亡を調べた研究でも、コーヒーは心筋梗塞の予防によいか悪いかを知るにはかなり参考になります。

report 2

緑茶や紅茶などのお茶ならどうでしょうか。

図2　お茶の摂取頻度と心筋梗塞死亡率の関連

お茶（コーヒー）を飲む習慣がほとんどなかった人の死亡率に対する相対的な死亡率（相対危険）。両方の図ともに、性別、年齢、肥満度、喫煙習慣、運動習慣、飲酒習慣、コーヒー摂取頻度（コーヒーの結果を示すときには紅茶の摂取頻度）が結果に影響を及ぼさないように配慮した計算が行なわれている。

図1左図と同じ日本の研究（緑茶）　出典❻

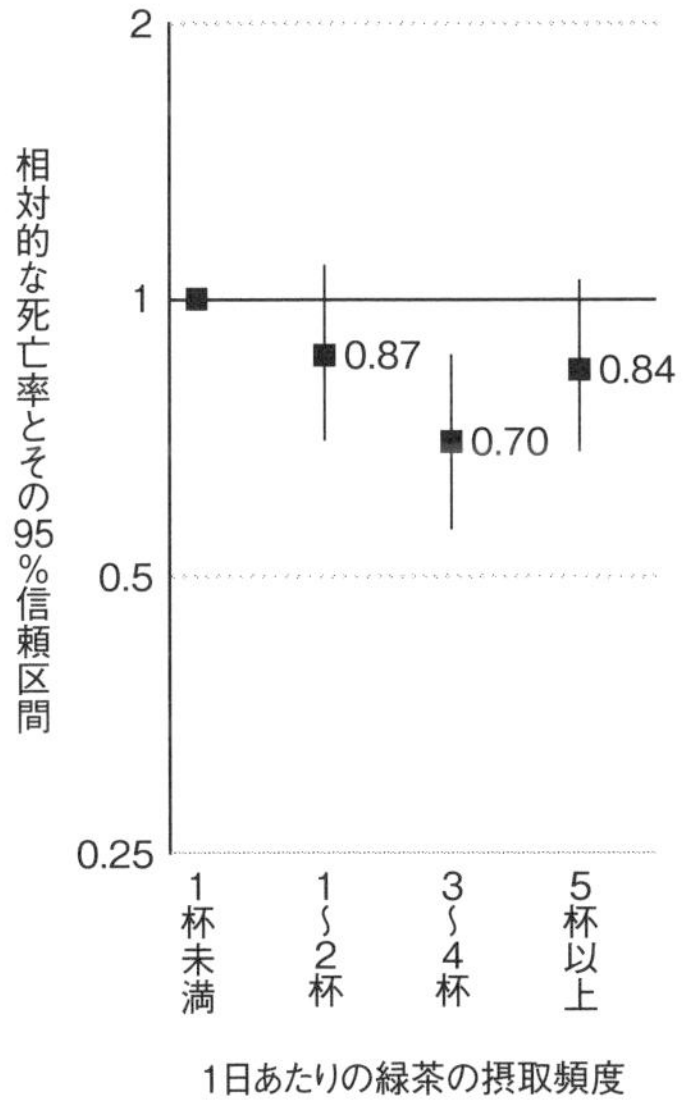

オランダで行なわれたコホート研究（紅茶）　出典❼

対象者数*	37,514人
研究開始時年齢	20〜59歳
追跡期間	13年
心筋梗塞による死亡または発症者数	1,474人

＊女性がおよそ75％

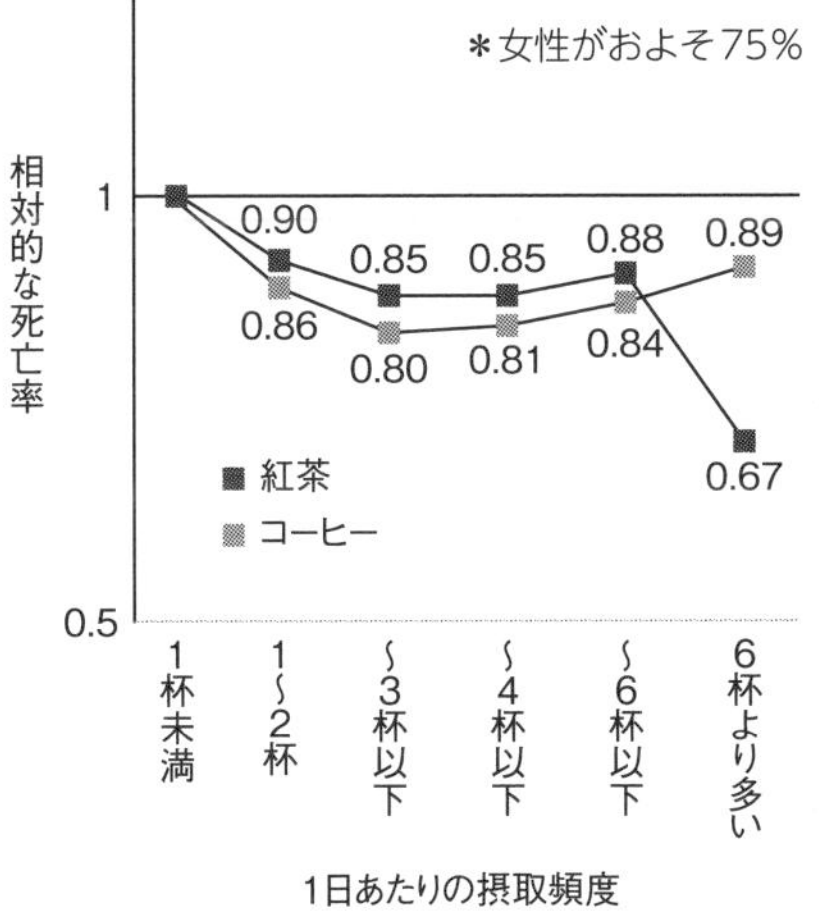

1日に数杯の緑茶や紅茶はともに心筋梗塞の予防になるようです。そして、その効果はコーヒーとほぼ同じです。

お茶ならどうか？

図1左の日本の研究では、緑茶の摂取頻度も尋ねています（図2左 出典⑥）。２つの図を見比べてください。どちらも、１日に数杯飲んでいた人たちの死亡率はこれらをほとんど飲んでいなかった人たちよりも２割から３割程度低いという結果です。コーヒーと緑茶の間に目立った違いはありません。

紅茶も見てみましょう。図2右はオランダで行なわれたコホート研究で、コーヒーと紅茶の摂取頻度と心筋梗塞死亡率との関連を比較しています 出典⑦。紅茶を１日に数杯飲んでいた人たちは、これらをほとんど飲んでいなかった人たちに比べて、心筋梗塞の死亡率が１割から１割５分くらい低いという結果でした。そして、心筋梗塞との関連はコーヒーとほぼ同じでした。

カフェイン抜きならどうか？

コーヒーやお茶の機能性に期待するのなら、カフェインを抜いた飲み物の予防効果はもっと大きいかもしれません。コーヒーやお茶をカフェイン入りかカフェイン抜きかまで調べて心筋梗塞との関連に迫った研究はさすがにあまりありませんが、アメリカで行なわれていたのを見つけました（図3 出典⑧）。カフェイン入りコーヒーを飲む頻度が１日に１杯未満の人たちの結果だけがやや不思議ですが、これ以外は両者に目立った違いはなく、カフェイン

カフェイン抜きのコーヒーならどうでしょうか。

report 3

図3 コーヒーの摂取頻度と心筋梗塞死亡率の関連

出典⑧

カフェイン入りとカフェイン抜きによる、コーヒーを飲む習慣がなかった人の死亡率に対する相対的な死亡率（相対危険）の違い。アメリカで行なわれたコホート研究。性別、年齢、肥満度、喫煙習慣、運動習慣、飲酒習慣、カフェイン入りコーヒーの場合はカフェイン抜きコーヒーの摂取頻度、カフェイン抜きコーヒーの場合はカフェイン入りコーヒーの摂取頻度が結果に影響を及ぼさないように配慮した計算が行なわれている。

対象者数*	90,317人
研究開始時年齢	55～74歳
追跡期間	9年
心筋梗塞による死亡者数	1,761人

＊女性がおよそ54％

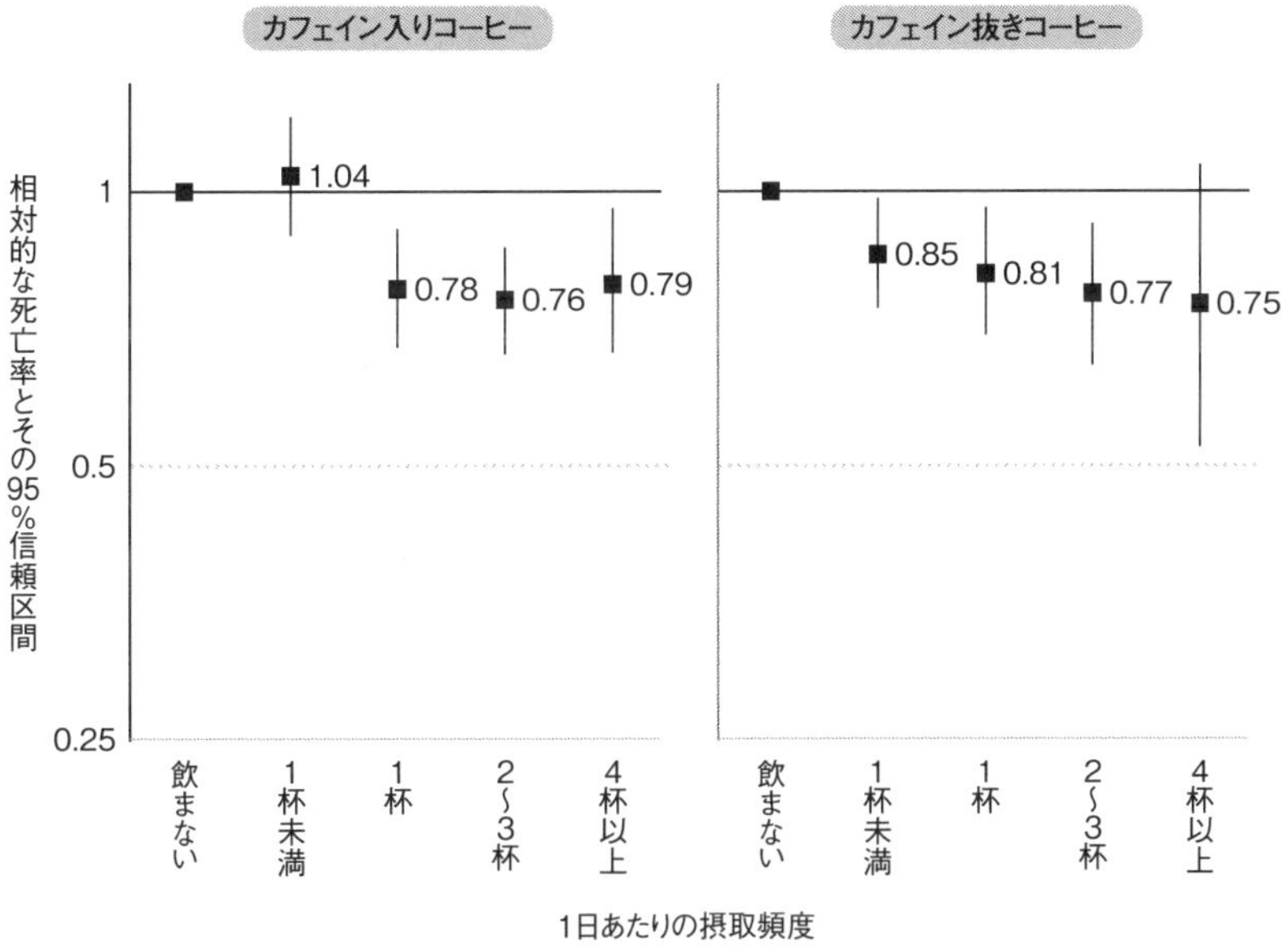

細かいところは少し異なりますが、カフェイン入りのコーヒーでもカフェイン抜きのコーヒーでも、心筋梗塞の予防効果はほぼ同じようです。

入りでもカフェイン抜きでも今まで見てきた結果とほぼ同じ、つまり、心筋梗塞死亡率を2割程度下げるというものです。少なくとも心筋梗塞の予防のためには、わざわざデカフェにする必要はなさそうです。

なにを飲むべきか?

さて、食後や休憩のときになにを飲むとよいのでしょうか? 少なくとも心筋梗塞の予防を考えるならば、なにを選ぶかは問題ではなく、コーヒーでもお茶でもなにかを1日に数杯飲むことだとなります。それならコーラでもよいのかといわれれば、それはわかりません。ところで、コーヒーの効能、緑茶の効能、紅茶の効能、つまり、体によいというプラスの情報を商品ごとに別々に表示したり、宣伝したりしたら、そして、同じことがさまざまな食べ物や飲み物でも行なわれたら、いったいなにが起こると思いますか? 問題は、情報を比べにくい(事実上できない)こと、そして、マイナスの情報は(意図して)流されないか流されにくいということです。

確かにこれも、消費者向けの情報提供、情報公開にちがいはありません。消費者の知る機会を増やし、知る権利にこたえるという主張も成り立ちます。しかし、はたしてそれは消費者に正しい知識を授け、食品を正しく選択する力を養う助けとなるでしょうか? たとえそれが科学的根拠のある情報であったとしても、情報の量と質の両方においてゆがみを助長させ、消費者を混乱させる方向に働いてしまうかもしれない、と少しだけ心配になりました。

結論

その効果はどれもほぼ同じです。

食品には複数の成分が含まれています。健康によい成分も悪い成分も1つの食品に含まれることがよくあります。コーヒー、緑茶、紅茶でもそうです。実際の観察に基づけば、コーヒー、緑茶、紅茶にはすべて心筋梗塞を予防する効果があり、その効果はほぼ同じです。食品の効能を食品ごとに別々に表示したり、その情報を提供したりすると、たとえ科学的根拠のある内容でも、消費者の混乱を招くおそれがあるかもしれない、と少しだけ心配になりました。

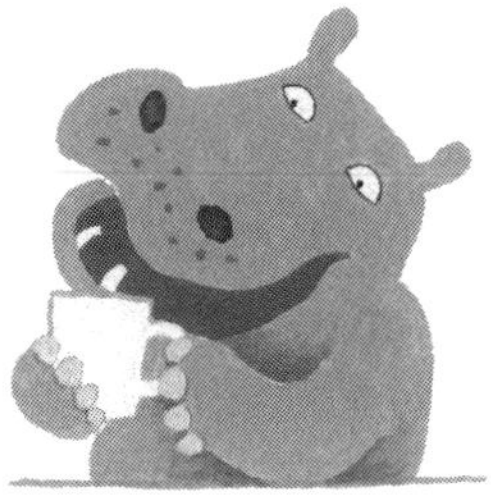

出典

① Cai L, et al. The effect of coffee consumption on serum lipids: a meta-analysis of randomized controlled trials. Eur J Clin Nutr 2012; 66: 872-7.
② Yamada M, et al. Estimation of caffeine intake in Japanese adults using 16-d weighed diet records based on a food composition database newly developed for Japanese populations. Public Health Nutr 2010; 13: 663-72.
③ Kobayashi S, et al. Dietary total antioxidant capacity from different assays in relation to serum C-reactive protein among young Japanese women. Nutr J 2012; 11: 91.
④ Saito E, et al. Association of coffee intake with total and cause-specific mortality in a Japanese population: the Japan Public Health Center-based Prospective Study. Am J Clin Nutr 2015; 101: 1029-37.
⑤ Ding M, et al. Long-term coffee consumption and risk of cardiovascular disease: a systematic review and a dose-response meta-analysis of prospective cohort studies. Circulation 2014; 129: 643-59.
⑥ Saito E, et al. Association of green tea consumption with mortality due to all causes and major causes of death in a Japanese population: the Japan Public Health Center-based Prospective Study (JPHC Study). Ann Epidemiol 2015; 25: 512-8.
⑦ de Koning Gans JM, et al. Tea and coffee consumption and cardiovascular morbidity and mortality. Arterioscler Thromb Vasc Biol 2010; 30: 1665-71.
⑧ Loftfield E, et al. Association of coffee consumption with overall and cause-specific mortality in a large US prospective cohort study. Am J Epidemiol 2015; 182: 1010-22.

2 ベジタリアンとビーガン

減る病気と増える病気

問い

ベジタリアン（vegetarian）とビーガン（vegan）とはそれぞれどの食品を食べ、どの食品を食べない人たちのことを指すか、下の表のＡ～Ｅから選んでください。複数の食べ方を選んでもかまいません。

・答えは本文中にあります。

		（肉も食べる）普通食	A	B	C	D	E
動物性食品	獣肉（牛、豚、羊など）	○	×	×	×	×	×
	鶏肉	○	○	×	×	×	×
	魚	○	○	○	×	×	×
	卵	○	○	○	○	×	×
	乳製品	○	○	○	○	○	×
植物性食品		○	○	○	○	○	○

ベジタリアン　（　　　　　）

ビーガン　　　（　　　　　）

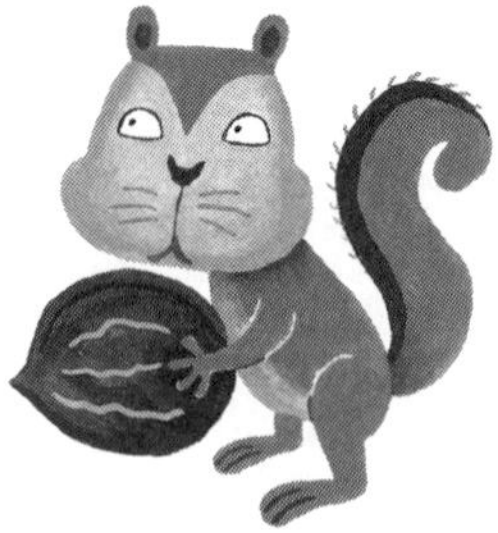

ビーガン（vegan）という言葉をご存じですか？　似た言葉にベジタリアン（vegetarian）があります。これを冒頭の問いにしました。

ビーガンは動物性の食品はまったく食べず植物性の食品だけを食べる人たちですからＥです。卵と乳製品が微妙ですが、卵は鶏が産み牛乳は牛から搾るので両方とも動物性食品です。

一方、ベジタリアンは動物の肉を食べない人たち全体を指すことが多く、ビーガン（Ｅ）だけでなく、卵も乳製品も食べる人たち（Ｃ）や、卵は食べないけれど乳製品は食べる人たち（Ｄ）も含みます。Ｃをラクト・オボ・ベジタリアン、Ｄをラクト・ベジタリアンと呼ぶこともあります。

また、牛や豚や鶏の肉は食べないけれども魚は食べるという人たち（Ｂ）や、牛肉や豚肉は食べないけれども鶏肉は食べるという人たち（Ａ）もいますが、この人たちはベジタリアンには含めないことが多いようです。

ここでは、Ａは「(肉も食べる）普通の食事（普通食）」に含め、Ｂを「魚食」、ＣとＤを「ベジタリアン」、Ｅを「ビーガン」と呼ぶことにします。

ベジタリアンの食事は健康的か？

ベジタリアンやビーガンの食習慣と健康状態を長年にわたって調べている研究がイギリスにあります。この研究の強みは「普通食」の人たちも調べているところです。「ベジタリアンやビーガンは普通食の人たちよりも健康か？」がわかるからです。合計で６万５０００人もの人たちがこの研究に協力しています。

図1上は、食事調査に応じた人たちのおもな栄養素摂取量です 出典❶。魚食群、ベジタリアン群、ビーガン群それぞれの群の平均摂取量を、普通食群の平均摂取量と比べた結果です。普通食群↓魚食群↓ベジタリアン群↓ビーガン群の順に食物繊維摂取量が増え、ビーガン群で総脂質、特に飽和脂肪酸が少なく、多価不飽和脂肪酸が多いことがわかります。これらはすべて循環器疾患、特に心筋梗塞の予防になる食べ方です。

一方、ビタミンDはこの順にずいぶん少なくなっていて、カルシウムはビーガン群での少なさが目立ちました。カルシウムとビタミンDはともに骨の健康を支える栄養素です。だからといって、たくさんとればとるほどよいわけでもないので、この結果からだけではベジタリアンとビーガンの人の骨が折れやすいかどうかはわかりません。鉄はビーガン群のほうが多いのですが、植物性食品に含まれる非ヘム鉄の腸管からの吸収率は動物性食品に含まれるヘム鉄よりも低いために、この結果の読み方はむずかしいところです。

図1下はこの人たちの肥満とやせの割合です 出典❷。太っている人は普通食群が最も多く、細身の人はビーガン群が最も多いことがわかります。魚食群とベジタリアン群はその中間で、この2つの群の体格はほぼ同じでした。

ベジタリアンは健康か?

図2はこの人たちが研究期間中にどのような病気にかかったかの結果です 出典❷❸❹❺。研

ベジタリアンの食習慣は普通食よりも健康的なのでしょうか。

report 1

図1　ベジタリアンのおもな栄養素摂取量と体格

1990年代後半にイギリスで行なわれた研究。

おもな栄養素摂取量

出典❶

普通食群（29,913人）の平均摂取量に比べた魚食群（8,431人）、ベジタリアン群（16,095人）、ビーガン群（2,112人）の平均摂取量（%）。7日間食事記録法による。左図はおもに循環器疾患や糖尿病（2型）に関連する栄養素、右図は他の栄養素。

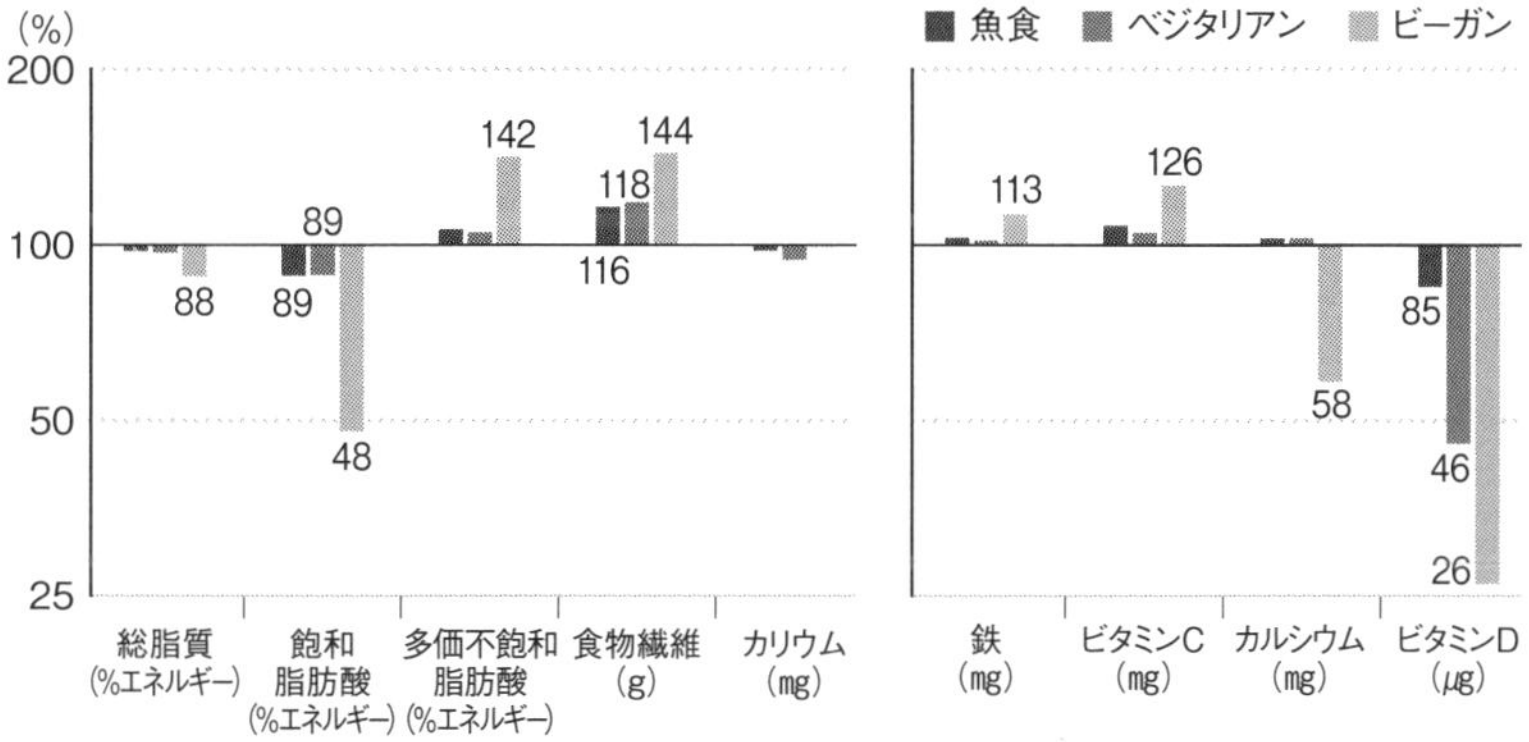

体格

出典❷

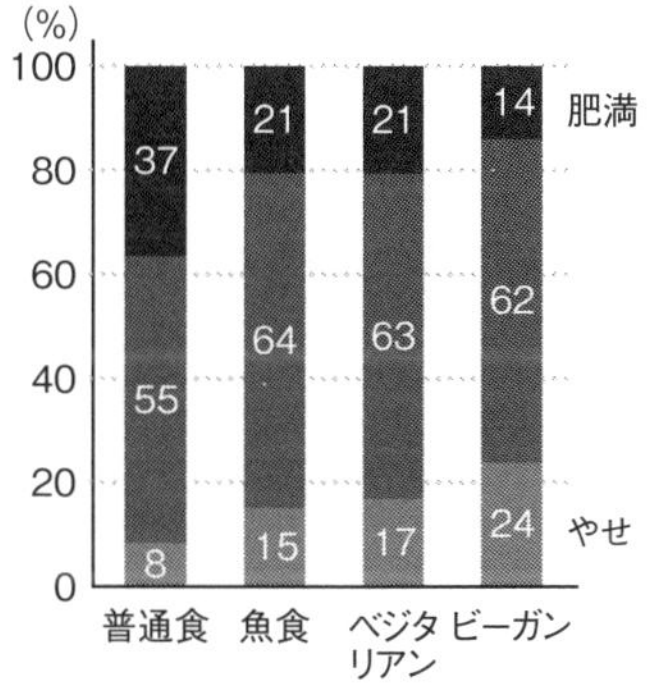

対象者数は56,551人。

肥満＝BMI 25.0kg/㎡以上

やせ＝BMI 18.5kg/㎡未満

ベジタリアンやビーガンの食事は、食物繊維が多く飽和脂肪酸が少ないといった長所がある反面、カルシウムやビタミンDが少ないといった弱点もあるようです。

究期間は病気によって少しずつ違いましたが、すべて12年以上です。普通食群における発症率に対する相対的な発症率（相対危険）として示してあります。心筋梗塞と糖尿病（２型）、がんの発症率はベジタリアン（＋ビーガン）群と魚食群で低く、逆に、脳卒中と骨折の発症率はそれぞれベジタリアン（＋ビーガン）群とビーガン群で高かったことがわかります。

この結果は、①ベジタリアンのほうがかかりにくい病気がある反面、ベジタリアンのほうがかかりやすい病気もあること、②ベジタリアンと魚食群の結果は似ていること、③欧米諸国の人に比べて日本人は心筋梗塞が少なく脳卒中が相対的に多いことを考えると、普通食よりもベジタリアンが健康的だとはいいきれないかもしれないことなど、たいせつなことをたくさん教えてくれます。さらに、欧米諸国の人に比べて日本人の平均カルシウム摂取量の少なさを考えると、ビーガン群の骨折発症率の高さも気になります。

かならずしも「植物性＝健康的」ではない

心筋梗塞と糖尿病（２型）とがんというおもな生活習慣病に対しては、ベジタリアン（＋ビーガン）の食習慣がよさそうです。ところが、植物性食品ならなんでもよいと単純にはいえないとする研究結果がいくつか報告されています。まず、**図3**の**表**のように、食品を18の食品群に分類したうえで「植物性食品（12食品群）」と「動物性食品（6食品群）」の２つのグループに分けます。そして、食物摂取頻度調査を行なって食品群ごとの摂取頻度を調べ、植物性食品にはプラス（＋）、動物性食品にはマイナス（−）の符号をつけて対象者ごとに

report 2

ベジタリアンがどのような病気にかかりやすいか、研究データを見てみましょう。

図2 図1のイギリスの研究に参加した人たちがその後にかかった病気と研究開始時の食習慣との関連　出典❷❸❹❺

対象者数と調査期間は病気によって少しずつ違うが、それぞれ4.5万～6.1万人と12～18年。

縦軸は、普通食群における発症率に対する相対的な発症率（相対危険）。

普通食：1＝普通食全体、2＝1日あたりの肉の摂取量が50g以上、3＝50g未満。

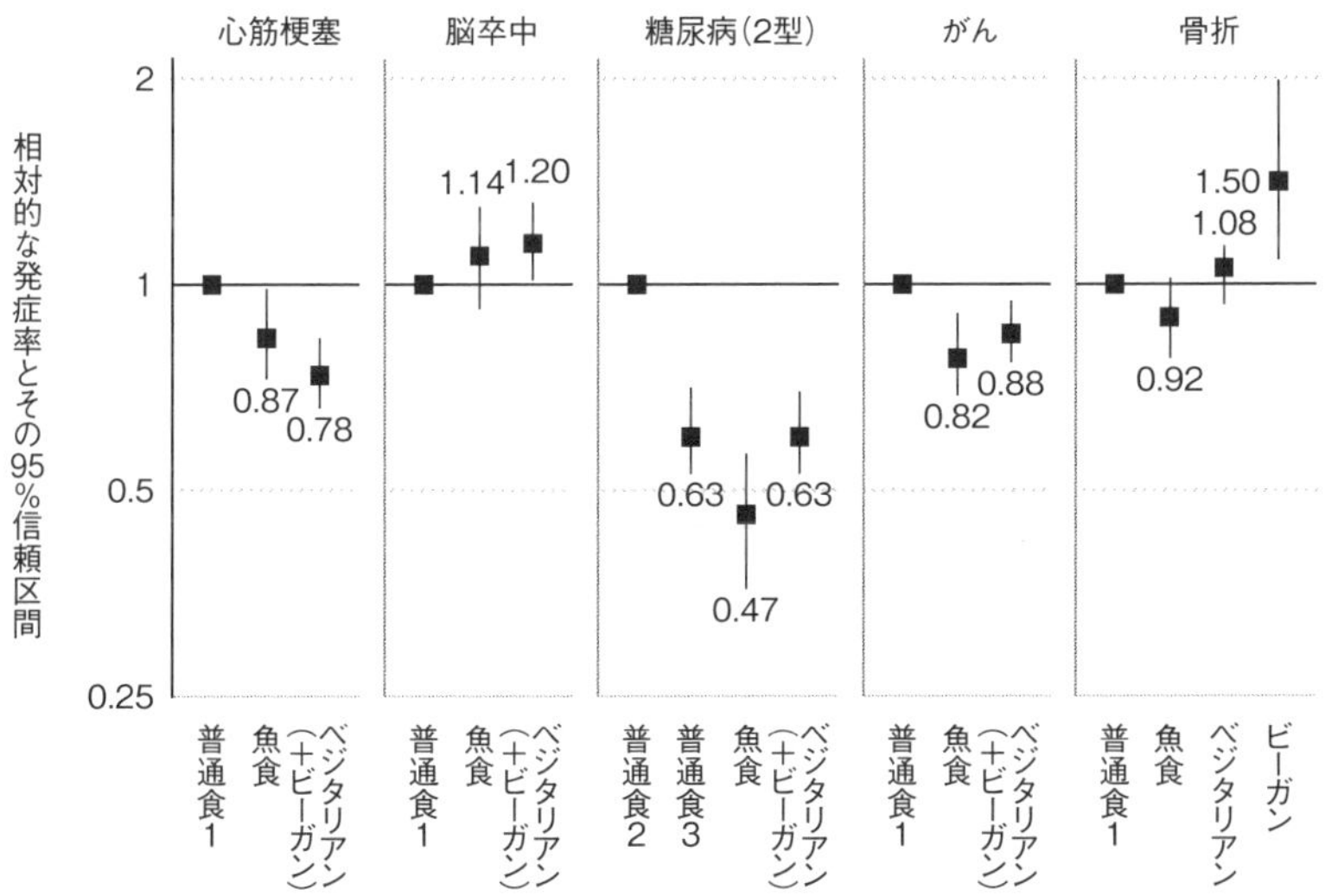

心筋梗塞と糖尿病（2型）、がんの発症率はベジタリアン（+ビーガン）群と魚食群で低く、脳卒中の発症率はベジタリアン（+ビーガン）群で、骨折の発症率はビーガン群で高いという結果でした。

合計し、対象者の「植物性食品スコア（V）」とします。次に、対象者全員のスコアを低い人から高い人まで並べ、人数が同じになるように10の群に分けます。実際にはもっと複雑な計算をしていますが、要するに、「最も動物性食品に偏って食べている人から最も植物性食品に偏って食べている人まで順に並べて10の群に分けた」と理解してください。さらに、植物性食品を「健康的な食品（7食品群）」と「あまり健康的でない食品（5食品群）」に分け、図3の**表**のように符号をつけて先ほどと同じように計算し、それぞれ「健康的な植物性食品スコア（hV）」と「健康的でない植物性食品スコア（uV）」としました。

図3**下左**はおよそ20万人のアメリカ人男女を対象として20年間にわたって食事調査を繰り返して行ない、その間における心筋梗塞の発症率を調べた研究です出典6。最もスコアが低かった群における発症率に対するそれぞれの群における相対的な発症率（相対危険）として示してあります。植物性食品スコア（V）が高くなるほど心筋梗塞の発症率は低くなっていて、これは図2の結果に似ています。続いて、植物性食品を「健康的な植物性食品（hV）」と「健康的でない植物性食品（uV）」に分けて計算すると、「健康的な植物性食品（hV）」をよく食べていた群ほど心筋梗塞の発症率は低かったのですが、「健康的でない植物性食品（uV）」をよく食べていた群ほど心筋梗塞の発症率は高くなっていました。植物性食品が一様に心臓によいわけではなく、よいものとよくないものがあることを示す結果です。

図3**下右**はほぼ同じ人たちで糖尿病（2型）の発症率との関連を見た結果です（出典7）。対象者数はおよそ21万人、研究期間はおよそ23年です。「健康的な植物性食品」をよく食べ

ほかの研究も見てみましょう。

report 3

図3　アメリカで行なわれたコホート研究

出典⑥⑦

アメリカ人男女を対象として食事調査を繰り返して行ない、心筋梗塞と糖尿病（2型）の発症の有無を調べた研究（コホート研究）。食習慣は、「植物性食品スコア（V）」、「健康的な植物性食品スコア（hV）」、「健康的でない植物性食品スコア（uV）」に分けた。縦軸は、それぞれのスコアが最も低い群における発症率に対する相対的な発症率（相対危険）。

			植物性食品スコア（V）	健康的な植物性食品スコア（hV）	健康的でない植物性食品スコア（uV）
植物性食品	健康的（7食品群）	全粒穀物、果物、野菜、種実類、豆類、植物油、紅茶・コーヒー	＋	＋	－
	あまり健康的でない（5食品群）	果物ジュース、精製穀類、芋類、甘味飲料、菓子・デザート類	＋	－	＋
動物性食品	（6食品群）	動物脂、乳製品、卵、魚介類、肉類、その他	－	－	－

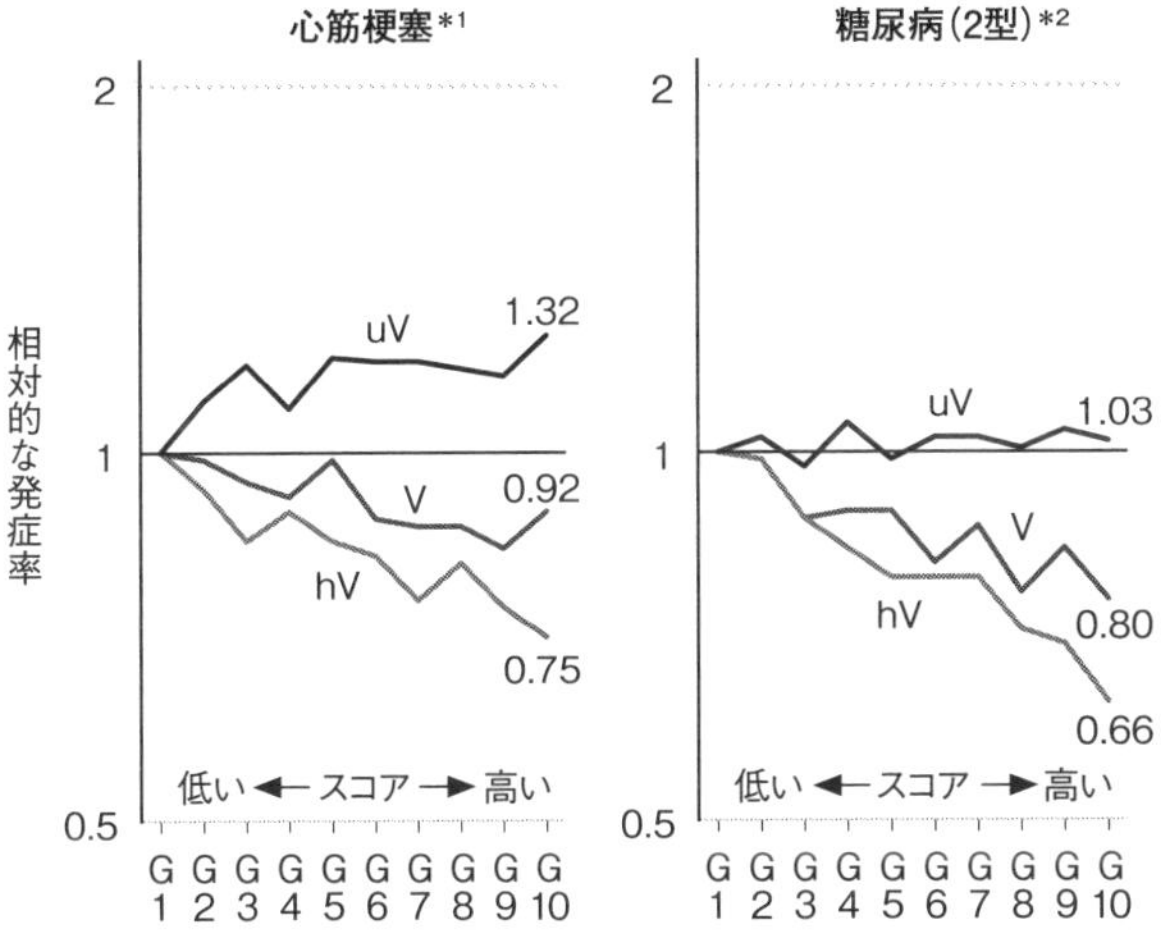

＊1　およそ20万人を20年間にわたって調べた結果。

＊2　およそ21万人を23年間にわたって調べた結果。

「健康的な植物性食品」と「健康的でない植物性食品」があることがわかりました。

ていた群ほど、糖尿病の発症率も低くなっていました。一方、「健康的でない植物性食品」の摂取頻度は糖尿病の発症率と関連していませんでした。これは、糖尿病を増やすわけではないものの、「健康的でない植物性食品」が糖尿病予防の役に立っていないことを示しています。

一時の流行ではなく……

健康的な植物性食品を選ぶという条件はつきますが、太りぎみで欧米型の食習慣の人なら、ベジタリアンやビーガンを目指すメリットはありそうです。しかし、それほど太っていない人や日本型の食習慣の人がベジタリアンやビーガンになるメリットがあるかどうかは微妙かもしれません。結論を急がず、ある程度の研究結果が出そろうのを待ちたいところです。

ところで、インターネットで検索してみると、「ビーガン」の話題は若い女性向けのサイトに多い印象を受けました。女性は男性に比べて年齢を重ねても心筋梗塞にかかりにくい反面、閉経後は骨が折れやすくなること、若い女性では肥満よりもやせが問題になっていること、さらに妊娠や出産のことを考えると、動物性食品を控えることには賛同しますが、ちょっと考え込んでしまいました。

けれどもその中ですすめられている食品の中には、全粒穀類のシリアルや無塩のナッツなど、「健康的な植物性食品」も見つかります。この動きを一時の流行や極端な○○ダイエットの類にしてしまわず、このような食品をたくさんの人が気軽に楽しめる世の中になったらいいのにな、と思いました。

結論

日本人への健康メリットは まだよくわかっていません。

いくつか注意すべき点はあるものの、太りぎみで欧米型の食習慣の人がベジタリアンやビーガンの食事を取り入れるメリットはありそうです。それでは、肉よりも魚が好きな日本型食習慣の人にも健康メリットはあるか？　残念ながら、こちらはまだよくわかっていないようです。特に、全体的にやせ気味の若い女性には慎重さが求められます。

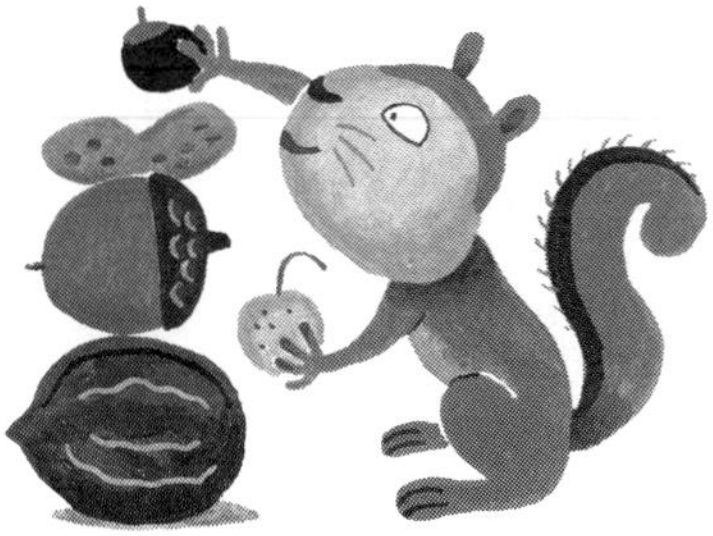

出典

① Davey GK, et al. EPIC-Oxford: lifestyle characteristics and nutrient intakes in a cohort of 33 883 meat-eaters and 31 546 non meat-eaters in the UK. Public Health Nutr 2003; 6: 259-69.
② Tong TYN, et al. Vegetarian and vegan diets and risks of total and site-specific fractures: results from the prospective EPIC-Oxford study. BMC Med 2020; 18: 353.
③ Tong TYN, et al. Risks of ischaemic heart disease and stroke in meat eaters, fish eaters, and vegetarians over 18 years of follow-up: results from the prospective EPIC-Oxford study. BMJ 2019; 366: l4897.
④ Papier K, et al. Vegetarian diets and risk of hospitalisation or death with diabetes in British adults: results from the EPIC-Oxford study. Nutr Diabetes 2019; 9: 7.
⑤ Key TJ, et al. Cancer incidence in British vegetarians. Br J Cancer 2009; 101: 192-7.
⑥ Satija A, et al. Healthful and unhealthful plant-based diets and the risk of coronary heart disease in U.S. adults. J Am Coll Cardiol 2017; 70: 411-22.
⑦ Satija A, et al. Plant-based dietary patterns and incidence of type 2 diabetes in US men and women: results from three prospective cohort studies. PLoS Med 2016; 13: e1002039.

3 適量飲酒で寿命は延びるか？

相対危険より寄与危険

問い

先週、１個90円のりんごを４個と１個120円の柿を３個買いました。今週もう一度同じ数だけ買おうとしたら、台風のために、りんごは５割、柿は３割値上がりしていました。りんごと柿を先週と同じ数だけ買うためにいくら（何円）余計に払わなくてはいけないでしょうか？

・答えは本文中にあります。

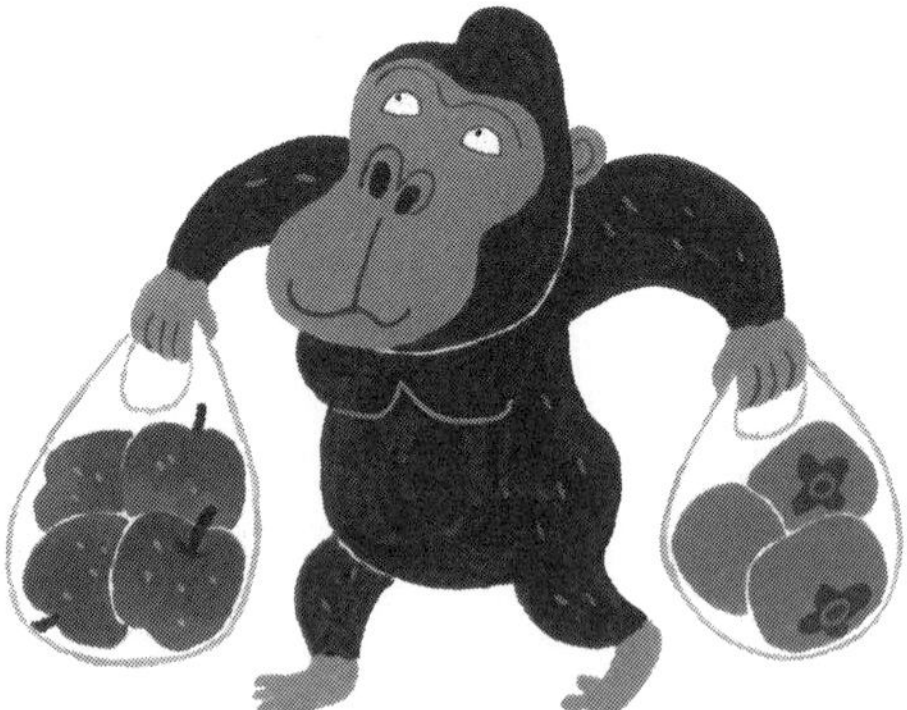

お酒好きは勝手なもので、どの季節でもお酒を飲む理由を考えつきます。しかし、飲みすぎはいけません。ではどこからが飲みすぎで、どのような健康問題がどのくらい起こるのでしょうか？　お酒で寿命は延びるのでしょうか、それとも縮むのでしょうか？　頭の体操も交えながら、この問題に取り組んでみます。

相対危険で見ると……

飲酒の病気への影響は一様ではありません。病気ごとに異なります。心筋梗塞や糖尿病では、1日あたり1合から2合くらい飲むほうがむしろ予防になります。一方、がんの中には少しでもお酒を飲めばその分だけかかりやすくなるものもあります。

代表的な5つの生活習慣病について、図1にまとめてみました 出典1。横軸は習慣的な1日あたりの飲酒量です。横軸が2つありますが、上の軸は「ドリンク」という国際的に使われている単位で、アルコール10gを1ドリンクとしています。日本酒1合にはおよそ22gのアルコールが含まれますから、日本酒1合は2・2ドリンクとなります。縦軸は飲酒習慣のない人がその病気にかかる確率（発症率）に対する、それぞれの飲酒量を持つ人がその病気にかかる確率（発症率）の比、つまり、割り算です。これを相対危険と呼びます。

お酒好きのぼくとしては、**左図**からお酒で心筋梗塞や糖尿病が予防できると強調したいところですが、これが酒呑みの自己弁護であり、偏った見方なのは明らかです。だからといって、それぞれの病気の相対危険を単純に足し算してお酒は体に悪いと決めるのも誤りです。

寄与危険で見ると……

ここで問題です。飲酒習慣のない人がもしも1日あたり2合の飲酒習慣を持ったら、心筋梗塞にかかる確率はどのくらい減ると考えられるでしょうか?

1年間に発症する心筋梗塞を1万人あたり9人とします 出典❷。飲酒習慣のない人からの心筋梗塞の発症率を仮にIとします。図1で見たように、1日あたり2合の飲酒習慣を持つ人の相対危険は飲酒習慣のない人に比べておよそ0・9ですから、1日あたり2合の飲酒習慣を持つ人の発症率は、(I×0・9)人です。したがって、「Iから(I×0・9)人に変わる」、すなわち「I×(0・9−1)」の変化となります。これを寄与危険と呼びます。この人数の差は飲酒によって予防できた心筋梗塞と考えることができます。この計算を整理すると、「9×(0.9−1)=−0.9」となります。

この値が正(プラス)の場合は「(単位人数あたり)この生活習慣によって新たに発症する病気や失われる命の確率」を表わし、負(マイナス)の場合は「予防できる病気や救える命の確率」を表わします。「寄与」という言葉はよい意味に使うのが普通ですが、寄与危険では病気の発症率など困ったことに使われます。相対危険が発症率の割り算なのに比べて、寄与危険はさらに掛け算と引き算が入るところが特徴です。

寄与危険に集団の人数を掛け算すれば、発症数や死亡数の変化を計算できます。そこで、肝臓がんなど3種類のがんでも同じ計算をしてみたのが図2です 出典①②③。心筋梗塞も含

飲酒が健康に与える影響を代表的な5つの生活習慣病で見てみましょう。

report 1

図1　飲酒習慣が与える影響（相対危険）

出典❶

5つの生活習慣病の発症率に飲酒習慣が与える影響をまとめたメタ・アナリシス。

飲酒習慣のない人がその病気にかかる確率（発症率）に対する、それぞれの飲酒量を持つ人がその病気にかかる確率（発症率）の比（相対危険）。

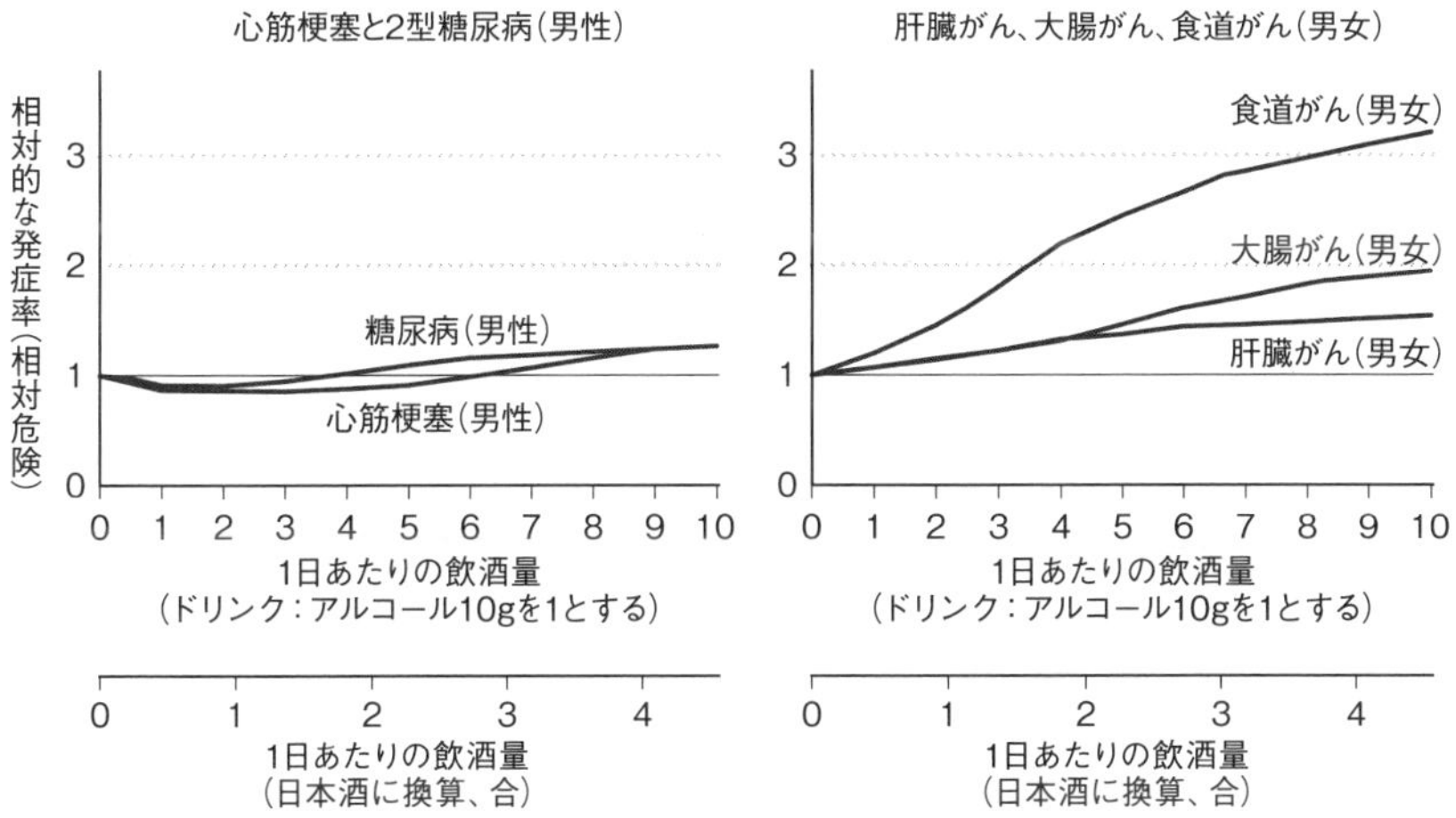

心筋梗塞と２型糖尿病では少量・中等度の飲酒で発症が少し減りますが、３種類のがんでは少しでも飲めばその分だけ発症率が上がることがわかります。

めて合計4種類の病気の寄与危険を足し算すれば、飲酒習慣のない1万人が1日あたり日本酒2合の飲酒習慣を持ったと仮定した場合の病気の増減を予測できます。残念ながら、心筋梗塞の予防効果はがんの増加によって相殺され、病気になる人は8・6人増えると予測されてしまいました。

それぞれの病気の寄与危険をD_1、D_2、D_3、D_4、対象者数をPとすれば、「$(D_1+D_2+D_3+D_4)\times P$」という式になります。高校の数学で数列を習ったときに出てきたシグマ（Σ）を使うと、「$\Sigma Di\times P$」と書けます。

この計算式を使えば、複数の病気に影響を与える1つの生活習慣が複数の病気に与える影響をまとめて計算できます。

将来どんな病気にかかるかはわかりません。ですから、飲酒に関連するすべての病気の寄与危険を足し算して、本当の意味での飲酒の危険（または健康利益）の程度を知ることがたいせつです。これを教えてくれるのが寄与危険です。

ところで、冒頭の問いの計算はできましたか？　小学生向けの算数で、答えは288円です。寄与危険がこれと同じ計算構造になっていることがおわかりでしょう。

寿命は縮む

では、すべての病気への影響を考慮した場合、お酒で寿命は延びるのでしょうか、それとも縮むのでしょうか？　飲酒習慣を持つおよそ60万人分のデータを使って計算した結果が

別の計算方法「寄与危険」で見てみましょう。

report 2

図2 飲酒習慣が与える影響（寄与危険）

出典❶❷❸

飲酒習慣のない１万人が１日あたり２合の飲酒習慣を持ったら、心筋梗塞、肝臓がん、大腸がん、食道がんにかかる人がそれぞれ何人増減するかを計算した結果。

病　名	日本人中高年男性における1年・1万人あたりのおよその発症数（出典②③から）。この数値を飲酒習慣のない人たちからの発症数と仮定する。（A）	1日あたり日本酒２合相当の飲酒習慣を持っている人の相対危険（図1から）。（B）	1日あたり日本酒２合相当の飲酒習慣を持っている1万人から1年間に発症するだろうと考えられる数。（C）＝（A）×（B）	1日あたり日本酒２合相当の飲酒習慣を持つことによって増えるであろう病気の人の数。（D）＝（C）−（A）＝（A）×（B）−（A）＝（A）×［（B）−1］
心筋梗塞	9.0	0.9	9.0×0.9	9.0×（0.9−1）
肝臓がん	5.1	1.3	5.1×1.3	5.1×（1.3−1）
大腸がん	10.8	1.4	10.8×1.4	10.8×（1.4−1）
食道がん	2.8	2.3	2.8×2.3	2.8×（2.3−1）
合　計	27.7	−	−	8.6

非飲酒者1万人と飲酒者1万人からの発症数の予測

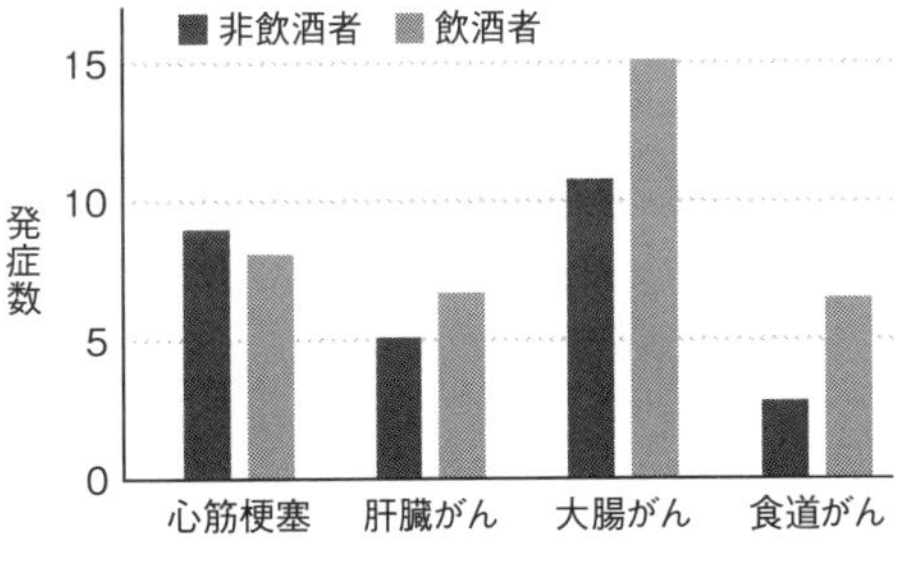

非飲酒者1万人と飲酒者1万人からの発症数の変化の予測

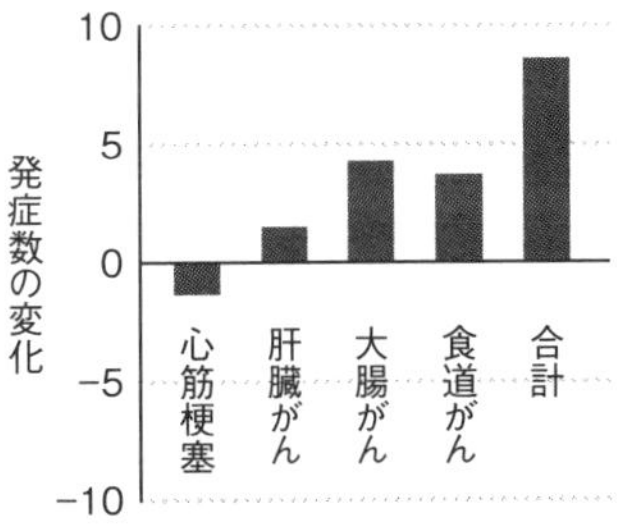

この場合、心筋梗塞への予防効果はがんの増加によって相殺され、病気になる人はむしろ増えると予測されます。

図3上です 出典4。この図は男性についての結果ですが、女性でもほぼ同じです。たとえば、60歳の人が1日あたり2・1合以上飲んでいると寿命が4年以上縮むという結果です。これは生まれたときからの寿命の縮みではなく、60歳からの寿命（余命と呼びます）が4年以上縮むという結果ですから驚きです。

障害調整生命年（DALY）

「ただ長生きしても意味はない。元気で健康でなければ」と考える人も多いでしょう。「ピンピン・コロリ」にはぼくも魅かれます。病気のために早く亡くなり、そのために失われた寿命（年数）が「損失生存年数（YLL）」です。そして、病気のために健康な暮らしができなくなってしまった年数を「障害生存年数（YLD）」と呼びます。損失生存年数と障害生存年数の合計が、病気によって健康を奪われた年数となり、これを「障害調整生命年（DALY）」と呼びます。ただ寿命を延ばす、つまり損失生存年数を短くするよりも、障害調整生命年を短くするほうがたいせつだと考える人が増えてきたわけです。

しかし、世の中にはさまざまな病気があり、病気ごとに障害調整生命年は異なります。また、高血圧症や糖尿病のようにじわじわと進み、自覚症状の乏しい生活習慣病ではどこからが「障害」かの境界もはっきりしません。したがって、障害調整生命年を計算するのはかなりむずかしそうだと想像されます。

そのために必要なデータはまだ充分にそろってはいませんが、寄与危険の考え方を使えば、

ではお酒で寿命や健康寿命は延びるでしょうか。

report 3

図3 寿命と障害調整生命年に飲酒が与える影響

飲酒による寿命への影響

出典❹

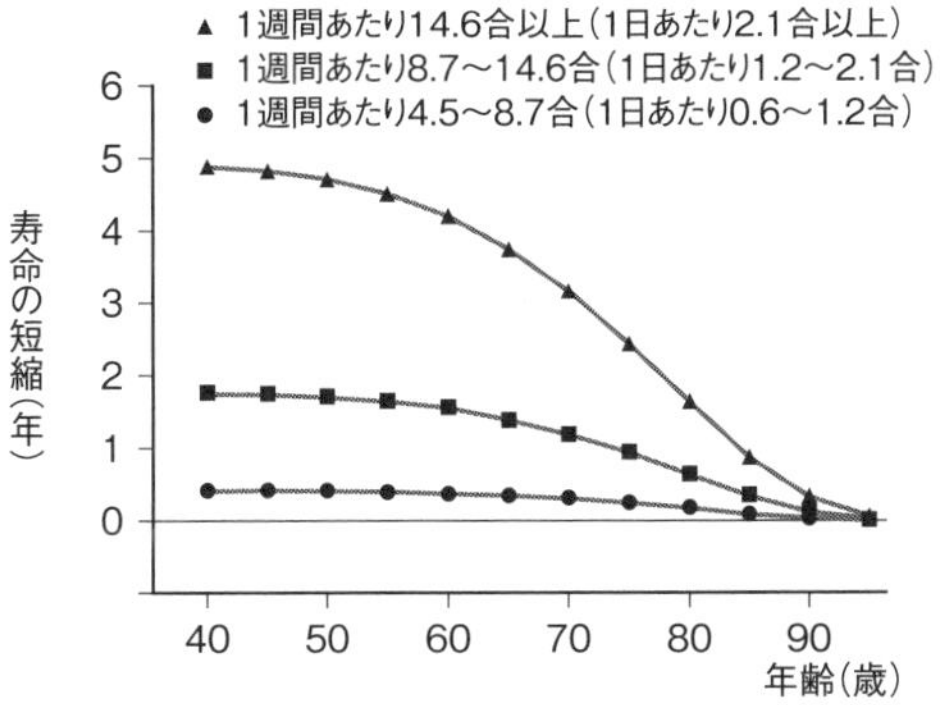

飲酒習慣を持つおよそ60万人分のデータを使って、習慣的な飲酒によって縮むと計算される年数。飲酒量（アルコール摂取量）が1週間あたり100g（日本酒に換算して4.5合）以下の人に比べた結果。

飲酒による障害調整生命年（健康を奪われた年数）への影響

出典❶

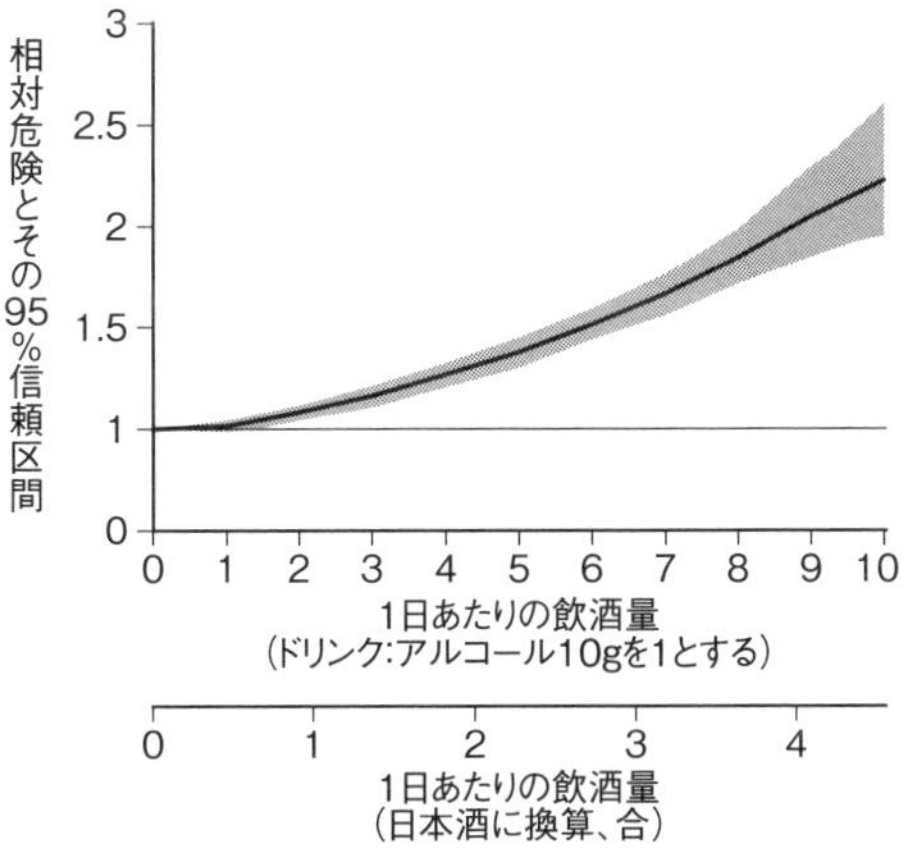

障害調整生命年を飲酒量別に計算して、飲酒習慣のない人の障害調整生命年に比べてそれぞれの飲酒量を持つ人の障害調整生命年が何倍になるかについて、飲酒が関連している23種類の病気や健康障害を考慮して計算した結果。▒の部分は95%信頼区間。

元気で長生きしたいのなら、お酒（アルコール摂取量）は1日あたり10g（日本酒に換算して1週間に3.2合）までとなります。

ある程度は可能です。障害調整生命年を飲酒量別に計算して、飲酒習慣のない人の障害調整生命年に比べてそれぞれの飲酒量を持つ人の障害調整生命年が何倍になるかについて、飲酒が関連している23種類の病気や健康障害を考慮して計算したのが図3下です 出典❶。

少しのお酒で心筋梗塞を少しだけ予防できるとしても、がんが増えればその効果は相殺されてしまうという例を図2で見ましたが、それが現実に起こっていることをこの結果は示しています。元気で長生きしたいと願うならば、お酒（アルコール摂取量）は1日あたり10g（1ドリンク）、1週間に70g（日本酒に換算して3・2合）が上限となります。

お酒のない世界

国民のほとんどがイスラム教徒の国を旅したことがあります。町なかには酒屋も居酒屋も見当たらず、レストランのメニューにはお酒の文字はありませんでした。ところが、ウエーターはくわえタバコで給仕をし、喫茶店にたむろする男たちは（女性の姿はほとんどなく、男性のくつろぎの場のようでした）甘いミントティーに甘いお菓子をほおばり、終始タバコを吹かしながら世間話に興じていました。

一方、欧米、特に西ヨーロッパ諸国はお酒に寛容で、タバコにきびしい社会です。どちらのほうが健康によくないかは、寄与危険を使えば計算できます。しかしそれよりも、人間という動物は、体によくないものを1つがまんするために体によくない別のものを必要とするのかもしれない、と考えてしまいました。

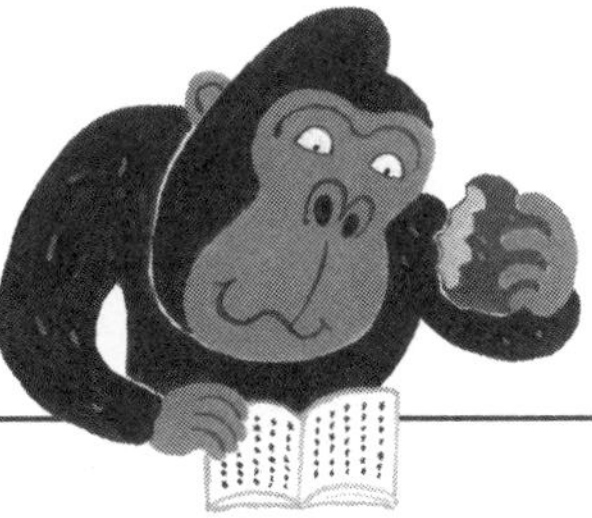

結論

寄与危険で見ると お酒に健康効果はなさそうです。

「なにをどれだけ食べるのがいいの？　なにをどれだけ避ければいいの？」と考えるとき、私たちは相対危険に頼りがちです。しかし、将来どんな病気にかかるかはわかりませんから、たくさんの種類の病気をまとめて考えられる寄与危険のほうが役に立つ指標です。そして、寄与危険で計算してみると、残念ながら、お酒に健康効果はなく、最期まで元気で人生を楽しむためには、1週間あたりアルコールにして70g（日本酒に換算して3.2合）が上限のようです。

静かな夜、命と食事と人間の性《さが》といったちょっと哲学っぽいことを考えながら、一献（1ドリンク。1週間分ならまとめて7ドリンク？）を傾けるのも一興かもしれません。

出典

① GBD 2016 Alcohol Collaborators. Alcohol use and burden for 195 countries and territories, 1990-2016: a systematic analysis for the Global Burden of Disease Study 2016. Lancet 2018; 392: 1015-35.
② Saito I, et al. Association between mortality and incidence rates of coronary heart disease and stroke: The Japan Public Health Center-based prospective (JPHC) study. Int J Cardiol 2016; 222: 281-6.
③ Hori M, et al. Cancer incidence and incidence rates in Japan in 2009: a study of 32 population-based cancer registries for the Monitoring of Cancer Incidence in Japan (MCIJ) project. Jpn J Clin Oncol 2015; 45: 884-91.
④ Wood AM, et al. Risk thresholds for alcohol consumption: combined analysis of individual-participant data for 599,912 current drinkers in 83 prospective studies. Lancet 2018; 391: 1513-23.

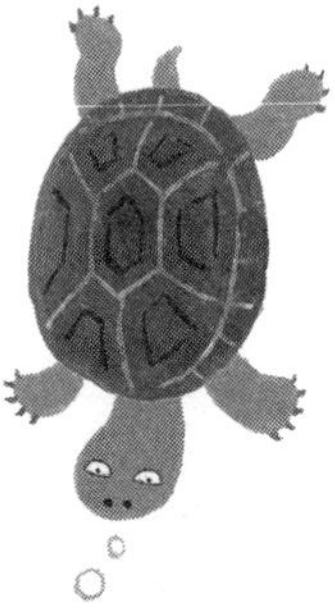

4 魚（DHA・EPA）で認知症は防げるか？

単独より組み合わせ

問い

認知症の診断は専門の医師によって行なわれ、「脳血管性」「アルツハイマー型」「その他または病型不明」の3種類に分類されます。国内で行なわれた2つの研究において図のA、B、Cはそのいずれかで、Aは「その他または病型不明」の認知症です。それでは、図のCはどの病型の認知症でしょうか？

・答えは本文中にあります。

認知症の有病率　出典❶❷

福岡県と愛媛県のある町で繰り返し65歳以上の住民を対象にして認知症の有病率を調べた研究。

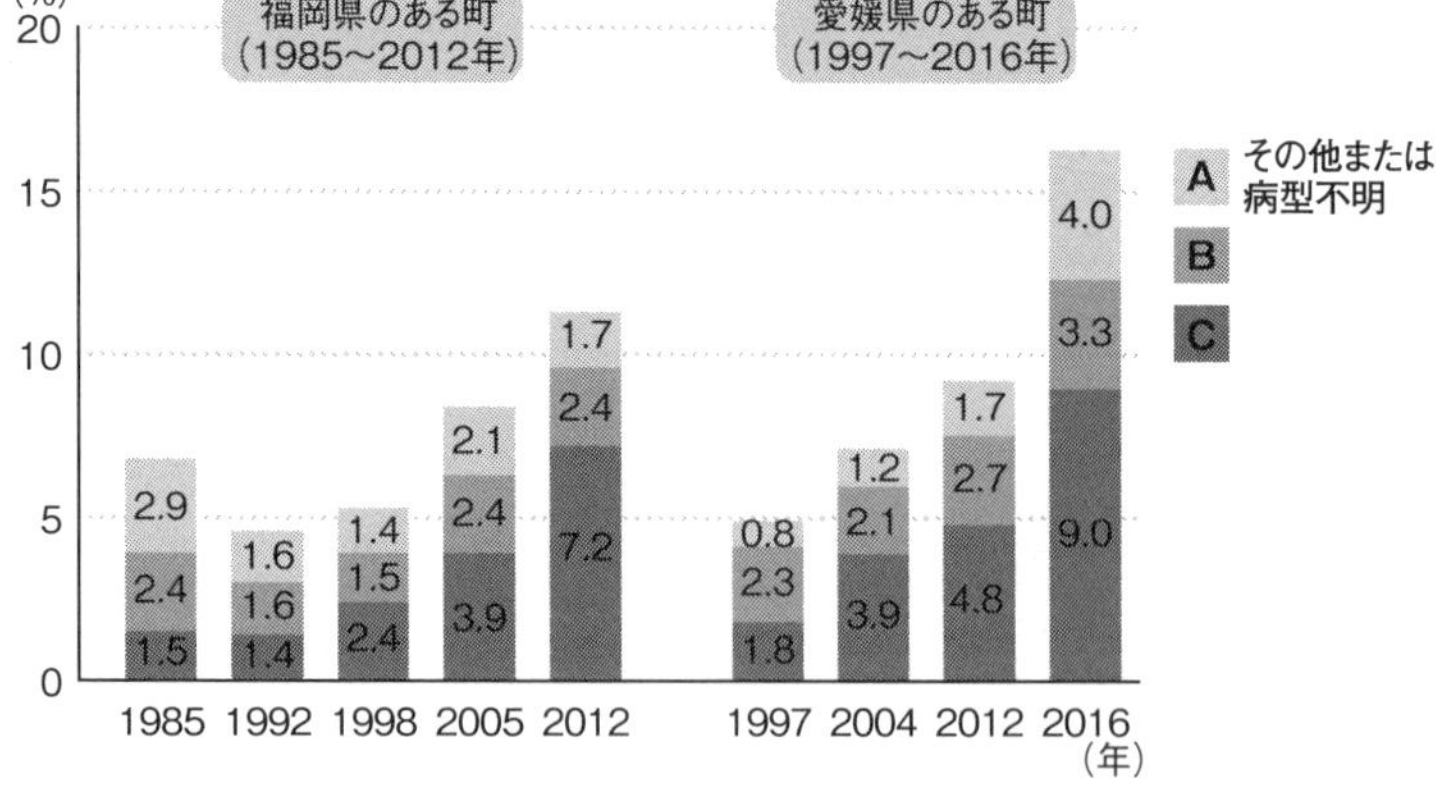

何十年かぶりに幼なじみと街でばったり。懐かしい顔と声がうれしくて昔話に花を咲かせながら、「ところで、お名前は？」と最後まで聞けなかった経験はありませんか？　年をとるにつれて人の名前が出てこなくなります。声も顔も思い出せるのに不思議です。

問題は、その「程度」です。正確に診断するには医師による診察が必要ですが、認知症とは、年をとるにつれて進む物忘れ以上に、物事を記憶したり思い出したりするのがむずかしくなったり、物事を認知する能力が衰えたりして、それが生活に支障をきたすようになった状態をいいます。

認知症は増えたか？

認知症は、脳血管性とアルツハイマー型に大きく分かれます[※1]。脳血管性はいわゆる脳卒中、特に脳梗塞がベースとなるものです。冒頭の問いの図を見てください出典①②。１９９２年以後、２つの研究とも調査ごとに有病率は上昇し続け、最後の調査では10％を超えています。特に増えたのがアルツハイマー型の認知症で、これがCです。Bは脳血管性の認知症です。また、後期高齢者に限ると認知症の有病率は全体の5割近くにも上り、その半数以上がアルツハイマー型だったと報告されています。日本全体における推移は調査がむずかしく明らかにされていませんが、ほぼ同じ傾向にあるのではないかと思われます。

認知症が急に大きな社会問題になってきた背景には、高齢者、特に後期高齢者が増えたことと、その原因も治療方法もまだ充分に明らかにされていないアルツハイマー型認知症が増

※1　アルツハイマー型の認知症は、アルツハイマー病と呼ばれることもあります。

えたことの2つがあるようです。日本の人口構成は今後さらに高齢化しますから、認知症を患う人は確実に増えます。ではどうすれば予防できるか、エビデンスを見てみましょう。

脳神経には脂肪が豊富

脳神経をはじめ、神経組織は脂肪（脂質）を豊富に含んでいます。皮下脂肪と異なるのは、皮下脂肪がおもに飽和脂肪酸からできているのに対して、神経組織には多価不飽和脂肪酸が多いという点です。多価不飽和脂肪酸の中でもｎ－３系脂肪酸、特に、ＤＨＡ（ドコサヘキサエン酸）とＥＰＡ（エイコサペンタエン酸）[※2]という名前の脂肪酸が多いのが特徴です。

本当はそんなに単純ではないと思いますが、ＤＨＡとＥＰＡをたくさん食べれば脳が元気になって（活性化されて）、認知症を防げるかもと期待したくなります。ＤＨＡとＥＰＡは体内では合成できず、脳の中にあるＤＨＡとＥＰＡはすべて食べ物に由来します。ですから、あながちうそではないかもしれません。

魚で認知症を防げるか？

ＤＨＡとＥＰＡが魚に豊富なのは有名です。そして、それは事実です。魚の摂取頻度と認知症の発症率との関連を調べた4つのコホート研究をまとめた結果が図1です 出典3。魚をまったく食べなかった人たちに比べると、魚の摂取頻度が多くなるほど、(病型を問わない)全体としての認知症にもアルツハイマー型認知症にもかかりにくくなることがわかります。

※2　これは慣用名。正しく（学術的に）は、IPA（イコサペンタエン酸）が使われる。

認知症は魚で防げるでしょうか。

report

図1　魚の摂取頻度と認知症発症率の関連

出典❸

世界で行なわれた4つのコホート研究のまとめ（メタ・アナリシス）。
中央の実線が相対危険を、その上下にある▒▒の部分がその95%信頼区間を示す。

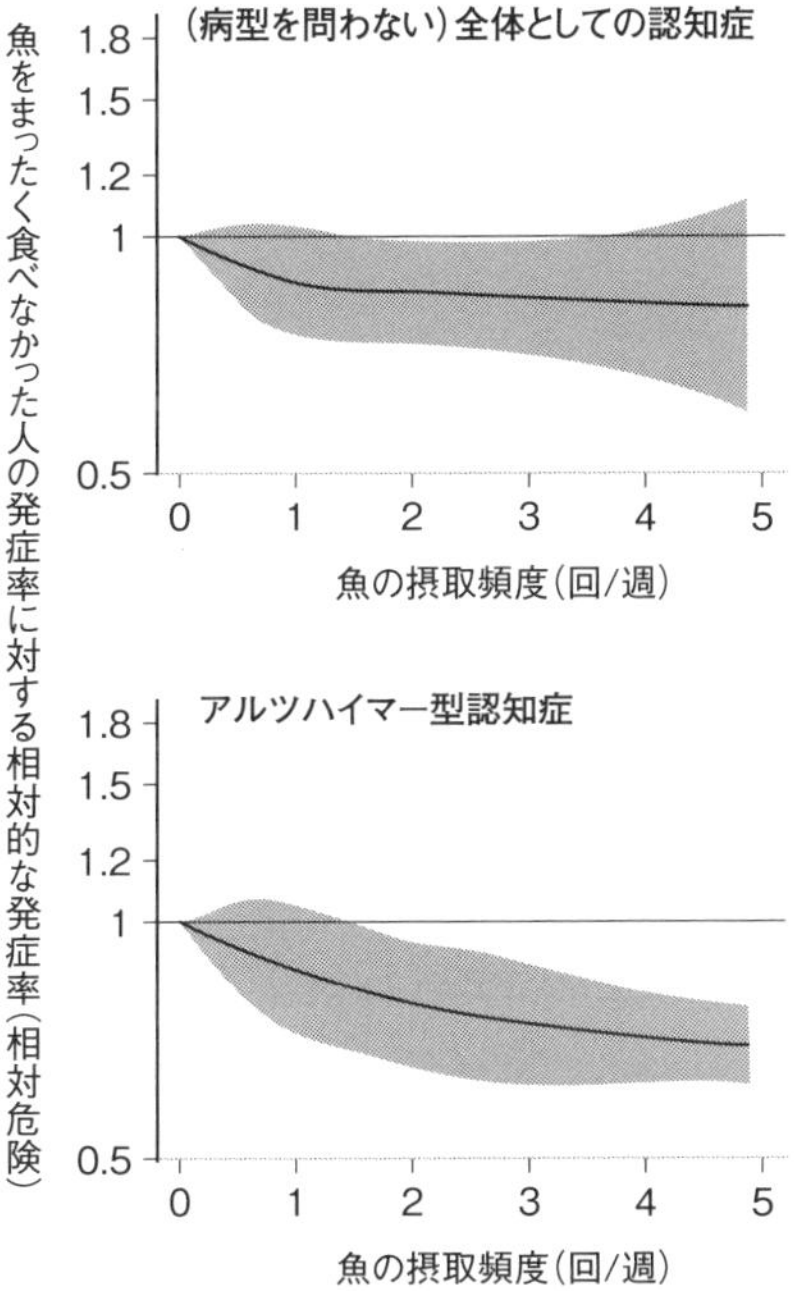

国	対象者	年齢	追跡期間	認知症（全体）	アルツハイマー型
フランス	8,085人	65歳	3.48年	○	○
オランダ	5,395人	55歳	9.6年	○	○
アメリカ	2,233人	65歳	5.4年	○	○
オランダ	5,386人	55歳	2.1年	○	○
	（合計）21,099人	（平均）* 60歳	（平均）* 5.1年		

＊ 表中の数値から計算（推定）した。

細かいところは少し異なりますが、認知症全体でもアルツハイマー型認知症でも、魚をまったく食べなかった人に比べると魚を食べていた人のほうが少し発症率が低いようです。

でも、もう少し注意深く読むほうがよいようです。アルツハイマー型認知症では、魚をよく食べていた人たちほどリスクが低い傾向が見られました。しかし認知症全体では、相対危険の95％信頼区間に注目すると、その上限はすべての摂取頻度で1・0付近にあります。これは、「魚を食べたら認知症にかかりにくくなる」と結論するのは微妙だということを示しています。しかも、図の曲線は週に5回の手前までしかありません。それ以上の頻度は研究がないのです。日本人高齢者（65歳以上）の魚摂取量は1日あたり平均84ｇ※3くらいで、たとえば、1回あたりに80ｇ食べると仮定すると、平均摂取頻度は週に8回と少しです。つまり、日本の高齢者がもっと魚を食べるほうがよいかどうかは、まだわかっていないわけです。

予防方法をまとめると……

少し残念な結果でしたが、たとえここまでの話がなかったとしても、魚だけで認知症が防げると信じる人はいないでしょう。そこで、今までの研究を基に予防方法をまとめてみました（表 出典④）。認知症の病型の一つが脳血管性であることから予想されるように、血圧と血中コレステロールを上げないこと、そして、タバコを吸わず、肥満に気をつけることがあげられています。まず、これらの実行が先決です。

食習慣では、魚を食べるだけでなく、飽和脂肪酸を食べすぎないこと、地中海式の食事、血中ホモシステイン濃度を上げないビタミン類、抗酸化力を持つビタミン類などがあげられています。ほかには、身体活動（運動）の予防効果も見逃せません。

※3　令和元年国民健康・栄養調査による。75歳以上男女。

これまでの研究からどんな予防法がわかっているでしょうか。

report 2

表 認知症の予防方法

出典❹

認知症の危険因子・予防因子を調べた今までの疫学研究のまとめ。遺伝因子と病気を除いて、予防方法としての観点からまとめたもの。それぞれの信頼度や予防効果はかならずしも同じでない。

分類	予防方法
中年期における健康状態*1	・血圧を上げない ・肥満や過体重にならない ・血中コレステロールを上げない
心理社会的因子	・複雑な労働や作業に携わる ・豊かな社会ネットワークを持ち、積極的に社会参加する ・精神的な集中を要する作業や活動をする
生活習慣	・禁煙する ・身体活動量を増やす（運動をする）
食習慣	・地中海式食事をとる ・多価不飽和脂肪酸と魚類に関連する脂質をとる ・飽和脂肪酸をとりすぎない ・ビタミンB_6、B_{12}、葉酸をとる（血中ホモシステイン濃度の上昇を防ぐ）*2 ・抗酸化ビタミン類（ビタミンC、E）をとる
その他	・「うつ」にならないようにする

＊1　高齢期では危険因子とならない。
＊2　ホモシステイン自体は栄養素ではない。ビタミンB_6、B_{12}、葉酸の摂取不足、その他の影響によって血中ホモシステイン濃度が上昇し、認知症の危険因子となることが知られている。

血圧、血中コレステロール、禁煙、肥満予防、運動といった生活習慣病に共通する予防方法が並んでいます。また、食事については、魚を食べるだけでなく、飽和脂肪酸を食べすぎないこと、地中海式の食事、血中ホモシステイン濃度を上げないビタミン類、抗酸化力を持つビタミン類などがあげられています。

組み合わせ作戦はどうか？

ニューヨークに住む平均年齢77歳の高齢者の生活習慣を調べて、その後、5年以上にわたってアルツハイマー型認知症の発症率を調べた研究があります 出典5。興味深いのは、運動習慣と食習慣の組み合わせ効果を調べた点、さらに、飽和脂肪酸が少なく、ビタミンCやビタミンE、ビタミンB_6、葉酸が豊富なことなど 出典6、表 にあげられた栄養素が整っている食事として有名な地中海食を食習慣の指標として用いた点です。地中海食の特徴については、第1章第4話の 図1 （51ページ）でも紹介しました。

結果は 図2 のとおりです。12年後の値を見ると、身体活動のレベルと食習慣のレベルが両方とも低かった高齢者は4割以上の人が認知症にかかっていたのに比べて、両方とも高かった高齢者では3割弱にとどまり、片方だけ高かった高齢者はその中間でした。

しかし、この結果は和食を地中海食に変える理由にはなりません。地中海食スコアが低い食習慣とは、和食のことではなく、いわゆる欧米型の食習慣だからです。現時点においては、和食と地中海食を比べた研究は見当たりません。

今できること、すべきこと

2つのことがわかりました。まず、血圧管理など、脳血管性認知症の予防を徹底して行なうこと、次に、運動と 表 にある複数の栄養素を組み合わせた食事を心がけることです。

予防によいとされることを組み合わせるとどうでしょうか。

report 3

図2 運動習慣と食習慣（地中海食のスコア）と認知症との関連　出典⑤

ニューヨークに住む平均年齢77歳の高齢者1,880人を対象として、運動習慣と食習慣（地中海食のスコア）の組み合わせがアルツハイマー型認知症の発症に及ぼす影響を調べたコホート研究。研究（追跡）開始時からのアルツハイマー型認知症にかかっていない人の割合（%）の推移。研究（追跡）期間が対象者によって異なったため、対象者数は研究（追跡）年数によって異なり、徐々に少なくなる。

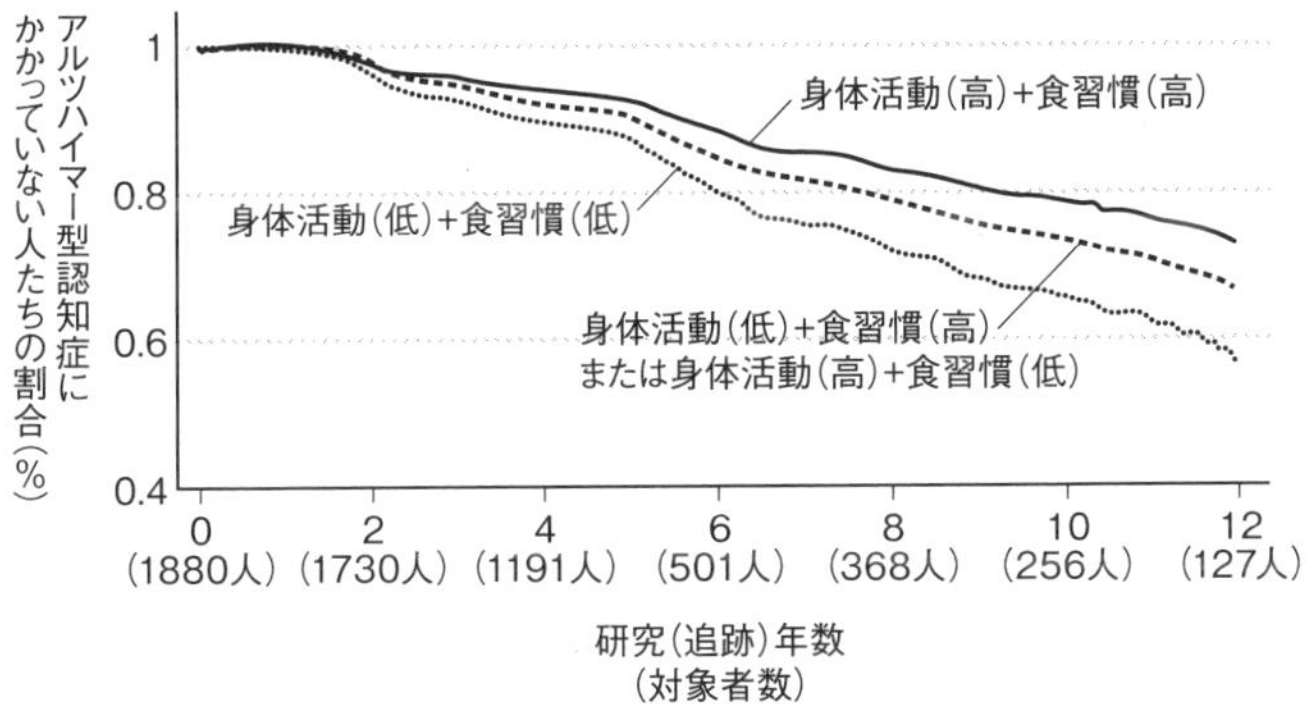

食習慣の指標に使われた地中海食スコアは次のように決められた。食物摂取頻度質問票を用いて食品と栄養素の習慣的な摂取量を調べ、対象者ごとに、果物・野菜・豆類・穀類・魚の摂取量が対象者全員の中央値よりも多かった場合、乳製品・肉の摂取量が対象者全員の中央値よりも少なかった場合、一価不飽和脂肪酸の摂取量を飽和脂肪酸の摂取量で割った比が対象者全員の中央値よりも多かった場合、アルコールの摂取量が中程度（ゼロより多く1日あたり30g未満）だった場合に、それぞれ1点を与えた（満点は9点）。合計点が3点以下なら「低」、6点以上なら「高」とした。

身体活動のレベルは次のように決められた。身体活動といえる活動をなにもしていなかった場合に「低」、強度の高い身体活動を週に1.3時間以上、または、中程度の身体活動を週に2.4時間以上、または、強度の低い身体活動を週に3.8時間以上していた場合、または、これらの活動が組み合わさっていた場合に「高」とした。

12年後の値を見ると、身体活動のレベルと食習慣のレベルの両方とも高い高齢者は、両方とも低い高齢者に比べて、アルツハイマー型認知症の発症率がかなり少なくなっていました。

でも、なかなかむずかしいので、できればかかりつけ医の病院や医院の医師や看護師、または定期健康診断の結果を説明してくださる保健師のかたなどを通じて、お近くの管理栄養士に相談をお願いすることをおすすめします。ある一つの食べ物や栄養素、サプリメントの効果はまだ不確かであり、たとえ有望なものが見つかったとしても、単独での効果はわずかでしかありえないと考えるほうがよいでしょう。

ところで、**表**には心理社会的因子という項目があり、「複雑な労働や作業」「豊かな社会ネットワーク」とあります。認知症の心配をしながら、1人でテレビばかりながめている暮らしがじつは危ないということがわかります。「うつを避けたい」ともあります。くよくよせず毎日を明るく楽しく生きる姿勢こそが認知症を遠ざけるいちばんの方法だとエビデンスは教えています。

たとえば、久しぶりに少しだけ手のこんだ料理を作って（複雑な作業）、友だちを誘って（豊かな社会ネットワーク）、よもやま話に花を咲かせるのはいかがでしょうか。少しくらい名前が出てこなくてもだいじょうぶ。あの人、あのころ、あそこで通じ合えるのが旧知の仲のよいところですから。

結論

単独での効果よりも……。

認知症は複雑です。魚だけ、DHA・EPAだけといった単独の栄養素や食品、そしてサプリメントでの予防は望み薄のようです。でも、脳血管性認知症には、血圧や体重、血糖の管理など、私たちにもできる予防策がすでにあり、これらが先決です。そして、アルツハイマー型認知症の予防には運動といくつかの栄養素が候補としてあげられています。これらを心がけたうえで、「豊かな社会ネットワークを保ち、明るく楽しく暮らす」ことがコツだと現在のエビデンスは教えてくれています。

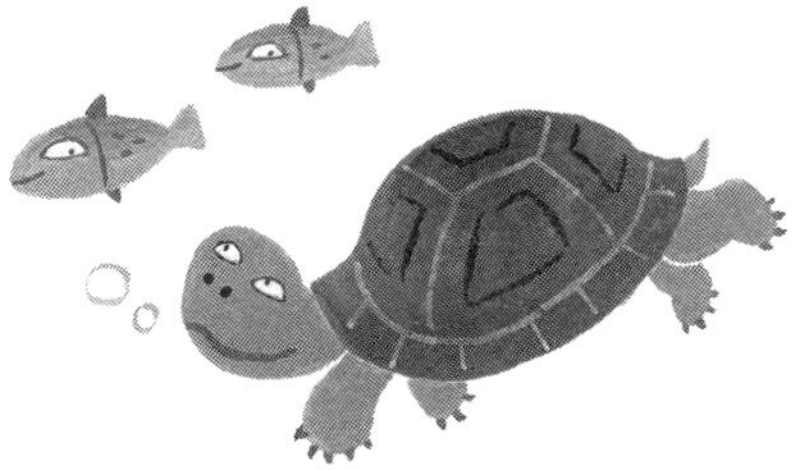

出典

① Ohara T, et al. Trends in dementia prevalence, incidence, and survival rate in a Japanese community. Neurology 2017; 88: 1925-32.
② Shimizu H, et al. Secular trends in the prevalence of dementia based on a community-based complete enumeration in Japan: the Nakayama Study. Psychogeriatrics 2022; 22: 631-54.
③ Zhang Y, et al. Intakes of fish and polyunsaturated fatty acids and mild-to-severe cognitive impairment risks: a dose-response meta-analysis of 21 cohort studies. Am J Clin Nutr 2016; 103: 330-40.
④ Mangialasche F, et al. Dementia prevention: current epidemiological evidence and future perspective. Alzheimers Res Ther 2012; 4: 6.
⑤ Scarmeas N, et al. Physical activity, diet, and risk of Alzheimer disease. JAMA 2009; 302: 627-37.
⑥ Feart C, et al. Adherence to a Mediterranean diet and energy, macro-, and micronutrient intakes in older persons. J Physiol Biochem 2012; 68: 691-700.

20倍食べれば20倍健康になるといつまで夢を見ているのだろうか？

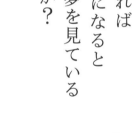

原因（X）が増えればそれに応じて結果（Y）も増える（または減る）とき、両者の間に「量・反応関係」が成り立っているといえます。栄養素や食品の摂取量とその健康影響（健康効果）にも当てはまります。しかし、その関連は単純な直線とは限らず、曲がっていたり、途中で途切れたり折れ曲がったりしています。４つの事例を通して、「量・反応関係」のむずかしさ、複雑さについて考えます。

第4章

どれだけ食べれば…？

量・反応関係

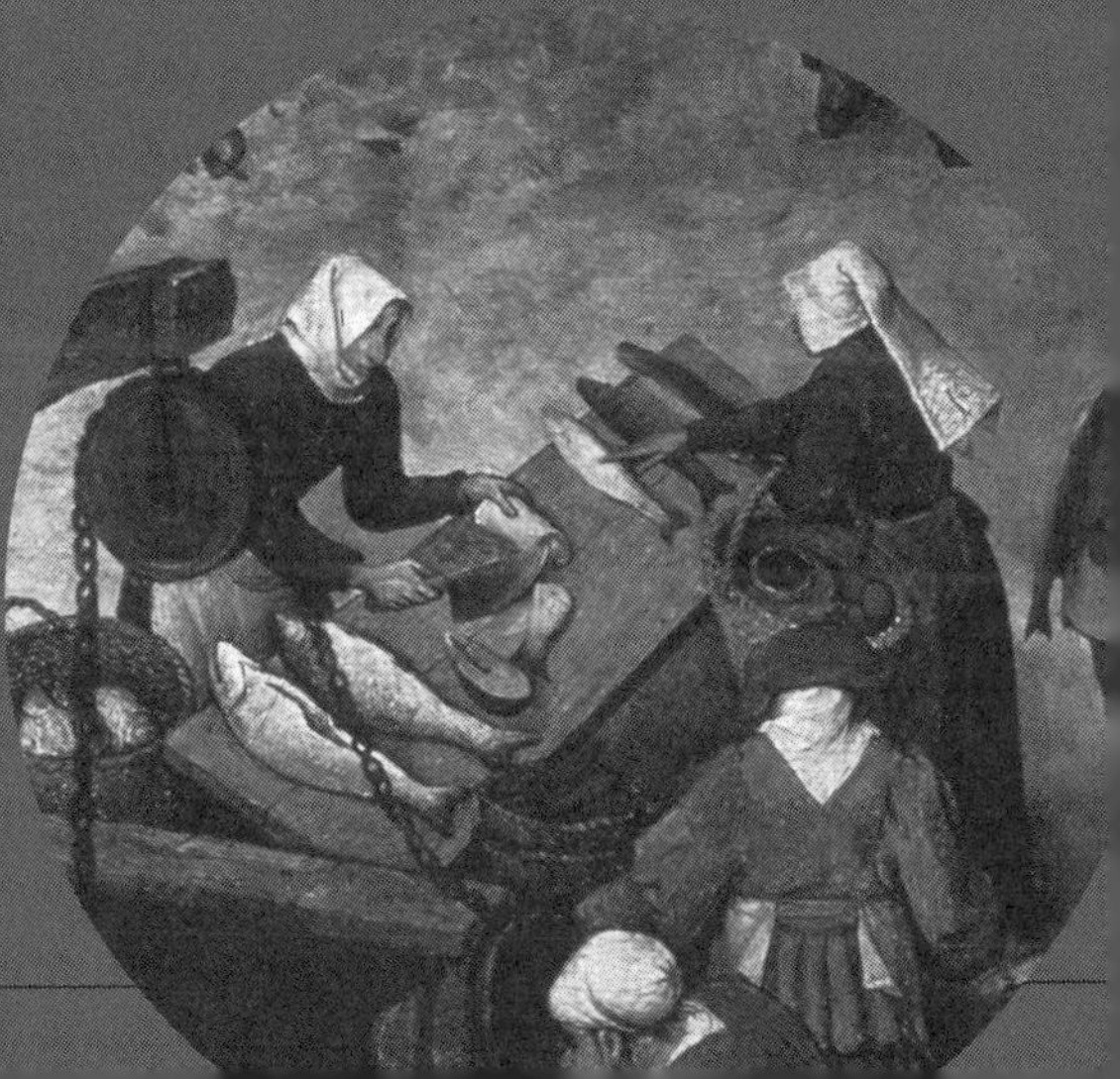

1「β-カロテンで肺がん予防」の教訓

摂取量の違いと結果の違い

問い

下の図でβ-カロテンのサプリメントを飲んだのは群Aと群Bのどちらでしょうか。

・答えは本文中にあります。

β-カロテンとがんとの関係

出典❶

β-カロテンのサプリメントを飲んだ群とβ-カロテンが入っていないサプリメントを飲んだ群（およそ1万5000人ずつ）で、サプリメントを飲んでいた5～8年の間にがんにかかった人数（ATBCトライアル）。

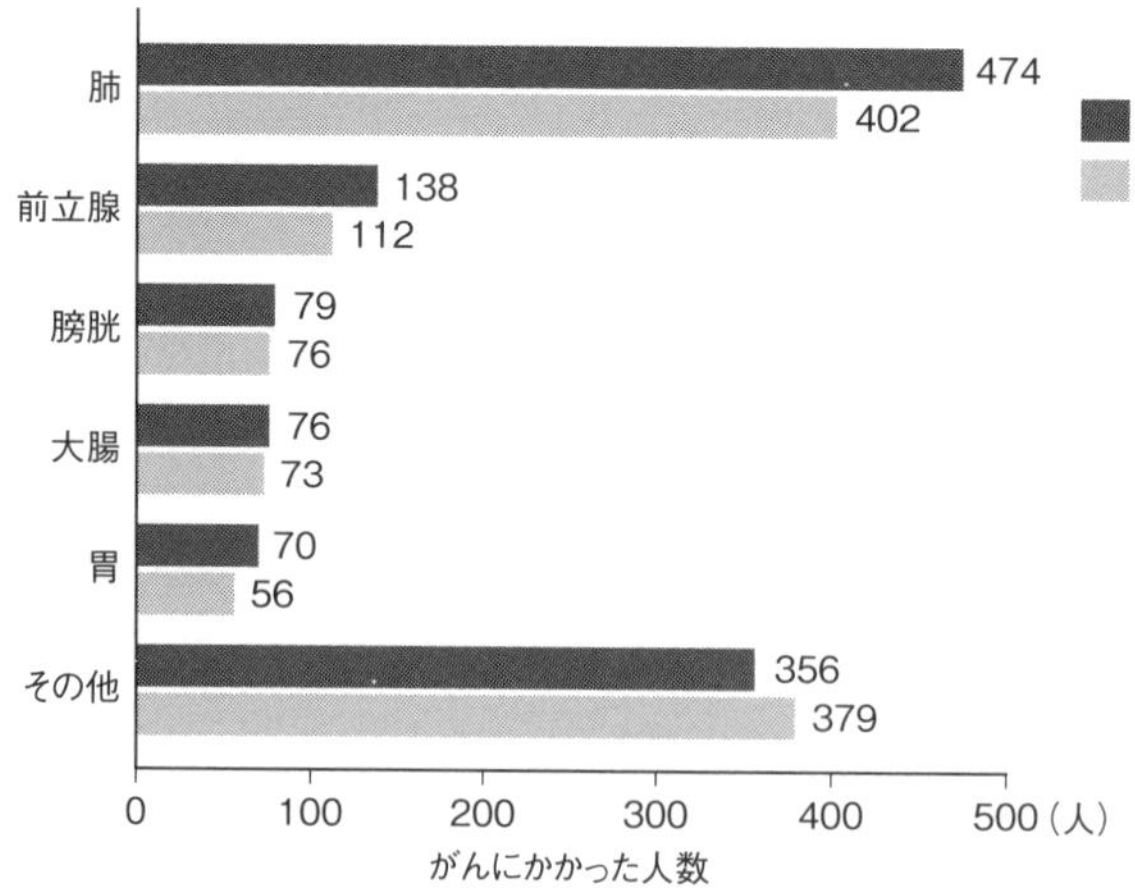

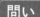

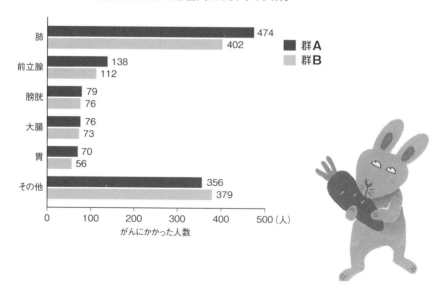

「○○（という栄養素）の摂取量が多いほうが××（という病気）にかかりにくい」という研究結果を目にしたら、○○を積極的に摂取するのがよいと思いますか？　たとえば、カルシウムが多いほうが骨が折れにくい、魚に豊富なＤＨＡやＥＰＡという脂肪酸が多いほうが認知症になりにくい、葉酸という水溶性ビタミンが多いほうが心筋梗塞にかかりにくいといったぐあいです。

実際には、研究結果と社会応用の間にはまだ相当の隔たりがあり、研究の結果を日常生活に応用するためには、明らかにすべき課題や条件がたくさんあります。ここでは、その中の一つ、「量・反応関係」について考えてみます。

今から40年近く前の話です。にんじんに代表される緑黄色野菜を多く食べている人はそうでない人に比べて肺がんにかかりにくい傾向にあることがいくつかの研究で示されていました。カロテノイドが候補物質としてあがり、中でもβ-カロテン（β-カロチンとも呼びます）が注目されました。

β-カロテンは肺がんを増やすのか

肺がんが喫煙者に多いことは当時すでにわかっていました。そこで１９８５年、喫煙習慣のあるおよそ３万人の健康な成人男性に参加を依頼して、ＡＴＢＣトライアルと呼ばれる大がかりな研究がフィンランドで始まりました。

３万人を無作為に４つの群（グループ）に分け、それぞれの群に、β-カロテンとビタミンE（くわしい栄養素名はα-トコフェロール）が入ったサプリメント、β-カロテンだけ入ったサプリメント、ビタミンEだけ入ったサプリメント、なにも入っていないサプリメントを飲んでもらい、どの群に肺がんが多く発症するかを5年間から最長8年間観察するというものでした。ほかのがんやがん以外の病気の発症状況もくわしく調べられました。

ここで「無作為に」というところがミソで、β-カロテンもビタミンEも飲んでみたいから両方入っているサプリメントを飲む群に入りたいといっても無理なのです。そして、参加者自身はどのサプリメントを飲んでいるのかわからないようにしました。さらに、参加者にサプリメントを渡している人にもどのサプリメントを渡しているのかわからなくするといった念の入れようでした。

そして、4つの群のうち、β-カロテンの有無によって2つの群に分けて、それぞれの群で何人に肺がんが発症したかを調べました。なお、ビタミンEは抗酸化栄養素の代表で、やはりがんの予防効果が期待されていました。この2つの栄養素の肺がん予防効果を一度に調べるのがこの研究の目的でした。研究計画の概要は、図1のようになります出典1。

ぼくだったらβ-カロテンもビタミンEも入っているサプリメントに当たってほしいなあと一瞬、思います。でもおちついて考えれば、この時点では本当に効くのかどうかわかっていないわけですから、どの群に入ったほうが得かなんてわからないわけです。試験管や実験動物を使った研究だけではなく、本当に効果があるかどうかを人間の生活の中で確かめなければなりません。

問いの図の結果を生み出したATBCトライアルとは？

report 1

図1　ATBCトライアルの研究計画の概要

出典❶

３万人を無作為に４つの群に分け、β-カロテンとビタミンEが入ったサプリメント（１群）、β-カロテンだけ入ったサプリメント（２群）、ビタミンEだけ入ったサプリメント（３群）、なにも入っていないサプリメント（４群）をそれぞれ飲んでもらい、どの群で肺がんが多く発症するかを５年から８年間観察。

ATはα-トコフェロールの頭文字、BCはβ-カロテンの頭文字で、「ATBCトライアル」という。

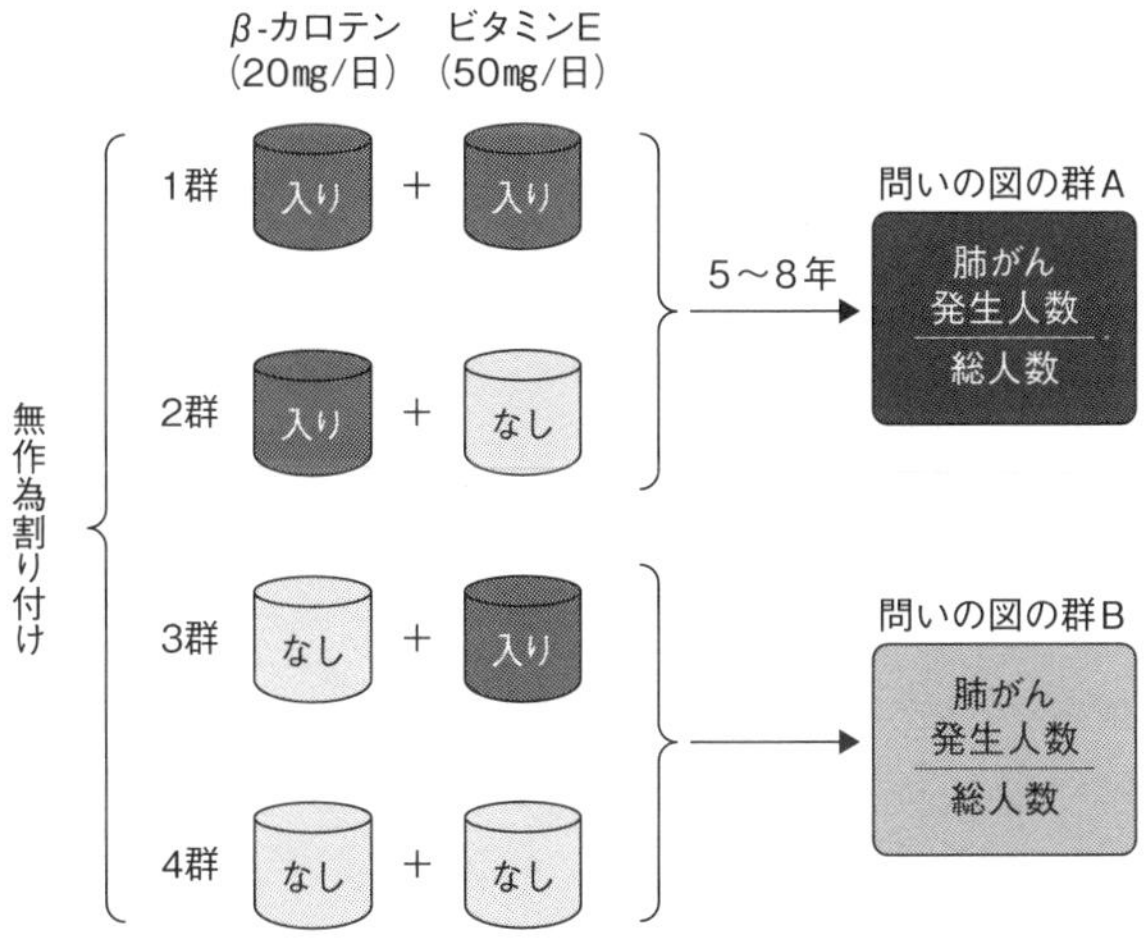

この方法だと一つの研究で、β-カロテンとビタミンE、２つの効果を同時に確かめることができます。

8年間の時間と3万人の命をかけて、問いの図のような結果が出ました。群**A**がβ-カロテンを飲んでいた群、群**B**がβ-カロテンを飲んでいなかった群です。β-カロテンは肺がんを予防するどころか、「肺がんを増やす」という結果に世界中が驚きました。それまでに行なわれた研究は全部ウソだったのでしょうか？ そこで、食事調査で調べたカロテノイド摂取量と肺がんの発症率との関連を調べた研究に戻って考えてみましょう。

食事からのカロテノイド摂取量と肺がん発症率に見る矛盾

習慣的な食事を調べるということはとてもむずかしく、まして多くの人（数万人から数十万人）に対して、習慣的な食事をβ-カロテンの摂取量を計算できるほどくわしく調べ、その後、だれががんにかかるかを調べるには、研究者の努力だけでなく、参加者の献身的な協力と情報提供、そして社会のサポートが欠かせません。しかし、がん予防は社会的にもとてもたいせつですから、この種の研究は多くの国で行なわれています。

β-カロテンはカロテノイドという栄養素の一種で、おもなカロテノイドはほかに、α-カロテン、リコペン（リコピンとも呼びます）、β-クリプトキサンチン、ルテイン、ゼアキサンチンがあります。これらカロテノイドの摂取量の多い・少ないとその後（最長14年後まで）の肺がん発症率との関連について、4か国で別々に行なわれた7つの研究のデータを**図2**にまとめました 出典❷。研究に参加した合計人数はなんとおよそ40万人で、3165人に肺がんが発症しました。注目すべき結果は、どの種類のカロテノイドも摂取量が「最

もう一つ、別の研究でカロテノイドと肺がんとの関係を見てみましょう。

report 2

図2　カロテノイドと肺がんとの関係

出典❷

健康な人を対象として通常の食品からの習慣的なカロテノイド摂取量を調べ、その後（最長14年後まで）の肺がん発症率を観察した7つの研究（合計およそ40万人）をまとめた結果。各カロテノイド摂取量が最も少なかった群における肺がん発症率と比べた、ほかの摂取量の群における相対的な肺がん発症率（相対危険）。

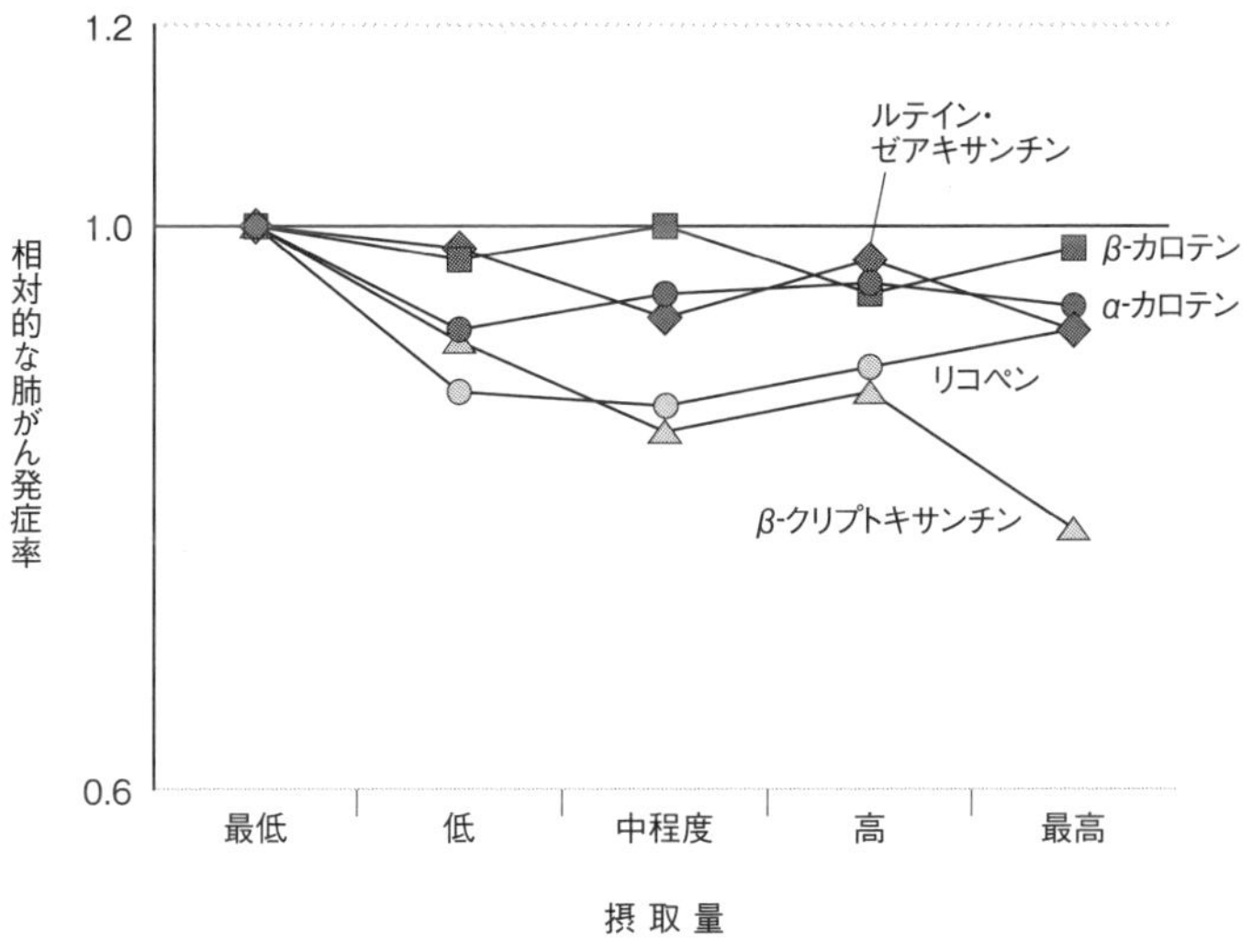

どのカロテノイドも、摂取量が最も少ない人（最低）よりも多い人のほうで肺がんの発症率が少なかったことがわかります。β-カロテンの予防効果は、ほかのカロテノイドと比べると控えめなようです。

低」の人よりも多い人のほうで肺がんの発症率が少なかったことと、β-カロテンの予防効果がきわ立っているわけではなく、ほかのカロテノイドと比べるとむしろ「わずかな効果」と表現するのが適当ではないかという点です。それにしても肺がんが増えたわけではありませんから、ATBCトライアルとは結果が矛盾します。

摂取量の範囲を見極める

習慣的な食事を調べた先ほどの研究のポイントは、サプリメントではなく、にんじんなど普通の食品から摂取したカロテノイドに限っているところです。そこで、通常の食事から摂取するβ-カロテンの量とATBCトライアルでサプリメントから摂取した量を比べたものが図3です 出典③④⑤。

じつはこのころ、ATBCトライアルと前後して、サプリメントを使ったβ-カロテンの肺がん予防効果を調べる大規模な研究がアメリカ、中国、オーストラリアで合計5件行なわれていました。そのときの摂取量も入れてみました。通常の食品から摂取している量と、サプリメントから摂取した量との間には明らかな開きがあります。その後の研究もふまえると、どうも、摂取量の違いが肺がんを「防ぐ」か「起こす」かという正反対の結果を招いたようです。

「量・反応関係」とは、原因となるものの量（この場合はβ-カロテン摂取量）に結果（この場合は肺がんの発症率）がほぼ比例（正比例または反比例）することをいいます。β-カ

report 3

種々のβ-カロテン研究において、どのくらいの量のβ-カロテンを摂取しているでしょうか。

図3 種々のβ-カロテン研究におけるβ-カロテン摂取量の比較 出典③④⑤

通常の食事から摂取したβ-カロテンと、ATBCトライアルなどサプリメントを使った研究で摂取したβ-カロテンの摂取量を比べた結果。

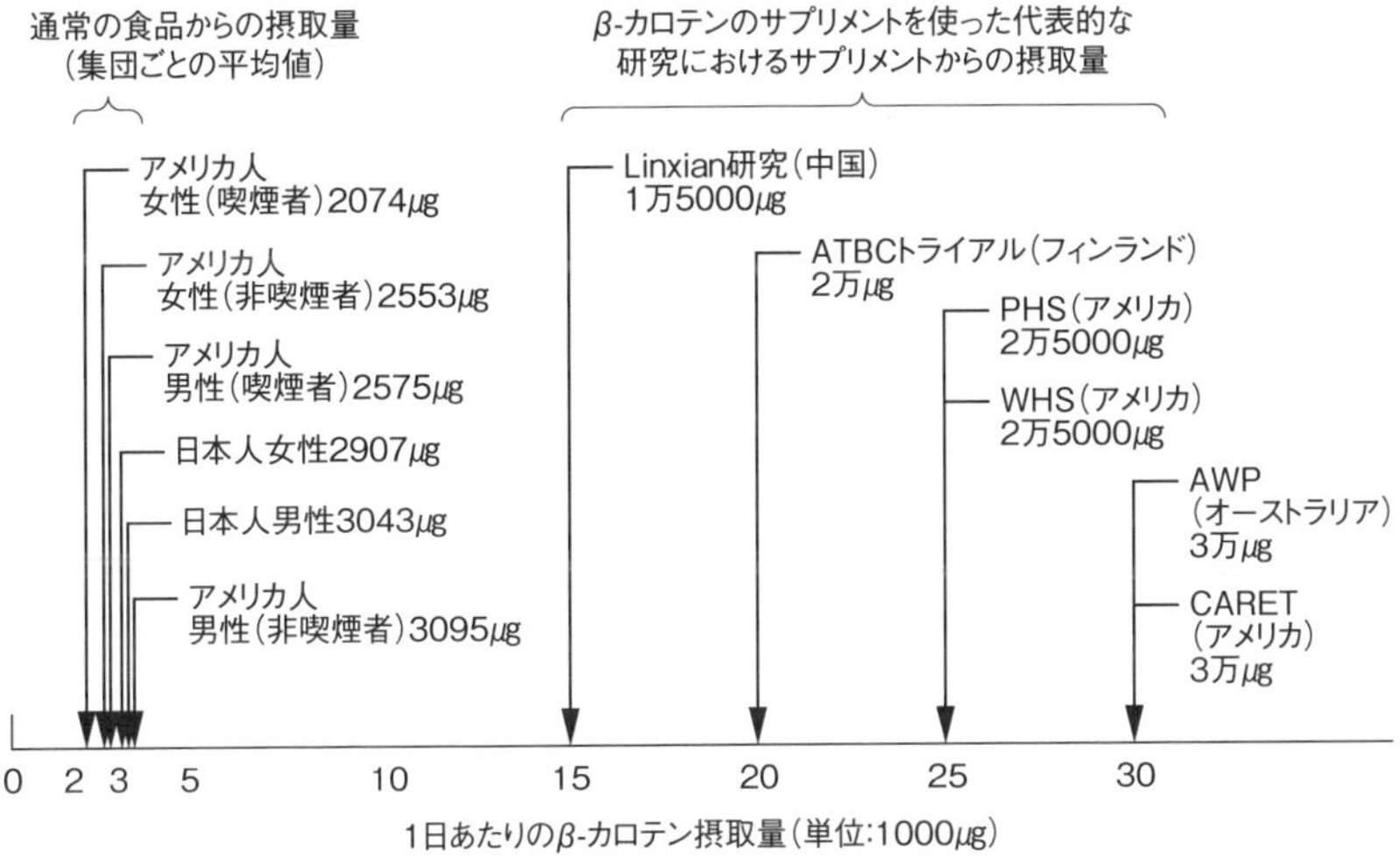

通常の食事から摂取していたβ-カロテンはそれぞれの集団の平均値で示しました。サプリメントを使った研究で摂取したβ-カロテンはサプリメントからのものだけで、通常の食事から摂取したβ-カロテンは含んでいません。

ロテン摂取量による肺がん予防効果を「量・反応関係」の観点からまとめると次のようになるでしょう。

「通常の食品から摂取できる範囲では〝負の量・反応関係〟があるが、それを超えると〝正の量・反応関係〟に変わるのかもしれない」

緑黄色野菜などから少しだけ食べているβ-カロテンに肺がんを予防する効果があるのなら、サプリメントにしてたくさん摂取すればもっと効くだろうと考えるのは無理からぬことでしょう。しかし、「量・反応関係」の考え方は、効く・効かないという結果を尋ねる前に、研究で観察された（使われた）摂取量の範囲を尋ね、得られた結果をその範囲内で解釈し、その範囲内で用いることのたいせつさを教えてくれます。

なお、逆もまた真なりで、ある栄養素をサプリメントのレベルで摂取すると、ある病気への予防効果や治療効果が期待できることが示されたからといって、同じ栄養素を含む食品にも同じ効果があるという保証はないわけです。

結論

摂取量の範囲に注意します。

ATBCトライアルは、栄養素と病気の予防に関して、その研究方法から研究結果の利用方法に至るまで、私たちに貴重な教訓を残してくれました。それは、効く・効かないという結果を尋ねる前に、研究で観察された（使われた）摂取量の範囲を尋ね、得られた結果をその範囲内で用いるという「量・反応関係」の考え方に集約されます。

8年間の時間と3万人の命をかけて得られたたいせつな教訓です。研究結果を生活に生かすときの基本的な知識として、すべての人に知っていただきたいものです。

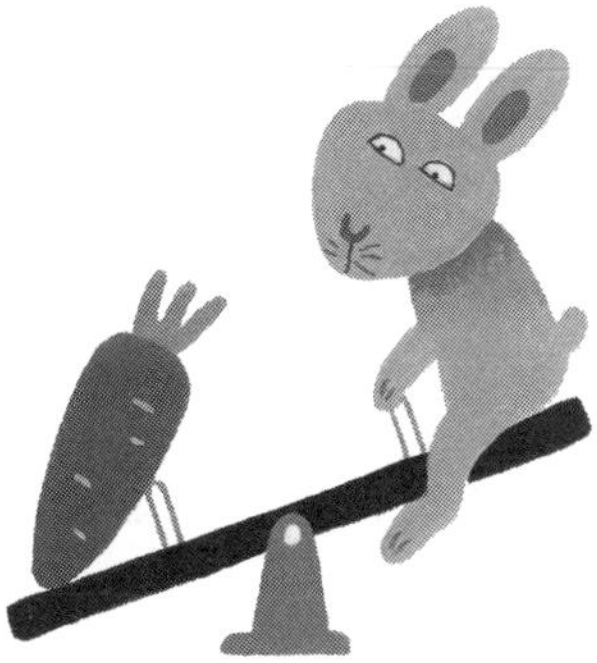

出典

① The Alpha-tocopherol, Beta carotene Cancer Prevention Study Group. The effect of vitamin E and beta carotene on the incidence of lung cancer and other cancers in male smokers. N Engl J Med 1994; 330 : 1029-35.
② Männistö S, et al. Dietary carotenoids and risk of lung cancer in a pooled analysis of seven cohort studies. Cancer Epidemiol Biomakers Prev 2004; 13 : 40-8.
③ Gallicchio L, et al. Carotenoids and the risk of developing lung cancer : a systematic review. Am J Clin Nutr 2008; 88 : 372-83.
④ Wei W, et al. Association of smoking with serum and dietary levels of antioxidants in adults : NHANES Ⅲ, 1988-1994. Am J Public Health 2001; 91 : 258-64.
⑤ Kobayashi S, et al. Both comprehensive and brief self-administered diet history questionnaires satisfactorily rank nutrient intakes in Japanese adults. J Epidemiol 2012; 22 : 151-9.

2 葉酸で循環器疾患予防

飽和する栄養素

問い

血中ホモシステイン濃度が高いことは、心筋梗塞や脳梗塞などの循環器疾患の原因になることが知られています。下図の4つの曲線のうち、結果を正しく表わしたものは1つだけです。どの線が正しいでしょうか？

・答えは本文中にあります。

葉酸摂取量を増やしたときの
血中ホモシステイン濃度の低下の割合（%）　出典❶

25の研究のまとめ。葉酸摂取量がゼロの状態と比べたときの血中ホモシステイン濃度の低下の割合を縦軸にとってある。

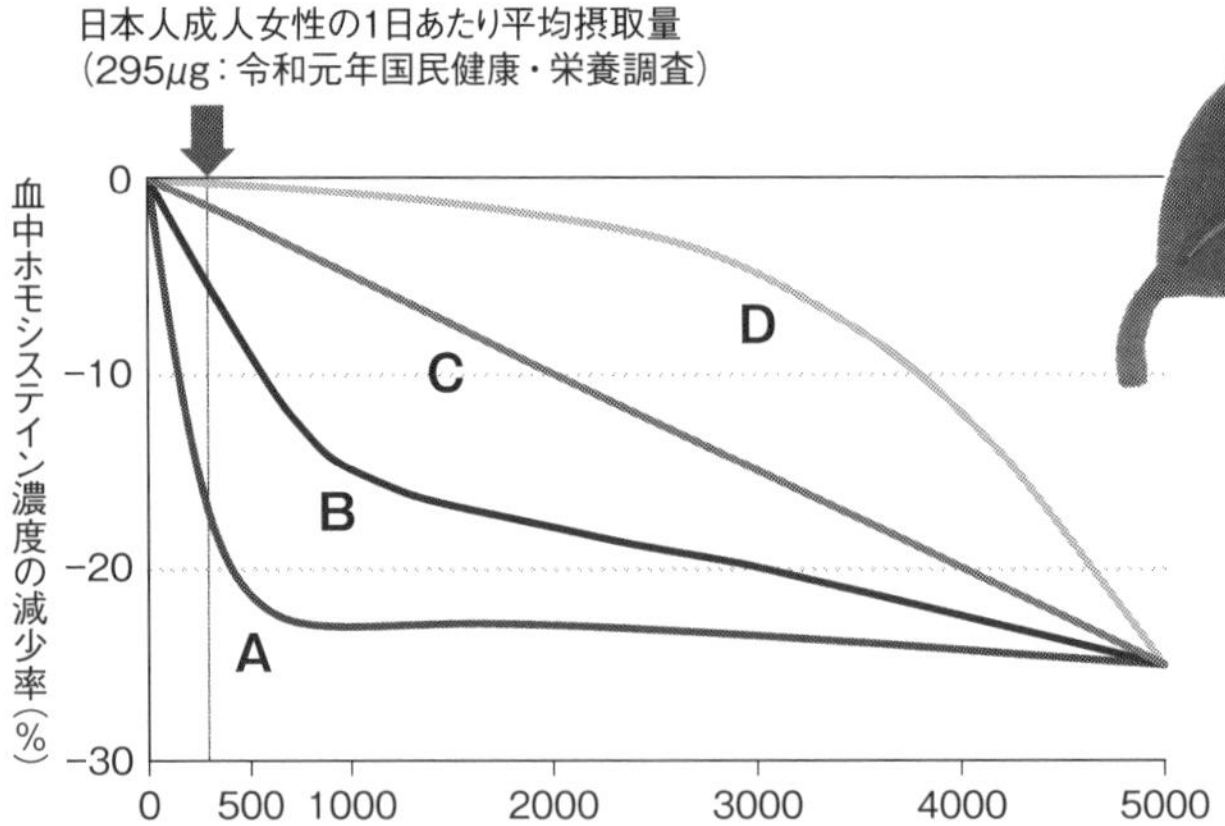

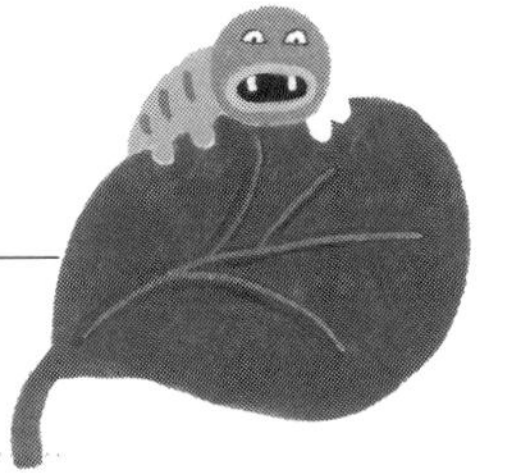

日本人の死因の大半を占める三大生活習慣病といえば、がん、脳卒中、心筋梗塞です。そのうち、脳卒中と心筋梗塞を合わせて循環器疾患と呼ぶのはご存じでしょう。

循環器疾患の原因といえば高血圧や脂質異常症（高脂血症）がありますが、そのほかに高ホモシステイン血症があり、動脈硬化に関連して心筋梗塞や脳梗塞（脳卒中の一種）の原因となることが知られています。つまり、血圧、血中脂質、血中ホモシステインが3つとも全部低めだと循環器疾患にかかりにくい健康体といえるわけです（ただし、血圧と血中脂質に比べると血中ホモシステインの影響は相対的にやや小さいようです）。

血圧と血中脂質を低くおさえるために食事で気をつけたい点はご存じでしょう。では、血中ホモシステインを低くおさえる食習慣（栄養素）はご存じでしょうか。この候補として、水溶性ビタミンの一種である葉酸が注目されています。

そこで、どのくらい葉酸を食べると血中ホモシステインがどのくらい下がるかを調べた結果を右の**図**にしてみました（出典❶）。正解は**A**です。1日あたりの摂取量として500μgまでは血中ホモシステイン濃度の低下は大きく、それ以上の量ではゆるやかになることがわかります。なお、日本人の成人女性の摂取量は平均295μg[※1]です。

葉酸の摂取と心筋梗塞の発症率

葉酸をたくさん摂取している人は循環器疾患にかかりにくいのでしょうか？　心筋梗塞を例にあげると、世界におもな研究が6つあり、そのうち結果を図示できる5つについて

※1　令和元年国民健康・栄養調査による。

図1上にまとめてみました 出典②③④⑤⑥。

ここで一つ注意をさせてください。人の食べ方と病気のかかり方の関係を調べる場合、いろいろな測定誤差が混入します。たとえば、葉酸摂取量は数多くの食品の摂取頻度や摂取量から計算しますが、どの食品をどのくらいの頻度でどのくらいの量を食べているか正確に答えられる人はまれでしょう。そして、葉酸摂取量の調べ方も、心筋梗塞の発症の調べ方も、国や地域、年齢や職業も、喫煙習慣・肥満度・血圧といった心筋梗塞に関連する他の要因も研究ごとに少しずつ異なります。このような違いが重なるため、研究の結果はぴったりとは一致しません。これが栄養学や医学の研究のむずかしいところです。

そこで、目の焦点をぼかして「傾向」をながめてから**下図**を見てください。先ほどの問いの図の**A**から**上図**で示した葉酸摂取量の範囲に該当する部分を抜き出したものです。なんとなく似ていませんか？ 「高血中ホモシステイン→心筋梗塞」であることを考えれば、「高葉酸摂取→心筋梗塞予防」が**上図**で、「高葉酸摂取→低血中ホモシステイン」が**下図**だから似ていて当然かもしれません。そして、両方の図とも摂取量が増えるほど右下がりのカーブが少しずつゆるやかになる様子が特徴的です。

サプリメントの効果は？

では、サプリメントを使って葉酸をたくさん摂取したらどうでしょうか？ 心筋梗塞や脳卒中に一度かかった人や、血中ホモシステイン濃度が高い人たちなどが葉酸の効果に大きな

report 1

葉酸の摂取量と心筋梗塞の発症率との関係を見てみましょう。

図1　葉酸の摂取量と心筋梗塞の発症率

健康なときの葉酸摂取量とその後の心筋梗塞発症率との関連

出典❷❸❹❺❻

4か国で行なわれた5つの研究のまとめ。それぞれの研究において、最も葉酸摂取量が少なかった群の発症率に比べた、他のそれぞれの摂取量の群における相対的な発症率を縦軸にとってある。アメリカの研究のみ、サプリメントからの葉酸も含む。ほかの4つの研究は食事由来の葉酸のみで検討している。

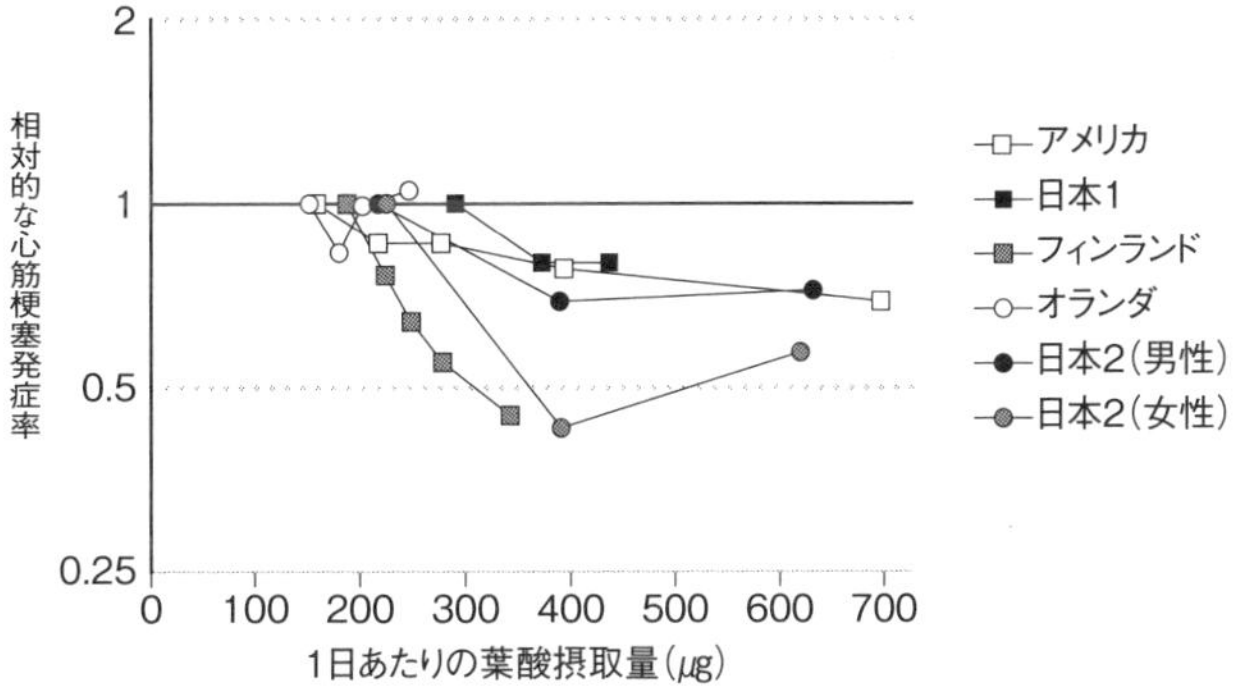

葉酸摂取量と血中ホモシステインの関係

問いの図の正解Aの曲線から、上図に該当する葉酸摂取量の範囲を抜き出したもの。

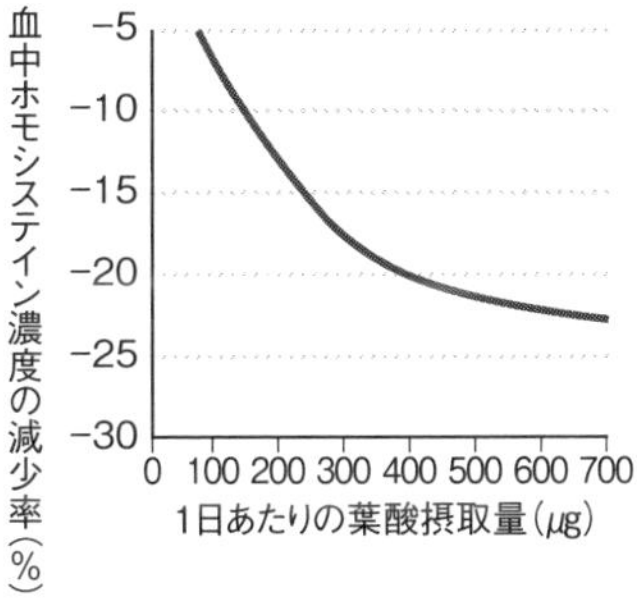

摂取量や発症の調べ方、国や地域、年齢や職業、喫煙習慣や肥満度、血圧などが研究ごとに少しずつ異なります。この程度の結果のばらつきは当然というべきでしょう。でも「傾向」をながめると、2つの図が互いに似ていることに気づきます。

期待を寄せるのは無理からぬことでしょう。実際にも、循環器疾患の再発予防やいわゆる高リスク群の人たち向けの予防を目的として行なわれた研究は代表的なものだけでも世界に16もあります（表 出典7）。

研究の規模も、葉酸のサプリメントの量も、飲んでいた期間も、そしてかかっていた病気も多岐にわたっていますが、対象者を2つの群に無作為に分けて一方の群に葉酸のサプリメントを、もう一方の群に偽薬（見かけは薬剤と変わらないが効果の期待できる成分が含まれないもので、プラセボと呼びます）を飲んでもらったのは同じです。そして、飲んでいる人にもサプリメントを渡す人にもそれが葉酸か偽薬かはわからないようにしました。「葉酸↓効きそう♪」という気分による効果（プラセボ効果と呼びます）を防ぐためです。

さて、サプリメントの効果はどうだったでしょうか？　葉酸の群と偽薬の群で、心筋梗塞と脳卒中の発症数を図2で比較しました。

この図は一つ一つの研究を木に見立てたもので、「森の形のプロット」と呼ばれます。複数の研究結果を1枚の図で表現するときに便利です。まず、下の横軸を見てください。これは相対危険と呼ばれる数値で、偽薬を飲んだ群に比べてサプリメントを飲んだ群で何倍くらい心筋梗塞や脳卒中が起こりやすかったかを示します。つまり、1より右側は偽薬のほうで、左側はサプリメントのほうで予防効果が大きいわけです。

では、結果を読みましょう。■の真ん中が相対危険です。数値を研究番号に添えておきました。そして、■の面積が研究の信頼度を表現しています。簡単にいえば、人数が多いほど、

サプリメントで葉酸を多く摂取するとどうでしょうか。

report 2

表　葉酸サプリメントの摂取と心筋梗塞・脳卒中の発症・再発予防を検討した代表的な研究

出典⑦

心筋梗塞や脳卒中に一度かかった人や血中ホモシステイン濃度が高い人たちを対象として、葉酸のサプリメントが心筋梗塞と脳卒中の発症（または再発）の予防に与える効果を検討した無作為割付比較試験：研究の方法のまとめ。

研究番号	研究開始前に持っていた病気	対象者数（人）	平均年齢（歳）	葉酸サプリメントの量（1日あたりμg）	摂取した期間（年）
研究①	糖尿病性腎症	238	60	2,500	3.0
研究②	脳卒中	8,164	63	2,000	3.4
研究③	高ホモシステイン血症	506	61	5,000	3.1
研究④	心筋梗塞	2,319	62	800	3.2
研究⑤	心筋梗塞	5,442	63	2,500	7.3
研究⑥	進行慢性腎疾患・終末期腎疾患	2,056	66	40,000	3.2
研究⑦	終末期腎疾患	186	49	4,286	2.0
研究⑧	心筋梗塞	2,815	63	800	3.5
研究⑨	心筋梗塞	5,522	69	2,500	5.0
研究⑩	慢性腎疾患	315	56	15,000	3.6
研究⑪	冠動脈狭窄	553	63	1,000	1.0
研究⑫	食道形成不全	3,318	54	800	6.0
研究⑬	心筋梗塞	593	65	500	3.5
研究⑭	心筋梗塞	12,064	報告なし	2,000	6.7
研究⑮	人工透析	114	64	5,000	2.4
研究⑯	冠動脈ステント手術施行後	636	61	1,000	0.7
平　　均		2,803	61	5,355	3.6

研究の規模も葉酸サプリメントの量も、飲んでいた期間も、そして、もともとかかっていた病気も多岐にわたっています。結果はかなりばらつくだろうと予想され、どれか1つだけから結論をくだすのは危ないだろうということに注意してください。

また、サプリメントや偽薬の飲み方をていねいに管理したり、病気の発症状況をていねいに調べたりといった、ていねいに行なわれた研究ほど面積が大きくなります。研究とは（結果によってではなくて）それが行なわれた方法のていねいさによって、結果をどの程度信じてよいかのレベルが異なるのだということを確認してください。左右に伸びた線は95％の確率で相対危険が存在しうる範囲を示し、95％信頼区間と呼ばれます。最後にいちばん下にある小さな◇を見ます。これがすべての研究をまとめた相対危険です。心筋梗塞では1・00で、偽薬とサプリメントの予防効果はまったく同じ、脳卒中では0・89と、サプリメントのほうが予防効果がやや大きいという結果です。心筋梗塞も脳卒中も合わせて循環器疾患として計算すると0・98で、サプリメントに特に予防効果があるわけではない、となるそうです。

あなたの摂取量は？

葉酸のサプリメントの効果はなぜあまり芳しくないのでしょうか？　表の研究期間は平均して3年半、最長でも7年間で、生活習慣病が起こってくる年月に比べれば短いといわざるをえません。効果がないのではなく、「効果はまだ現われてこないのだ」とも考えられます。また、すでになんらかの病気にかかっている人を対象としていたため、純粋に予防効果を見ているわけではないともいえます。

もう一つの解釈のポイントは、問いの図にあります。1日あたりの摂取量として500μg以上を摂取しても、血中ホモシステイン濃度はその水準よりはあまり下がりません。一方、

report 3

心筋梗塞と脳卒中の発症数を図にして比較してみると……。

図2 葉酸サプリメントの摂取と心筋梗塞・脳卒中の発症・再発予防との関係　出典⑦

心筋梗塞や脳卒中に一度かかった人や血中ホモシステイン濃度が高い人たちを対象として、葉酸のサプリメントが心筋梗塞と脳卒中の発症（または再発）の予防に与える効果を検討した無作為割付比較試験：研究の結果のまとめ。

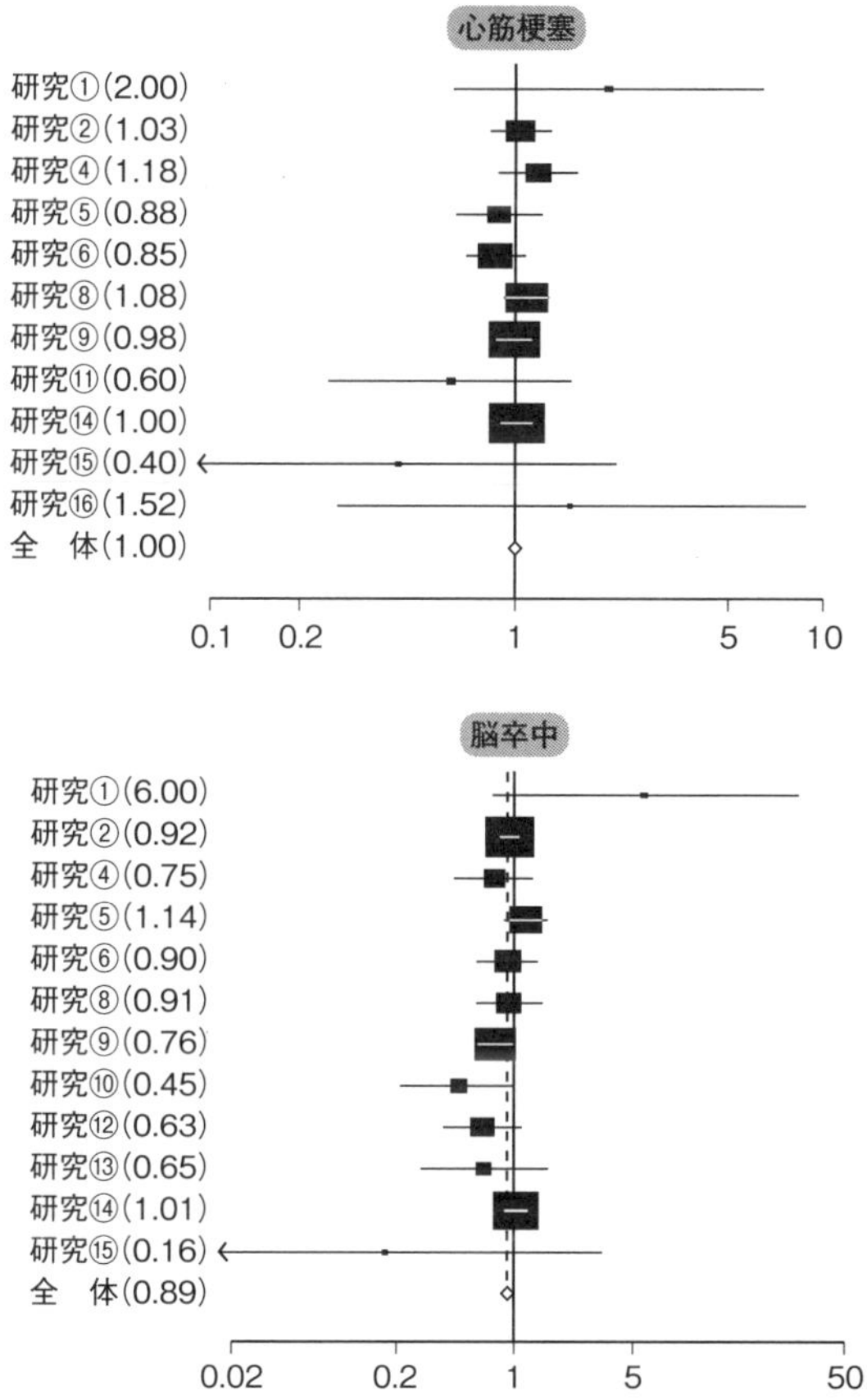

今までの研究をまとめると、葉酸のサプリメントの予防効果は心筋梗塞では偽薬と変わらず、脳卒中ではやや勝っているという結果です。しかし、脳卒中でも◇の右端が１を越えているため、科学的には「勝っているとはいいきれない（偶然かもしれない）」と読むべきです。

表の研究で使われたサプリメントはほとんどで500㎍を大きく上まわっていて、平均はその10倍、およそ5000㎍でした。そして、この人たちは通常の食事からも葉酸を摂取していました。つまり、集団全体としては、サプリメントのおかげで低下したといえる血中ホモシステイン濃度はそれほど大きくはなかったのかもしれません。

もうおわかりでしょう。必要なのは「葉酸のサプリメントは効くか?」の情報ではなく、むしろあなたの食事からのおよその葉酸摂取量です。それがわからなければ葉酸サプリメントの情報もうまく活かせないわけです。もしも食事からの摂取量が少なめならば(たとえば200㎍未満)、大急ぎで葉酸たっぷりの食事に取り組んでいただく必要があります。一方、すでにそこそこ食べているのならば(たとえば300㎍以上)、好きな食べ物で葉酸がとれそうなものを少しだけ増やしてみてください。

さて、あなたの葉酸摂取量は赤信号? それとも青信号?

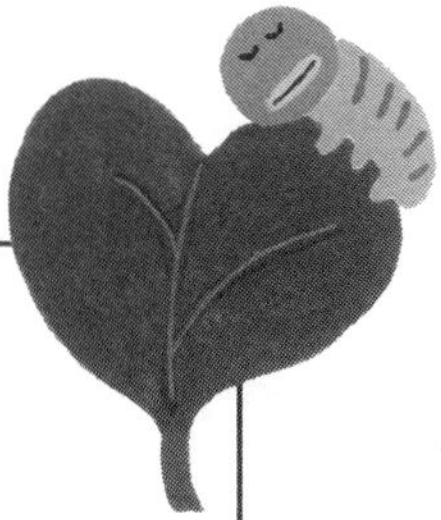

結論

摂取量によっては有効そうです。

たくさんの人を対象として行なう栄養学や医学の研究では、対象者の特色も調べ方も研究ごとに少しずつ異なるため、研究によって結果は少しずつ異なります。そのために、たくさんの研究を行ない、結果を慎重に比較して結論をくだすことが求められます。葉酸で循環器疾患は予防できるか？　現時点でいえることは、1日あたりにして400μg程度かそれ以上がよいみたい、その一方で、たくさんとればとるほど予防効果が上がるというものでもないみたい……。歯切れが悪いですが、これが「科学」というものです。

出典

① Homocysteine Lowering Trialists' Collaboration. Dose-dependent effects of folic acid on blood concentrations of homocysteine: a meta-analysis of the randomized trials. Am J Clin Nutr 2005; 82: 806-12.
② Rimm EB, et al. Folate and vitamin B6 from diet and supplements in relation to risk of coronary heart disease among women. JAMA 1998; 279: 359-64.
③ Voutilainen S, et al. Low dietary folate intake is associated with an excess incidence of acute coronary events: The Kuopio Ischemic Heart Disease Risk Factor Study. Circulation 2001; 103: 2674-80.
④ Drogan D, et al. Dietary intake of folate equivalents and risk of myocardial infarction in the European Prospective Investigation into Cancer and Nutrition (EPIC) --Potsdam study. Public Health Nutr 2006; 9: 465-71.
⑤ Ishihara J, et al. Intake of folate, vitamin B6 and vitamin B12 and the risk of CHD: the Japan Public Health Center-Based Prospective Study Cohort I. J Am Coll Nutr 2008; 27: 127-36.
⑥ Cui R, et al. Dietary folate and vitamin B6 and B12 intake in relation to mortality from cardiovascular diseases: Japan collaborative cohort study. Stroke 2010; 41: 1285-9.
⑦ Zhou YH, et al. Effect of folic acid supplementation on cardiovascular outcomes: a systematic review and meta-analysis. PLOS ONE 2011; 6: e25142.

3 プロテインでサルコペニア予防

たんぱく質の飽和点を探る

問い

あなたの習慣的なたんぱく質摂取量（重量）は１日あたり体重１kgあたりで何グラムくらいだと思いますか？　サプリメントは含まず、食事からとっている量を考えて次の中から選んでください。

- □ およそ0.8 g以下
- □ 0.9 ～ 1.0 gくらい
- □ 1.1 ～ 1.2 gくらい
- □ 1.3 ～ 1.4 gくらい
- □ 1.5 ～ 1.6 gくらい
- □ およそ1.7 g以上

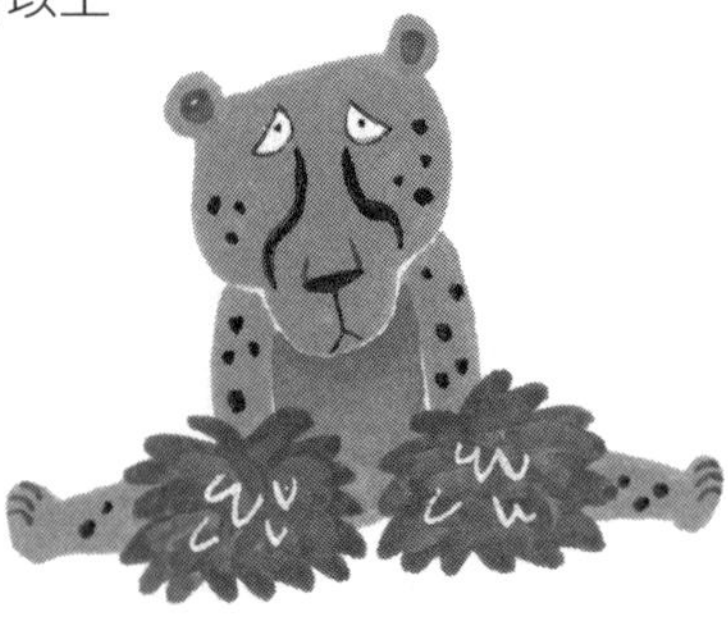

最近体力が落ちてきたとひそかに感じている50歳以上のかたにお聞きします。「サルコペニア(sarcopenia)」をご存じですか? サルコは筋肉、ペニアは減少といった意味で、サルコペニアは筋肉量が低下した状態のことをいいます。[※1] サルコペニアに似た言葉に「フレイル(フレイルティ:frailty)」があり、こちらは加齢とともに運動機能や認知機能が低下してきた状態のことで、虚弱と訳されることもあります。

「そこで」というべきか、最近よく目にするのがシニア世代向けのたんぱく質(プロテイン)のサプリメントです。そのテレビコマーシャルや新聞広告を見ると、利用者の晴れやかな顔やほがらかな声が印象的です。そして、「個人の感想です」とあります。この「個人の感想」はどこまであてになるものなのでしょうか? 研究結果と比べてみます。

サプリで筋肉は増えるか?

筋肉はおもにたんぱく質から作られます。サプリメントで簡単にたんぱく質がとれて、それで筋肉が増えればありがたいことです。ですから、たんぱく質のサプリメントで筋肉がどのくらい増えるかを調べた研究(介入試験[※2])は世界中にたくさんあります。

図1左はその中でもていねいに行なわれた12の研究結果をまとめたもの(メタ・アナリシス[※2])です 出典❶。サプリメントを使わない群(対照群)を用いた無作為割付比較試験[※2]だけが選ばれ、さらに、病院や施設ではなく自宅に住みフレイルもない人たちに限っていて、対象者の平均年齢が50歳以上の研究だけが選ばれました。

※1　サルコペニアの診断基準には「骨格筋量の低下が必須で、筋力低下または身体能力の低下もあること」があり、筋肉量の低下によって筋力や身体能力が低下することも含むようになってきています(出典④)。

※2　介入試験、メタ・アナリシス、無作為割付比較試験については、『佐々木敏のデータ栄養学のすすめ』「メタ・アナリシス　緑茶カテキンでどれくらいやせるか?」(312～320ページ)でくわしく説明しています。

横軸がサプリメントの効果を示す軸で、非脂肪体重（筋肉と臓器の合計と考えてよい）の変化です。臓器の重さはほとんど変わりませんから、これはほぼ筋肉重量の変化です。しかし、この横軸は非脂肪体重（kg）の変化そのものではなく、標準化平均差という数値に直したものです。そのために数字自体はあまり意味がありません。ともあれ、横軸の値がゼロ点よりも右だと筋肉が増え、左だと筋肉が減ったことを示します。

12の研究すべてをまとめた結果（図の◇）は、わずかですが筋肉が増えたことを示しています。しかし、◇の左端がゼロ点の左側にありますから、統計学的には「増えたとはいえない」となります。それぞれの研究を見ても、「増えた」といえる研究は一つもありませんでした。

鍛えながらとれば増えるか？

筋肉は使わなければ衰えてしまいます。たとえたんぱく質を多くとっても、体を動かさなければ筋肉が増えないのも道理です。

そこで、筋力トレーニングをしながらたんぱく質のサプリメントをとったら、筋肉が増えるかどうかを調べた無作為割付比較試験を集めてみました（図1右、出典❶）。ここに集められた18の研究の中で、筋肉が増えたという結果だったのは1つだけです（B07）。そして、18の研究すべてをまとめた結果（図の◇）は筋肉が増えたことを示していますが、◇の左端は今回もゼロ点の左側にありますから、統計学的には「増えたとはいえない」となります。

たんぱく質のサプリメントで筋肉はどのくらい増えるでしょうか。

report 1

図1　たんぱく質のサプリメント摂取と筋肉量との関連は？　出典❶

たんぱく質のサプリメントをとって筋肉がどのくらい増えるかを調べた無作為割付比較試験のまとめ（メタ・アナリシス）。

左図は筋力トレーニングをせずに調べた12の研究の、右図は筋力トレーニングをしながら調べた18の研究のまとめ。

筋力トレーニングをしなかった研究

研究	人数	年齢	たんぱく質摂取量（1日あたり）食事から	たんぱく質摂取量（1日あたり）サプリメントから
A01	98	70	–	18
A02	49	72	1.15	30
A03	12	72	–	61
A04	24	71	1.30	20
A05	14	68	–	15
A06	17	71	1.04	15
A07	17	72	1.03	15
A08	208	70	1.07	45
A09	172	61	1.28	13
A10	24	75	–	15
A11	29	74	1.15	62
A12	60	64	1.20	12
まとめ	724	68	1.16	27

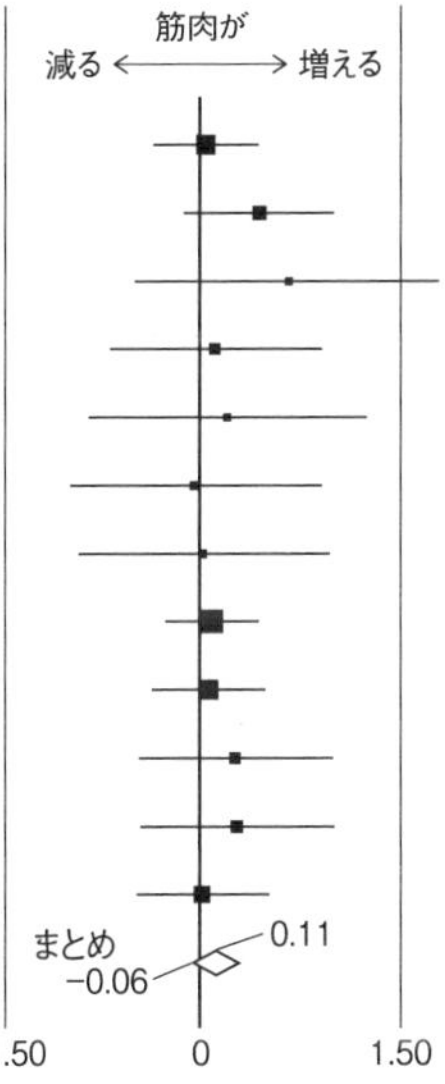

筋力トレーニングをしながら行なわれた研究

研究	人数	年齢	たんぱく質摂取量（1日あたり）食事から	たんぱく質摂取量（1日あたり）サプリメントから
B01	161	74	0.96	20
B02	49	72	1.15	20
B03	21	57	0.95	35
B04	12	65	–	125
B05	19	64	–	26
B06	20	66	–	26
B07	100	71	1.10	45
B08	29	55	0.96	10
B09	36	62	1.13	24
B10	172	62	1.29	13
B11	53	70	–	15
B12	53	71	–	15
B13	11	66	1.23	20
B14	23	63	0.80	18
B15	80	74	1.34	11
B16	115	61	1.04	27
B17	125	62	1.05	27
B18	26	72	1.10	20
まとめ	1,105	67	1.11	23

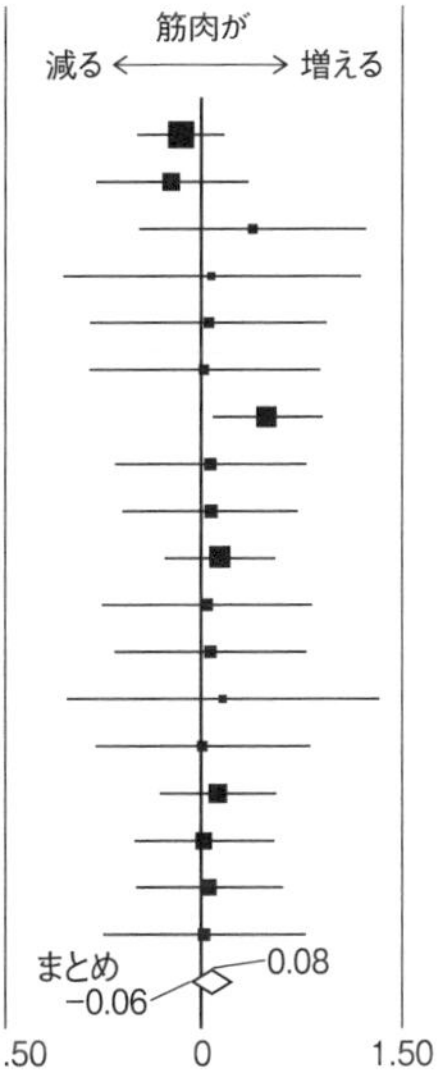

※表の数値の単位：年齢…平均、歳
食事から…体重1kgあたりg
サプリメントから…g

筋力トレーニングの有無にかかわらず筋肉が増えるとはいえませんでした。

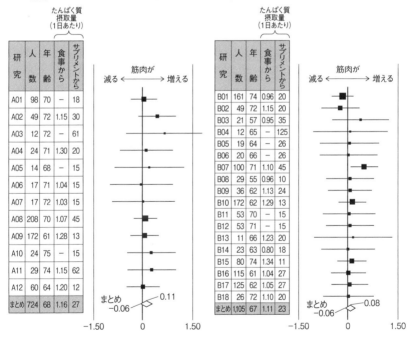

サプリで筋力は増えるか？

減って困るのは筋肉ではなく、むしろ筋力です。たんぱく質のサプリメントで筋力が増えるかどうかを調べた無作為割付比較試験をまとめた結果（メタ・アナリシス）が図2上です出典❶。腕の筋力への効果を調べた研究が8つ、脚の筋力への効果を調べた研究が3つありましたが、どちらも筋力が増えたとはいえませんでした。

筋力トレーニングをしながらたんぱく質のサプリメントをとったらどうかを調べた試験をまとめた結果も図2上にあります。腕の筋力への効果と脚の筋力への効果を調べた研究がそれぞれ13と19もありましたが、やはり筋力が増えるとはいえないという結果でした。

生活能力は改善するか？

日々の生活のためには筋肉や筋力よりも具体的な生活能力のほうがたいせつです。なにを生活能力の代表とするかはむずかしいですが、歩く速度（一定距離を歩くのにかかる時間）と椅子から立ち上がる速度（一定時間内に立ったりすわったりできる回数）へのたんぱく質のサプリメントの効果を検証した研究（8つずつ）をまとめた結果が図2下です出典❶。少なくともこの2つの生活能力は、どちらも改善したとはいえませんでした。筋力トレーニングをしながらたんぱく質のサプリメントをとった場合はどうかを調べた無作為割付比較試験をまとめた結果もあります。やはりこちらも特に改善するわけではありませんでした。

report 2

筋肉量ではなく、筋力で見るとどうでしょうか。

図2 たんぱく質のサプリメント摂取と筋力・生活能力との関連は？ 出典❶

たんぱく質のサプリメントをとって筋力（上図）と生活能力（下図）への効果を調べた無作為割付比較試験のまとめ（メタ・アナリシス）各4つ。

生活能力は歩く速度（一定距離を歩くのにかかる時間）と椅子から立ち上がる速度（一定時間内に立ったりすわったりできる回数）で調べた。

筋力への効果を調べた研究

筋力トレーニング	結果の指標	研究数
なし	腕の筋力	8
	脚の筋力	3
あり	腕の筋力	13
	脚の筋力	19

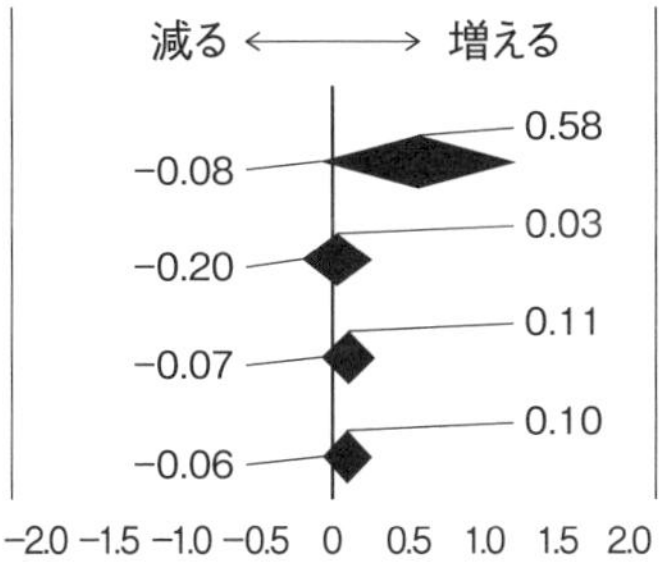

生活能力への効果を調べた研究

筋力トレーニング	結果の指標	研究数
なし	歩く速度	8
	立ち上がる速度	8
あり	歩く速度	11
	立ち上がる速度	8

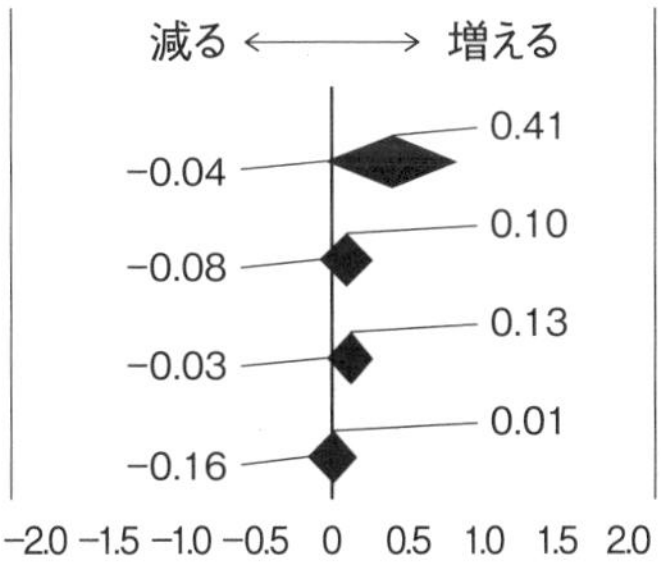

筋力も生活能力も増えたとはいえず、この結果は筋力トレーニングの有無にかかわらず同じでした。

「個人の感想」はあくまでもその人個人の感想以上のものではないと心得ておくべきでしょう。

飽和する栄養素

けれども、筋肉がおもにたんぱく質から作られることを考えれば、今回の一連の結果はむしろ不思議です。この理由をこの研究論文の著者は「飽和」という考え方で説明しています。栄養素の中には、「とった（食べた）＝体が使う（健康になる）」ではなく、「体が必要だと判断したときだけ、とった（食べた）栄養素が体で使われる」ものがあるとする考え方です。じつは栄養学ではよく使われる基本的な考え方の一つです。[※3] 今とって（食べて）いる量で充分なとき（飽和しているとき）は、それ以上とっても体はそれを使わずに捨ててしまったりほかの目的に使ってしまったりするというわけです。

図1の研究に参加した人たちがサプリメントをとる前に食事から摂取していたたんぱく質（平均値）は、1日あたり体重1kgあたり1・1gから1・2gでした。体重が60kgの人なら1日あたり70gくらいです。対象者のたんぱく質がすでに飽和していたために、それ以上にたんぱく質をとっても効果がなかったというわけです。飽和点はこのあたりかこれより低いはずです。

ところで、筋肉はつねに少しずつ入れ替わっていて、そのために一定量のたんぱく質が尿を通じてつねに捨てられています。たんぱく質の必要量は、それを補うために必要なたんぱ

※3 『佐々木敏のデータ栄養学のすすめ』の「豚肉とビタミンB_1　夏バテに豚しゃぶサラダのナゾ」（124～133ページ）と「カルシウム『充分に』とはどれくらいか？」（155～164ページ）でもこの考え方に触れています。

report 3

たんぱく質が不足している人はどのくらいいるでしょうか。

図3 たんぱく質の飽和点を理解するための概念図

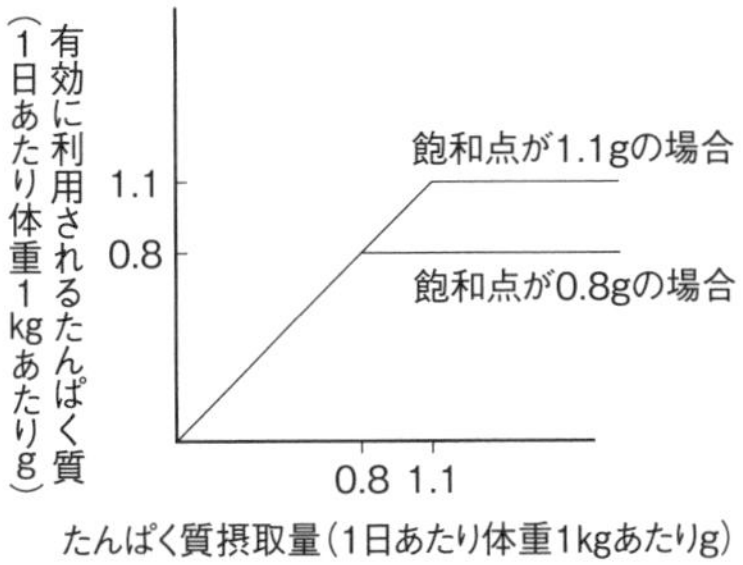

たんぱく質摂取量の分布

自宅で暮らしている日本人女性（60～79歳、1,394人）におけるたんぱく質摂取量の分布。

簡易型自記式食事歴法質問票による調査。

（出典③のために収集されたデータで計算。フレイルの人も含まれている）

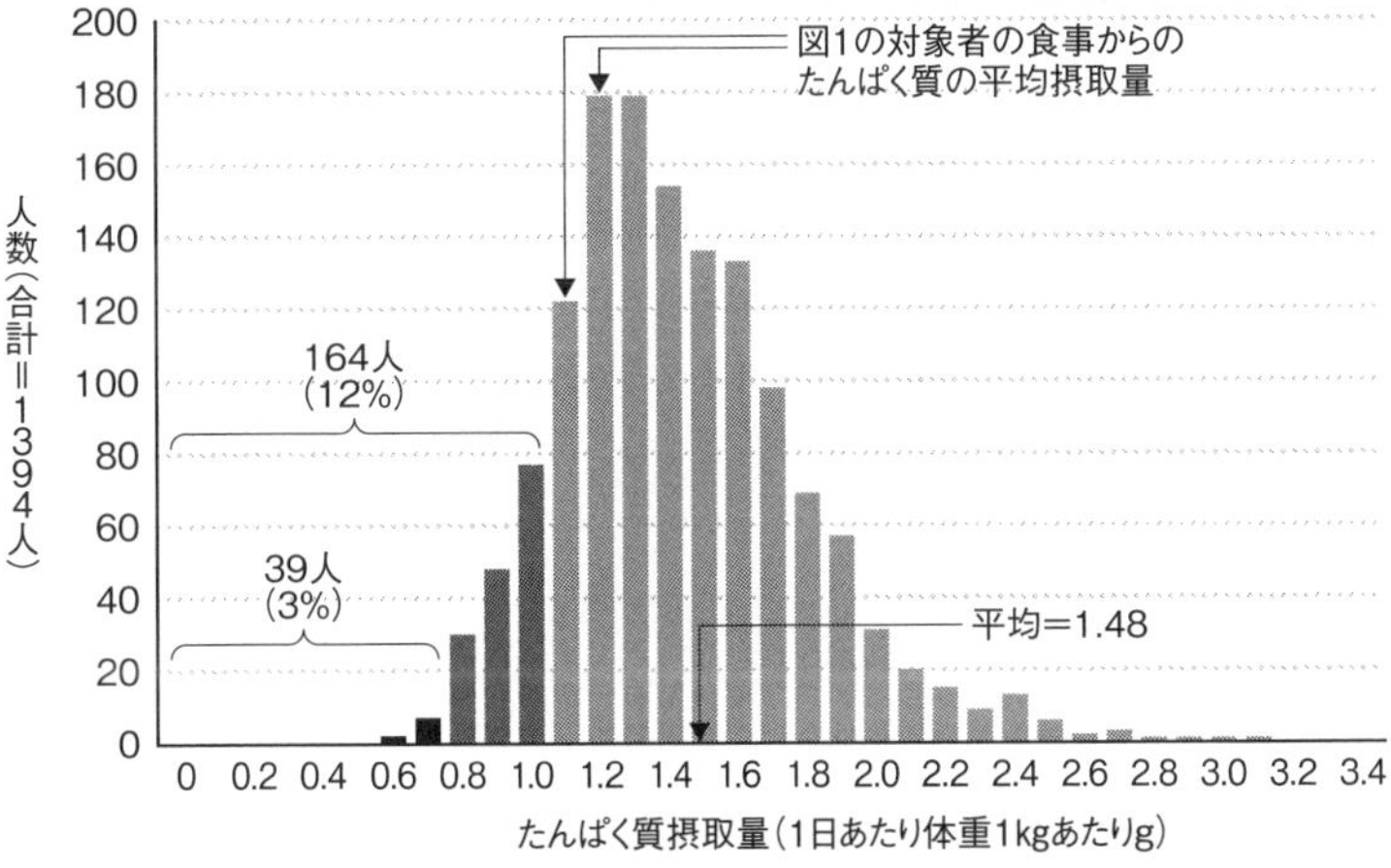

高齢者におけるたんぱく質の飽和点を1日あたり体重1kgあたり1.1gとすると、たんぱく質の摂取量を増やすほうがよい（または、たんぱく質が豊富な食事を心がけるほうがよい）かもしれない人は12%でした。

く質という観点から決められています。日本も含め各国の食事摂取基準では、この必要量を多く見積もっても1日あたり体重1kgあたり0・8gくらいだろうと考えています。

ところが、高齢者が筋肉や筋力を保つために必要な量はもう少し多く、1・0gから1・2g付近ではないかと考える研究者が最近増えています 出典② 。まだ結論は出ていませんが、図1 の結果も含めてここまでの話をまとめると、高齢者におけるたんぱく質の飽和点は0・8gから1・1g付近の間のどこかにあるのだろうとなります。図3 上に概念図を書いてみました。

9割の人は足りている

問題はたんぱく質が飽和していない（足りていない）人がどのくらいいるかです。そこで、自宅で暮らしている60歳から79歳の日本人女性1394人の習慣的なたんぱく質摂取量の分布を 図3 下に書いてみました（出典③ のために収集されたデータで計算）。たんぱく質の飽和点を1日あたり体重1kgあたり0・8gとするとたんぱく質が足りていない人は3%、飽和点を1・1gとすると12%となります。大雑把にいって1割くらいの人でたんぱく質が足りておらず、逆にいえば、およそ9割の人は今の食事で心配はなさそうです。

ところで、冒頭の問いはいかがでしたか？　じつはこの問いは、あなたのたんぱく質摂取量が充分かどうかを調べることではなくて、たんぱく質というたいせつな栄養素ですら、正しい方法で専門家（食事アセスメントの技術を持った管理栄養士）に調べてもらった経験がないことに気づいていただくことが目的でした。「1・0g以下」と答えた人も心配には及びません。血圧計なしに血圧を尋ねられたのと同じことだからです。

血圧もたんぱく質摂取量も、自分の感覚ではわかりません。「他人の個人の感想を聞くこと」よりも、「自分の栄養素摂取量を知ること」のほうがはるかにたいせつだとぼくは思うのですが、いかがでしょうか？

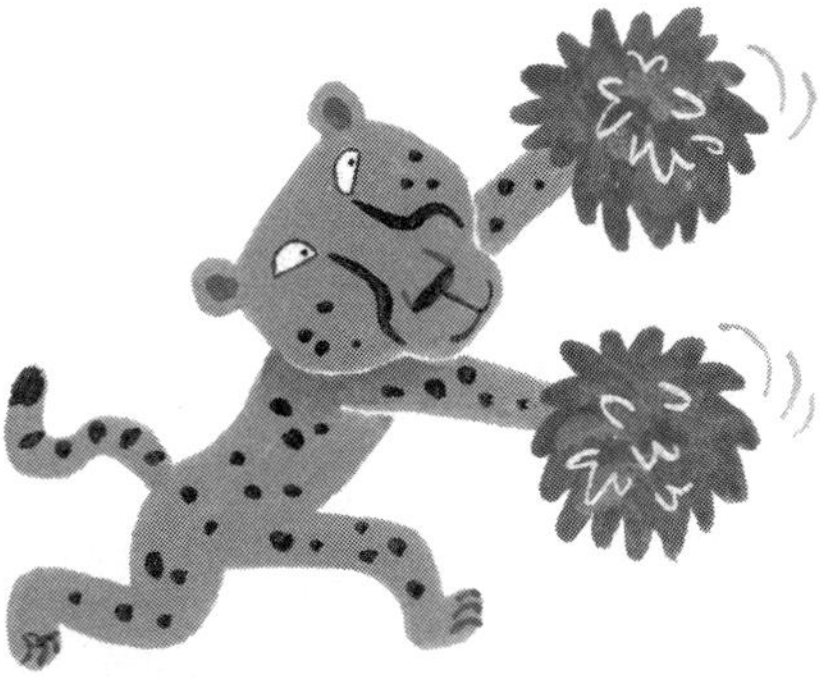

結論

あなたのたんぱく質は飽和していますか？

サルコペニアとフレイルの予防はあなた自身のたんぱく質摂取量を知ることから始まります。そして、もしも足りていない（飽和していない）ことがわかったときにまずすべきことは、サプリメントの利用ではなく、毎日の食事の見直しです。

出典

① Ten Haaf DSM, et al. Effects of protein supplementation on lean body mass, muscle strength, and physical performance in nonfrail community-dwelling older adults: a systematic review and meta-analysis. Am J Clin Nutr 2018; 108: 1043-59.
② Breen L, et al. Skeletal muscle protein metabolism in the elderly: Interventions to counteract the 'anabolic resistance' of ageing. Nutr Metab (Lond) 2011; 8: 68.
③ Kobayashi S, et al. High protein intake is associated with low prevalence of frailty among old Japanese women: a multicenter cross-sectional study. Nutr J 2013; 12: 164-73.
④ Cruz-Jentoft AJ, et al. Sarcopenia: European consensus on definition and diagnosis: Report of the European Working Group on Sarcopenia in Older People. Age Ageing 2010; 39: 412-23.

4 糖類と虫歯

許容摂取上限量と日本の役割

問い

糖類（38ページ）として食品に含まれているもののうち、食品加工の段階で人が加えた糖類を添加糖類と呼びます。日本の３歳から６歳の子どもたちは、添加糖類をどのくらい摂取しているでしょうか？　次の中から最も近いと思うものを１つ選んでください。

・答えは本文中にあります。

- □　1%エネルギー
- □　3%エネルギー
- □　6%エネルギー
- □　12%エネルギー
- □　24%エネルギー

数値の単位は、添加糖類から摂取しているエネルギーが総エネルギー摂取量に占める割合（%エネルギー）とします。

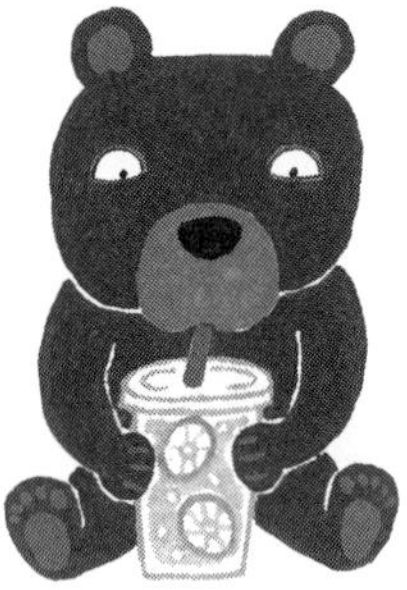

「甘いものばかり食べていると虫歯になる」と子どものときに聞いた覚えはだれにもあるでしょう。そして、大人になってからはそう諭す側にまわっているはずです。けれども、理屈はそこそこ説明できても、「甘いものをどれだけ食べると虫歯になるか（どれくらいまでなら虫歯にならないか）」と尋ねられたらちょっと困るのではないでしょうか？

ところで、口の中にはストレプトコッカスミュータンスという細菌（ミュータンス菌）がいて、ミュータンス菌が糖類（ショ糖、ブドウ糖、果糖）を栄養源として酸を作り、酸が歯のエナメル質をとかしてしまいます。ほかにもあるそうですが、これが虫歯（齲歯《うし》）のおもな原因だそうです 出典❶。

虫歯がほかの病気と大きく違うのは、治らないことです。つまり、一度とけてしまったエナメル質は二度と再生しません。手の傷や折れた骨が治るのと対照的です。ですから、とにかく虫歯を作らないこと、つまり、予防に尽きます。

糖類と虫歯の疫学研究

およそのメカニズムはわかりましたが、甘いものを食べると本当に虫歯になるのでしょうか？　甘いものを食べた人は本当に虫歯になったのでしょうか？　この疑問に答えるのが、実際に糖類の摂取習慣を調べ、虫歯の数や状態を調べる疫学研究です。

２０１４年、この疑問に答えられそうな疫学研究をまとめた研究（メタ・アナリシス）が発表されました。この研究では、１９５０年から２０１０年までに行なわれた５９９０の論文を集め、その中から信頼度の高い65の論文を選び、これらの結果をまとめました 出典② 。

さらに最近、その後に発表された論文を対象にして同じ作業が行なわれました。その結果4 8 8の論文が見つかり、その中から信頼度が高いと判断された23の論文が選ばれ、これらを追加した合計88の論文の結果がまとめられ、2 0 2 2年に発表されました 出典③ 。

図1上は2つの報告の中から、糖類摂取量を対象者1人ずつていねいに調べた57の研究を選んでまとめた結果です。38（67%）の研究が「糖類の摂取量と虫歯の発生（保有）には正の関連があった」と報告していて、逆の結果は1つだけ（2%）でした。メカニズムから想像されるとおりです。

図1下は88の論文の一つ、アメリカで行なわれた研究です 出典④ 。明らかな虫歯を3本以上持つ子ども（2～6歳）4 5 4人と、虫歯のない子ども4 2 9人の食習慣を比べました。**図1左下**は平均摂取量の比較です。甘味飲料（甘い飲み物）の摂取量だけが大きく違っていて（虫歯を持った子どもたちで多く）、添加糖類（added sugar）も虫歯を持った子どもたちのほうが多い傾向がありましたが、統計的には差があるとはいえませんでした。添加糖類とは、果物などに自然に入っている糖類ではなく、食品加工の段階で人が加えた糖類のことです。甘い飲み物や菓子類の甘味はほとんどが添加糖類です。

図1右下でこの結果をもう少しくわしく見てみました。簡単にいえば、甘い飲み物をたくさん飲む（1日あたり1 4 3 mL以上）子どもは、甘い飲み物をほとんど飲まない（1日あたり35 mL以下）子どもより、4倍以上の確率で虫歯を持っていたことを示しています。

report 1

糖類の摂取量が多いと虫歯になりやすいのでしょうか。

図1 糖類の摂取量と虫歯の発生との関連を見た疫学研究

糖類摂取量と虫歯保有確率の関連を調べた栄養疫学研究

出典②③

対象者が摂取した糖類摂取量を、直接に調べた57の研究の結果のまとめ。

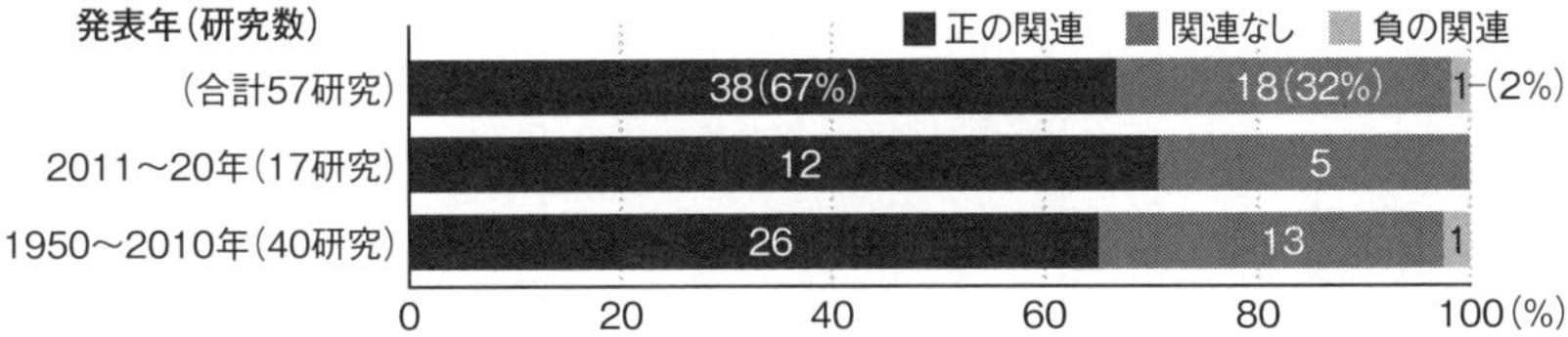

虫歯のある子とない子の糖類摂取習慣の比較

出典④

明らかな虫歯を3本以上持つ子ども（2～6歳）454人と虫歯のない子ども429人の食習慣を比べたアメリカの研究。

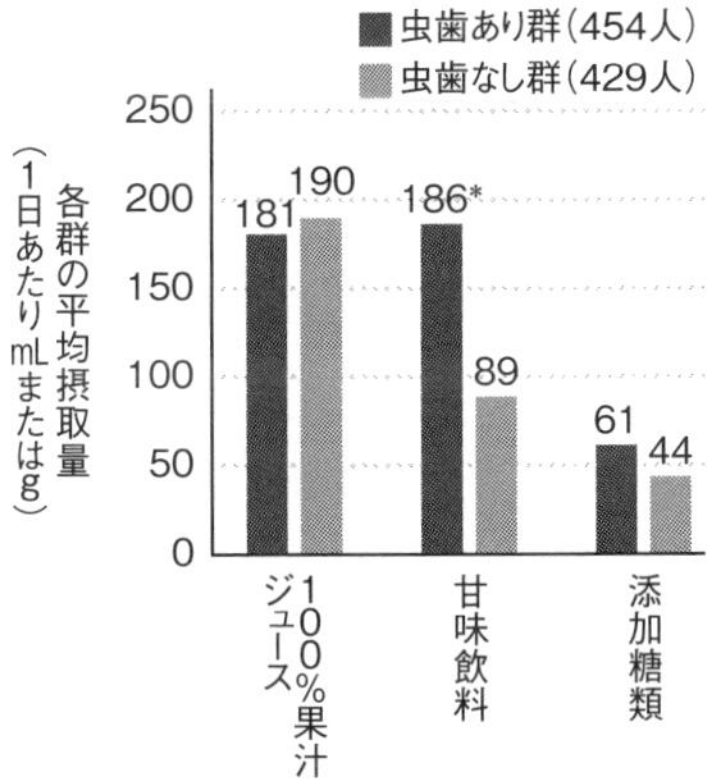

*2つの群の間で統計学的な違いがあったもの。

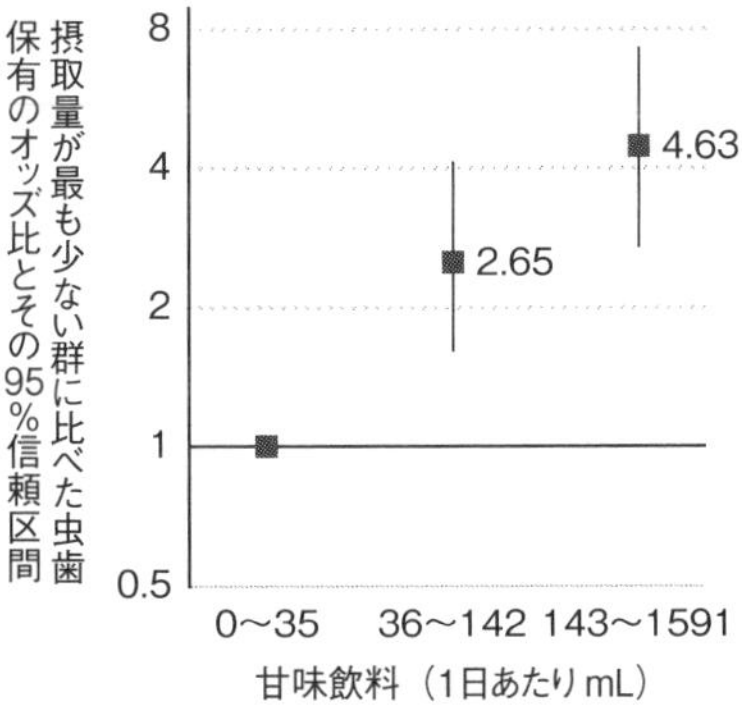

糖類の摂取量と虫歯の発生（保有）確率には正の関連があるようです。

図1左下は「どんな食べ物やどんな飲み物が虫歯のリスクになりやすいか」を教えてくれ、図1右下は「どのくらい食べる（飲む）とどれくらい危ないか」を教えてくれることがわかります。

糖類をどれくらい摂取すると……

同じ量の糖類であれば、お菓子（固体）よりも飲み物（液体）のほうが虫歯になりやすいだろうと考えられています。固体よりも液体のほうがまんべんなくたくさんの歯に糖類が触れやすいからです。※1 そこで、甘い飲み物と虫歯の関係をさらにくわしく見たのが図2上です 出典⑤。甘い飲み物を少しでも飲めば虫歯のリスクが上がることがわかります。虫歯をゼロにしたいのなら、甘い飲み物は飲まないことです。けれども、これだけで虫歯がゼロになるわけではありませんから、この戦略はあまり賢くありません。

メカニズムから考えれば、やはり甘い飲み物以外の糖類も虫歯のリスクになるはずです。図2下は、5〜6歳の子ども5158人を対象とした日本の研究です 出典⑥。横軸は、糖類全体から摂取したエネルギー（カロリー）です。総エネルギー摂取量に占める割合（%エネルギー）という単位で表わしてあります。3%エネルギーを超えたあたりから1人あたりの虫歯の数が増え始めます（図2下左）。その部分をもう少しくわしく見ると、虫歯のリスクが上がると統計学的にいえるのは5%エネルギーを超えたあたりからであることがわかります（図2下右）。

※1　糖類が歯にくっついてしまうような食べ物や、長い時間をかけて少しずつ飲み続ける飲み物の中に入っている糖類の影響が大きいのではないかとも考えられます。しかし推測は推測の域を出ず、やはり、ていねいな疫学研究による確認が必要です。この推測と確認の違いについては、第7章第3話（304ページ）でくわしく紹介しています。

どのように摂取すると虫歯になりやすいのでしょうか。

report 2

図2　甘味飲料や糖類の摂取量と虫歯の発生との関連を見た疫学研究

甘味飲料（甘い飲み物）摂取量と虫歯保有確率の関連　出典⑤

信頼度の高い20の研究をまとめた結果（メタ・アナリシス）。

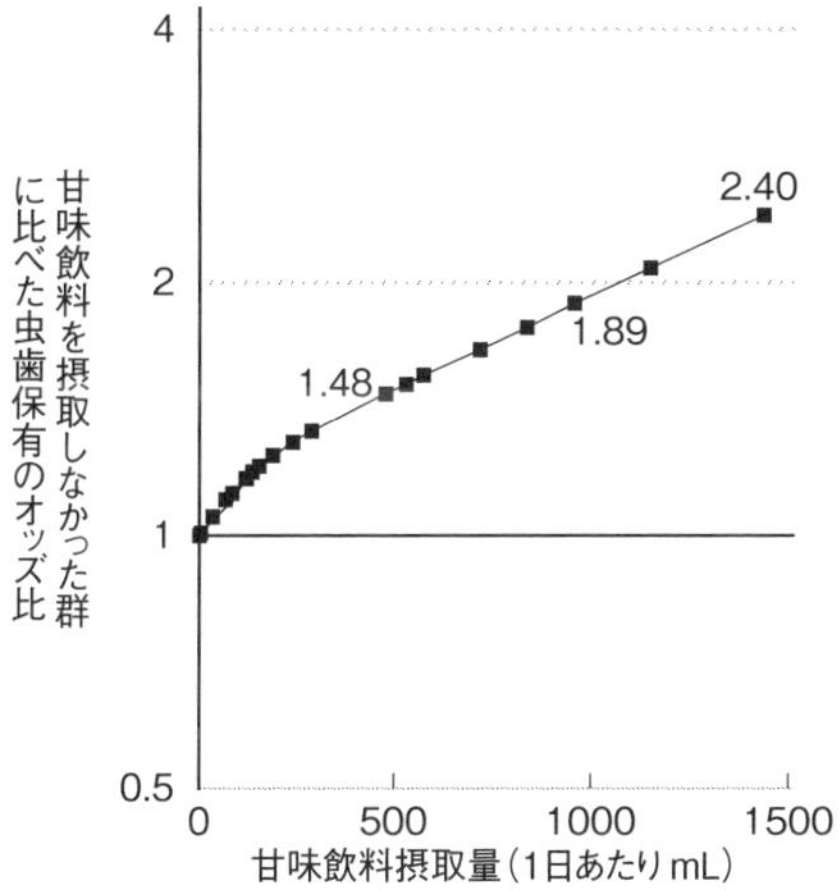

糖類の摂取量と虫歯の有無（ならびに本数）を調べた日本の研究　出典⑥

5～6歳の子ども5,158人が対象。

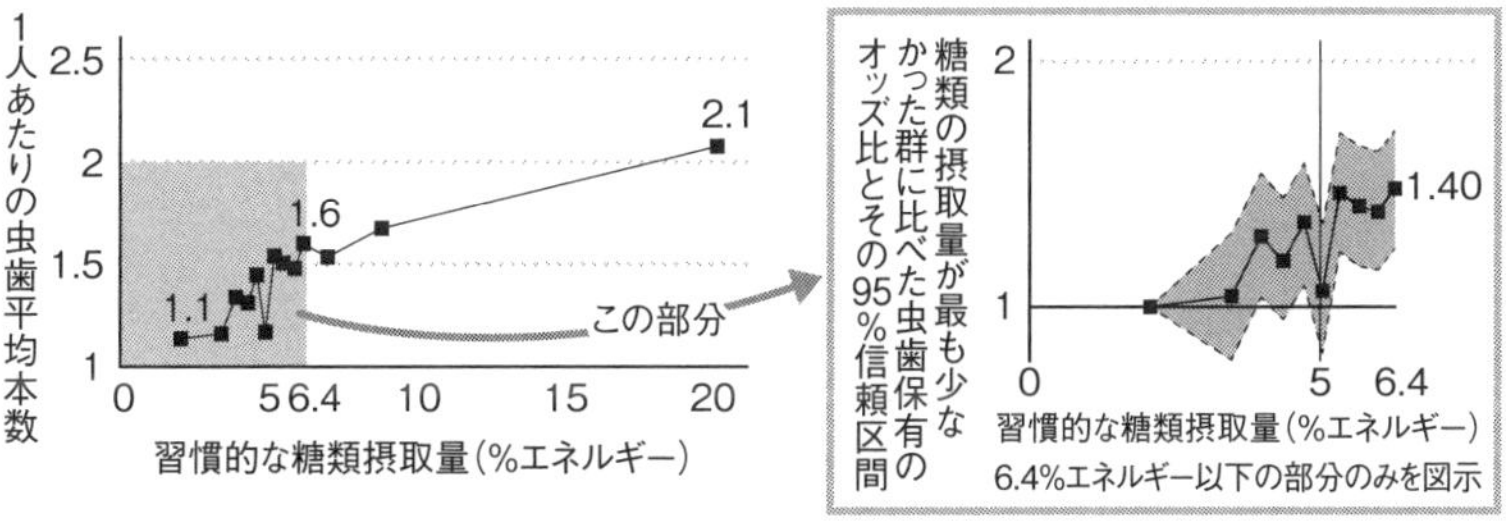

甘い飲み物を少しでも飲めばその分、虫歯のリスクが上がります。一方、添加糖類では摂取量が３％エネルギーを超えたあたりから虫歯の保有確率が増え始めます。

10%未満か5%未満か？

以上より、次のことがわかります。「虫歯予防には甘い飲み物を中心に糖類全体の摂取量をできるだけおさえる」です。

ところで、糖類は果物などにも入っていますが、これらの食品には健康を支えてくれる栄養素も入っています。ですから、果物まで一律に控えるのは正しくありません。そこで、自然に入っている糖類は除き、人が添加した糖類（添加糖類）に限って摂取量の上限値が設けられています。最も広く知られているのは、虫歯と肥満の予防をおもな目的として決められた世界保健機関（ＷＨＯ）の指針で、「総エネルギー摂取量の10%未満。できれば5%未満」です[※2] 出典⑦。

ところがこの指針には限界がありました。この指針が発表された２０１５年当時、「10%エネルギー未満」の根拠となる研究はすでにかなりありましたが、「5%エネルギー未満」の根拠となる研究はあまりありませんでした。それは、「5%エネルギーの前後における虫歯の予防効果の違いははっきりしない」という研究が多かったという意味ではなく、5%エネルギーの前後で虫歯のリスクを調べた研究がわずかしかなかったのです。そのため、「5%エネルギー未満」の科学的根拠の強さが検討課題として残りました。

※2　炭水化物の分類と世界保健機関（WHO）の指針については、本書第１章第３話（38ページ）でもくわしく紹介しています。

report 3

ここで、日本と欧米諸国の状況を比べてみましょう。

図3 日本と西ヨーロッパ4か国における子どもの添加糖類摂取量の比較

出典⑧⑨

添加糖類の摂取量の平均値と標準偏差

国	調査年（西暦）	年齢幅（歳）	食事記録（日数）	添加糖類摂取量			
				平均値（%エネルギー）	標準偏差（%エネルギー）	5%エネルギー未満の者（%）	10%エネルギー以上の者（%）
日本	2015	3〜6	3	6.9	2.9	26	14
デンマーク	2011〜13	10〜17	7	11.0	5.0	12	58
フランス	2007	3〜17	7	12.5	4.4	4	72
アイルランド	1997	13〜17	7	12.4	4.9	7	69
イギリス	2008〜12	4〜18	4	15.1	6.0	4	80

添加糖類、摂取量の推定分布

平均値と標準偏差を使い、正規分布を仮定して推定した結果。
実際の分布形は、多くの場合、この図より頂点が少し左にずれる。

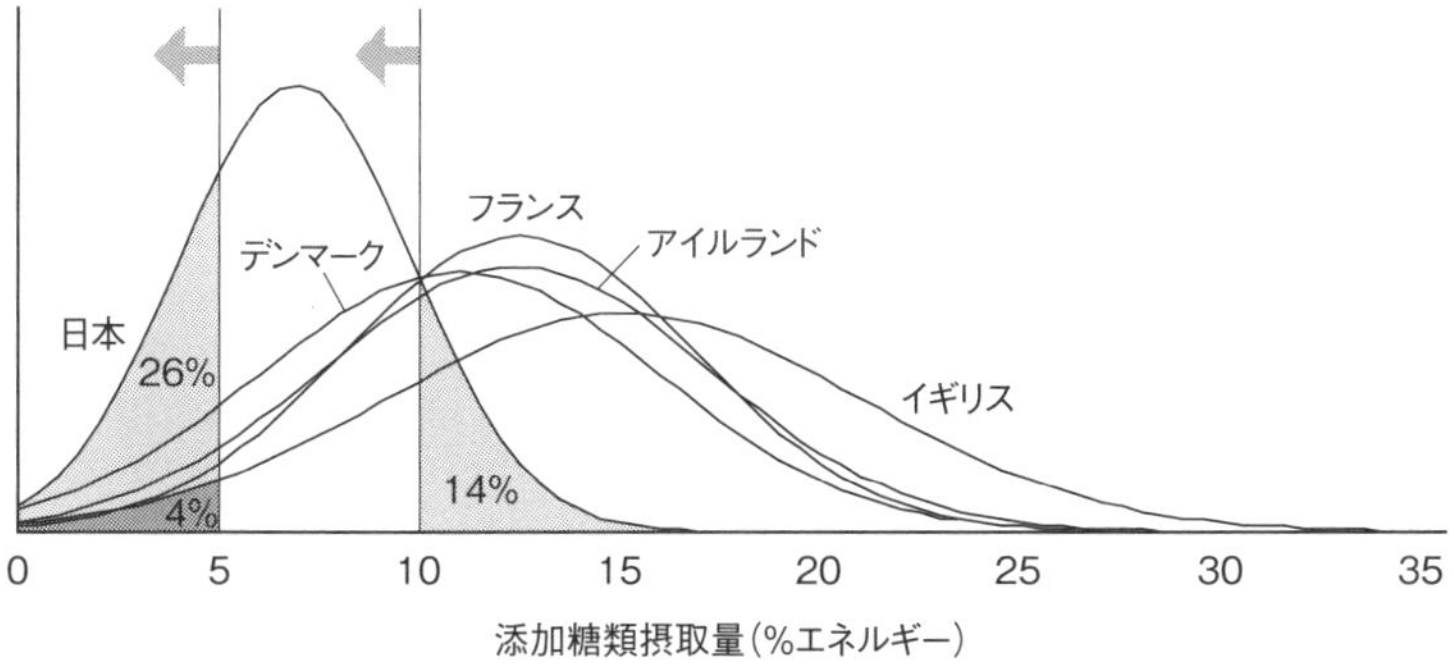

添加糖類の望ましい摂取量を決めるために日本のデータが必要なことがわかります。

日本の出番

第1章第3話 図2（85ページ）で、日本と欧米9か国で子どもの添加糖類の摂取量（平均値）を比べました。日本の子ども（3〜6歳）の摂取量は平均6・9％エネルギーで、アメリカやオランダの半分以下でした。冒頭の問いの答えは「6％エネルギー」です。次に、ほぼ同じ食事調査法を用いていて、個人差を示す数値である標準偏差も報告されていた研究5つを選び摂取量の分布を推定しました（図3、出典⑧⑨）。この図からとてもたいせつなことがわかります。

栄養疫学研究は実際の摂取量を扱います。集団の中で、添加糖類の摂取量が多い子どもたちと少ない子どもたちの虫歯の保有率や発症率を比べます。ところが図3を見ると、添加糖類の摂取量が5％エネルギー未満の子どもはイギリスではわずか4％です。したがって（あたりまえですが）、添加糖類の摂取量を5％エネルギー未満にすべきか否かはイギリスの子どもたちを調べてもほとんどわかりません。デンマークやフランスでもかなりむずかしいでしょう。一方、日本には5％エネルギー未満の子どもたちが26％もいて、逆に10％エネルギー以上を摂取している子どもたちも14％います。つまり、虫歯を予防するための添加糖類の摂取上限値を調べるのに、日本の子どもたちはとても適した集団であることがわかります。

添加糖類の摂取量が少ない日本だからこそ、添加糖類の望ましい摂取量を決めるための世界の代表となりえる……日本は社会のしくみや生活レベルが欧米諸国と似ているのに食習慣が大きく異なる国です。だから、虫歯だけでなく数多くの生活習慣病の予防や管理のために、世界は日本の栄養疫学研究の結果を待っています。がんばれ日本！　日本の栄養疫学研究に応援とご協力をよろしくお願いいたします。

結論

甘いものは虫歯のリスクを上げます。

虫歯を予防するためには甘い飲み物を中心に糖類全体の摂取量をできるだけおさえることです。

具体的な摂取量として世界保健機関（WHO）は「エネルギー摂取量全体の10％エネルギー未満。できれば5％エネルギー未満」とする指針を出しています。そして、どちらの値をとるかは日本の栄養疫学研究にかかっているようです。

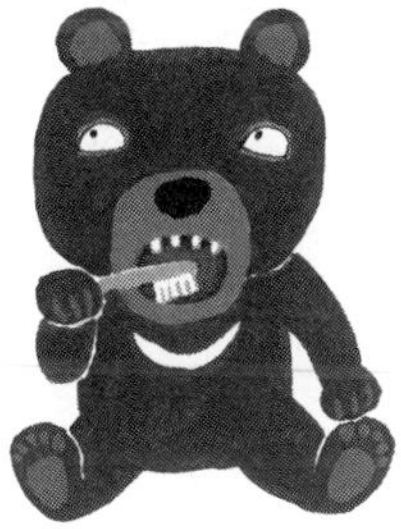

出典

① Colak H, et al. Early childhood caries update: A review of causes, diagnoses, and treatments. J Nat Sci Biol Med 2013; 4: 29-38.
② Moynihan PJ, et al. Effect on caries of restricting sugars intake: systematic review to inform WHO guidelines. J Dent Res 2014; 93: 8-18.
③ Moores CJ, et al. Systematic review of the effect on caries of sugars intake: Ten-year update. J Dent Res 2022; 101: 1034-45.
④ Evans EW, et al. Dietary intake and severe early childhood caries in low-income, young children. J Acad Nutr Diet 2013; 113: 1057-61.
⑤ Valenzuela MJ, et al. Effect of sugar-sweetened beverages on oral health: a systematic review and meta-analysis. Eur J Public Health 2021; 31: 122-9.
⑥ Saido M, et al. Relationship between dietary sugar intake and dental caries among Japanese preschool children with relatively low sugar intake (Japan Nursery School SHOKUIKU Study) : a nationwide cross-sectional study. Matern Child Health J 2016; 20: 556-66.
⑦ World Health Organization. Guideline: sugars intake for adults and children. Geneva: World Health Organization; 2015: 1-59.
⑧ Fujiwara A, et al. Association of free sugar intake estimated using a newly-developed food composition database with lifestyles and parental characteristics among Japanese children aged 3-6 years: DONGuRI study. J Epidemiol 2019; 29: 414-23.
⑨ Azaïs-Braesco V, et al. A review of total & added sugar intakes and dietary sources in Europe. Nutr J 2017; 16: 6.

旅のひとこま

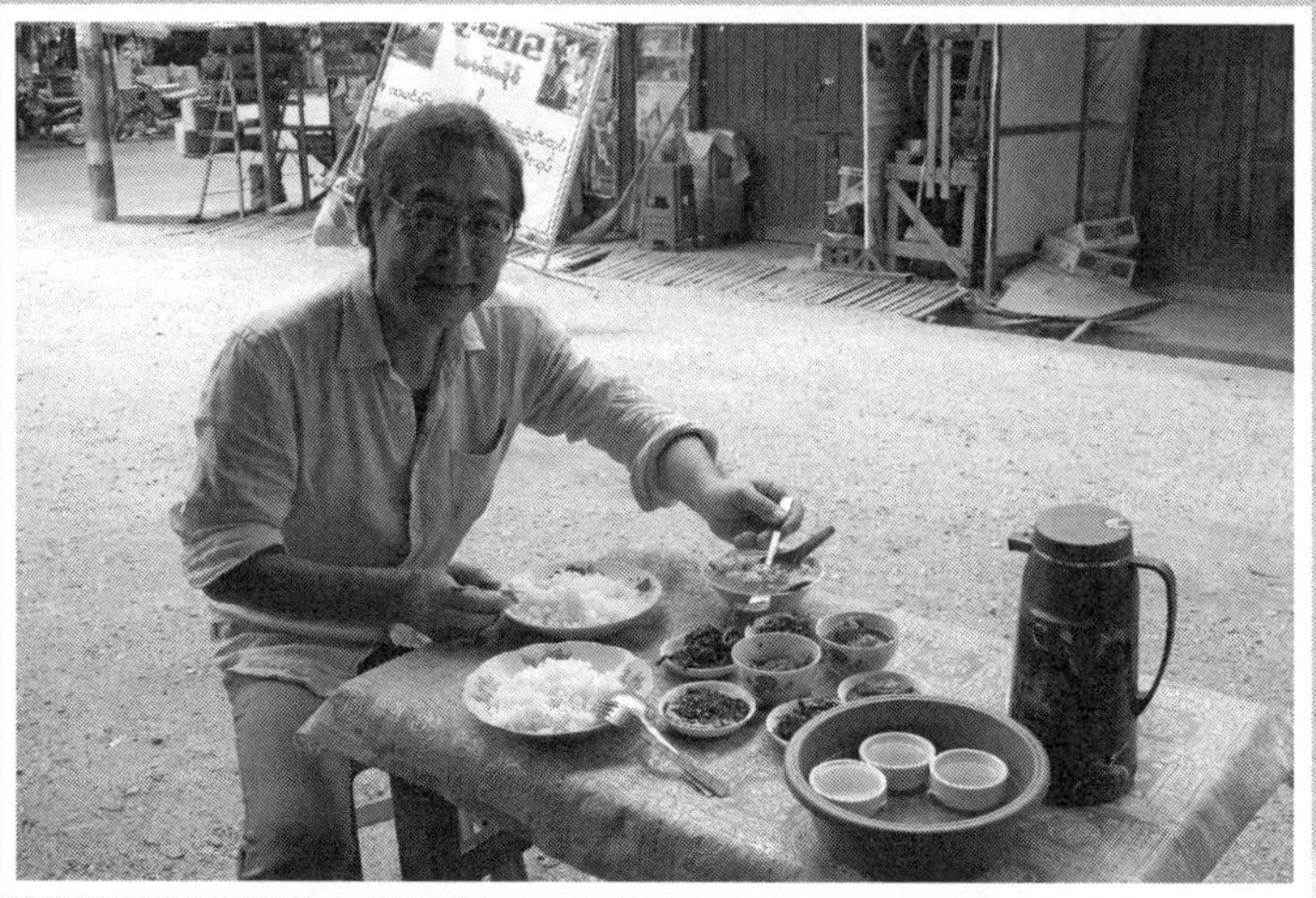

2018年5月3日

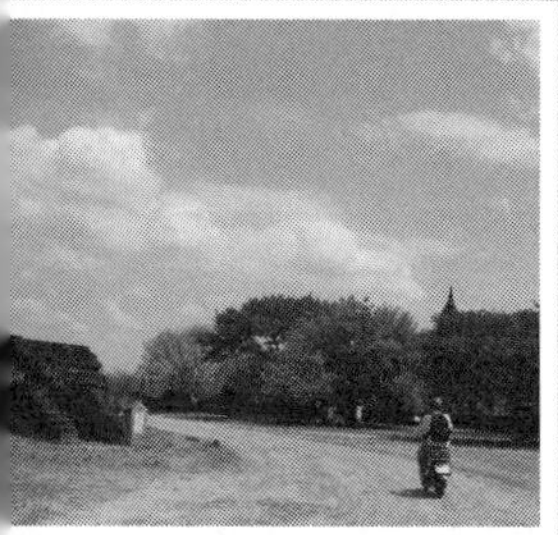

ミャンマー・バガンで

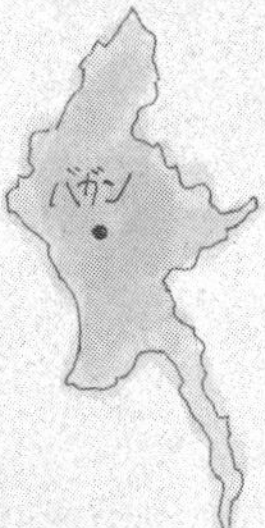

乾季の終わり、電動式バイクでバガンの遺跡群をまわった日、村の路上めし屋で食べたヒン（油もどし煮）は絶品だった。熱帯地域では驚くほど油を多用する。それはなぜか？　それを体験したくてミャンマーを旅したときのひとこま。走っているのは筆者。

トルコ・イスタンブールで

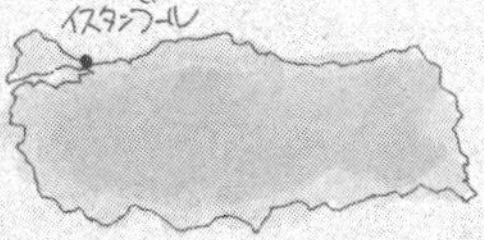

東洋と西洋が出会い、そこにアラブ世界が重なった。トルコはトマト消費量世界一の国である。大衆食堂（ロカンタ）を覗くとほとんどの料理にトマトが入っていたし、路地裏で楽しんだ朝食のスクランブルエッグもトマト色に染まっていた。なぜトルコにトマトが？トマト尽くしだったトルコの旅のひとこま。

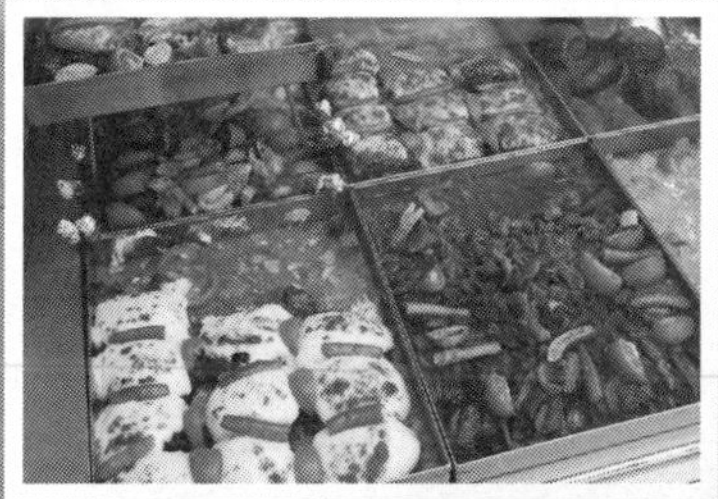

2022年7月15日

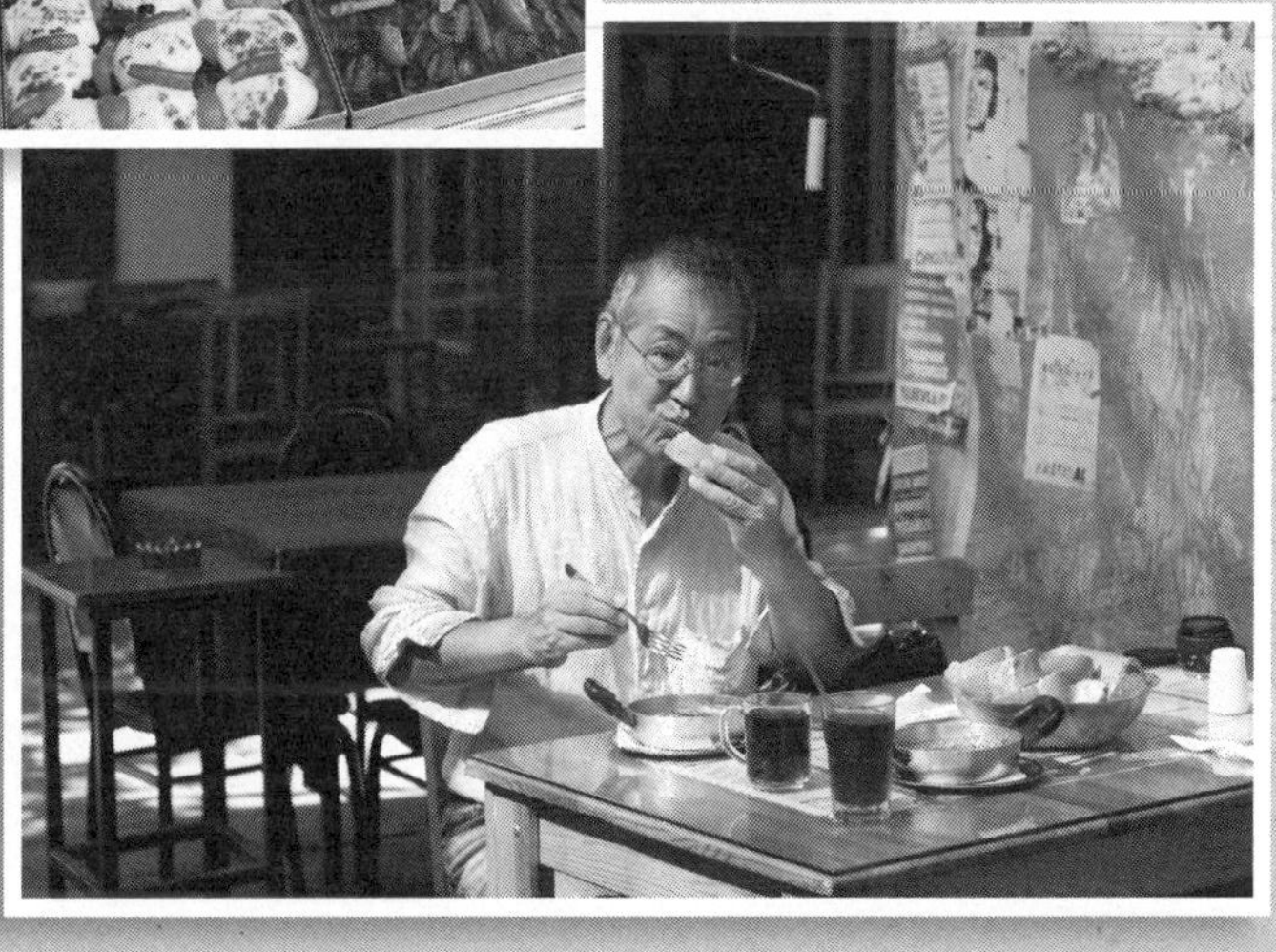

ぼくは適量を守って
お酒を飲んでいる。
ただし最初の2合しか
覚えていないことは
いわないでおこう。

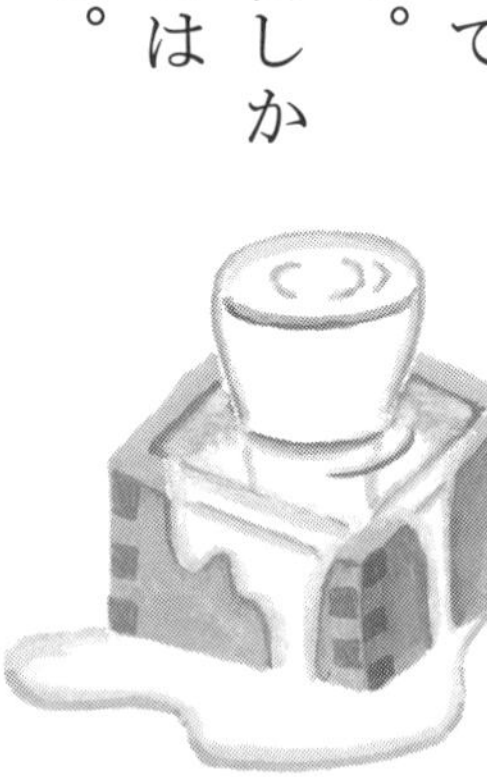

ぼくなら体重は少し軽めに答え、身長は少し高めに答える。この章では、食行動や食習慣の測定値がどのような原因でどのくらいゆがみ、それがどのように研究結果（そして私たちに届く健康栄養情報）をゆがめるかについて考えます。過小申告や確証バイアスなど、人の認知能力や心理構造に関連する話題が登場します。

第5章

バイアス

つい食べすぎたり・隠したり…

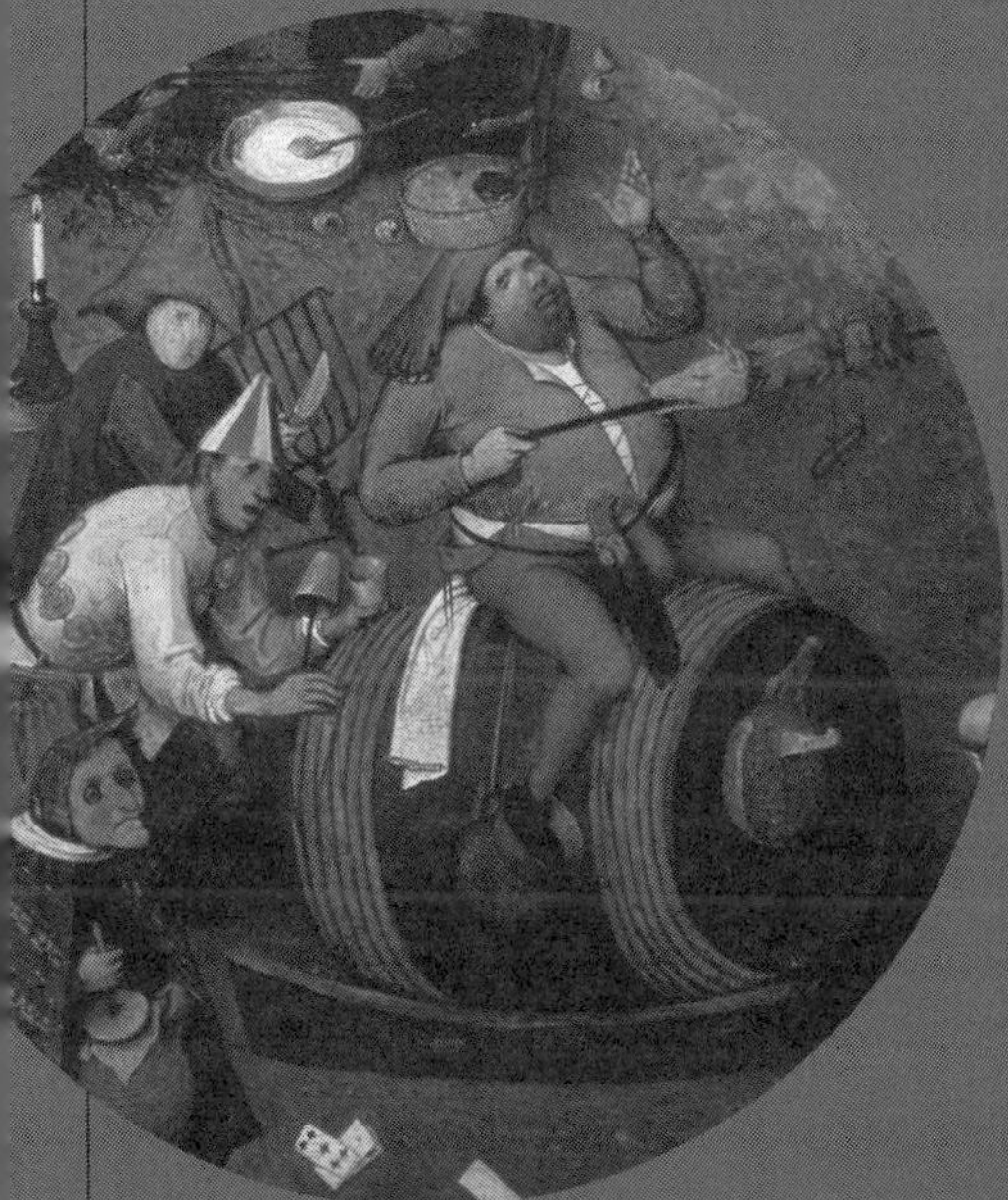

1 知らないほうが幸せだったか？

「系統誤差」の怖さ

問い

1つの的に向けて1人の人が1つの弓を使って15本の矢を放ちました。下の図がその結果です。的はどのあたりだと思いますか？　その理由も考えてください。　・答えは本文中にあります。

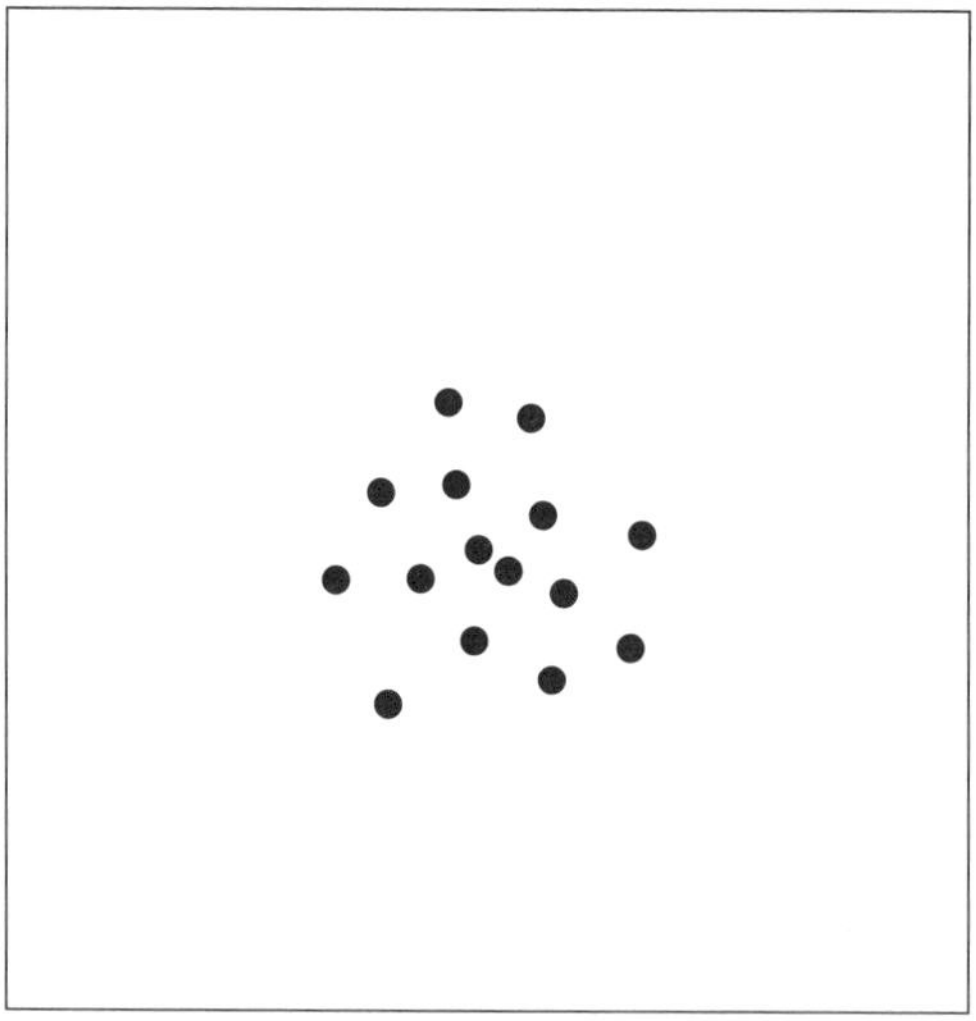

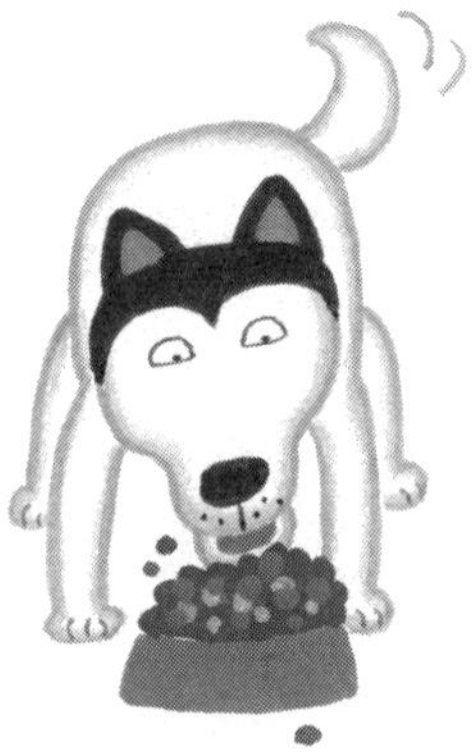

あなたは毎日何カロリーくらい食べていますか？　それをどのように測りますか？　どの食べ物が何カロリーあるかは、「食品成分表」（「日本食品標準成分表２０２０年版（八訂）」）や栄養成分表示に書いてあるから、それを見ればよいじゃないかと思うかもしれません。最近は、食べたもの（正しくはこれから食べようとしているもの）をスマホ（スマートフォン）で撮影して（食べ残した分も撮影し、その分は計算から除くように設定して）その画像を送ればカロリー（エネルギー摂取量）を教えてくれるアプリ（アプリケーション・プログラム）もあります。しかし困ったことに、ことはそんなに簡単ではないのです。

重水素と重酸素からなる重水

原子は陽子と中性子と電子からできています。このうち、陽子と中性子の重さ（正しくは質量）はほぼ同じで、電子はそれらよりはるかに軽いので、原子の重さは陽子と中性子の数の和（原子量）に比例します。水素原子は陽子が１つで、普通は中性子を持たないので原子量は１です。

ところが、まれに中性子を１つ持つ水素原子が存在します。こちらも水素として働きますが、後者は前者のほぼ2倍の重さを持ち、重水素と呼ばれます。同じように、普通の酸素原子の原子量は16ですが、まれに原子量が18の酸素原子が存在し、重酸素と呼ばれます。重水素2個と重酸素１個で重い水、重水ができます。原子量が異なる原子を同位体と呼びます。重水同位体には、放射能を出す放射性同位体と、放射能を出さない安定同位体があります。重水素も重酸素も重水も安定同位体で、体へも環境へもなんの影響も及ぼしません。

最も正確にエネルギー摂取量を測る方法

重水を少しだけ飲むと、体内の水の中で一様に拡散し、普通の水とまったく同じように同じ速さで使われます。重酸素の一部は炭素原子と反応して二酸化炭素になり、吐く息（呼気）として体外に出ます。これは広い意味で「燃焼」で、燃焼によってエネルギーが放出されます。したがって、二酸化炭素ができる量と体で発生するエネルギーは比例します。燃焼に使われるほとんどの炭素元素は、摂取した炭水化物、脂質、たんぱく質、アルコール（エタノール）に由来します。二酸化炭素ができると、重水として尿に出ていく重酸素がそれに比例して減ります。したがって、尿中の重酸素と重水素の減りぐあいを測れば、エネルギー消費量を計算できます。

しかも、測定期間中の尿を全部集める必要はなく、測定を始めるときと終わるとき（2週間後が多い）の2回だけ、少しだけとればよいので簡単です。この目的で使う重水を二重標識水と呼び、このようにしてエネルギー消費量を測る方法を二重標識水法と呼びます 出典1。さらに、測定期間中に体重が変わらなければ、それはエネルギー摂取量に等しいはずです。これが、現時点でエネルギー摂取量を最も正確に測る方法です。ぼくも自分のエネルギー摂取量を二重標識水法で測ってみたいのですが、何十万円もするので手が出ません。

食事記録でエネルギー摂取量を測ると、どうなるでしょうか。

report 1

図1 エネルギー摂取量を測ると…？

出典❷

二重標識水法とそれぞれの食事調査法でエネルギー摂取量を測り、二重標識水法で測ったエネルギー摂取量に対するそれぞれの食事調査法で測定したエネルギー摂取量を比（%）で表わしたもの（申告率）。世界中の研究のまとめ（メタ・アナリシス）。図の中の点は平均値など、1つの研究の代表値。

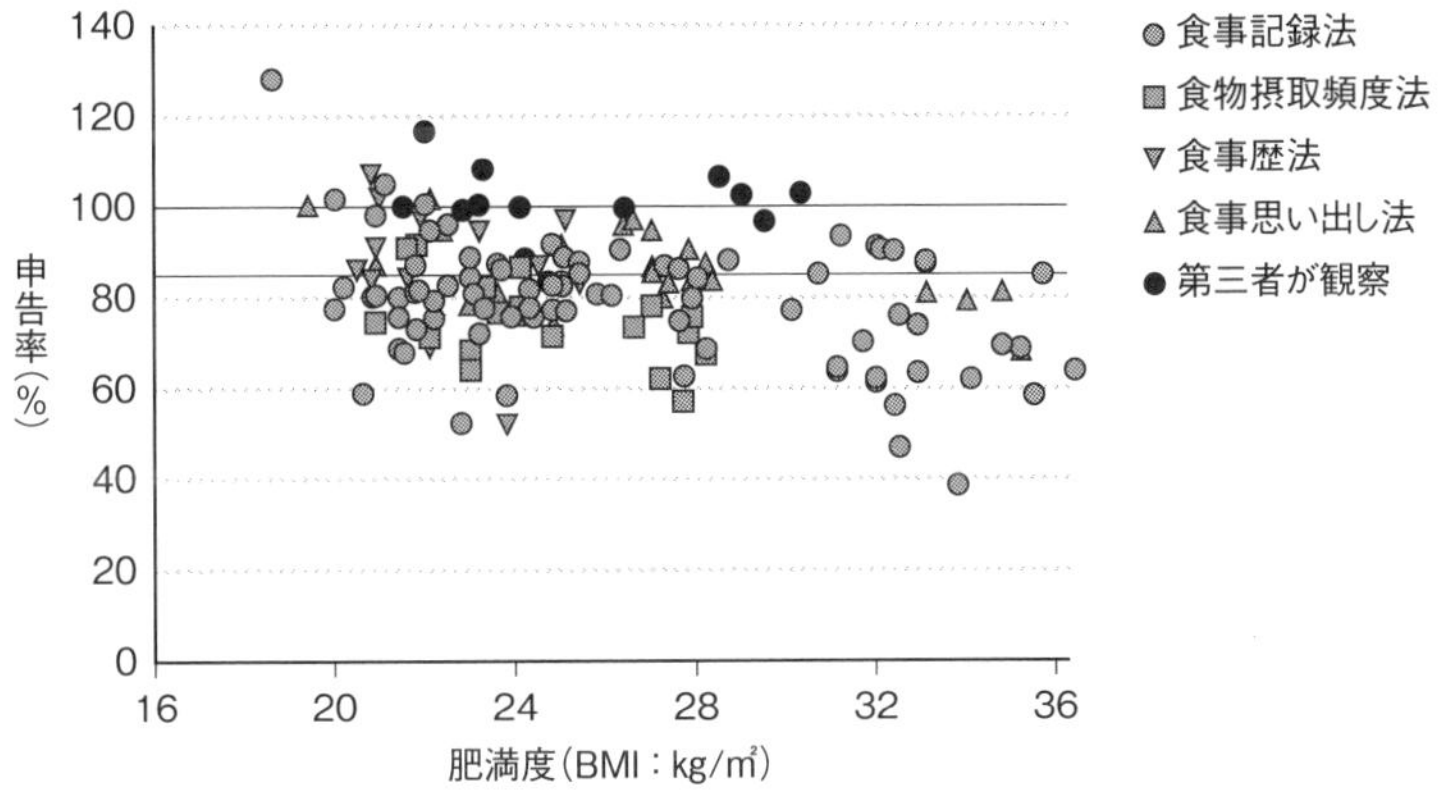

ほとんどの食事調査法でエネルギー摂取量は過小に申告されます。さらに、肥満度に比例してそれは深刻になります。

「過小申告」でずれる

エネルギー摂取量を調べる方法は、食事記録法、食物摂取頻度法（質問紙法）など、たくさんあります。第三者が観察する方法もあります。このどれかと二重標識水法を同時に使ってそれぞれでエネルギー摂取量を測ると、その方法の測定精度（逆にいえば測定誤差）がわかります。これは、二重標識水法で測ったエネルギー摂取量に対する比（％）として表わせ、申告率とも呼ばれます。１００％より大きいと過大申告、小さいと過小申告です。[※1]

この方法を用いて食事調査の申告率を調べた研究を世界中から集めました（203ページ図１ 出典②）。メタ・アナリシスです。図の中の点は平均値など、１つの研究の代表値です。

まずわかるのが、肥満度（ＢＭＩ）が増えるほど申告率がほぼ直線的に減ることです。次が、標準的な体格の人でも少しだけ（15％程度）過小に申告することです。３つ目が、第三者（他人）が観察した場合（●印）だけ過小申告が起こらないことです。まとめると、「測定や報告を本人に任せると少なめに答える。しかも、肥満度に比例してそのずれは大きくなる」となります。この図にはスマホで画像を撮る方法は含まれていませんが、本人がシャッターを押す限り、多少なりとも過小申告は起こると考えるべきです。

ある病院でのシナリオ

医師も管理栄養士も（患者さんも）過小申告を知らないと、いったいなにが起こるだろう

※1 『佐々木敏の栄養データはこう読む！第２版』「『そんなに食べていないはずなのに太る』のカラクリは？」（137～146ページ）でも紹介しています。

過小申告が知られていないと、どんなことが起こるでしょうか。

report 2

図2 医師も管理栄養士も「過小申告」を知らないと…？ 出典❶

過小申告を知らないとなにが起こるかを考えるためのシナリオ。

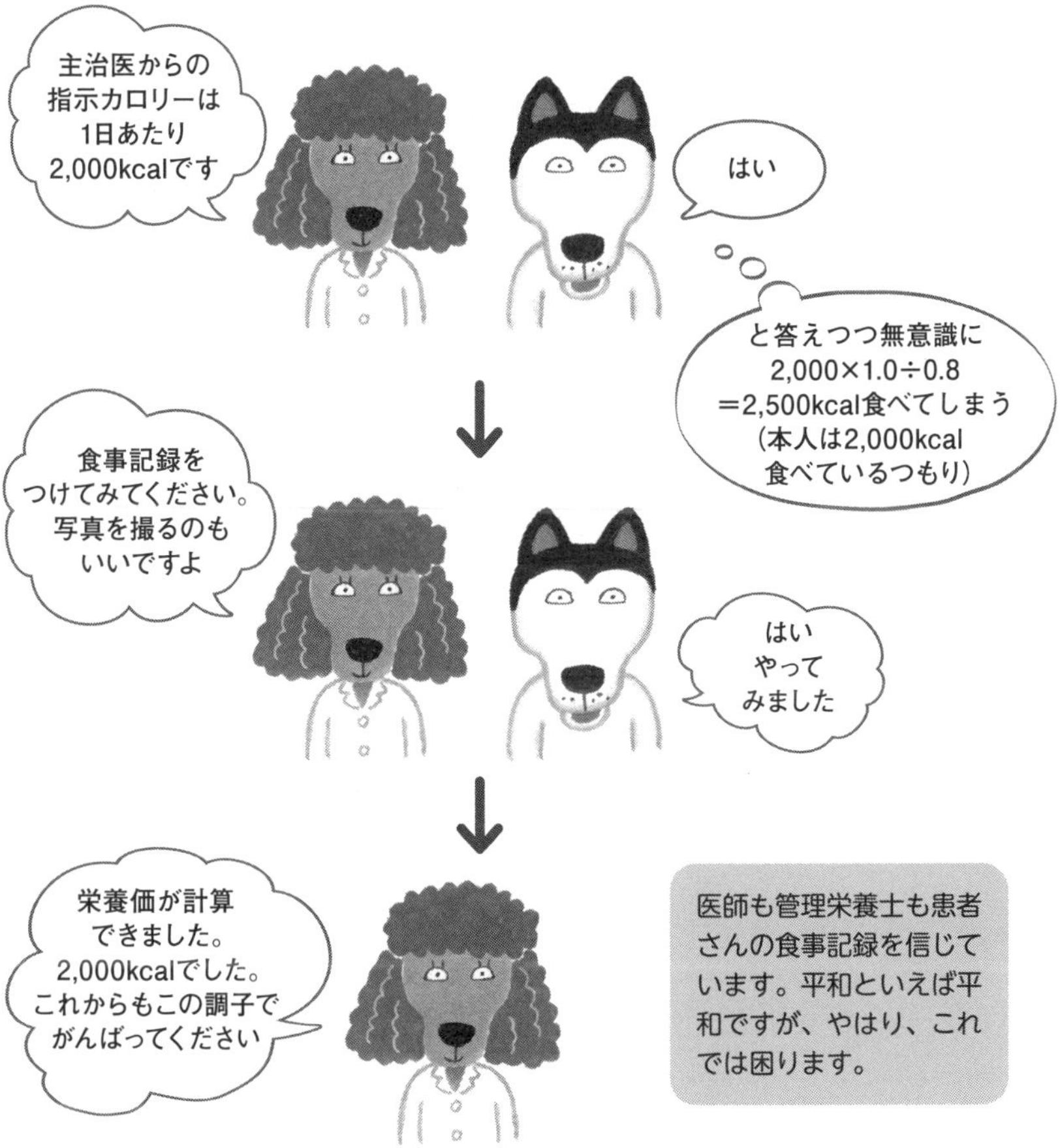
主治医からの指示カロリーは1日あたり2,000kcalです
はい
と答えつつ無意識に2,000×1.0÷0.8＝2,500kcal食べてしまう（本人は2,000kcal食べているつもり）
食事記録をつけてみてください。写真を撮るのもいいですよ
はい やって みました
栄養価が計算できました。2,000kcalでした。これからもこの調子でがんばってください

医師も管理栄養士も患者さんの食事記録を信じています。平和といえば平和ですが、やはり、これでは困ります。

と考えてみました（図2 出典❶）。

糖尿病など、食事の管理が必要な病気にかかると、「摂取エネルギー（カロリー）はこのくらいにしなさい」と主治医が指示を出すことがあります。指示カロリーです。ここでは1日あたり2000kcalとしました。指示どおりに食べるために、どの食品が何カロリーあるかを患者さんは管理栄養士から教わります。しばらくすると、うまく食べられているかどうかを調べるために、たとえば食事記録法を用いて食べ物の種類と重さを記録し、それを基にエネルギー摂取量を計算します。アプリの助けを借りるかもしれません。食事記録から計算されたカロリーが、指示カロリーにほぼ一致すれば食事療法は順調といえます。

ところが（ここがこの話のミソです）、患者さんが記録したのは、患者さんが「食べた」と認識した食べ物だけです。患者さんの肥満度を25と仮定すると図1から過小申告率はおよそ2割となります。すると、実際のエネルギー摂取量は「2000÷0.8＝2500kcal」のはずで、毎日500kcalも食べすぎていたことになります。これはインスタントめん1人前（およそ400kcal）を超えています。これではやせるはずはありません。医師も管理栄養士もなぜやせないか理由がわからないまま、そのうち患者さんは効果の出ない食事療法に飽きてしまうというのがありがちなオチです。

「系統誤差」で毎日ずれる

なにかを測れば測定誤差は避けられません。測定誤差は系統誤差と偶然誤差に分かれます。

ほかにどんなことで 実際とのずれが生じるでしょうか。

report 3

図3 系統誤差と偶然誤差

系統誤差と偶然誤差の特徴と注意すべき点を理解するための模式図。
この図には真値が書かれているが、実際の測定では真値がわからない（わからないから測定を行なう）ことに注意。

系統誤差が大きく、偶然誤差がとても小さい場合

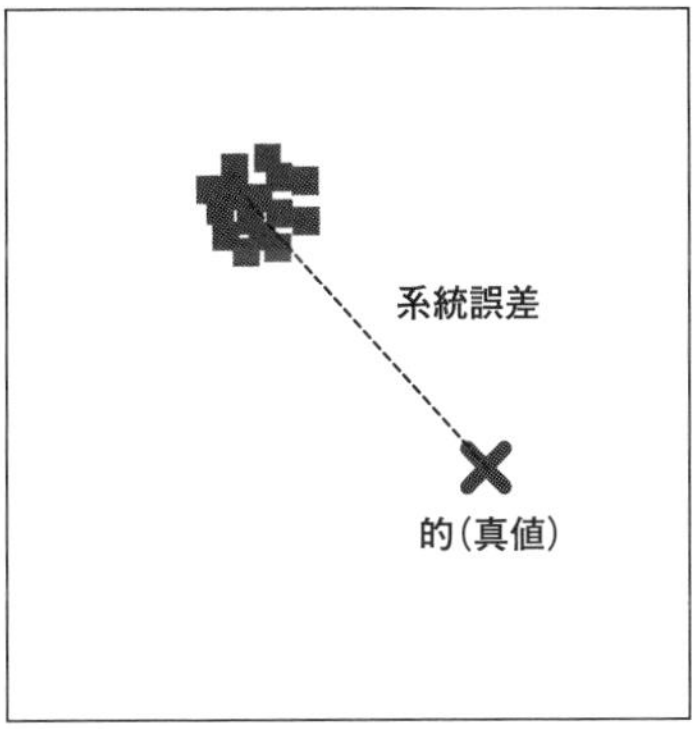

測定を繰り返してもたくさんの人を測っても永久に真値はわからない。真値とは違う点に測定結果が集まるため、そこを真値と見誤る危険が大きい。測定を繰り返したりたくさんの人を測ったりすると、この誤認が強い確信へと変わってしまうことがあるのでとても危ない。

偶然誤差が大きく、系統誤差がとても小さい場合

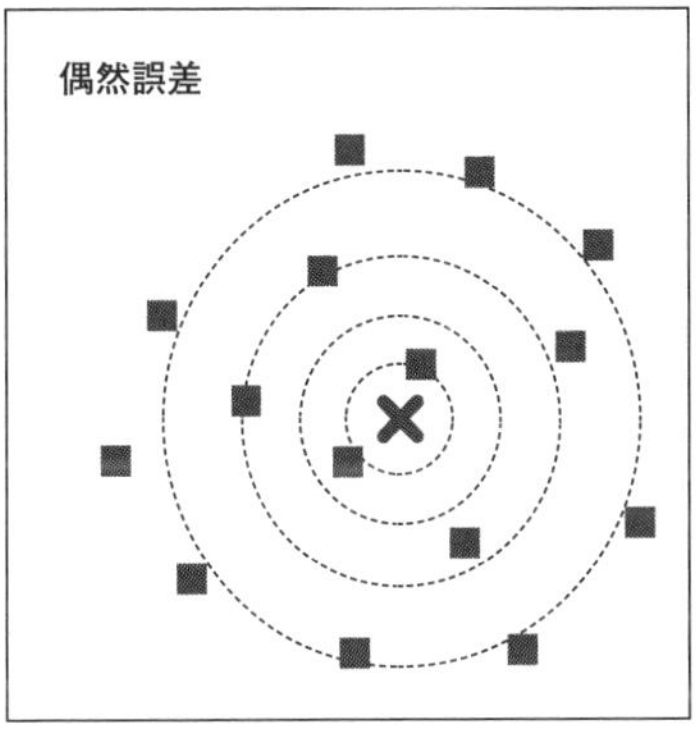

1回しか（多くても数回しか）測れない場合は、真値がわからない。しかし、測定を繰り返したりたくさんの人を測ったりすると、偶然誤差の存在と大きさに経験的に気づき、真値を推定できる。

偶然誤差のほうに目を奪われがちですが、注意すべき測定誤差はむしろ系統誤差のほうです。

つねに一定方向にほぼ一定量だけずれる誤差が系統誤差です。エネルギー摂取量の過小申告は、食事調査で起こる代表的な系統誤差です。一方、方向も量も定まらない誤差が偶然誤差です。偶然誤差の代表は日中変動です（これについては第6章で詳述します）。「測定値＝真値＋系統誤差＋偶然誤差」で表わされます。

真値がわからないから（それを知りたいから）測定をします。ところが、測定誤差があるために、「測定値＝真値」ではありません。それでも、繰り返して測ったり、たくさんの人を測ったりすれば、偶然誤差の存在には気づけます。測定値のばらつきの真ん中あたり（平均値）が真値（的）です。ところが、系統誤差がある場合、いくら測定を繰り返してもほぼ同じ値になるために、系統誤差の存在に私たちは気づけず、系統誤差が含まれた測定値を真値だと誤認してしまうわけです。そのうえに、測れば測るほど「それが真値である」という誤った確信はどんどん強くなっていきます。

さて、冒頭の問い、どこが的（真値）だと思いましたか？　系統誤差の程度を教えてもらっていないので、的がどこかは「わからない」が正解です。逆にいえば、あらかじめ系統誤差がわかっていれば、測定値と系統誤差から真値を推定できます。**図3**に系統誤差と偶然誤差の特徴をまとめました。食事調査における系統誤差の怖さは、値のずれは比較的小さくても、それが毎日起こる（毎日食べる、または毎日食べない）ために、無視できない影響を健康に与えることです。

しかし、**図3下**からもわかるように、1回しか（多くても数回しか）測れない場合は偶然誤差のために的の中心が見えません。カロリー（エネルギー摂取量）を知るためには系統誤差と偶然誤差、両方のことを考えなくてはなりません。偶然誤差については、第6章第1話と第2話で扱います。

結論

過小申告は避けられない、そして、怖い。

食事調査はどうしてもやや少なめ（過小）に答えてしまうようです。しかも、そのずれは肥満度（体重）に比例して大きくなるようです。エネルギー摂取量の過小申告は、代表的な系統誤差です。値のずれは比較的小さくても、それが毎日起こる（毎日食べる、または毎日食べない）ために、無視できない影響を健康に与えます。

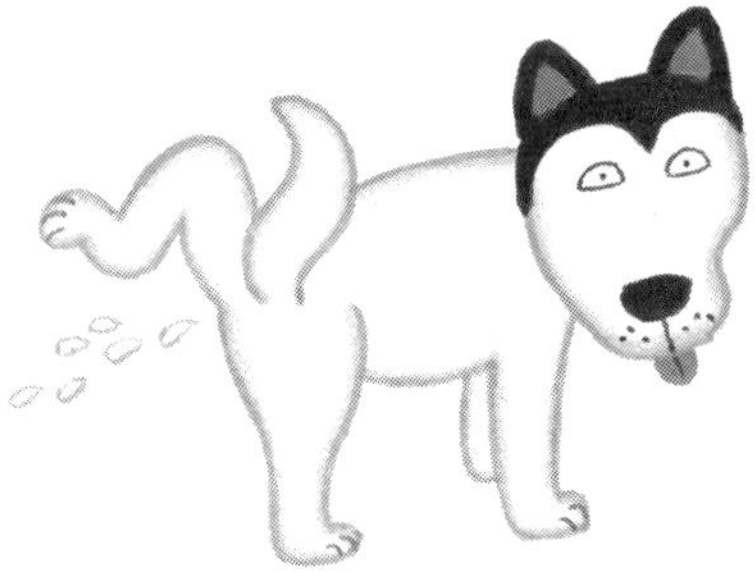

出典

① 田中茂穂。エネルギー消費量とその測定方法。静脈経腸栄養 2009; 24: 1013-9。
② 厚生労働省。日本人の食事摂取基準2015年版。各論：エネルギー。2014: 45-87。

2 飲酒直後は心筋梗塞が起こりにくいか？

呑んべえの「確証バイアス」

問い

インドのコルカタで貧しい人々の救済に一生をささげた修道女、マザー・テレサの言葉です。(A) と (B) に入る単語を次の中から１つずつ選んでください。・答えは本文中にあります。

愛の反対は（　A　）ではない。（　B　）だ。

A　　憎しみ　　悲しみ　　蔑み

B　　無理解　　無関心　　無慈悲

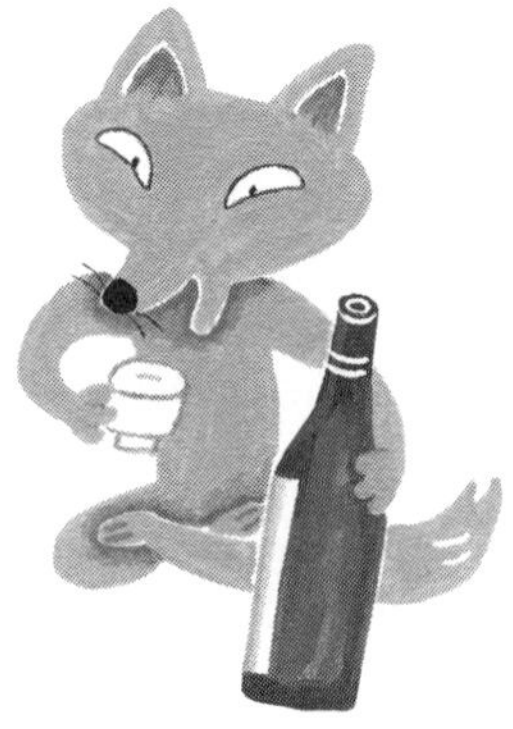

アルコールの3つの作用

少しのお酒はその種類を問わず、脳梗塞や心筋梗塞などの循環器疾患を予防してくれます。※1「お酒＝不健康」と決めつけられ、肩身の狭い呑んべえにとって、これは朗報です。しかし、お酒と循環器疾患の関係はじつはもっと複雑です。

図1上は、循環器疾患に関係するアルコールの作用を簡単にまとめたものです（出典1）を参考にして作成）。これ以外の作用もあり、本当はもっと複雑ですが、大まかなことを理解するためと思ってごらんください。

アルコールの作用は、「脂質系」「血圧系」「止血系」の3つの系統に分かれます。一方、循環器疾患は、動脈が詰まってしまう「梗塞」と、動脈が破れてしまう「出血」に分かれます。「梗塞」は心臓のまわりを走っている動脈（冠動脈）が詰まる心筋梗塞と、脳の中を走っている動脈が詰まる脳梗塞がその代表で、「出血」は脳の中を走っている動脈が破れる脳出血と、脳を包んでいる3つの膜の一つくも膜の内側を走っている動脈にできた小さなこぶ（動脈瘤）が破れるくも膜下出血がその代表です。ちなみに、冠動脈が破れることはないそうです。そして、アルコールは、高血圧を介して「梗塞」にも「出血」にもリスクとなりますが、脂質系を改善させることで「梗塞」には予防的に働きます。止血系は少しむずかしく、「出血」にはリスクとなりますが、「梗塞」にはむしろ予防的に働きます。

図1下は習慣的飲酒量とその後の循環器疾患発症率に関する栄養疫学研究（その中のコ

※1 『佐々木敏の栄養データはこう読む！第2版』「健康によいお酒とは ワインで健康は手に入る?」（193～203ページ）でくわしく紹介しています。本書の第3章第3話（134ページ）でも触れています。

ホート研究）を世界中から集めてまとめた結果（メタ・アナリシス）です 出典❷❸。心筋梗塞は飲酒によってかなり予防できること、脳梗塞には少し（1日あたり1・1合まで）の飲酒なら予防的に働くこと、一方、脳出血には飲酒（特に大量の飲酒）がリスクとなっていることがわかります。つまり、「お酒は循環器疾患を予防する」と読むのは正しくなく、「お酒の予防効果はほぼ心筋梗塞に限られ、脳卒中（脳梗塞、脳出血、くも膜下出血の総称）ではリスクになりうる」と読むべきです。

飲酒による急性反応と慢性反応

図1上の読み方はさらに注意を要します。これら3つの作用はお酒を飲むとすぐに起こる反応ではなく、習慣的にお酒を飲んでいる人で起こる反応が多いことです。

たとえば、中程度（日本酒換算で0・6合）以上の飲酒をすると、その後数時間（12時間以内）は、血圧は少し下がることが観察されています 出典❹。ところが、習慣的な飲酒者が高血圧症にかかるリスクはお酒を飲まない人よりも高く、そのリスクは習慣的な飲酒量にほぼ比例しています 出典❺。前者が急性反応、後者が慢性反応です。

このように、急性反応と慢性反応が逆向きになることもあります。図1上で急性反応が含まれているのは止血系だけです。つまり、お酒を飲むとその後数時間は梗塞のリスクがさらに下がるだろうと考えられます。これは梗塞、特に心筋梗塞のリスクをかかえている人には朗報です。

飲酒はどんな作用を及ぼすでしょうか。循環器疾患に影響があるでしょうか。

report 1

図1 飲酒（アルコール）と循環器疾患との関連

アルコールの3つの作用

出典❶を参考に作成

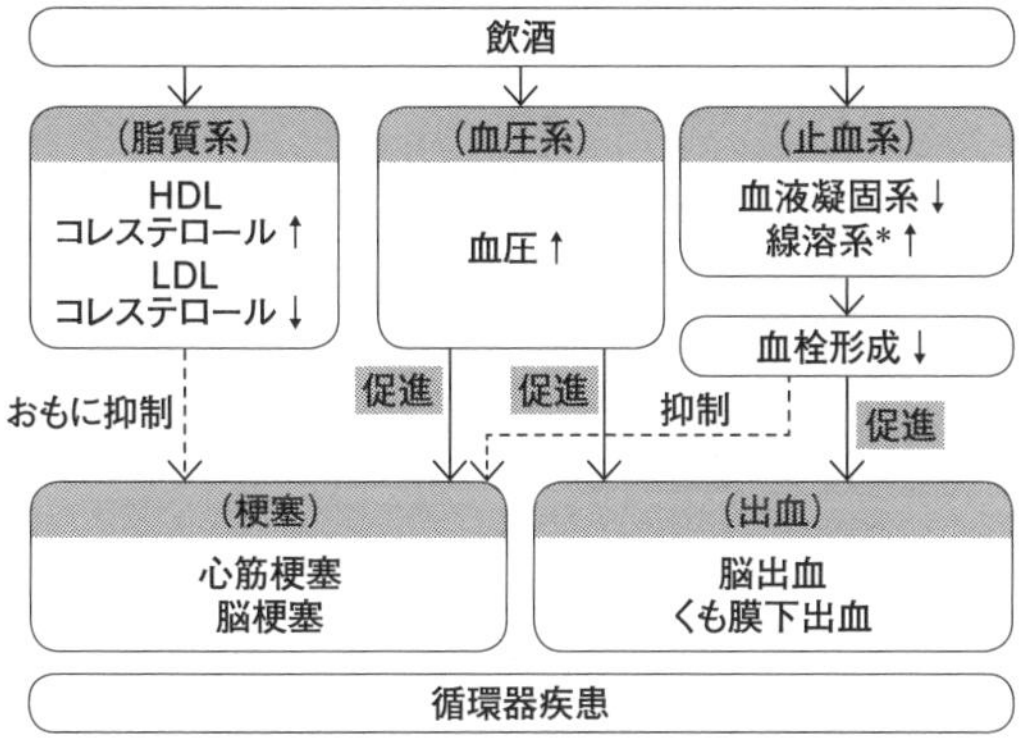

＊ 線維素溶解系の略で、凝固した血液（血栓）をとかして分解する作用系のこと。

習慣的飲酒量とその後の循環器疾患発症率に関するコホート研究のまとめ（メタ・アナリシス）

出典❷❸

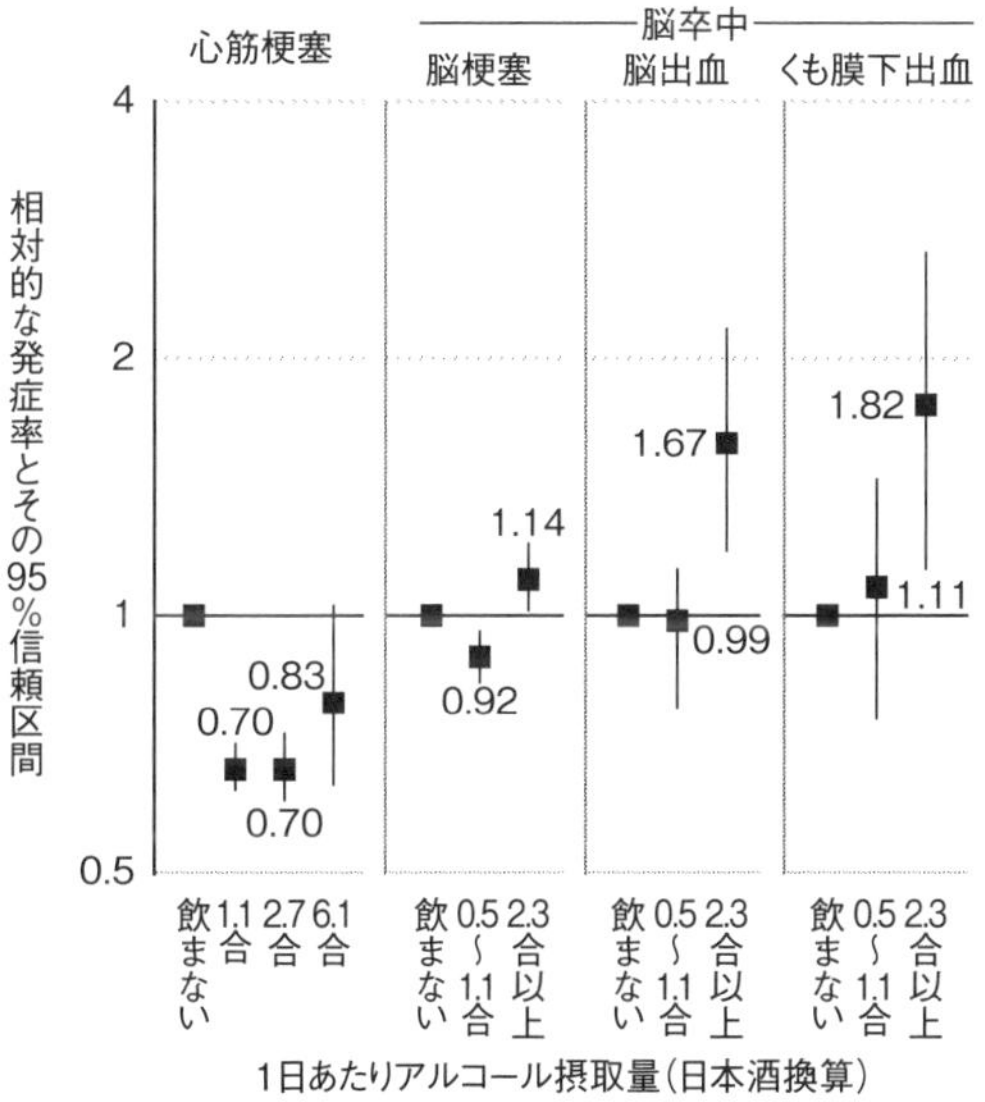

飲酒（アルコール）と循環器疾患の関連は複雑です。

飲酒は心筋梗塞を防ぐ（1992年）

「飲酒による急性反応が心筋梗塞を予防する可能性」を示した栄養疫学研究がかなり昔、1992年にニュージーランドから発表されています 出典❻。お酒を飲ませて心筋梗塞が起こるかどうかを観察するわけにはいきません。そこで、心筋梗塞にかかった患者さんに、心筋梗塞が起こったとき（突然の発作として起こります）、その前24時間以内に飲酒をしたか否かを尋ねました。心筋梗塞は場合によっては死に至る病気です。亡くなった患者さんについてはご遺族にほぼ同じ質問をするという徹底ぶりでした。同時に、同じ地域に住み年齢が近い健康な人たちを選び、最近1週間の中からランダムに1日を選び、その日に飲酒をしたか否かを尋ねました。

このように、病気にかかった人たち（症例群）とその病気にかかっていない人たち（対照群）で、原因と考えている要因（この場合は飲酒）の頻度や程度を比べて、原因と結果（この場合は心筋梗塞）の関連を探る疫学研究が症例対照研究です。なお、この研究では、飲酒による慢性反応は両群でほぼ同じであるという前提が必要です。そこで、全員に対して習慣的な飲酒の有無を尋ねて、飲酒習慣がなかった人たちを除き、飲酒習慣を持っていた人たちだけを計算に含めるという配慮がなされています。

症例対照研究では、原因と結果の関連をオッズ比という比で表わします。図2 **左上**のように、オッズ比は0・70で、大雑把にいえば、飲酒によって心筋梗塞を3割防げた計算にな

飲酒後すぐに起こる反応を見てみましょう。

report 2

図2「飲酒による急性反応が心筋梗塞を予防する可能性」を示したニュージーランドでの症例対照研究

出典❻

おもな結果（発症と死亡の合計）

		心筋梗塞が		合　計
		起こった（症例群）	起こらなかった（対照群）	
お酒を	飲んだ	(a) 228	(b) 618	846
	飲まなかった	(c) 298	(d) 565	863
合　計		526	1,183	1,709

オッズ比 ＝（a × d）÷（b × c）
＝（228 × 565）÷（618 × 298）＝ 0.70

おもな結果を解釈するための図

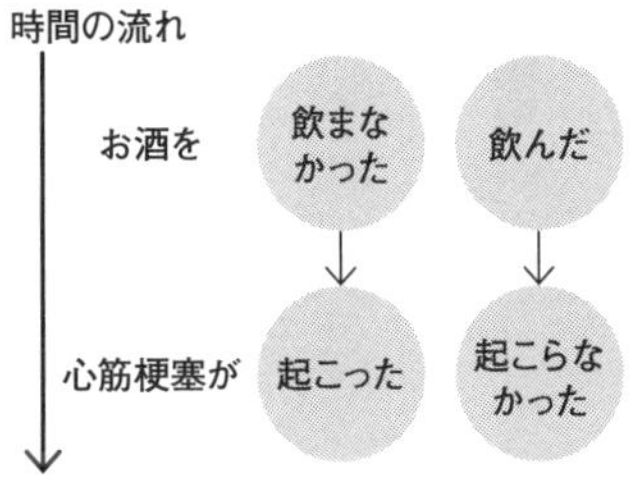

飲酒量とその後24時間以内における心筋梗塞発症率の関連（男性）

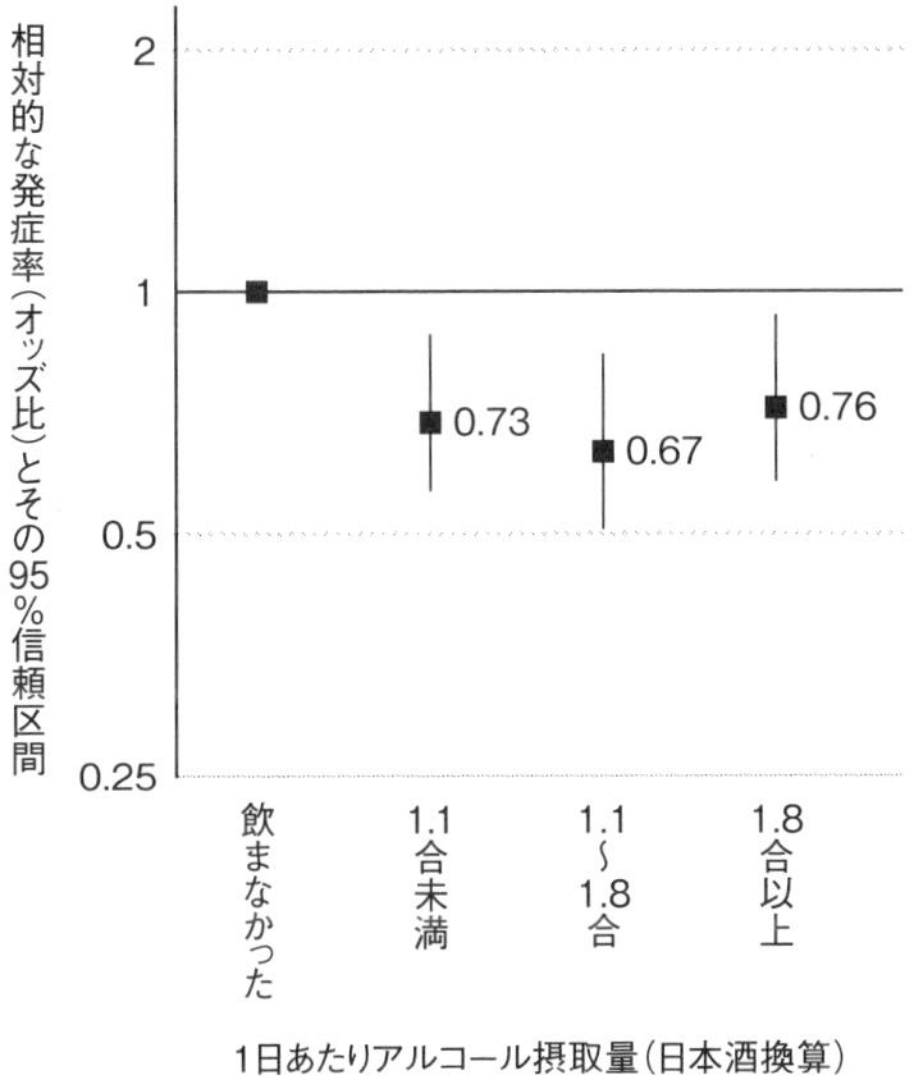

お酒を飲んだ人のほうが飲まなかった人よりもその後24時間以内の心筋梗塞発症率は低いという結果でした。

ります。ただし、この効果は飲酒量にはほとんど関係しないようです（図2下）。この研究の5年後（1997年）、ほぼ同じ結果がオーストラリアの別の症例対照研究からも報告され、飲酒の急性反応による効果への期待はさらに高まりました出典⑦。

飲酒は心筋梗塞を防がない（2000年）

1つ目の研究の8年後、この研究グループがまたほぼ同じ研究を行ないました出典⑧。そして、図2の方法でオッズ比を計算すると（図3左上）、男性が0・70、女性が0・38で、やはり飲酒後24時間以内は心筋梗塞が起こりにくいという結果でした。ところが……です。今度の研究では、飲酒をしなかったと答えた人たちにだけ、「それは気分がすぐれなかったからですか?」と尋ねました。5%（症例群で16%、対照群で2%）の人が「はい」と答えました（図3左下）。そこで、この人たちを除いて計算をし直しました。すると（図3左上）、オッズ比は男性が0・89、女性が0・73となり、統計学的には「関連があるとはいえない」という結果に変わってしまいました。

心筋梗塞の発作はなんらかの前駆症状を伴う場合があります。「気分がすぐれない」のはその表われだったのかもしれません。つまり、「気分がすぐれない→飲酒を控える」という流れと、「気分がすぐれない→心筋梗塞が起こる」という流れが一部の人で両方とも起こっていたわけです（図3右）。けれども1つ目の研究はこのことに気づいていなかったので、「飲酒→心筋梗塞が起こりにくい」ように見えたわけです。

その後ほぼ同じ研究が行なわれましたが……。

report 3

図3 図2と同じ研究グループが行なった、「飲酒後24時間は心筋梗塞が特に起こりにくい」ことを否定した症例対照研究 出典②

飲酒量とその後24時間以内における心筋梗塞発症率の関連

2つの計算方法による結果の違い。
性別の（　　）内は人数（症例群／対照群）。

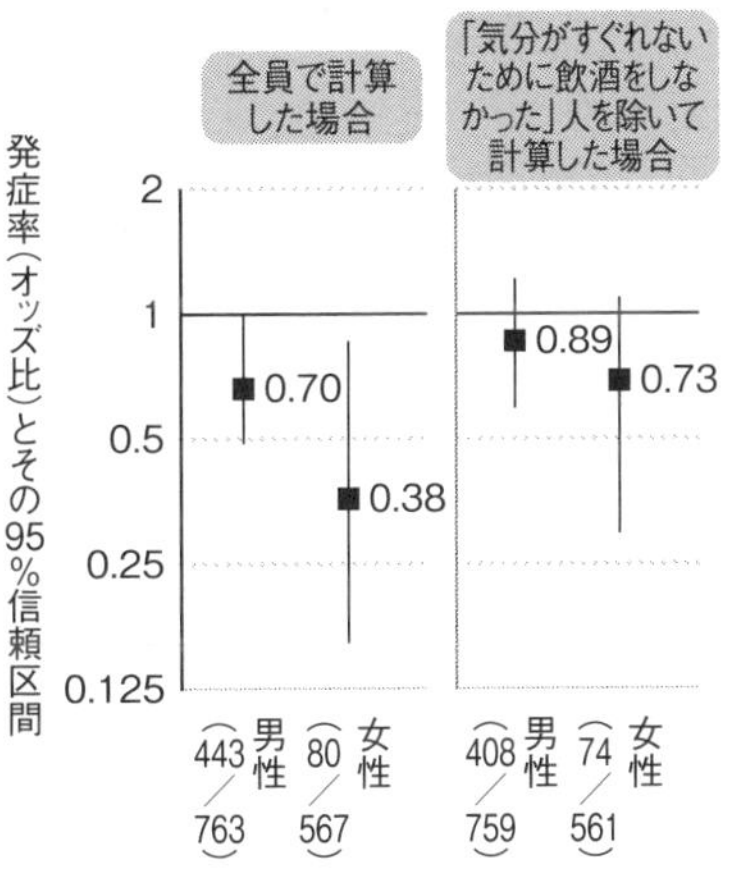

結果を解釈するための図

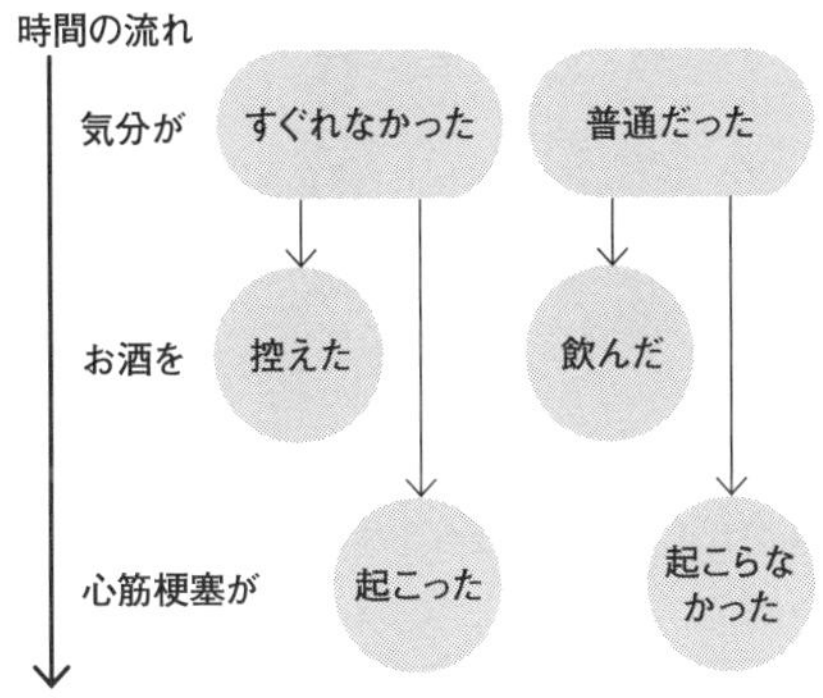

飲酒をしなかった人の中で「気分がすぐれなかったため」と答えた人の割合

（　　）内は飲酒をしなかった人の人数。

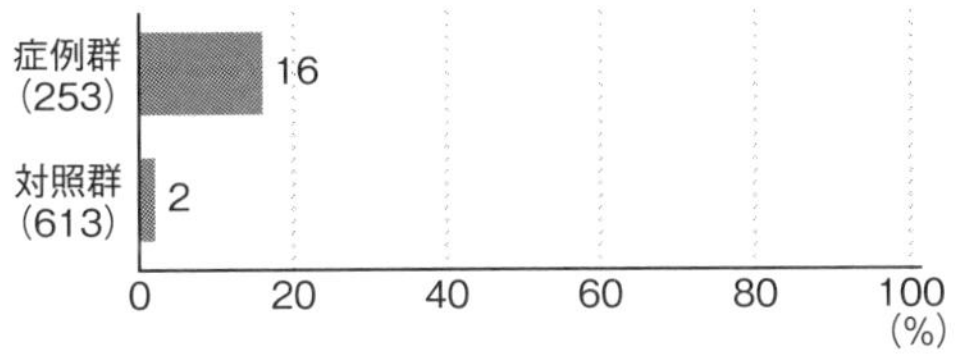

「気分がすぐれなかったために飲酒をしなかった」人を除くと、飲酒とその後24時間以内の心筋梗塞発症率の間には関連が見られなくなってしまいました。

呑んべえバイアス

大学院の学生として栄養疫学の研究を始めたころ、留学先、地ビールの国ベルギーで1つ目の研究論文を読み、その8年後、日本で2つ目の論文を読みました。それまで1つ目の論文の結果を素直に信じていたので、2つ目の論文を目にしたときには、驚くとともに研究者の探求心と洞察力に感心したことを今も覚えています。

人は無意識に自分に都合がよい情報を選び、そうでない情報を無意識に避ける傾向があります。心理学で確証バイアスと呼ばれるもので、認知バイアスの一種です。軽度から中程度の飲酒習慣が心筋梗塞に予防的に働くのはほぼ確実です。けれども、陰に隠れていた真実に気づかず、事実以上に呑んべえに都合のよい研究結果をそのまま（喜んで）信じてしまったぼくは、（まんまと）確証バイアスの罠にはまっていたわけです。でも、少し癪《しゃく》だったので「呑んべえバイアス」と名づけました。

インターネット社会の怖さ

インターネットで商品を検索すると、似た商品も紹介してくれます。そして、同じ思想を持ち同じ情報を好む人たちがＳＮＳ（social networking service）に集います。便利な世界ですが、同時に、興味のない情報や都合の悪い人を無意識に退けることになってしまい、そのようなものはこの世の中になく、そのような人はいないことにしてしまいがちです。

マザー・テレサの言葉、「愛の反対は憎しみではない。無関心だ」を思い出しました。冒頭の問いの答えです。確証バイアスの怖さは、それ自体だけでなく、それに伴って起こる無意識の無関心にもあるのではないでしょうか？　現代を生きる私たちにとって、確証バイアスの存在とその危なさをわきまえておくことは、たいせつな教養の一つかもしれません。

結論

確証バイアスにご用心。

研究者ですら確証バイアスに陥ってしまい、それが偏った解釈や誤った学説の原因となることがあります。神経質になりすぎる必要はありませんが、自分の知識や考えが偏っているおそれや、他の考え方の存在に気づけなくなってしまうかもしれません。確証バイアス、要注意です。

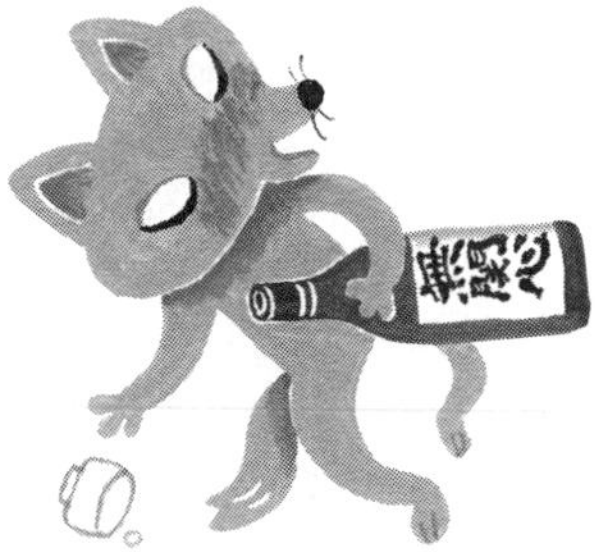

出典

① 若林一郎。アルコールと循環器疾患に関する最近の研究成果。生活衛生 2011; 55: 34-45。
② Yang Y, et al. Alcohol consumption and risk of coronary artery disease: A dose-response meta-analysis of prospective studies. Nutrition 2016; 32: 637-44.
③ Larsson SC, et al. Differing association of alcohol consumption with different stroke types: a systematic review and meta-analysis. BMC Med 2016; 14: 178.
④ Tasnim S, et al. Effect of alcohol on blood pressure. Cochrane Database Syst Rev 2020; 7: CD012787.
⑤ Roerecke M, et al. Sex-specific associations between alcohol consumption and incidence of hypertension: A systematic review and meta-analysis of cohort studies. J Am Heart Assoc 2018; 7: e008202.
⑥ Jacson R, et al. Does recent alcohol consumption reduce the risk of acute myocardial infarction and coronary death in regular drinkers? Am J Epidemiol 1992; 136: 819-24.
⑦ McElduff P, et al. How much alcohol and how often? Population based case-control study of alcohol consumption and risk of major coronary event. BMJ 1997; 314: 1159-64.
⑧ Wouters S, et al. Is the apparent cardioprotective effect of recent alcohol consumption due to confounding by prodromal symptoms? Am J Epidemiol 2000; 151: 1189-93.

3 減塩教室の効果と忖度

指導を受ける側の心理

問い

肥満の成人男性100人（平均体重は90kg）を対象として隔週で合計6回（3か月間）の減量教室を行なったとします。みんなで運動をしたりエネルギー（カロリー）が少なくても食べごたえのある料理を習ったりしました。毎回体重を測り、教室の効果を確認しました。しかしさまざまな理由で参加者は少しずつ減っていき、最後まで参加した人は30人だけでした。なお、この30人の教室開始前の平均体重は90kg、教室最終日の平均体重は82kgでした。

この教室の本当の効果はどれくらいだとあなたは考えますか？（　　　　）を埋めてお答えください。

答え

体重は（　　　　　　　）kgくらい減る

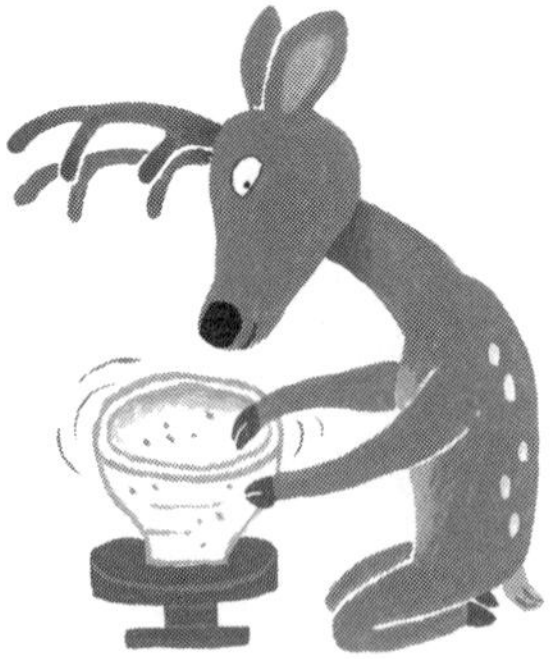

２０１７年、「忖度」という言葉が流行語になりました。覚えている人も多いと思います。賄賂がからんだ政治問題だったために、ネガティブなイメージが定着してしまいましたが、本来は「他人の心中をおしはかること」で、「忖」も「度」もはかるという意味です。※1

減塩教室の効果

１９８０年代の前半ですからかなり昔になりますが、軽い高血圧の成人男女８４１人を対象として3年間にわたる減塩教室を行ない、健康行動の改善ぐあいを観察する研究がアメリカで行なわれました 出典1。実際には、①減塩を行なう群（減塩群）、②減塩とカリウム摂取量の増加をはかる群（減塩＋カリウム群）、③減塩とエネルギー（カロリー）摂取量を制限する群（減塩＋カロリー制限群）、④エネルギー（カロリー）摂取量を制限する群（カロリー制限群）の4つの群を設け、6か月間にわたって、専門家がそれぞれの目的の健康行動について指導をしました。比較のために、⑤なにもしない群（対照群）も設け、5つの群の人数がほぼ同じになるように配慮しました。ここでは、減塩教室の効果を見るために、①減塩群と⑤対照群の結果を比べます。

減塩教室の効果ですから、どのくらい減塩できたか、つまり、食塩摂取量が何グラム減ったかが効果の指標となります。食塩摂取量を調べるおもな方法には、①食べたものの種類と量をていねいに記録する方法（食事記録法）と、②1日間（24時間）に尿中に排泄されるナトリウム量を測る方法（24時間蓄尿法）があります。

※1　『広辞苑』（第七版）による。

24時間蓄尿法の原理は次のとおりです。摂取した食塩（塩化ナトリウム）は小腸を経てほぼすべて体内に吸収されます。そして、体内をまわり、およそ86％が腎臓を経て尿の中に排泄されます 出典❷。さらに、ナトリウムの原子量と塩化ナトリウムの分子量の違い（23と58・5）から、食塩摂取量はおよそ、「尿中ナトリウム排泄量÷0.86×（58.5÷23）」と推定できます。

図1がこの2つの方法で減塩教室の効果を計算した結果です。教室前は教室を始める直前の1日間の値です。教室後は、教室開始後半年ごとの5回の値と、教室終了直後の1回の合計6回（それぞれは1日間）の平均値です。

左上図は食事記録法（この研究では1日間）で調べた平均食塩摂取量の変化で、減塩群で食塩摂取量が大きく（1日あたり3・2gも）下がったのが目を引きます。ただし、対照群でも少しだけ（1日あたり0・9g）下がっていましたので、減塩教室の効果は、2・3g減となります。なお、これは小数第2位を四捨五入した数字で引き算をした結果で、正しく計算すると、**下図**のように2・2g減になります。

続いて、24時間蓄尿法で調べた平均食塩摂取量の変化が**右上図**です。食塩摂取量の減少は減塩群で2・1g、対照群で0・8gにとどまっていて、その差、すなわち減塩教室の効果は1・3g減となりました（**下図**）。

このように、食事記録法で調べるか24時間蓄尿法で調べるかによって、結果は1g近くも違っていました。別の表現をすれば、食事記録法で調べると24時間蓄尿法で調べるよりもお

ある減塩教室における食塩摂取量の変化を見てみます。

report 1

図1　1つの調査法による減塩教室の効果の比較　出典❶

アメリカで軽い高血圧の成人（25～49歳）男女841人を対象として３年間の減塩教室を行ない、健康行動の改善ぐあいを観察した研究。
教室後の値は、教室開始半年後から終了直後まで半年ごとの合計６回（各１日間）の平均値。対照群との比較。

食事記録法（1日間）を使って食塩摂取量の変化を比べた結果　　24時間蓄尿法を使って食塩摂取量の変化を比べた結果

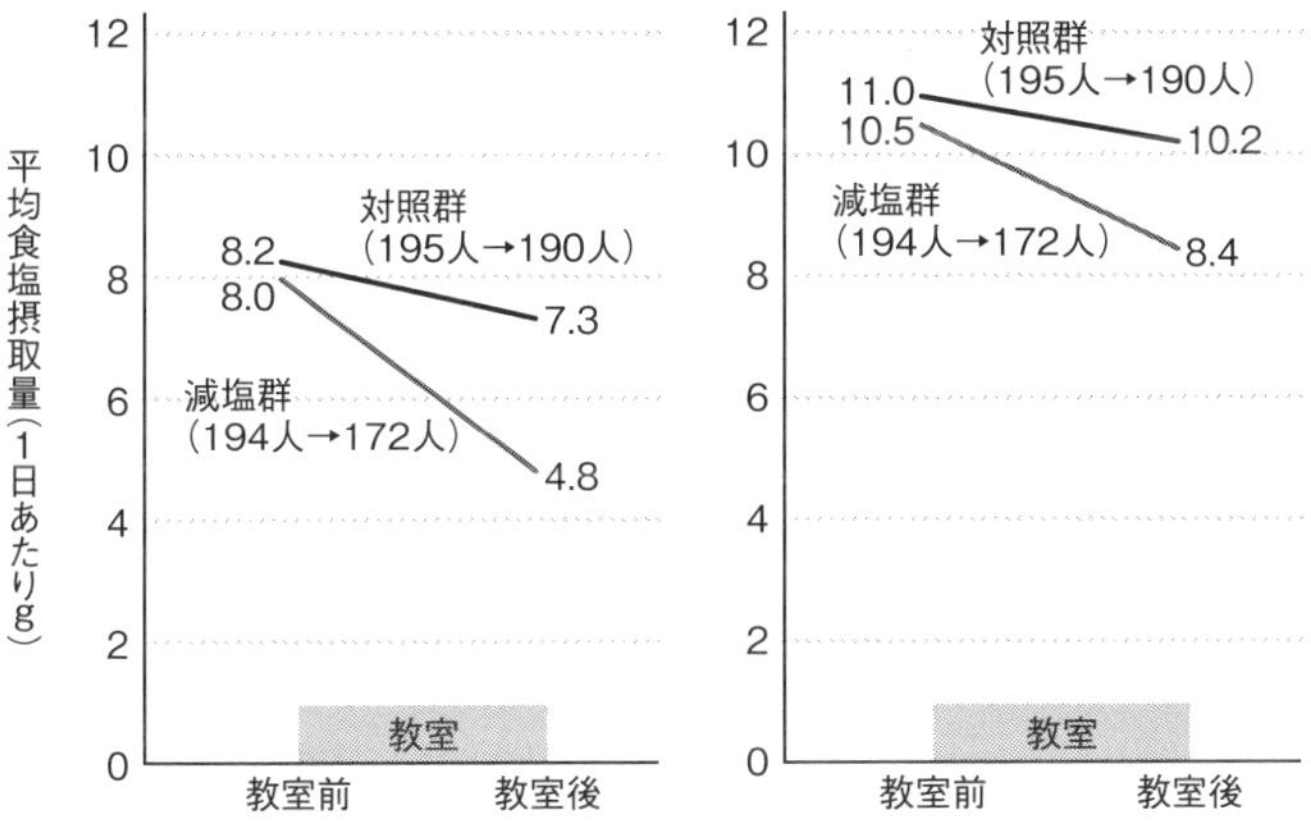

2つの調査法による結果の比較

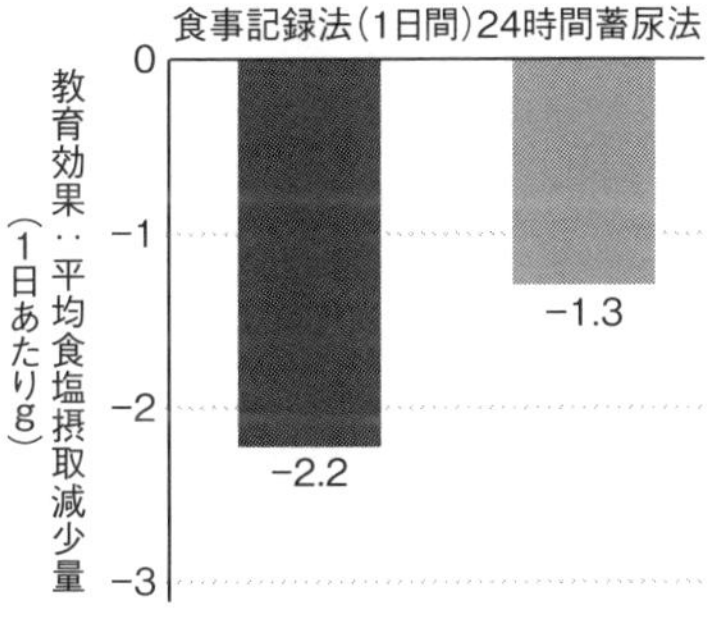

食事記録法で調べるか24時間蓄尿法で調べるかによって、結果は1g近くも違いました。

よそ7割も大きな効果が得られたわけです。どちらがより正しい評価でしょうか。また、それはなぜだと考えますか?

忖度を測る

3年間の教室がすべて終わったあと、研究参加者に図2の質問に答えてもらいました。注意点は、「食事記録をとった日の食事はいつもの食事とどのように違っていましたか?」の質問の「いつもの」の部分は、「教室に参加する前の」という意味ではなく、教室参加後の食事記録をとったころという意味です。

そして、10の質問の中で、「食塩の少ない食品を食べたり、食塩や塩辛い食品を減らしたりしましたか?」という質問だけが2つの群で回答が大きく違い、対照群では「はい（違った）」と答えた人は4%にとどまったのに対して、減塩群では13%の人が「はい（違った）」と答えました。

減塩教室の効果を測りたかったわけですから、教室参加後の「いつもの」食べ方を知りたかったはずです。ところが実際には、「いつもの」日よりも（故意に）減塩した人が9%も多くいたわけです。この人たちはなぜこのような行動をとったのでしょうか?

残念ながらこの研究はこの原因にまでは迫っていません。「減塩できていないことがわかってしまうと指導してくれた人に申し訳ない」といった気持ちがそうさせたのかもしれないというのがぼくの想像です。この現象は英語ではover-adherenceと呼ばれ、このような場面で

report 2

食事記録をとった日は食事が変わったでしょうか。

図2　図1の教室での行動変化

出典❶

図１の３年間の教室終了後に、「食事記録をとった日の食事はいつもの食事とどのように違っていましたか？」と尋ねた結果。

「最大３つまで答えてよい」としたので、各群の合計は100％を超える。

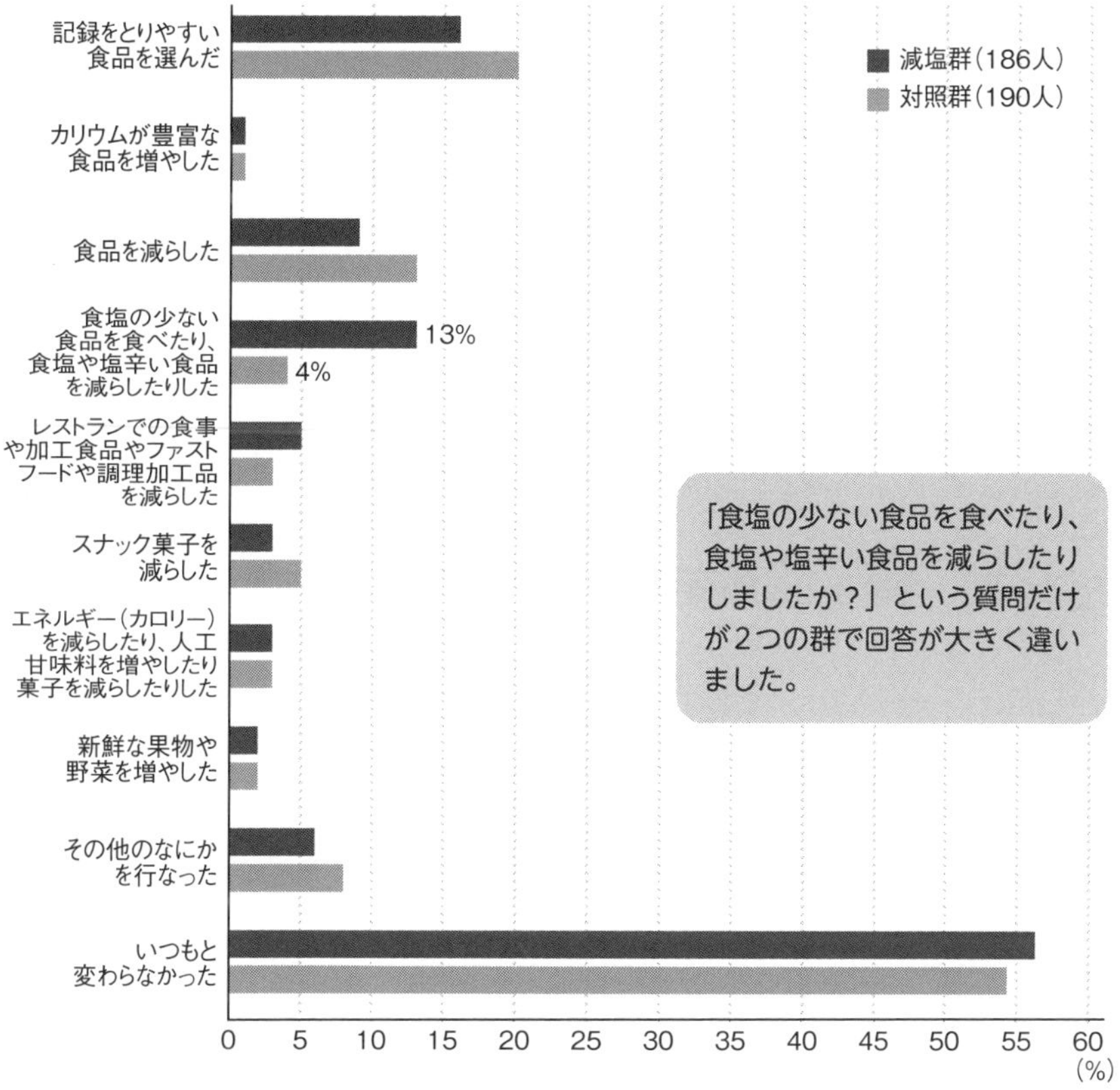

しばしば観察されます。ぼくは「よい子ちゃん効果」と呼んでいます。

では、24時間蓄尿法であまり忖度が働かなかったのはなぜか？ それは尿に出てくる食塩は前の日に摂取した食塩だけでなく、もっと前に摂取した食塩も少しずつ排泄されてくるため、１日間だけの忖度の効果は尿中の食塩にはあまり反映されなかったからと考えられます。

以上より、この減塩教室の本当の効果は、１日間の食事記録法による結果よりも24時間蓄尿法による結果に近く、１日間の食事記録法と24時間蓄尿法による結果の差、すなわち０・９ｇが「忖度」の量となります。

ＩＴＴ解析のすすめ

さて、冒頭の問いはいかがでしたか？ 素直に計算すれば、図３上左のように教育効果は８kg減です。しかしこの計算にはもやもや感が残ります。教室への参加を途中でやめた人を考慮していないからです。なぜこの人たちは途中でやめてしまったのだろうかと考えてみてください。最もありそうな理由は「期待したほど体重が減らなかったから」です。教室のたびに体重を測っていたからです。

そこで、極端ですが、途中で教室をやめた70人の体重は変わらなかったと仮定してみます。すると、１００人の体重変化量の平均値は、（－８×30＋０×70）÷100＝－2.4kg（２・４kg減）となります（図３上左）。８kg減と２・４kg減ではかなり違います。前者の計算方法をPer-protocol解析、後者をＩＴＴ（Intention-to-treat）解析と呼びます。前者は「目的

冒頭の問いについて考えてみましょう。

report 3

図3 ITT解析を理解するための仮想例

肥満者を対象とした減量教室における参加人数の変化と平均体重。

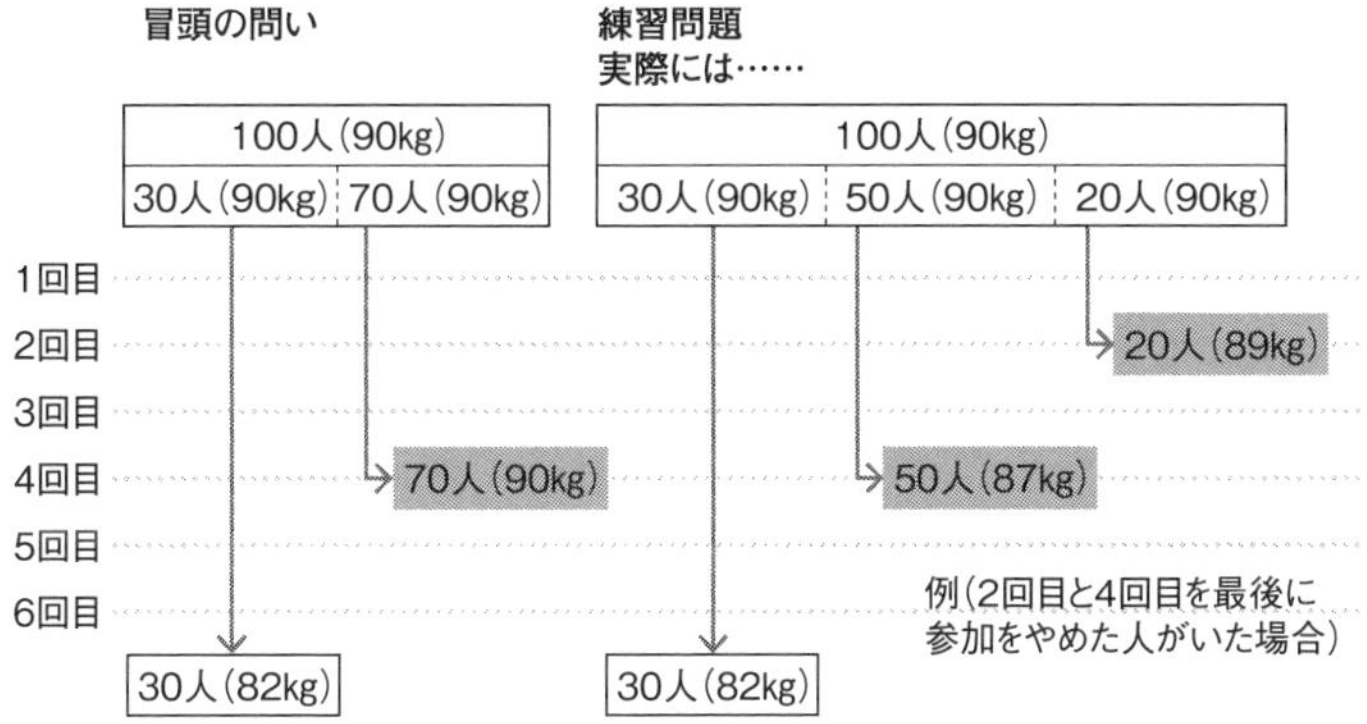

30人で計算すると、効果は−8kg。

「途中で参加をやめた70人の体重は変わらなかった」と仮定すると……
((82 − 90) × 30 + 0 × 70) ÷ 100 = −2.4
効果は−2.4kg。

練習問題をITT解析で解くための図
仮想的にこう考える。

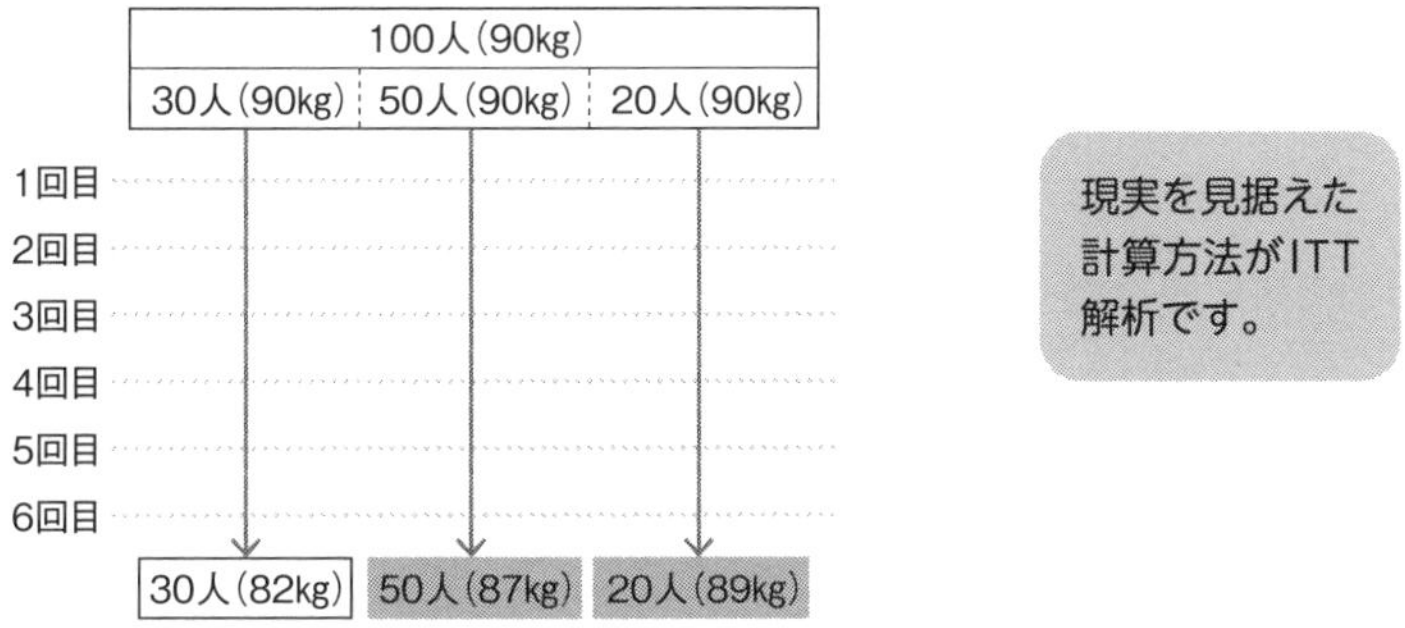

30人で計算すると、効果は−8kg。

「参加をやめるまでの体重変化は計算に入れ、その後は変わらなかった」と仮定すると……
((82 − 90) × 30 + (87 − 90) × 50 + (89 − 90) × 20) ÷ 100 = −4.1
効果は−4.1kg。

（減量教室への参加）が果たされた人たちの結果から行なう計算」、後者は「目的（減量教室への参加）を果たそうとした人たち（すなわち全員）の結果から行なう計算」です。

感覚的にわかるように、本当の効果は両方の解析結果の間にあり、どちらかといえばITT解析の結果に近いだろうと想像されます。そのため、このようになにかをしたときの効果を測るためには、両方の計算結果を示すことがすすめられています。

それでは練習問題です。ある減量教室を行なったところ、図3上右のような結果になったとします。この減量教室の効果をITT解析で計算してみてください。この場合、途中までは全員の体重変化量がわかっていますから、図3下のように、これを最終的な体重変化量と仮定して計算をします。すると、図3下のように4・1kg減となります。このようなことを想像して、ぼくなら冒頭の問いに「4kgくらい」と答えると思います。

減量がうまくいかない人たちが教室をやめたくなる気持ちの中には、「教えてくださっている先生に申し訳ない」という気持ちも混じっているのではないでしょうか？「相手の心中をおしはかる（慮る）」のは本来、善意に基づく好ましい行為です。けれども、実際の減塩教室でも仮想の減量教室でも、その効果を科学的に評価するうえで少し困った方向に善意が働いてしまったようです。

◆

人間の心理や行動は複雑です。ここではそれをあえて単純化し、少し「盛って」説明しました。しかし、たいせつなことがわかります。２つの例とも教育の効果を大きく見せたい人たちにとって都合のよい方向に結果がゆがんだということです。「こんなにやせる（エビデンスつき！）」といった主張や宣伝やハウツー本を見たら、「忖度」の存在を少しだけ頭に置いてみるほうがよいかもしれません。

結論

「指導者への忖度」が効果を大きく見せてしまいます。

忖度とは本来、善意に基づく行為です。しかし、教育効果を評価する場合、対象者による忖度が入ってしまうと、効果が大きめに見えてしまう場合があります。効果を大きく見せたい人たちに有利な方向に働くため、注意が必要かもしれません。

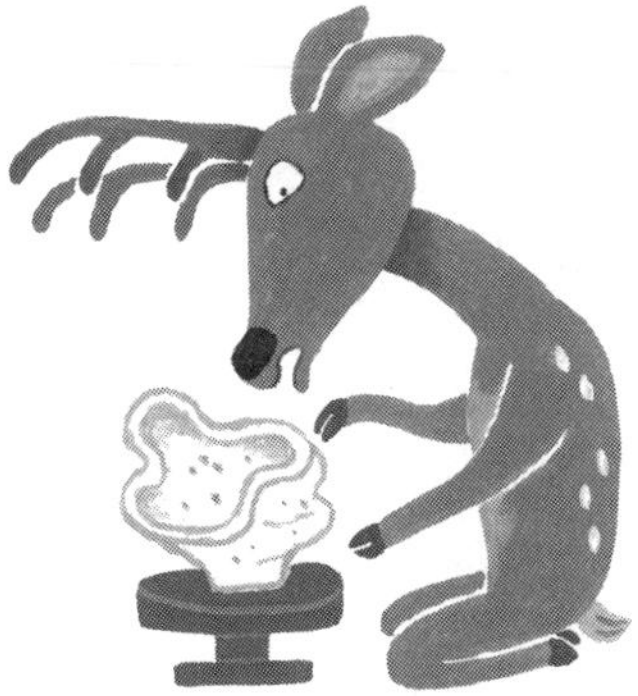

出典

① Forster JL, et al. Hypertension prevention trial: do 24-h food records capture usual eating behavior in a dietary change study? Am J Clin Nutr 1990; 51: 253-7.

② Holbrook JT, et al. Sodium and potassium intake and balance in adults consuming self-selected diets. Am J Clin Nutr 1984; 40: 786-93.

4 カルシウムとビタミンDのサプリで骨折は予防できるか？

研究参加者の心理

問い

100回に1回当たりが出るくじを毎日1回引きます。このくじを引くには毎回50円を払わないといけませんが、当たりが出れば1万円をもらえます。けれども、くじの結果はその場では知らされず、くじを引くのをやめるとあなたが決めたときに教えてもらえ、当たった分のお金をもらいます。

あなたはどれくらいこのゲームを続けようと思いますか？
最も近いものを次から選んでください。

- □ この種のゲームはしない
- □ 1週間
- □ 1か月間
- □ 1年間
- □ 5年間以上

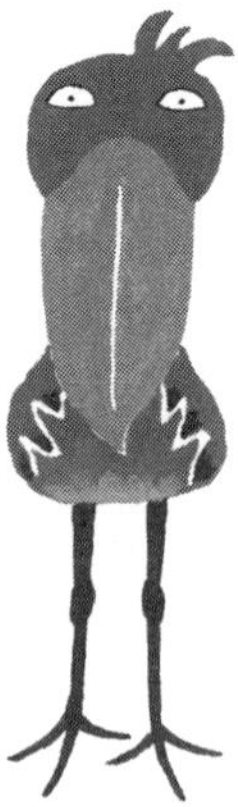

骨折は高齢者、特に高齢女性にとって大きな健康問題です。骨折を防ぐためには骨の代謝に関与している栄養素であるカルシウムとビタミンDをしっかり摂取することがたいせつだと考えられます。しかし、カルシウムもビタミンDも食べ物からとれる量には限界があります。ならばサプリメントでという発想が生まれます。

世界最大の介入試験

１９９２年、50歳から79歳の女性、７万人近くに声をかけ、研究への参加に同意した３万６２８２人を対象として、カルシウムとビタミンDのサプリメントの骨折予防効果を確かめる大がかりな研究（介入試験）がアメリカで行なわれ、その結果が２００６年に発表されました 出典❶。ＷＨＩ（Women's Health Initiative）です[※1]。

参加者を介入群（サプリメントを飲む群）と対照群（効果が考えられるものはなにも入っていないサプリメント［プラセボ］を飲む群）に無作為にほぼ半数ずつに分け、７年にわたってサプリメントを飲んでもらい、その間の骨折の発生を観察しました。202ページの図1上が研究の流れ、図1下がそのおもな結果です。

対照群に比べた介入群の骨折（すべての部位）の予防効果は０・96（４％減少）で、偶然の範囲にとどまり、結果は「有効であるとはいえない」でした。骨折の中でも特に避けたいのが太ももの骨（大腿骨）の付け根（近位部）が折れる大腿骨近位部骨折です。大腿骨近位部骨折への予防効果は０・88（12％減少）と、すべての部位の骨折の予防効果に比べると大

※1　この研究では、ほかにも脂質の摂取制限が乳がんを予防する効果、アスピリンの服用が 心筋梗塞を予防する効果なども同時に調べられました（出典⑩）。

きかったのですが、やはり偶然の範囲にとどまっていました。

説明が遅れましたが、サプリメントにはカルシウムが１０００mg、ビタミンDが10μg（それぞれ１日あたり）入っていました。参加者は食事から平均５５５mgのカルシウムを摂取していたことが調べられているので、近い年齢の日本人女性の平均摂取量、それぞれ５６７mgと８・３μg[※2]と比べると、参加者は日本人の平均摂取量のおよそ３倍のカルシウムと少なくとも２割増し以上のビタミンDを７年間にわたって取り続けた計算になります。

メタ・アナリシスでの結論

人を対象とし、社会で行なわれる疫学研究では、同じ目的で行なわれた研究でも同じ結果になるとは限りません。そこで、できるだけたくさんの研究を比べ、それらの結果をまとめて結論を得ることがすすめられています。[※3] メタ・アナリシスです。WHIの結果が発表された１年後（２００７年）、同じ疑問を調べた世界中の研究結果をまとめたメタ・アナリシスが発表されました 出典❷。WHIも含み、合計17の研究結果がまとめられました。ところが今度は、「カルシウムとビタミンDのサプリメントは有効である」と結論されたのです（図2左）。

世界最大の研究の結果と世界中の研究をまとめた結果はなぜ違ってしまったのか？ そのヒントが図2右の２つの図です。図2右上は研究期間（サプリメントを飲んでいた期間）と骨折予防効果との関連です。カルシウムとビタミンDによって骨が強くなり、それによっ

※２　令和元年国民健康・栄養調査による。65～74歳女性。

※３　『佐々木敏のデータ栄養学のすすめ』「減塩 研究結果の不一致をどう読むか?」（46～55ページ）でも紹介しています。

report 1

カルシウムとビタミンDのサプリメントで骨折を防げるかどうか、世界最大の介入試験を見てみます。

図1　サプリメントの骨折予防効果についての世界最大の観察研究　出典❶

50歳から79歳の女性36,282人を介入群（サプリメントを飲む群）と対照群（効果が考えられるものはなにも入っていないサプリメント［プラセボ］を飲む群）に無作為にほぼ半数ずつに分け、7年にわたってサプリメントを飲んでもらい、その間の骨折の発生を観察したアメリカの研究。

研究の流れ

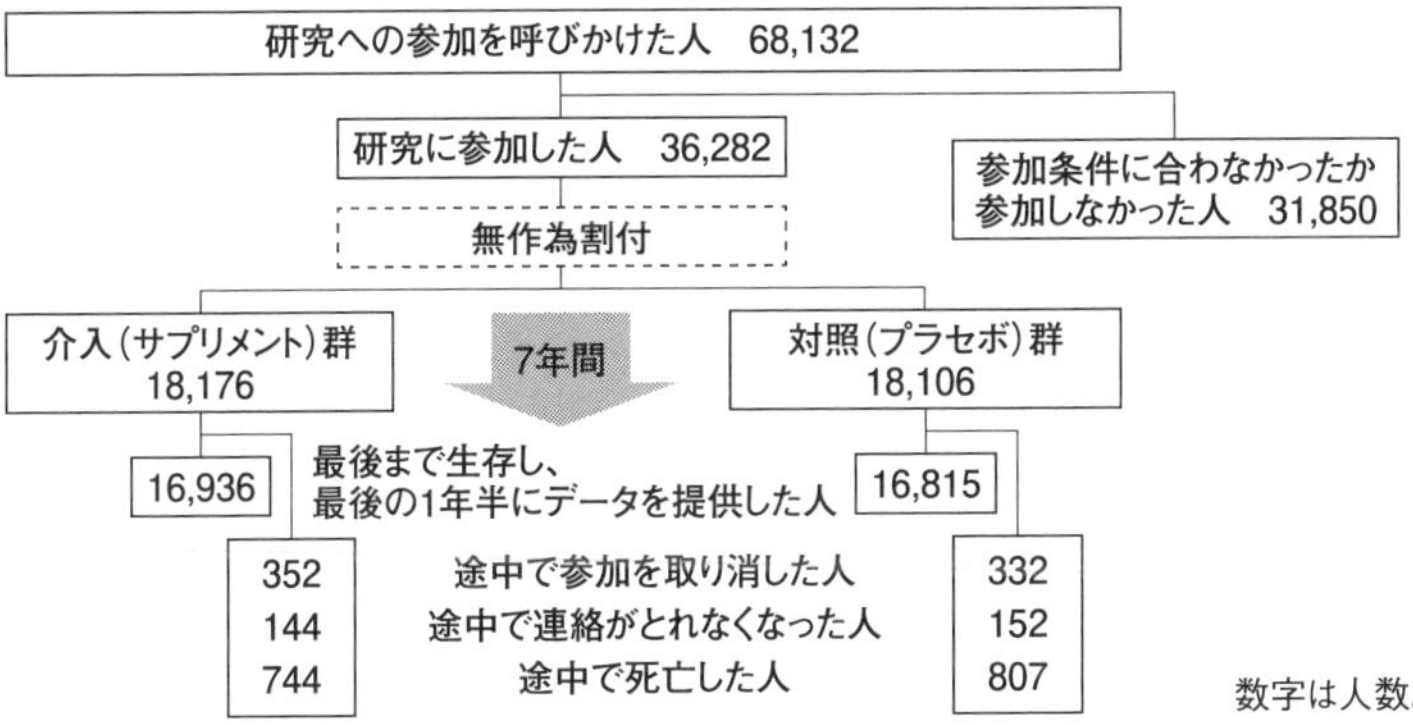

数字は人数。

おもな結果

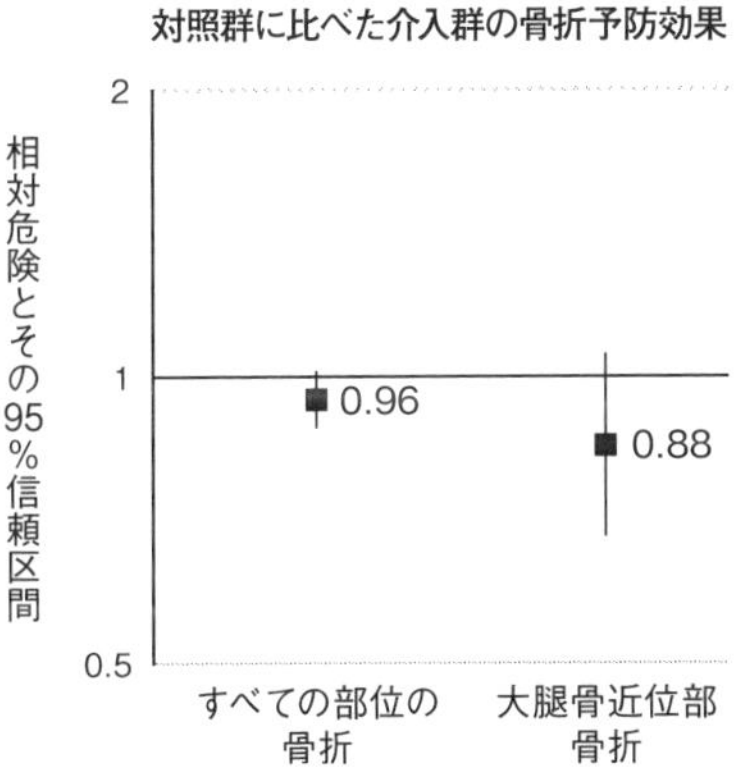

（95％信頼区間が1をまたいでいるので）「骨折予防に有効であるとはいえない」という結果でした。

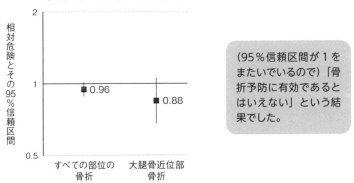

て骨折が減るにはかなりの時間（年数）がかかりそうなことは容易に想像できます。ですから、サプリメントを長く飲んだ研究ほど骨折を防げたはずです。ところが、実際には研究期間が長い研究ほど骨折予防効果は相対的に小さく、骨折予防効果が大きかった研究はむしろ研究期間が短いほうに集まっていました。

続いて**図2右下**です。こちらは研究期間と摂取率（何％のサプリメントが飲まれたか）の関連で、両者はかなりきれいに反比例しています。本物かどうかわからないサプリメントを何年も飲み続けるのはたいへんなことです。途中でやめたくなった人もいるでしょう。

ところで冒頭の問い、あなたはどれを選びましたか？　長い間くじを引き続けるほど得なのは明らかです。ですが、当たりかどうか最後までわからないのは不安ですし、目の前のお金は毎日減っていきます。研究では参加は無料でしたが、自分のサプリメントが「はずれ」の確率が半分、たとえ「当たり」でもじつは効果はないかもしれません。すると、研究には参加していても、サプリメントをときどき飲まなかった人はかなりいたはずで、研究期間が長い研究ほどこのような人が多かったことをこの図は示しています。この2つの図から、飲み忘れが研究結果に大きな影響を与えたのではないかと考えられます。研究期間が長い研究で観察された予防効果は、このために過小に評価されてしまった可能性があるわけです。

その一方で、**図2右上**が示すように、研究期間が短い研究結果にはかなり大きなばらつきが認められました。この場合に気になるのが出版バイアスです。[※4] 出版バイアスとは、研究者や研究費を支給した組織にとって都合のよい結果は発表されやすく、都合の悪い結果は発

※4 『佐々木敏の栄養データはこう読む！ 第2版』「栄養健康情報はここでゆがむ　情報バイアスという落とし穴」（308～317ページ）でも紹介しています。

世界中の研究を集めた分析結果も見てみましょう。 report 2

図2 サプリメントの骨折予防効果について世界中の研究をまとめた分析研究

高齢女性の骨折予防へのカルシウムとビタミンDサプリメントの効果を確かめた世界中の介入研究の結果をまとめたメタ・アナリシス。

対照群に比べた介入群の骨折予防効果 出典❷❸❹

左から2007年、2017年、2019年に発表されたメタ・アナリシス。2017年のメタ・アナリシスは、自宅で自立して暮らしている高齢女性を対象とした研究に限られている。（　）内は研究数。

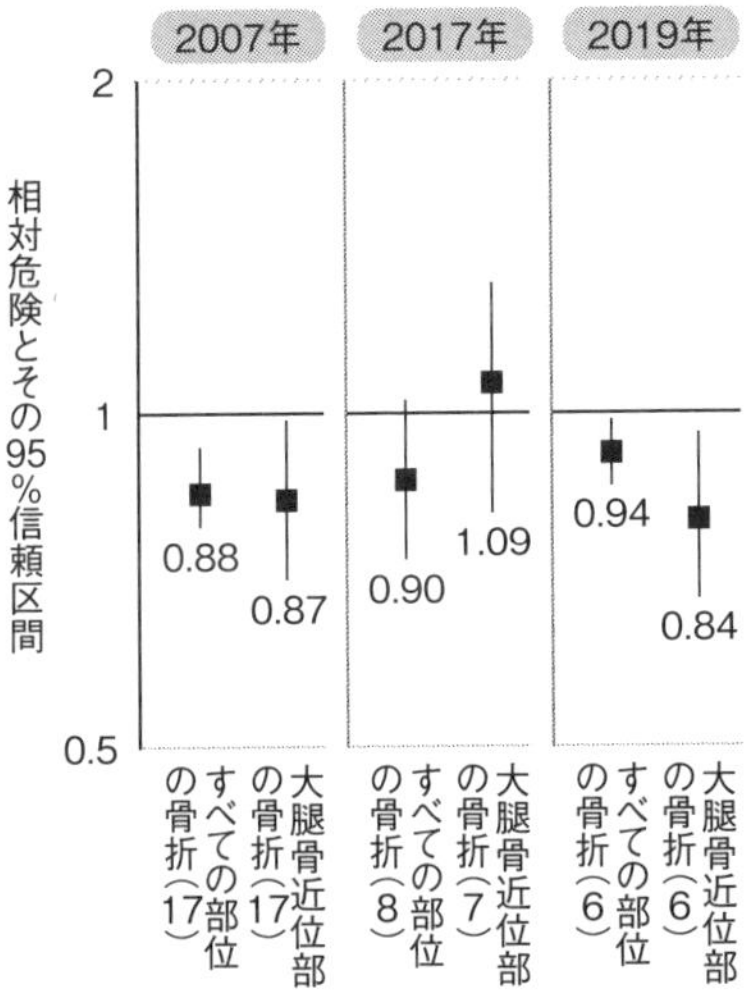

研究期間と骨折予防効果（相対危険）（上）とサプリメント摂取率（%）の関連 出典❷

円の面積は研究の総体的な信頼度を表わす。信頼度が高いほど円が大きい。作図にはそれぞれの研究論文も参考にした。

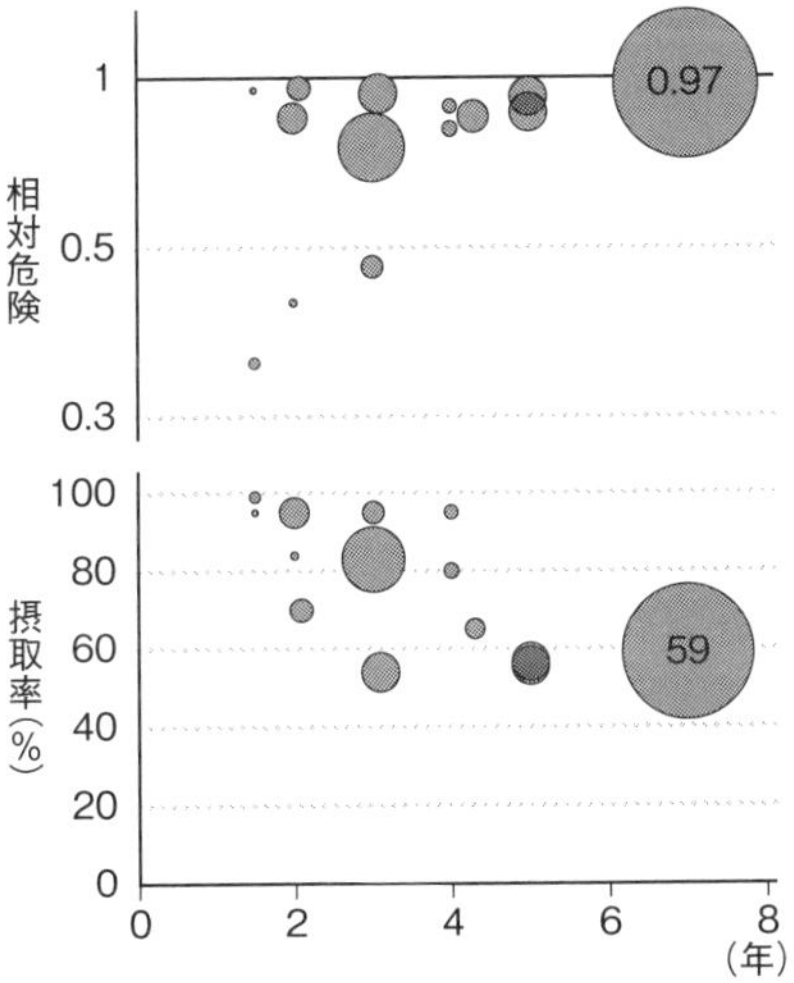

骨折予防に「有効である」と「有効であるとはいえない」に結果が分かれてしまいました。

表されにくいという現象です。研究規模が小さく、実施しやすい研究でこの傾向が強いことも知られています。ここでは研究期間の短い研究がこれにあたるでしょう。研究期間の短い研究は、全体として予防効果が過大に評価（発表）されているおそれがあるわけです。

さらに、この10年後（２０１７年）に発表されたメタ・アナリシスでは、自宅在宅高齢女性に限った研究をまとめた結果、再び「有効であるとはいえない」となり、その２年後に行なわれたメタ・アナリシスでは一転して「有効である」と発表されました（図２左、出典③④）。

高齢女性の骨折予防にカルシウムとビタミンDのサプリメントは役立つか？「まだよくわかっていない」と答えるのが最も正しいようです。そしてその原因は、サプリメントの中身にではなく、むしろ研究参加者と研究者の側にあったようです。

確かなことから始めよう

「やはり食べ物からがいちばん」といいたいところですが、ここにもまたむずかしい舞台裏があるようです。この話は別の機会に譲るとして、その前にやるべきことがあるとぼくは思います。すでに一致した結果が出ている予防方法に着目することです。

図３左は、習慣的な身体活動量とその後の大腿骨近位部骨折発生率の関連です（出典⑤⑥⑦⑧）。代表的な４つの研究の結果を上書きしてみました。結果はばらついているものの、「習慣的な身体活動量が多かった人ほど骨折が少なかった」ことがわかります。とこ

すでに一致して予防効果が認められていることもあります。

report 3

図3　習慣的な身体活動または家事活動時間とその後の大腿骨近位部骨折発生率の関連

習慣的な身体活動とその後の大腿骨近位部骨折発生率の関連　出典⑤⑥⑦⑧

代表的な４つのコホート研究。

国	性別	人数	研究開始時の年齢（歳）		追跡期間（年）
			範囲	平均	
スウェーデン	男女	23,881	50以上	63	12.2
アメリカ(1)	女性	61,200	40〜77	61	11.6
アメリカ(2)	女性	77,206	50〜79	63	14.0
イギリス	男女	158,057	45以上	60	2.3

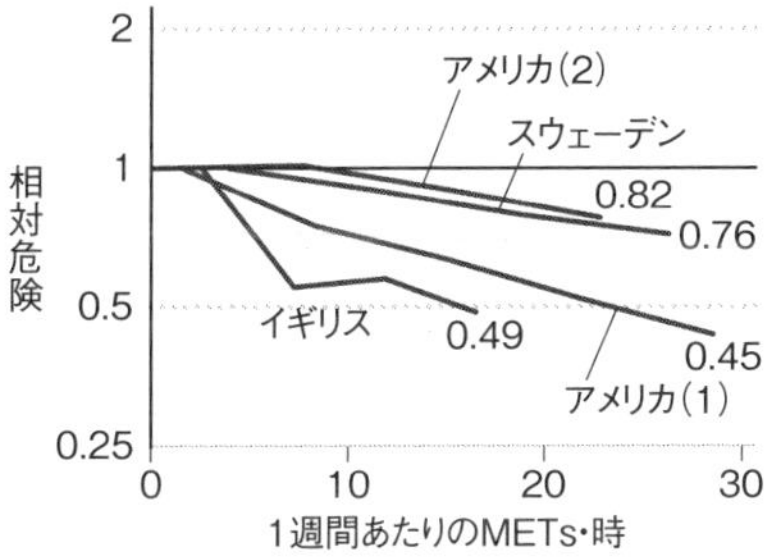

習慣的な身体活動や家事活動に大腿骨近位部骨折の予防効果があるのは確かなようです。

おもな身体活動の運動強度（METs）　出典⑨

MET(s)	身体活動の種類
1	安静、テレビをすわって見る、車に乗る
1.5	すわっての食事、デスクワーク
2〜2.5	料理、洗濯物を干す、家の中を歩く、買い物
2.3〜3.8	掃除
3	歩く（普通、毎時4km）
3.5〜4	卓球、健康体操、自転車（ゆっくり）
5〜6	野球、ソフトボール、自転車（普通）
6〜7	自転車（やや速い）、スイミング、バスケットボール
7〜8	自転車（速い）、重い荷物の運搬
10	柔道、柔術、空手などの武道・武術

家事活動時間とその後の大腿骨近位部骨折発生率の関連　出典⑧

家事活動時間が最も長かった群に比べた相対危険とその95％信頼区間。スウェーデンのコホート研究。

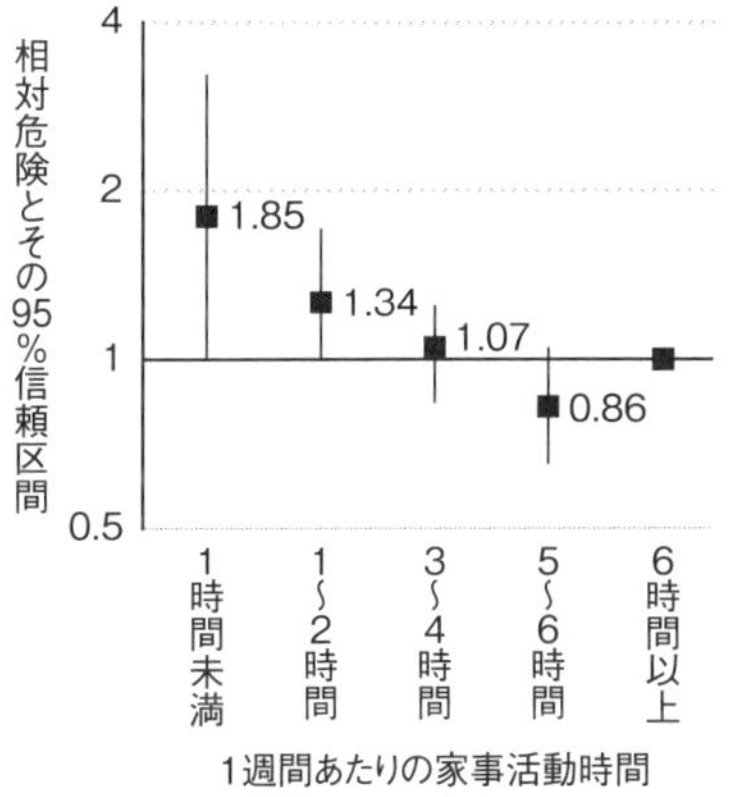

ろで、ここでは「1週間あたりのＭＥＴｓ・時」という単位が使われています。ＭＥＴｓ(metabolic equivalents)は運動強度とも呼ばれ、安静時に比べて何倍エネルギーを消費するか(したか)を示す値です。

図3右上は代表的な身体活動のＭＥＴｓ値です 出典⑨。たとえば、「普通の速度で歩く」は3なので、週に3時間なら「1週間あたり9ＭＥＴｓ・時」となります。料理は2、掃除は3あたりとすると、週にそれぞれ7時間と2時間すれば、「2×7＋3×2＝20」となります。全部足せば29ですから、長い時間歩くのがむずかしい人でなければ、「1週間あたり30ＭＥＴｓ・時」(**図3左**の最大活動量)は実現不可能な数値ではないように思われます。買い物も料理も宅配ではなく自分で行ない、掃除や洗濯は全自動ではなく人間のための仕事を少し残しておこうという話です。

さらに、スウェーデンで行なわれた研究では、家事活動をたくさんする人は骨が折れにくいというよりも、家事をほとんどしない(週に2時間以内の)人は骨が折れやすいという結果でした(**図3右下**、出典⑧)。これは「ときどきは宅配や全自動に頼ってもよいだろう」と読めます。

◆

生活の中の日々の労働をＩＴ(information technology)やＡＩ(artificial intelligence)やロボットやほかのだれかに任せて、その結果増えてしまう骨折のリスクを、身体活動量の減少という問題はそのままにして、代わりにサプリメントで帳尻を合わせようとしているようにも見えます。なにか釈然としないもやもやを感じてしまいました。

結論

高齢女性の骨折予防へのカルシウムとビタミンDサプリメントの有効性はまだよくわかっていません。

カルシウムとビタミンDによる骨折予防のメカニズムがわかっていないのではなく、サプリメントを飲んでもらって骨折の予防効果を確かめるという疫学研究（介入研究）を行なうのがむずかしいためです。その原因は、サプリメントの中身にではなく、研究参加者と研究者の側にあるようです。

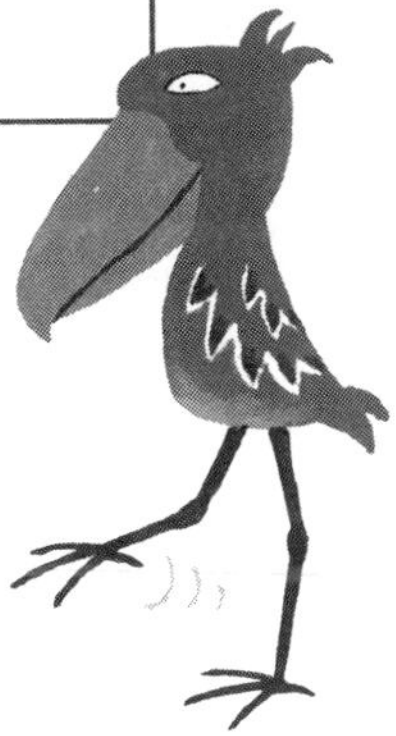

出典

① Jackson RD, et al. Calcium plus vitamin D supplementation and the risk of fractures. N Engl J Med 2006; 354: 669-83.

② Tang BMP, et al. Use of calcium or calcium in combination with vitamin D supplementation to prevent fractures and bone loss in people aged 50 years and older: a meta-analysis. Lancet 2007; 370: 657-66.

③ Zhao JG, et al. Association between calcium or vitamin D supplementation and fracture incidence in community-dwelling older adults: A systematic review and meta-analysis. JAMA 2017; 318: 2466-82.

④ Yao P, et al. Vitamin D and Calcium for the Prevention of Fracture: A Systematic Review and Meta-analysis. JAMA Netw Open 2019; 2: e1917789.

⑤ Feskanich D, et al. Walking and leisure-time activity and risk of hip fracture in postmenopausal women. JAMA 2002; 288: 2300-6.

⑥ LaMonte MJ, et al. Association of physical activity and fracture risk among postmenopausal women. JAMA Netw Open 2019; 2: e1914084.

⑦ Lai JK, et al. Prospective observational study of physical functioning, physical activity, and time outdoors and the risk of hip fracture: a population-based cohort study of 158,057 older adults in the 45 and up study. J Bone Miner Res 2013; 28: 2222-31.

⑧ Lagerros YT, et al. Physical activity and the risk of hip fracture in the elderly: a prospective cohort study. Eur J Epidemiol. 2017; 32: 983-91.

⑨ Ainsworth BE, et al. 2011 Compendium of Physical Activities: a second update of codes and MET values. Med Sci Sports Exerc 2011; 43: 1575-81.（和訳は、中江悟司、他。改訂版『身体活動のメッツ（METs）表』2012）

⑩ [No authors listed] Design of the Women's Health Initiative clinical trial and observational study. The Women's Health Initiative Study Group. Control Clin Trials 1998; 19: 61-109.

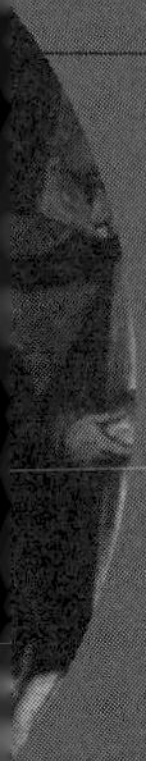

食行動を測るのは
むずかしい。
しかもだれも
そうは思っていないから
やっかいだ。

測定は科学の基本です。行動栄養学の成果は食行動をどのように測るか、どこまで正確に測れるかにかかっています。さらに、健康、特に生活習慣病に影響するのは習慣的な食行動です。すなわち、ある一時の食行動ではなく、毎日無意識に繰り返されている食行動を把握しなければなりません。それがいかにむずかしいかという話題を取り上げます。

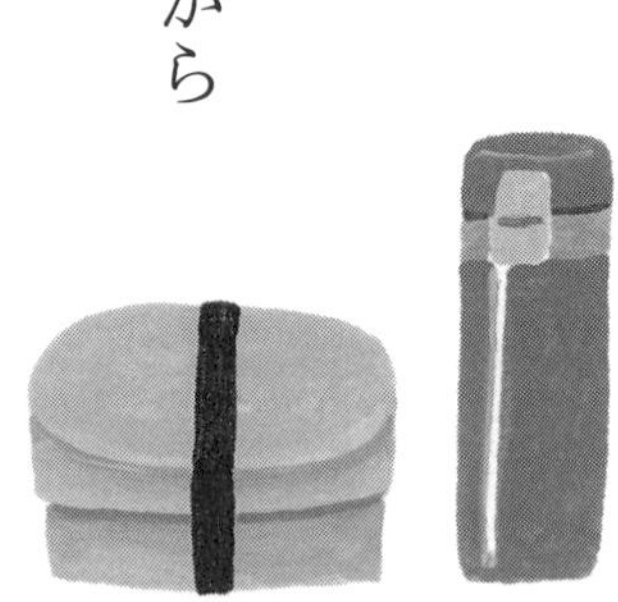

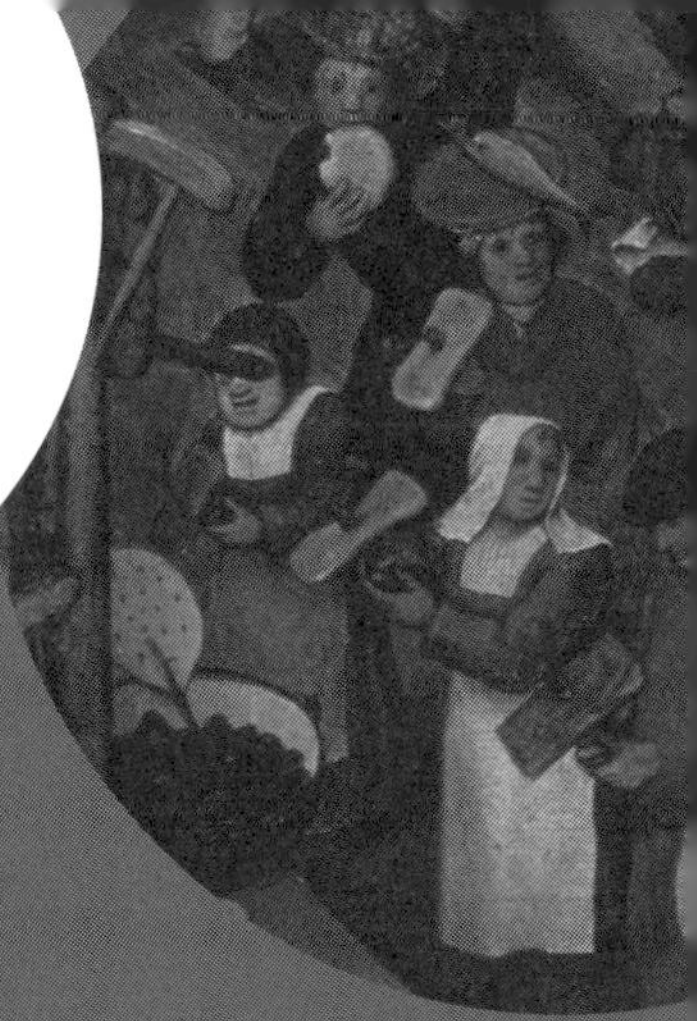

第6章

なにを食べたかわからない…

食行動を測る

1 今日という偶然

エネルギー摂取量の日間変動

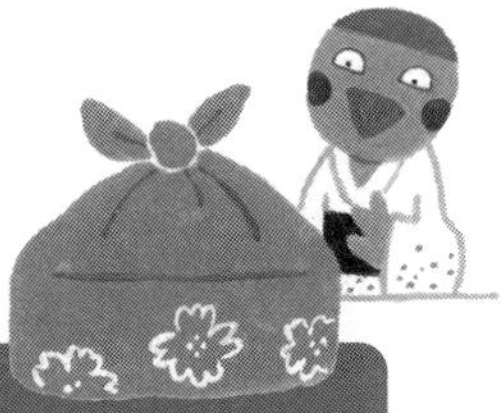

問い

私たちが食べているものは毎日少しずつ違います。下の図は、健康な中年男性３人を対象として16日間にわたってエネルギー摂取量を調べ、調査日とその前の調査日のエネルギー摂取量の差を示したものです。たとえば、ある日が2,550kcalで次の日が2,350kcalなら、差は−200kcalです。縦軸のXに入る数字は次のうちどれでしょうか。　・答えは本文中にあります。

100　　250　　500

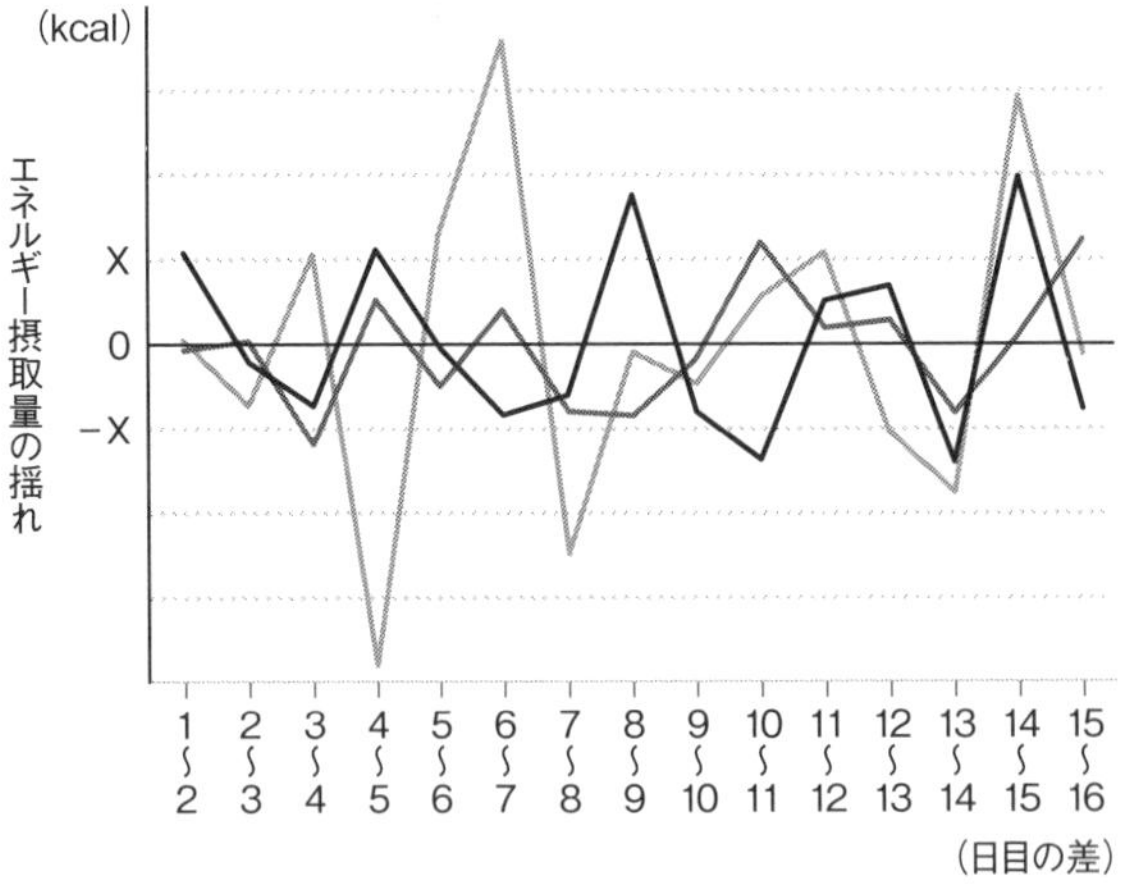

お弁当や夕食の献立を毎日考えるのはたいへんです。不思議なのは、そして、それ以上に悲しくなるのは、食べる側がその苦労を感じていないことです。それどころか、毎日メニューが変わっていることにすらなかなか気づいてくれません。毎日違うものを食べるのは、それくらい自然な（あたりまえの）行動のようです。

食べる量は毎日揺れる

245ページ**図1上左**は、健康な中年男性（40歳代）3人の16日間にわたるエネルギー（カロリー）摂取量の変化です 出典1。次に、**図1上右**は**左図**を前日との差として描き直したものです。Aさんは15日間のうち前日より1000kcal以上も増減していた日が4回ありました。Aさんほどではないものの、BさんとCさんも前日から500kcal近く増減した日がかなりあります。この2つの図からわかるのは、私たちは毎日同じ量のエネルギーを摂取しているのではなく、かなり揺れて食べているという事実です。これを日間変動と呼びます。

この3人は調査に参加してくださった32人（40歳代男性）の中から無作為に選んだので特別な人ではないと思いますが、念のため、32人全員について同じ計算をしてみました。変化量の分布が**図1下**です。摂取量が減った場合（マイナス）も増えた場合（プラス）も区別せずに絶対値で表わしました。エネルギー摂取量の差はゼロ（変わらない）から600kcalくらいまでの幅で揺れていて、ときどきそれより大きな揺れが起こっています。そして、揺れの平均は611kcalでした。日々、成人女性の1食分くらいを食べたり食べなかったりしている計算になります。私たちはその日の気分や状況に応じて、お弁当箱（＝食事）の中身（食材や献立）だけでなく、その大きさ（エネルギー）もかなり変えているわけです。

ところで、冒頭の問いはわかりましたか？ これは図1右と同じ図で、正解は５００kcalでした。

何日間の食事を調べればよいか？

適切なエネルギー摂取は、肥満ややせすぎの予防、つまり、体重管理のためにたいせつなことです。ですから、自分が何キロカロリー食べているかは気にしていただきたいものです。

ところで、肥満もやせも生活習慣病も「習慣」によって起こります。ですから、エネルギーや栄養素の「習慣的な」摂取量を知りたいものです。そこで、何日間くらい食事を調べればその人の習慣的なエネルギー摂取量がわかるかを考えるために、図1上左の３人のデータを使って、初日だけ、初日と2日目の平均、３日目までの平均、同様に16日目までの平均がどのように変わっていくかを描いてみました（図2上左、出典1）。調査初日（１日間）のエネルギー摂取量は16日間の平均とはかなり違っていて、習慣的な数字とはいいがたいようです。３日間でも目安にすることはむずかしく、10日間の平均あたりからやっと数字が安定してきます。しかし、この図を見ても「習慣的なエネルギー摂取量を知るために何日間の食事を調べればよいか？」に具体的に答えることはできません。

ほかの人ではどうかと思い、今度は、32人の中から無作為に10人を選んで、同じ計算をし

食べる量は日々どのくらい違うでしょうか。

report 1

図1　エネルギー摂取量の日間変動を考える

出典❶

健康な中年男性（40歳代）32人を対象として行なわれた16日間の半秤量式食事記録法による調査。調査日は連続していない。

上左図は、この中の３人のエネルギー（カロリー）摂取量の変化。上右図は、上左図を前日との差（変化）として描き直したもの。

下図は、32人全員について上右図と同じ計算をして変化量（絶対値）の分布を描いたもの。

1日ごとのエネルギー摂取量

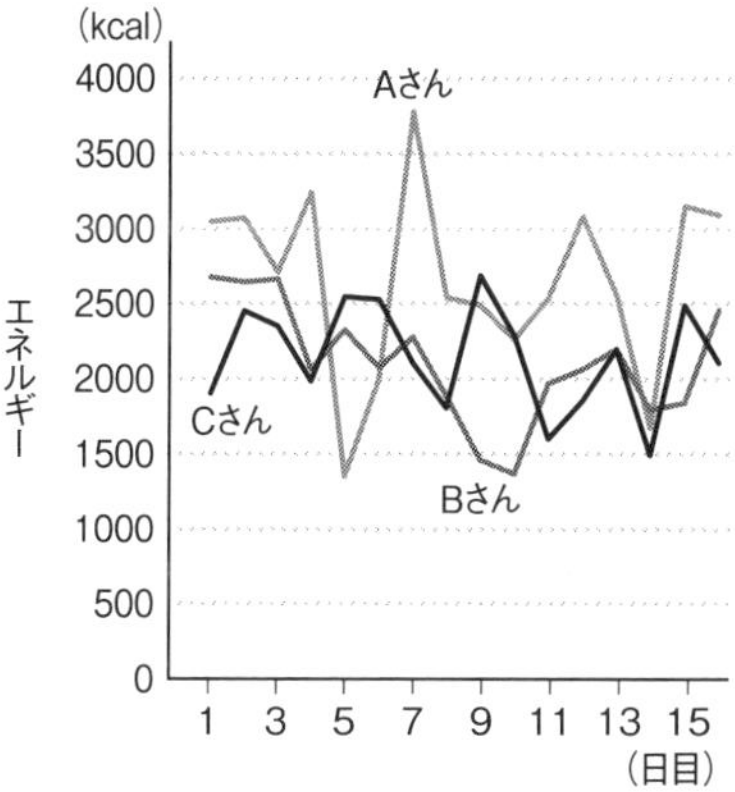

前日とのエネルギー摂取量の差

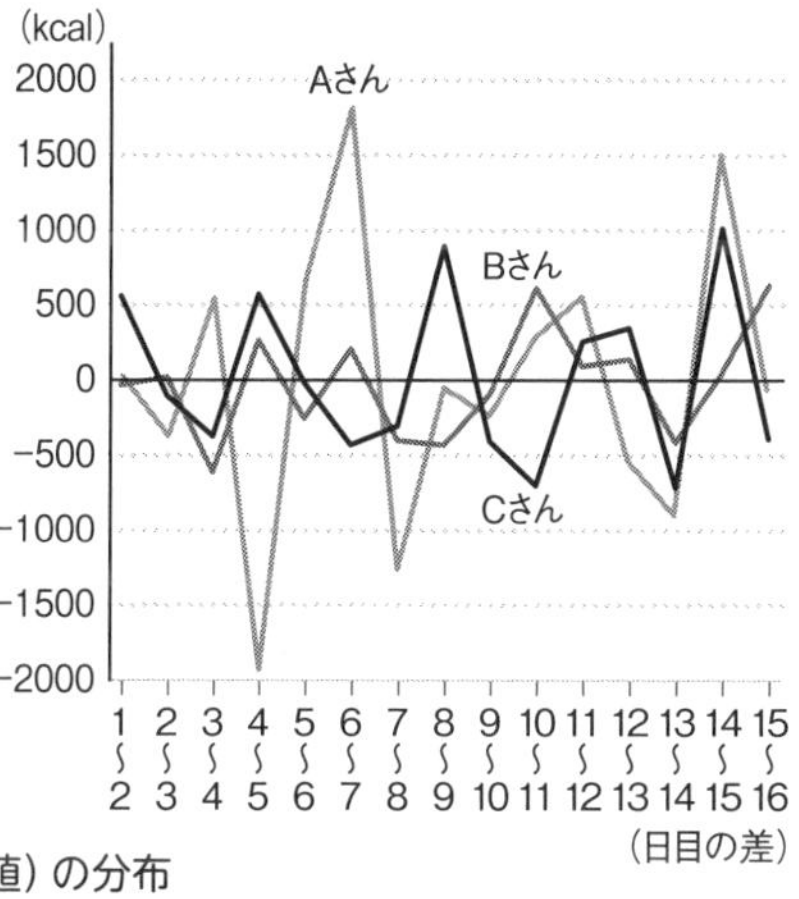

前日とのエネルギー摂取量の差（絶対値）の分布

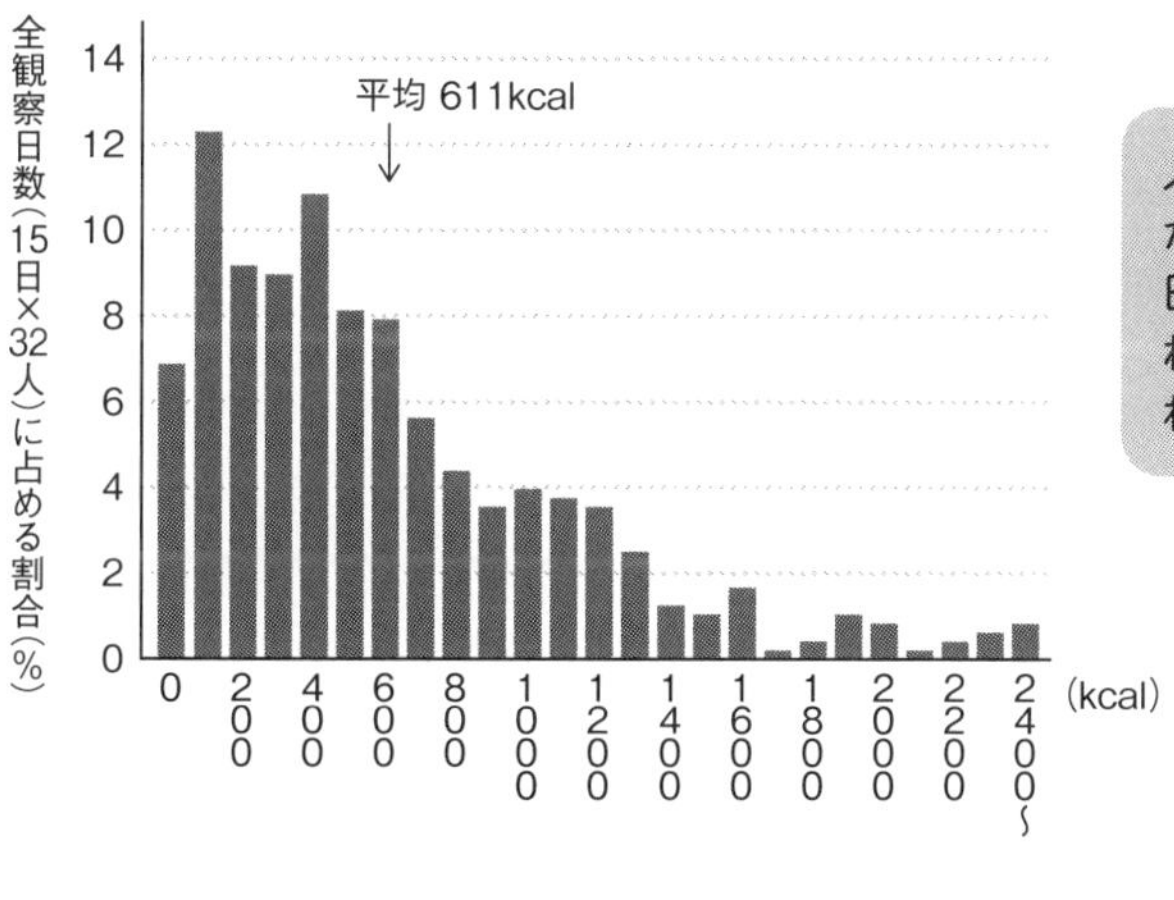

人によって日によってかなり違いますが、毎日600kcalくらい揺れて食べていることがわかります。

てみました（図2上右）。10日間を過ぎても、まだ数百kcalのレベルで揺れている人が数人います。いろいろな人に対応するためには10日間でも、おそらくは16日間でも、まだ足りないみたいです。

習慣的な摂取量とは？

図2上右でわかるように、10日間以上調べてもまだ揺れています。たとえば、「1日あたり2265kcal」などと1の位までわかるものではなく、「このあたりからこのあたりまで」とおよその範囲がわかる程度です。

そこで、図2上左のCさんのデータを使って、95%信頼区間を計算したのが図2下です。95%信頼区間とは、測定できた値から推定した真値（本当の値）の範囲のことで、簡単にいえば、この範囲の中に95%の確率で真値が存在すると考えられます。図のように、2日間、3日間……と調査日数を増やしていくと、95%信頼区間が少しずつ狭くなっていく様子がわかります。3日間調査では1900kcalから2600kcalの間のどこかに平均（習慣的なエネルギー摂取量）があると推定されます。

しかし、「食事調査の結果が出ました。あなたのエネルギー摂取量はおそらく1900kcalから2600kcalの間のどこかです」と管理栄養士から聞いたら、「ちゃんと調べたの？」とあなたは不審に思うでしょう。ところがこのほうが、「2265kcalです」といわれるよりも科学的で真実に近い答えであり、信頼すべき管理栄養士なのです。

report 2

習慣的な食事摂取量を調べるには何日間の調査が必要でしょうか。

図2　調査日数と習慣的なエネルギー摂取量の関係を考える　出典❶

左図は、図１左の３人のデータを使って、初日だけ、初日と２日目の平均、初日から３日目までの平均、同様に16日目までの平均がどのように変わっていくかを描いた図。

右図は、図１下で使った10人のデータで左図と同じ計算をした結果。

下図は、Cさんのデータを使って95％信頼区間を計算した結果。

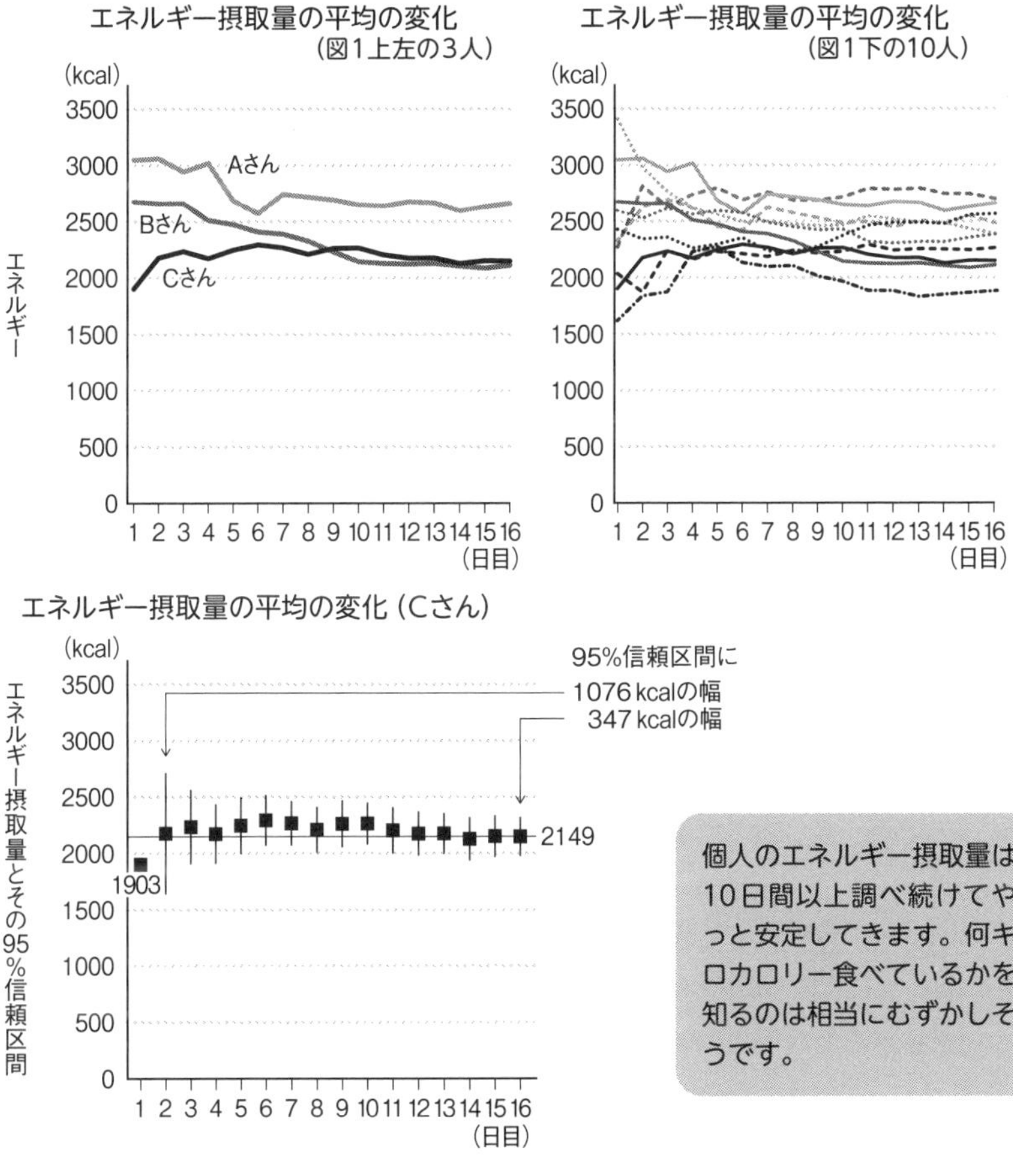

個人のエネルギー摂取量は10日間以上調べ続けてやっと安定してきます。何キロカロリー食べているかを知るのは相当にむずかしそうです。

結局、ここまででわかったことは、「何日間の食事を調べればよいか?」への答えではなくて、習慣的なエネルギー摂取量を知るのは相当にむずかしいということです。この問題はとても深くてたいせつなので、次の第2話でも少し角度を変えて栄養素を中心に、もう一度、取り上げてみます。

バランスよく食べられている人の割合は?

ところで、「バランスよく食べましょう」とよく耳にします。生活習慣病の予防を目的とし、バランスを具体的に示した数値が「食事摂取基準」の目標量です。

図3を見てください 出典❶。図1や図2と同じように、16日間にわたって食事記録を行なってくださった健康な成人女性125人において、脂質と食塩について目標量と摂取量の関係を図示しました。グレーの線は調査初日(1日間)の結果、黒の線は16日間の平均を使った結果です。同じ人たちなのに、目標量の範囲で食べられている人の割合がずいぶん違います。

脂質(図3上)の目標量を守れていた人は1日間調査では47%で半数弱でしたが、16日間調査では72%と4分の3近い人が目標量を守って食べていました。一方、食塩(図3下)では、1日間調査よりも16日間調査で「とりすぎている人」が多くなっています。1日あたり6・5g未満という目標量を1日間調査だと15%の人が守れていましたが、16日間調査ではわずか5%でした。

report 3

バランスよく食べられているかどうかを調べる場合はどうでしょうか。

図3 バランスよく食べられている人の割合と日間変動の関係を考える　出典❶

健康な成人女性125人を対象とした16日間の半秤量式食事記録法で観察された脂質と食塩摂取量の分布。目標量は「日本人の食事摂取基準（2020年版）」。

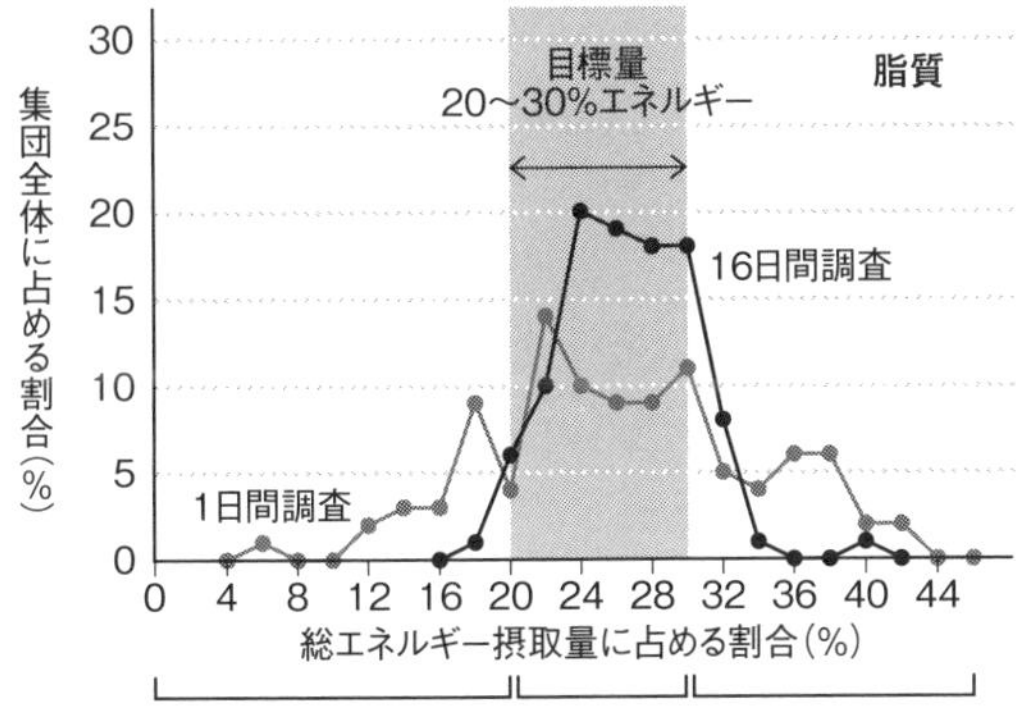

目標量	未満	範囲内	以上
1日間調査	18%	47%	37%
16日間調査	1%	72%	27%

同じ人たちなのに、調査初日（1日間）のデータを使った場合と16日間の平均を使った場合では、目標量を守れていた人の割合がかなり違います。

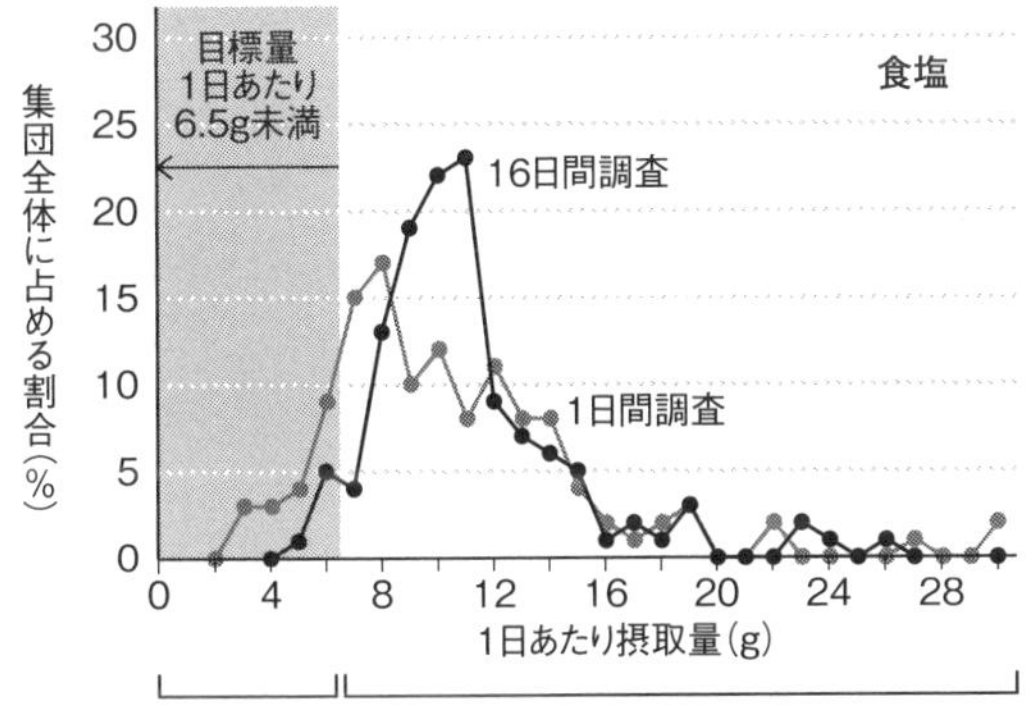

目標量	範囲内	以上
1日間調査	15%	85%
16日間調査	5%	95%

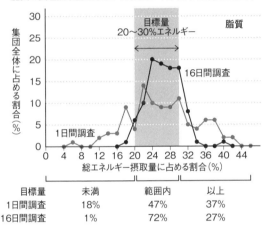

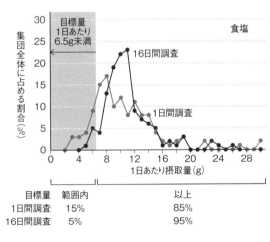

もちろん、実態に近い結果は16日間調査のほうです。すなわち、どちらかといえばうまく食べられていたのは脂質、そして、過剰摂取の問題がとても大きいのは食塩となります。

どの栄養素の摂取量が足りないか、どの栄養素に特に注意すべきかは、国民全員の健康にかかわる大問題です。その評価に調査日数、すなわち、日間変動が大きくかかわり、その判断をむずかしくしているのです。

日間変動は偶然誤差

第5章第1話（206ページ）で、食事調査には無視できない（深刻な）系統誤差があることを紹介しました。測定値＝真値＋系統誤差＋偶然誤差で表わされ、つねに一定方向にほぼ一定量だけずれる誤差が系統誤差、方向も量も定まらない誤差が偶然誤差です。**図1左上**のグラフの揺れ方からわかるように、日間変動は食習慣で見られる代表的な偶然誤差です。測定回数を増やせばその存在と程度がわかりますが、それがむずかしいときに大きな問題となります。食事記録は調査がたいへんで日数を増やせません。だからといって調査方法を簡単にすれば系統誤差が大きくなってしまいます。食事を測るのはとても複雑な科学です。

◆

毎朝、毎晩、家族のお弁当や夕食の献立を考え、「昨日と違う」を続けるのがたいへんでそして報いられないように、習慣的な摂取量を調べるのもとてもむずかしく、そして報いられません。ここからわかるのは、まじめで地味で（人の健康を心から願う）確かな仕事は意外に目立たず、そして、顧みられないということです。逆にいえば、これこそがプロの仕事だというべきでしょう。

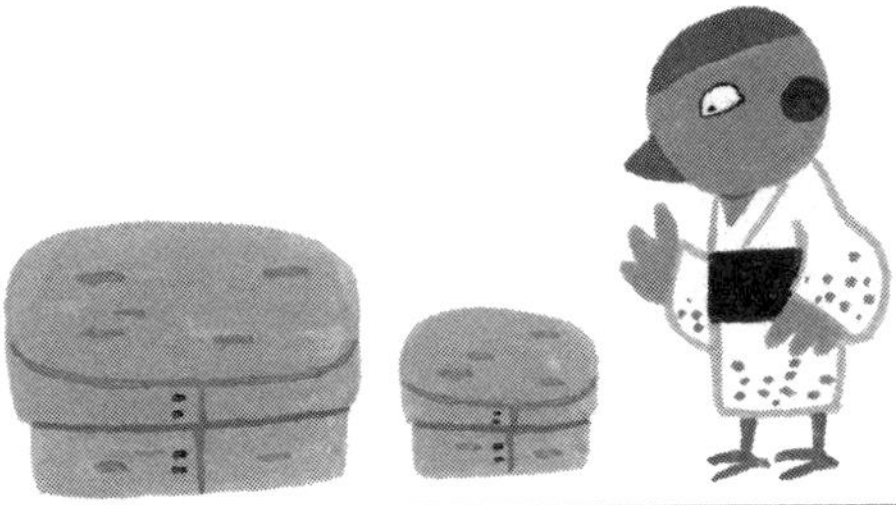

結論

気づかなくても、日々の食事量には大きな揺れがあります。

私たちのエネルギーや栄養素の摂取量は、習慣的に毎日かなり揺れています。日間変動です。この習慣が、生活習慣病予防に必要な「食習慣を知る」ことをとてもむずかしくしています。しかも、この揺れがあまりに自然なために、私たちはそれに気づきにくく、このことがこの問題を余計やっかいなものにしています。

出典

① Fukumoto A, et al. Within-and between-individual variation in energy and nutrient intake in Japanese adults: effect of age and sex difference on group size and number of records required for adequate dietary assessment. J Epidemiol 2013; 23: 178-86.

（注）この論文で使われたデータを使って計算をしました。

2 習慣を知るために必要な日数

栄養素摂取量の日間変動

問い

骨の健康を支える栄養素の一つに、ビタミンDがあります。習慣的なビタミンDの摂取量を大雑把に知りたいとします。次のどの方法が最も現実的で、かつ、比較的正確でしょうか？

・答えは本文中にあります。

- □ **A**　1日間のていねいな食事記録
- □ **B**　スマホカメラによる3日間の食事撮影
- □ **C**　過去1か月間における魚類の摂取頻度の思い出し
- □ **D**　過去1か月間におけるきのこ類の摂取頻度の思い出し

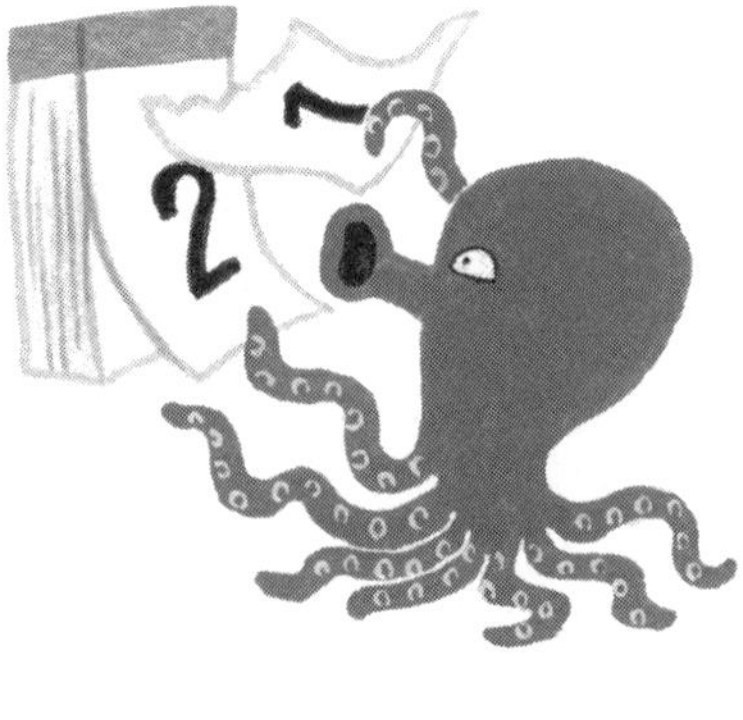

食事で気をつけたいのはエネルギー（カロリー）だけではありません。高血圧の予防や管理には減塩が欠かせませんし、高齢者の虚弱（フレイル、frailty）にはたんぱく質の不足が関係します。たとえば、「日本人の食事摂取基準（2020年版）」では33種類の栄養素について摂取すべき量を決めています。もちろん「習慣的な」摂取量です。

エネルギーと栄養素の摂取量は日々揺れているという話を第1話（242ページ）でしました。日間変動です。そこで今回は、「日間変動」をキーワードにして、「習慣的」とはいったい何日間くらいのことなのか、逆にいえば、何日間くらいの食事を調べれば習慣的な摂取量がわかるのかについて、栄養素を中心に見てみたいと思います。

「揺れる栄養素」と「とても揺れる栄養素」

図1上は、40歳代男性4人が16日間に摂取したたんぱく質、食塩、ビタミンDの日間変動です 出典1。比較のためにエネルギー摂取量も添えました。これを見ると、ビタミンDの揺れが著しく大きく、ほかの3つにはあまり差はありません。

しかし、エネルギーと栄養素では単位も値も違います。栄養素の間でも摂取量が大きく違います。そこで、エネルギーや異なる栄養素の間で起こっている揺れを比べるために、個人ごとに、16日間の平均摂取量を計算し、平均値に対してそれぞれの日の摂取量がどのくらい揺れているか（平均値の何%にあたるか）を計算してみました（図1下）。また、このように揺れ具合を比べるのに便利な数字が変動係数です。標準偏差を平均値で割った値で、平均値に比べた相対的な揺れ幅を表わします。対象者4人の変動係数の平均値を、栄養素名の下に添えました。エネルギー（17%）、たんぱく質（20%）、食塩（24%）の順に少しずつ大きくなり、ビタミンD（94%）が突出して大きく、図の印象とほぼ一致します。

何日間調べるべきか？

「習慣的な摂取量を知るためには何日間調べればよいのですか？」とよく尋ねられます。生活習慣病の予防や治療のために知りたいのは習慣的な摂取量であって、1回だけの食事や今日1日に食べる摂取量ではないからです。

じつは、この質問に答えるのは、かなりむずかしいのですが、変動係数の考え方を使えば答えにかなり迫ることができます。ただし、系統誤差である「過小申告」がどれくらいかはわかりません。わかるのは、過小申告はない（ゼロ）と仮定したときの習慣的な摂取量です。過小申告については、第5章第1話（200ページ）で取り上げました。

先ほどの4人を例にします。まず、仮に16日間の平均摂取量をそれぞれの人の習慣的な摂取量とします。そして、1日目だけ、2日目までの2日間……同様に1日目から10日目までの10日間の平均摂取量を計算して、仮の習慣的な摂取量と比べてみました（図2）。当然ながら、調査日数が増えるほど数値は仮の習慣的な摂取量（100%）に近づきます。しかし、その近づき方は栄養素によってずいぶん違います。同じ精度で摂取量を知りたい場合、変動係数が大きい栄養素ほど長く調べなければならないことがわかります。

report 1

摂取する栄養素の量は日々どのくらい違うでしょうか。

図1 16日間の栄養素摂取量

出典❶

40歳代男性4人における16日間のエネルギー、たんぱく質、食塩、ビタミンDの摂取量。出典❶で使われたデータの一部。

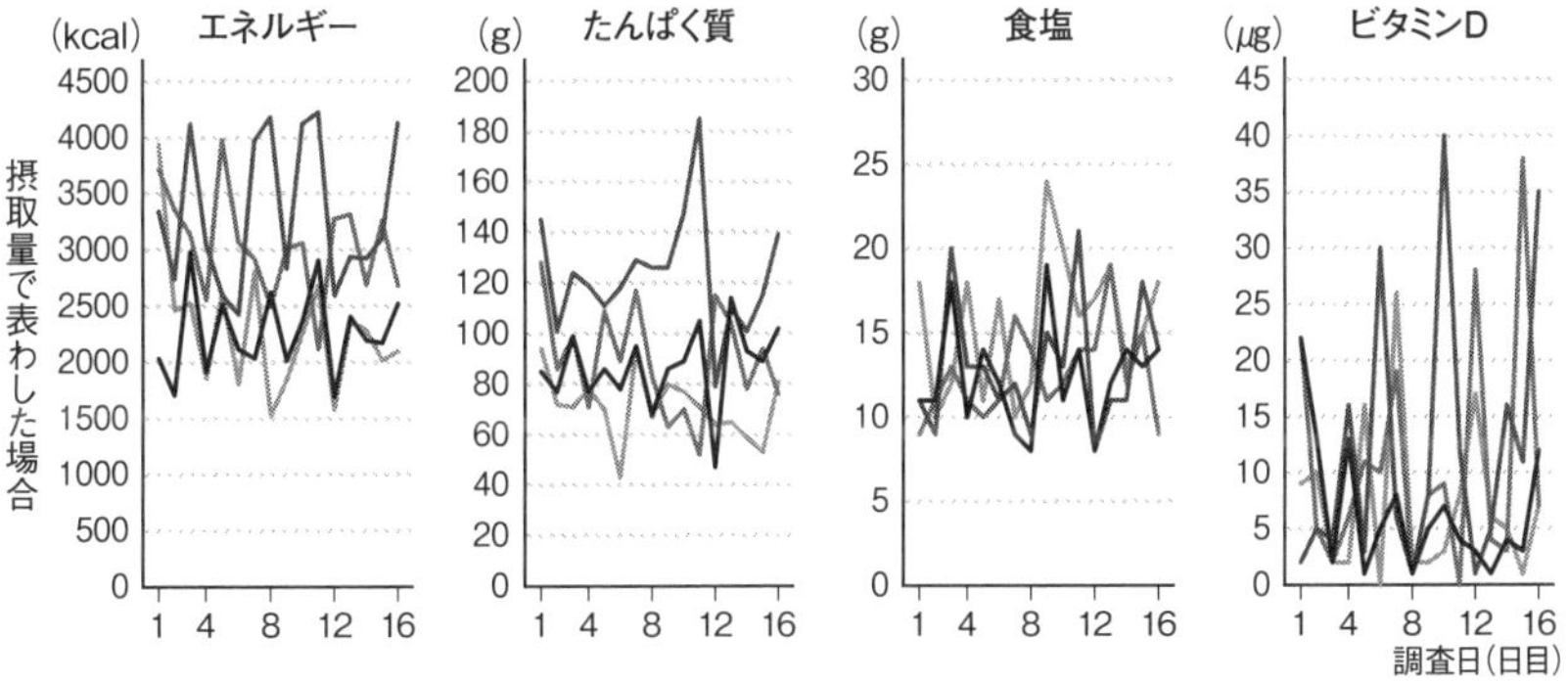

対象者ごとに平均摂取量を計算し、それと比べた割合（%）。栄養素名の下の（　）内数値は対象者4人の変動係数の平均値。

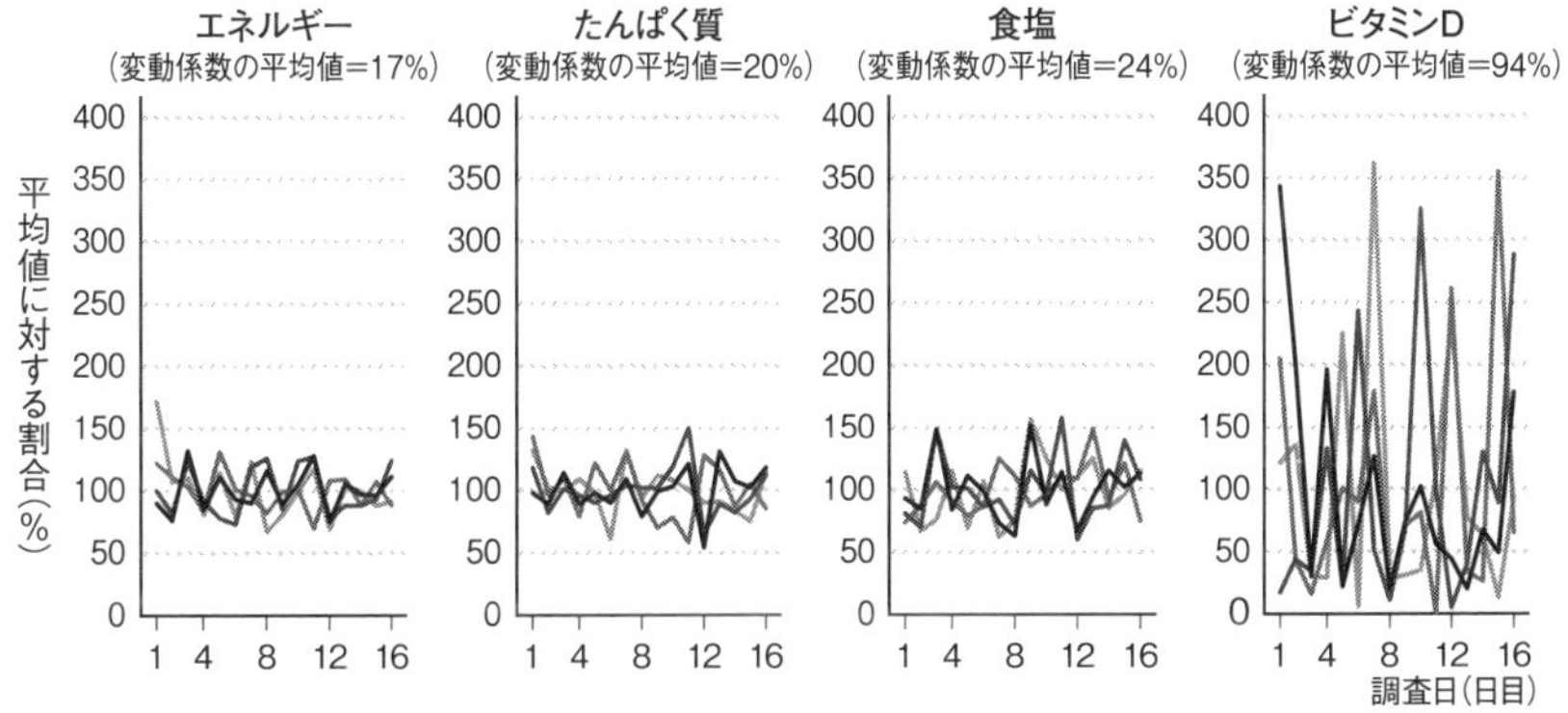

エネルギー、たんぱく質、食塩の順に少しずつ揺れが大きくなり、ビタミンDの揺れが突出して大きいことがわかります。

ここで疑問が湧《わ》きます。いくら調査日数を増やしても、ぴたりと１００%に一致することはありえません。ですから、「習慣的な摂取量は何日間調べればわかるか」を知るためには、「本当の習慣的な摂取量からどれくらい（何%）までのずれなら習慣的な摂取量として認めるか」をあらかじめ決めておかなくてはいけません。

体重を例に考えます。本当の体重を70kgとします。それを73・5kgや66・5kgと測定してしまう体重計を使ってもよいかと考えてください。この場合の許される幅（許容誤差範囲）は±５%です。77kgや63kgなら、84kgや56kgならどうでしょうか。この場合は、±10%、±20%です。では、エネルギー摂取量ならいくらまで誤差を許容できますか？　たんぱく質ならどうですか？　ここで図2に戻ります。数日間調べただけでは、±５%はおろか±10%でも範囲が狭すぎる（きびしすぎる）ことがわかります。一方、ビタミンDの習慣的な摂取量は±20%もの誤差を許してもわかりません。

ビタミンAで必要な調査日数は？

日本人成人男女２４２人が16日間にわたって食べたものをていねいに記録したデータを使って、何日間調べたら習慣的な摂取量がわかるかを計算した研究があります 出典❶。ここでも過小申告はないものとします。そして、許容誤差範囲を3種類（±５%、±10%、±20%）設けて、それぞれの条件下で何日間調べればよいかを計算しました（図3）。

許容誤差範囲を±20%とすると、２０００kcalなら１６００kcalから２４００kcalまで、10gな

習慣的な摂取量を調べるには何日間の調査が必要と考えられそうか、図1の4人のデータで見てみましょう。

report 2

図2　平均値と比べた栄養素摂取量の推移

出典❶

図1で用いた4人のデータを使った、1日目、1日目と2日目（2日目まで）の平均摂取量……同様に1日目から10日目までの平均摂取量の推移。対象者ごとに16日間の平均摂取量を計算し、それと比べた場合（%）。太線は4人の平均値の推移。

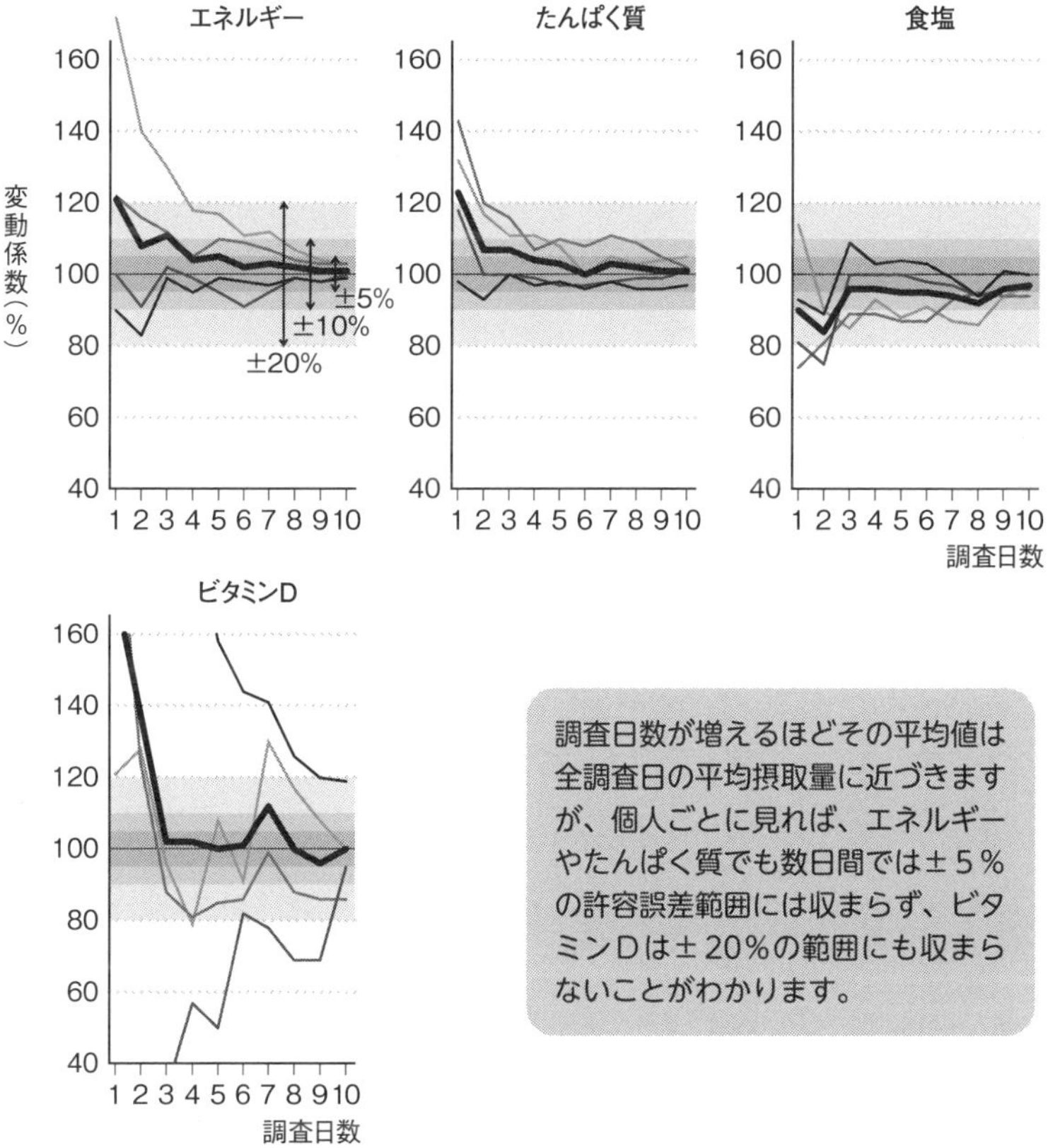

調査日数が増えるほどその平均値は全調査日の平均摂取量に近づきますが、個人ごとに見れば、エネルギーやたんぱく質でも数日間では±5%の許容誤差範囲には収まらず、ビタミンDは±20%の範囲にも収まらないことがわかります。

ら8gから12gまでです。1日だけの調査ですませようとするのはさすがに論外ですが、炭水化物やエネルギー、食物繊維などは3日間の食事を調べればよいことがわかります。一方、食塩は1週間以上必要です。そして、ビタミンDは1か月弱、ビタミンAは2か月以上も調べなくてはなりません。

さらに、許容誤差範囲を±5%にすると、炭水化物でも12日間、エネルギーでは15日間も調べなくてはなりません。そして、食塩は1か月を超え、ビタミンAはなんと1年以上も調べ続けなければなりません。体重の例に照らせば、±20%の誤差はあまりにも大きすぎる、せめて±5%にしたいと思われるかもしれませんが、そのために必要な調査日数は実現が不可能なほど長いのです。

習慣を直接聞けばよい？

1回に食べる量が比較的一定なら、ある特定の期間内にその食品を食べた頻度（摂取頻度）を尋ね、1回に食べる量を掛け算して、想定している期間（日数）で割れば、その食品の習慣的な摂取量がわかるはずです。あとは「日本食品標準成分表」を使えば、その食品に由来する栄養素の習慣的な摂取量がわかります。同じことをたくさんの食品で行なえばよいわけです。これは食物摂取頻度法と呼ばれる方法で、図3を見れば、こちらのほうが理にかなっているかもしれないと感じます。

しかし、「すべての食品」について頻度を尋ねるのは不可能です。1回に食べる量もけっ

習慣的な摂取量を調べるには何日間の調査が必要か、242人のデータで計算した研究があります。

report 3

図3 栄養素の習慣的摂取量を知るために必要な調査日数 出典❶

日本人成人男女242人の16日間食事記録のデータを使って計算された、習慣的摂取量を知るために必要な調査日数。

許容誤差範囲を3種類（±5％、±10％、±20％）設けた。

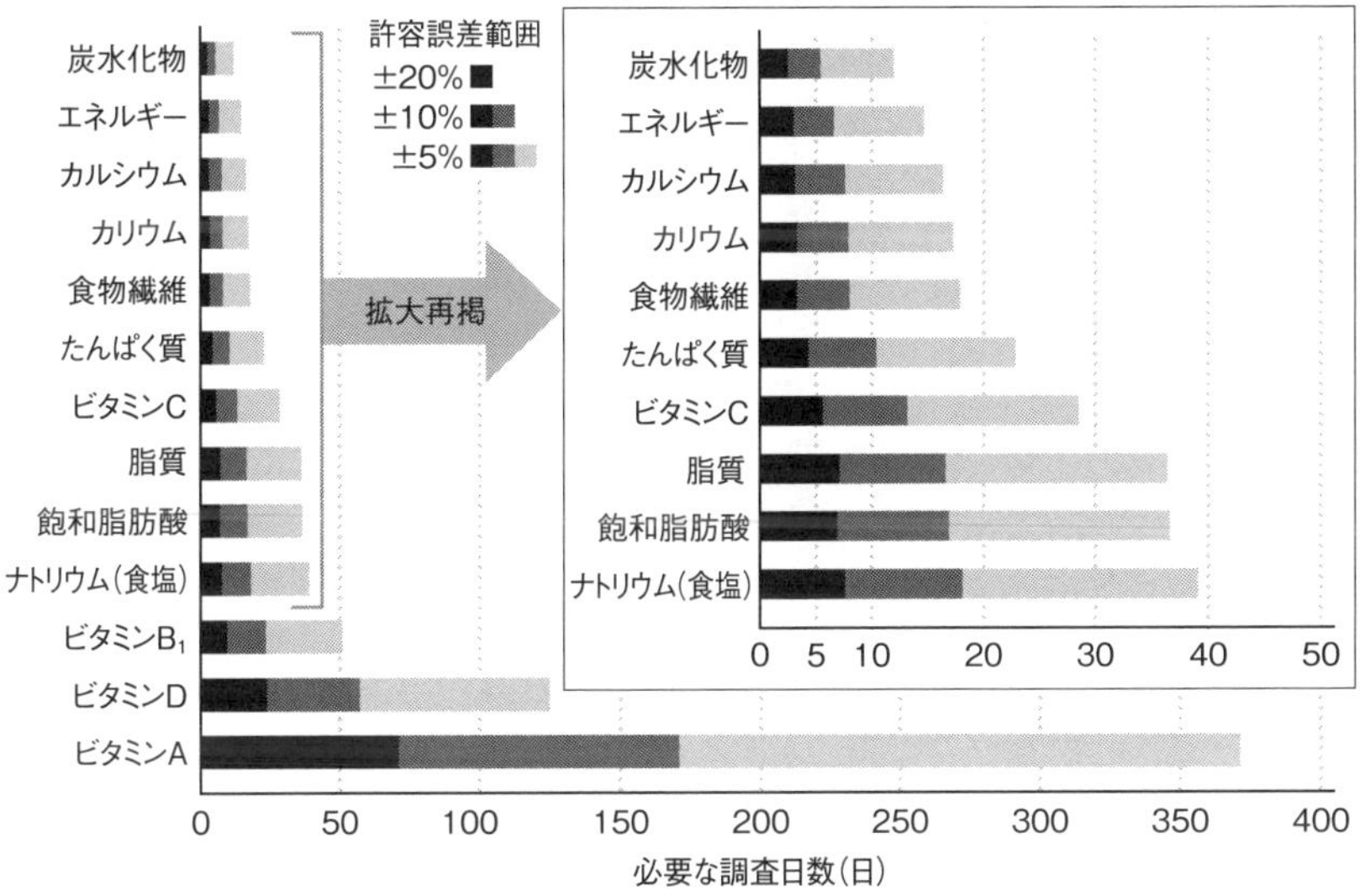

±20％という最も広い許容誤差範囲の場合、炭水化物やエネルギーなどは3日間の食事を調べればよさそうですが、食塩は1週間以上必要です。そして、許容誤差範囲を±5％にすると、実現の可能性を超えた調査日数が必要になります。

して一定ではなく、人によっても違います。1回に食べる量をどうやって調べるかもむずかしそうです。そもそも、食べた頻度を食品ごとに正確に覚えている人なんているのでしょうか？　食物摂取頻度法にも疑問と課題が山積みです。

正しい測定は信頼できる科学の根幹

食習慣や栄養素摂取量と健康との関連を明らかにし、それを実生活で活かすためには、食習慣や習慣的な栄養素摂取量を測れることが大前提です。ですから、日間変動の存在はとても深刻な問題です。

ところで、冒頭の問いはわかりましたか？　見てきたように、ビタミンDは日間変動がとても大きい栄養素です。そして、日本人はビタミンDのおよそ8割を魚から摂取しています（きのこではありません）。このような理由で、習慣的なビタミンD摂取量を大雑把に知りたい場合は、1日間や数日間の食事記録や写真撮影ではなく、魚の摂取頻度を尋ね、普通の人が1回に食べる魚の量（重さ）を掛け算して想定日数で割り、「日本食品標準成分表」のビタミンD含有量を見て計算することだと考えられます。どの魚のビタミンD含有量を使うかといった問題は残りますが、正解は**C**でした。

最新のITやAIを使えばそれだけで正確だという保証はありません。食習慣を知るためにはアプリ開発の前に、食べるという行為をもっとていねいに科学しなければなりません。日間変動は、それくらいやっかいな問題なのです。

結論

「習慣的な摂取量」は日間変動が存在するためにわかりません。

　私たちが求める精度で栄養素の摂取量を知ろうとすれば、実現が不可能なほど長い期間（日数）の食事を調べなくてはなりません。

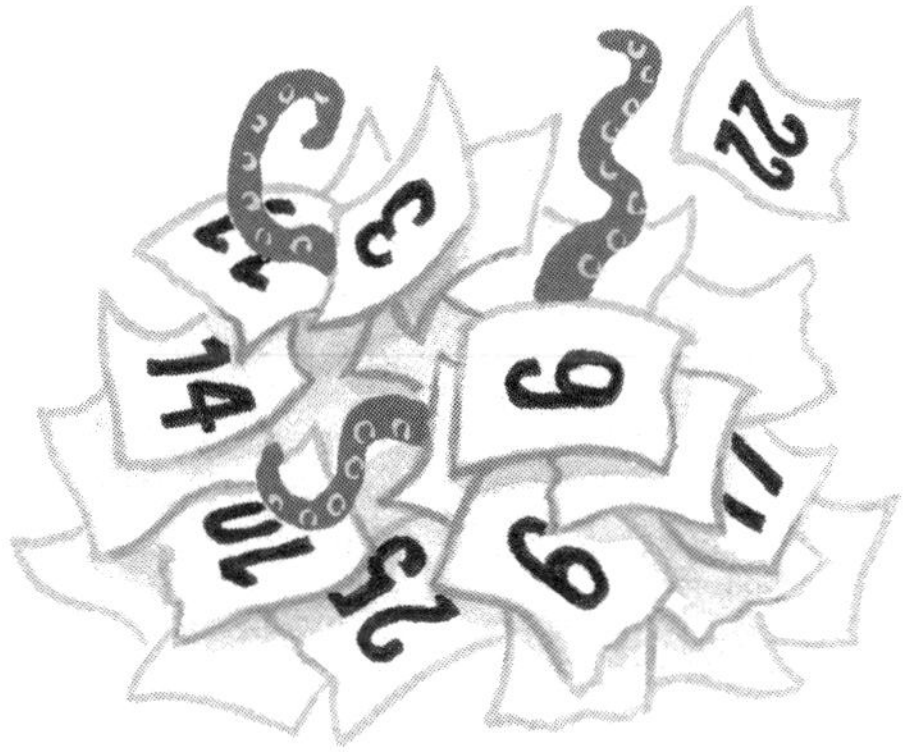

出典

① Fukumoto A, et al. Within-and between-individual variation in energy and nutrient intake in Japanese adults: effect of age and sex difference on group size and number of records required for adequate dietary assessment. J Epidemiol 2013; 23: 178-86.

（注）図１と図２は、この論文で使われたデータの一部を使って計算をしました。

3「旬」と摂取量

食品群の季節差と栄養素の季節差

問い

食べ物には旬があり、季節ごとに移り変わります。だとすれば、栄養素の摂取量にも旬があるはず、つまり、季節によって摂取量が違うはずです。これを季節変動と呼びます。では、日本人成人で摂取量の季節変動が最も大きな栄養素はなにか、次の中から選んでください。

・答えは本文中にあります。

- □　A　カルシウム
- □　B　ビタミンC
- □　C　ナトリウム（食塩）
- □　D　カリウム
- □　E　たんぱく質

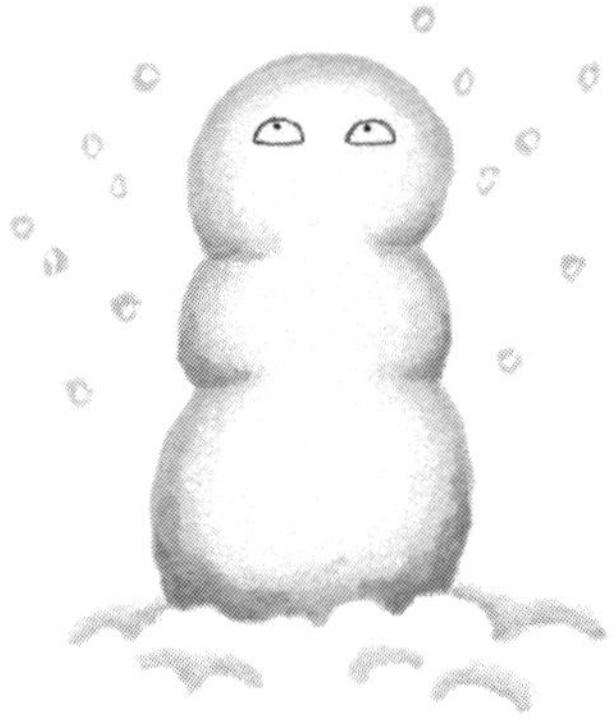

四季の変化に富んだ日本には、それぞれの季節を代表する食べ物があり、料理があります。「最近は季節感がなくなった」といいつつ、やはり「旬」という言葉には惹かれます。

季節ごとに食べる食べ物が違えば、栄養素の摂取量も違うはずです。季節差です。季節変動と呼ぶこともあります。この季節変動、どの程度現代にも残っているのでしょうか？　そして、それは私たちの健康にとってよいことなのでしょうか？　それともあまり好ましくないことなのでしょうか？

「旬」はなくなったか？

わずか1日でも、食べたものの種類とその量を正確に調べるのはとてもむずかしいことです。まして、季節によって食品の摂取量がどのように違い、その結果として栄養素の摂取量が季節ごとにどのくらい違うかを調べるのは至難の業です。一方で、そろそろ栗の季節だとか、秋なすはもう終わりだとか、日常の経験や感覚だったら（科学性とか信頼性とか客観性とかを忘れて）いっぱい話せます。そのせいでしょうか？　科学的なデータが意外に乏しい分野です。

そこで、摂取量（どれくらい食べたか）の季節変動を見る前に、購入量（どれくらい買ったか）の季節変動を見てみます。こちらは産業や経済の分野でたいせつなデータなので数多くの品目で細かい調査が行なわれていて、その中に食品も含まれています。

図1は、総務省（かつては総理府）が行なった家計調査から5つの食品を選び、1965

年、83年、2015年の調査結果から各月の購入量（重量）を比較したものです 出典①② 。季節変動を見やすくするために、年間合計購入量に占める各月の割合（％）で示しました。季節変動がまったくない場合は、すべての月の数値は「100÷12＝8.3」％となります。

最も目立つのは、2015年までほぼ一貫して続いているみかんの強い季節性です。一方、きゅうりで見られた夏への一極集中は83年に弱くなり、現在に至っています。キャベツは1965年当時から弱い季節性しか観察されませんでしたが、最近ではそれも消えつつあります。2015年のデータはありませんが、イカでも同じような傾向が見られます。

やはり全体としては旬が消えつつあるのは事実のようです。しかし、これは憂うべきことでも批判すべきことでもなく、品種改良や、流通網の発達、食品加工・保存技術の向上などの努力のおかげであり、感謝すべきことでしょう。そういえば、ぼくも季節を問わずキャベツが入った料理を食べていますし、自宅の冷凍庫には外国産の冷凍イカが入っています。

だからといって、本当に旬がなくなってしまったわけではないでしょう。キャベツの産地は季節によって違うそうですし、春キャベツとほかの季節のキャベツは品種が違います。イカも種類ごとに漁期が違います。食品を細かく分けると、旬の存在が浮かび上がってきます。

ところで、豚肉には季節変動はほとんど見られません。一方、ハンガリーなどヨーロッパ中部では、秋の間にどんぐりを食べて太った豚を秋の終わりに屠り、塩漬けにして寒い冬に備えるのが年中行事だったとどこかで読んだ覚えがあります。このように、食品の旬は食品に固有のものではなく、その土地の歴史や風土などが複雑にからみ合って決まるものです。

季節によって食品の購入量はどのように違うでしょうか。

report 1

図1　5つの食品の購入量の季節変動

出典❶❷

総務省が行なった家計調査に基づいて、5つの食品の購入量を年間合計購入量に占める各月の購入量の割合（%）として示したもの。

購入量は、1965年調査と1983年調査は1人あたり。2015年調査は1世帯あたり。

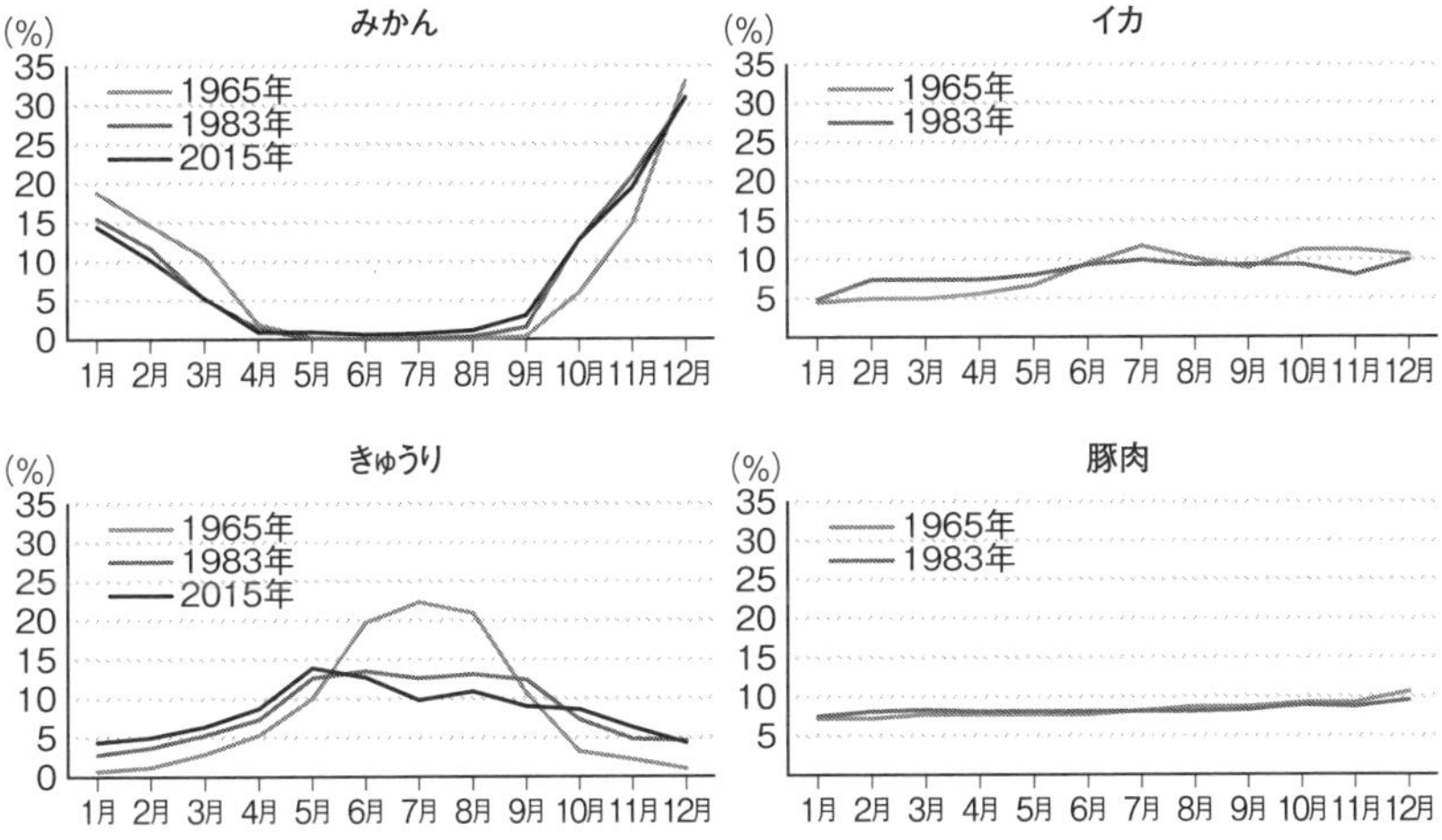

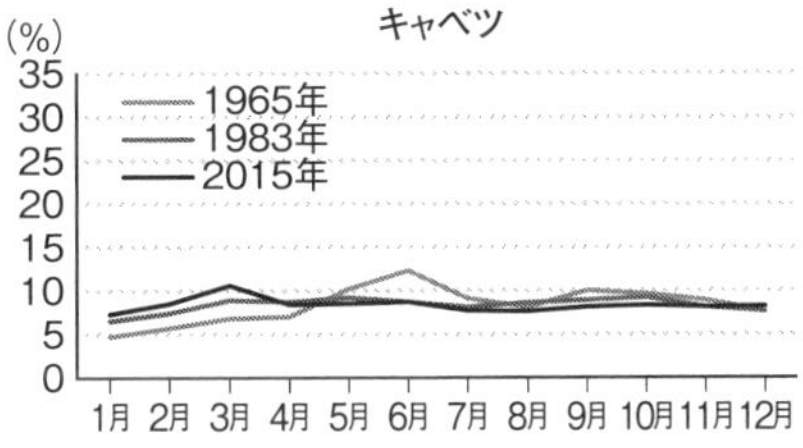

全体としては、食品購入量の季節変動は1965年から83年にかけて小さくなりました。その中で、みかんには今でも顕著な季節変動があることがわかります。

食品群摂取量には季節変動がある

しかし、購入量はフードロスの影響を考慮できません。ほとんどのデータで世帯が単位なので、男女や年齢による違いもわかりません。やはり、個人を単位とした摂取量のデータが必要です。

図2は、国内3地域に住んでいる健康な成人男女合計160人にお願いして、冬、春、夏、秋の順に、それぞれ7日間にわたってていねいに食事を記録していただいた結果をまとめたものです 出典③。摂取量の平均値の季節変動を食品群ごとにまとめています。研究論文では季節変動の有無が統計学的に調べられ、男女別に報告されていました。主食と主菜になる食品、嗜好飲料類（酒類以外）は季節を通じてほぼ同じ量をとっていたのに対して、副菜になる食品（特に野菜類）と果実類には大きな季節変動があることがわかります。さらに、図1の結果も考慮すると、野菜類や果実類をそれぞれの野菜や果物に分けると、もっと大きな季節変動が観察されたことでしょう。

栄養素摂取量には季節変動がない

図3は図2と同じデータを使って栄養価計算を行ない、おもな栄養素の摂取量を計算した結果です 出典③。エネルギーをはじめ、たんぱく質と脂質、そして炭水化物にも季節変動はほとんど認められず、年間を通じてほぼ同じ量を摂取していたことがわかります。ナトリ

食品群摂取量のデータも見てみましょう。 report 2

図2 食品群摂取量の季節変動の例 出典③

1994年に国内3地域（岩手県、秋田県、長野県）に住む健康な成人男女（45～59歳、男性75人と女性85人）にお願いして、冬（2月）、春（5月）、夏（8月）、秋（11月）の順に、各季節7日間（合計28日間）の半秤量式食事記録調査を行なった結果。摂取量の集団平均値の季節変動を食品群ごとにまとめたもの。年間集団平均摂取量に対する各季節の集団平均摂取量（%）として示してある。研究論文では季節変動の有無が統計学的に調べられ、男女別に報告されていたので、季節変動の有無によって4つの図に分けて示した。

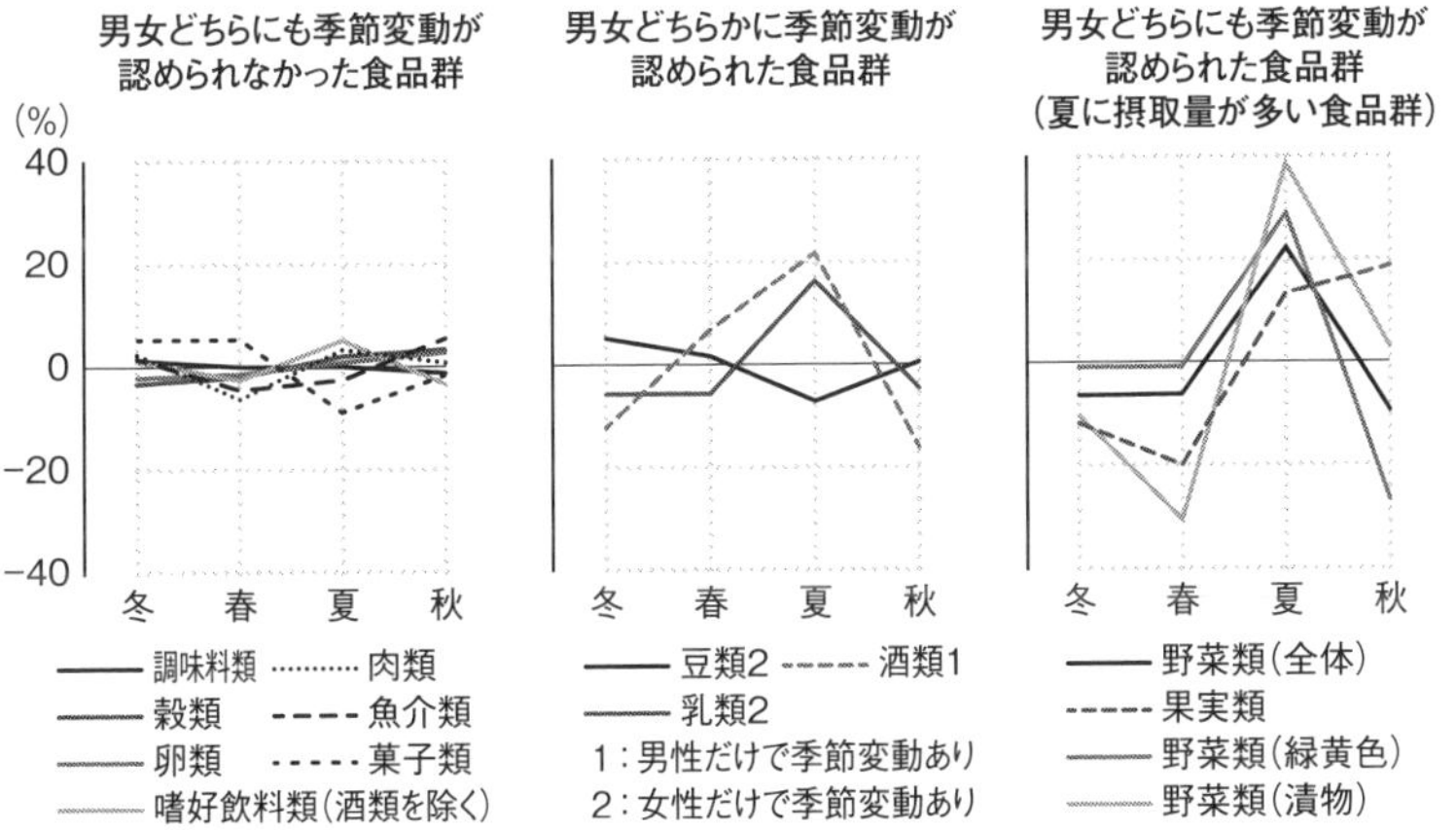

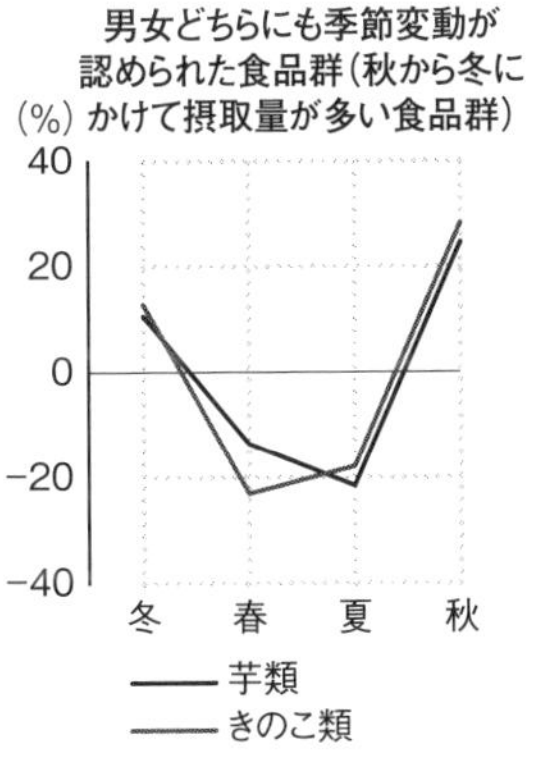

主食や主菜として摂取している食品や嗜好飲料類（酒類以外）は季節を通じてほぼ同じ量をとり、一方、おもに副菜として摂取する食品（特に野菜）と果物には大きな季節変動がありました。

ウム（食塩）も季節変動はほとんど認められませんでした。

調べられた12種類の栄養素のうち、男女ともに季節変動が認められたのは、鉄、ビタミンC、カロテンの3種類だけで、これらでも季節の間の差は20％程度以内でした。図2の食品群と比べると、栄養素の季節変動が小さいことがわかります。

しかし、1つの調査だけでは偶然の結果かもしれません。しかも、この調査は岩手県、秋田県、長野県で行なわれたもので、寒い地方に偏っています。そこで、国内で行なわれたほかの6つの調査結果も見てみました。すべての調査で季節変動が見られたのはビタミンCだけで、それが図4です 出典③④⑤⑥⑦⑧⑨。7つの調査のうち、5つで秋に摂取量が増えていました。春に摂取量が多かった調査も1つありますが、全体としては、「ビタミンCには明確な季節変動があり、秋に多く摂取している」といってよさそうです。これが冒頭の問いの答えです。逆にいえば、日本人はビタミンCを除くほぼすべての栄養素を、年間通してほぼ一定量摂取しているといえます。

ところで、なぜ秋にビタミンCの摂取量が多いかおわかりでしょうか。ビタミンCが豊富で摂取量も多く、かつ、強い季節性を持った、みかんと柿という2つの果物がほぼ同時に旬を迎えるからです。

お酒の季節変動

図2と図3をながめていておもしろいことに気づきました。お酒には季節変動があるの

report 3

図2のデータを使って栄養素摂取量の季節変動も見てみました。

図3 栄養素摂取量の季節変動の試算例

出典③

図２のデータを使って栄養価計算を行ない、おもな栄養素の摂取量を計算した結果。

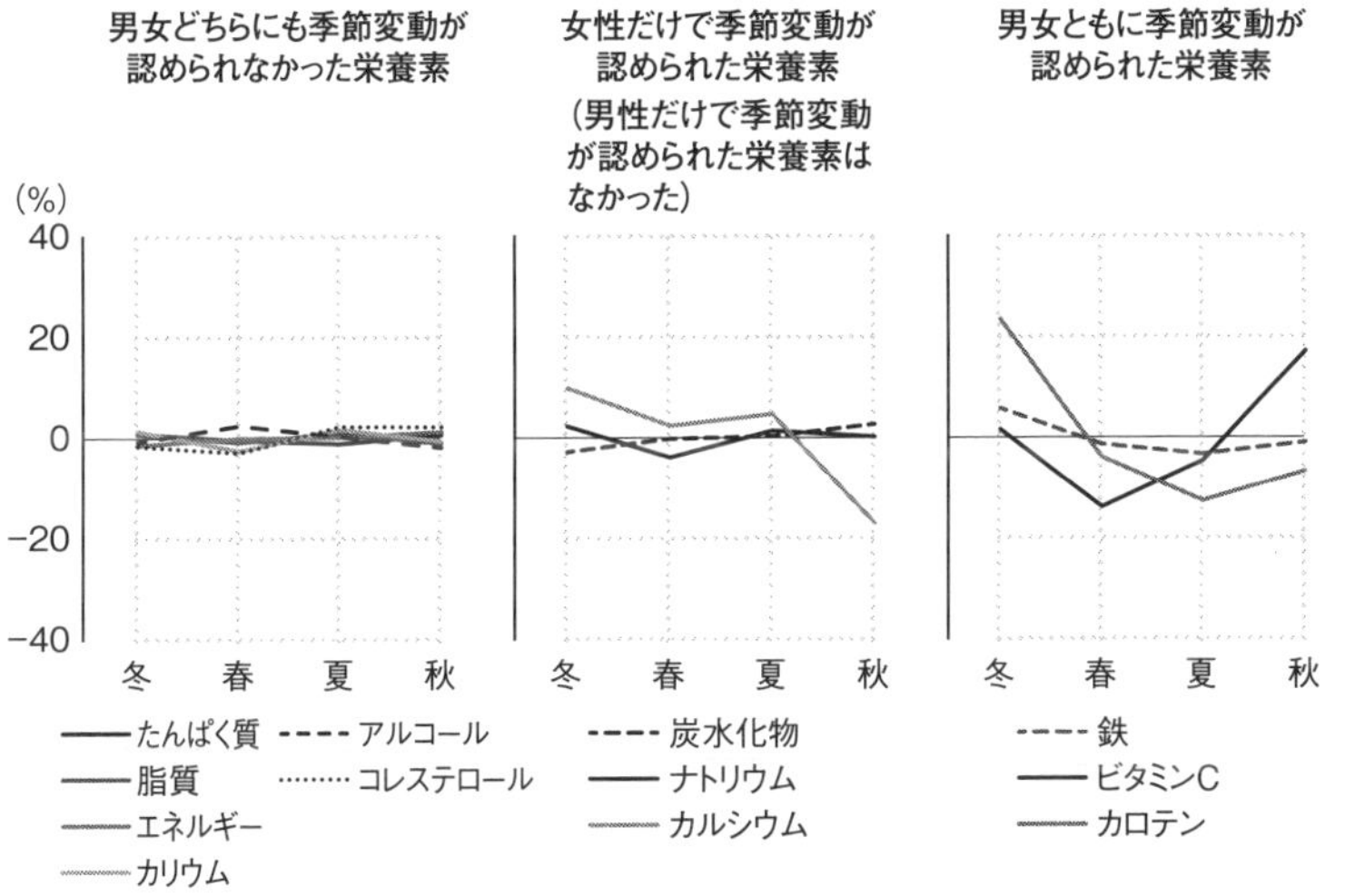

図4 ビタミンC摂取量の季節変動

出典③④⑤⑥⑦⑧⑨

各季節の平均摂取量。国内で行なわれたほかの６つの調査との比較。

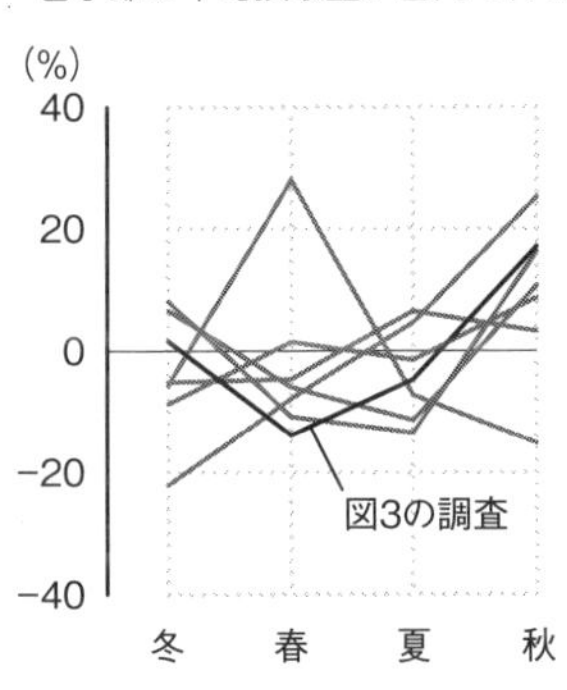

栄養素摂取量の季節変動は食品群に比べると小さく、明確な季節変動があるのはビタミンCだけのようです。

に（夏に多く、秋と冬に少ない）、アルコールには季節変動がまったくないことです。アルコールはお酒以外にはほとんど入っていませんから、これは不思議なことです。

すでにおわかりのかたもいらっしゃるでしょう。「夏は大きなジョッキで豪快にビール、秋の夜長と寒い冬はちびちびと熱燗」というのが酒飲みの季節感です。少なくともぼくはそうです。これがぼくだけではないことをこれら2つの図は示しています。季節によって濃度の違うお酒を飲んでいるのに、アルコールの摂取量はまるでメスシリンダーで測ったかのようにすべての季節でぴたりと一定（変動幅は2％）です。すごいと思いませんか？

◆

さて、図1を参考にしつつ、図2と図3を見比べると、私たちは季節ごとに少しずつ異なる食品を食べながら、さまざまな食品から栄養素を摂取して、栄養素の摂取量は1年を通じてほぼ一定に保っていることがわかります。特定の栄養素が特定の季節に不足したり、過剰になったりしていないわけですから、健康維持や生活習慣病の予防や管理の観点からはうれしいことです。

日本人の食習慣は、食品やその品種などには季節変動（旬）が見られる一方で、栄養素摂取量には季節変動があまりなく、その両方を享受しているという理想的な状態にあると考えてよいでしょう。改めて、日本の四季と食の豊かさに感謝です。

結論

栄養素にはあまり旬はありません。

食品群には、それぞれの食品には、さらには品種や産地には旬があります。一方で、それらから摂取している栄養素には、あまり旬はありません。これは、「健康を保ちながら、季節の食品・食材を楽しんでいる」ことを示しています。

出典

① 保田茂、永松美希。食生活における季節性の変化に関する考察。神戸大学農業経済。1987; 22: 1-18。
② ジャパンクロップス。日本国内及び海外向け 日本の農作物 販売促進サイト。https://japancrops.com/（2019年10月８日アクセス）。
引用元は、政府統計の総合窓口　https://www.e-stat.go.jp/　総務省、家計調査。
③ Sasaki S, et al. Food and nutrient intakes assessed with dietary records for the validation study of a self-administered food frequency questionnaire in JPHC Study Cohort I. J Epidemiol 2003; 13 (1 suppl) : S23-50.
④ 森成子、他。農村婦人の栄養摂取量と血液性状値の季節変化（第１報）──季節別栄養摂取量について──。栄養学雑誌 1986; 44: 179-90。
⑤ 川田智之、他。栄養素摂取量の土・日・月曜日の日間変動と季節変動。日本公衛誌 1990; 36: 250-3。
⑥ 大脇淳子、他。24時間思い出し法による各種栄養素摂取量の季節変動。栄養学雑誌 1989; 54: 11-8。
⑦ 山田志麻、他。女子学生の栄養素等摂取量の季節変動と日間変動について。九州女子大学紀要 2000; 36: 9-19。
⑧ Tokudome Y, et al. Daily, weekly, seasonal, within- and between-individual variation in nutrient intake according to four season consecutive 7 day weighed diet records in Japanese female dietitians. J Epidemiol 2002; 12: 85-92.
⑨ Suga H, et al. Effect of seasonality on the estimated mean value of nutrients and ranking ability of a self-administered diet history questionnaire. Nutr J 2014; 13: 51.

4 速食いと肥満

行動栄養学研究の20年を覗く

問い

右は食べる速さを尋ねる質問票の一例です。あなたの食べる速さを答えてみてください。食べる速さそのものはわかりませんが、あなたの食べる速さが速いほうなのか遅いほうなのかがわかります。

この質問と結果が比較的一致する測り方は次のどちらだと思いますか？

食べる速さは
□かなり早い
□やや早い
□ふつう
□やや遅い
□かなり遅い

・答えは本文中にあります。

□　**A**　ある日、実験室で決められた料理を一度だけ食べ、食べる速さを機械で測った。

□　**B**　ある日1日、自宅などで食べた食事にかかった時間を自分で測って記録した。

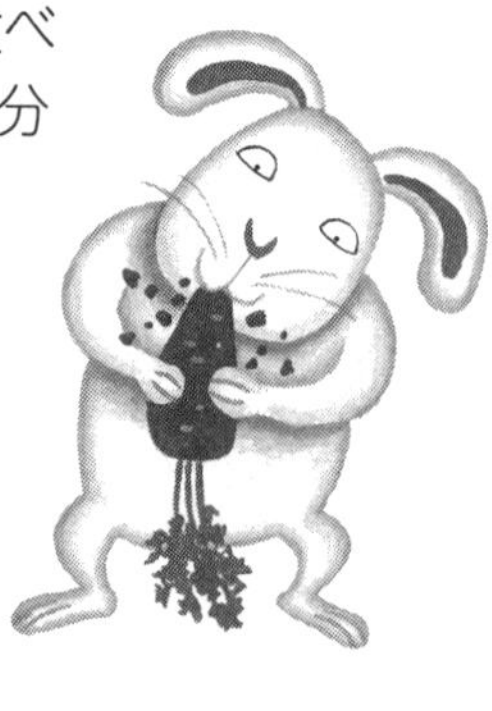

たとえ同じものを食べても、健康への影響や効果は食べる時刻や食べる時間（速さ）[※1]によって違うかもしれません。時間栄養学と呼ばれる分野です。いつ食べるか、どのように（どのくらいの速さで）食べるかといった食行動を扱いますから、典型的な行動栄養学ともいえます。そこで、速食い[※2]（早食い）と肥満に関する研究を取り上げ、行動栄養学の研究がどのように進んできたかの一例を見てみます。

「速食いは太る」は本当か？（日本の研究）

速食いの人ほど肥満傾向にあることはたくさんの研究で確かめられてきました。図1は、食べる速さと肥満度（ボディマスインデックス〔BMI：kg／m²〕）を同時に測り（横断研究と呼びます）、その関連を調べた国内の研究のまとめです 出典1。どの集団も一様に右上がりでほぼ平行です。これほどきれいに結果が一致するのは疫学研究ではむしろ珍しいことです。この結果は、食べる速さが性別や年齢や生活習慣の違いを超えて普遍的に肥満に関与している可能性を強く示しています。

しかし、結果に注目する前に注意しなくてはならないことがあります。図1の研究では、「あなたの食べる速さは？」という問いに対して、「遅い、普通、速い」、または、「とても（かなり）遅い、やや遅い、普通、やや速い、とても（かなり）速い」の中から1つを選ぶというとても単純な質問が使われました。これは「自己申告」と呼ばれ、厳密にいえば「速食いか否か」ではなく、「速食いだと思っているか否か」を調べています。

※1　『佐々木敏の栄養データはこう読む！　第2版』「肥満と食べ方の深い関係『速食いは太る』は本当か？」（147〜155ページ）でくわしく紹介しています。

※2　普通は「早食い」と書きますが、食べる速さが速いという意味で、ここでは「速食い」と表記しています。

食べる速さでも体重でもなんでも、測ればそれでよいわけではなく、正しく測らなくては正しい結果が得られず、正しい解釈もできません。正しく測れるかどうかを妥当性と呼びます。この質問の妥当性は、２００３年、日本人の女子大学生２２２人を対象として、本人の回答（自己申告）と友人による回答（友人申告）を比べることによって証明されました出典②。しかし、友人申告が正しいかどうかに疑問が残りました。

自己申告による速食いの妥当性（アメリカとオランダの研究）

その10年後、実験室で食べる速さを実測した研究がアメリカから報告されました出典③。まず、１１１０人の成人男女（18～48歳の大学生）に食べる速さの質問をし、その中から男女比が偏らないように注意して、食べる速さのカテゴリーごとに約20人ずつ、合計60人を選びました。なお、参加者の肥満度はＢＭＩで20～29（kg／㎡）に限定されました。

この60人は、指定された日に実験室を訪ね、研究者が準備した昼食を食べました。献立は、トマト、セロリ、にんにく、イタリア風の調味料をオリーブ油でいためたディタリーニ・パスタで、男性には１９９４kcal（１２００g）、女性には１１６３kcal（７００g）のものが出され、参加者はこれを自由に食べ、残すのも自由でした。水は自由に飲むことが許されました。パスタの皿の下には参加者からは見えないように秤が置かれ、５秒ごとに皿の重量が測られました。図2 **左上**が結果です。縦軸は重量をエネルギーにかえて示してあります。自己申告と実測値の間に強い正の関連があることがわかります。

report 1

食べる速さと肥満度の関連を調べた国内の研究を見てみます。

図1 自己申告による食べる速さと肥満度の関連

出典❶

日本国内の成人を対象として行なわれた11の横断研究（15の集団、合計791,153人）のまとめ。回答の選択肢が３つの研究では、回答の選択肢が５つの研究における「とても（かなり）遅い」と「やや遅い」が「遅い」に、「とても（かなり）速い」と「やや速い」が「速い」に含まれたため、横軸の位置を調節した。

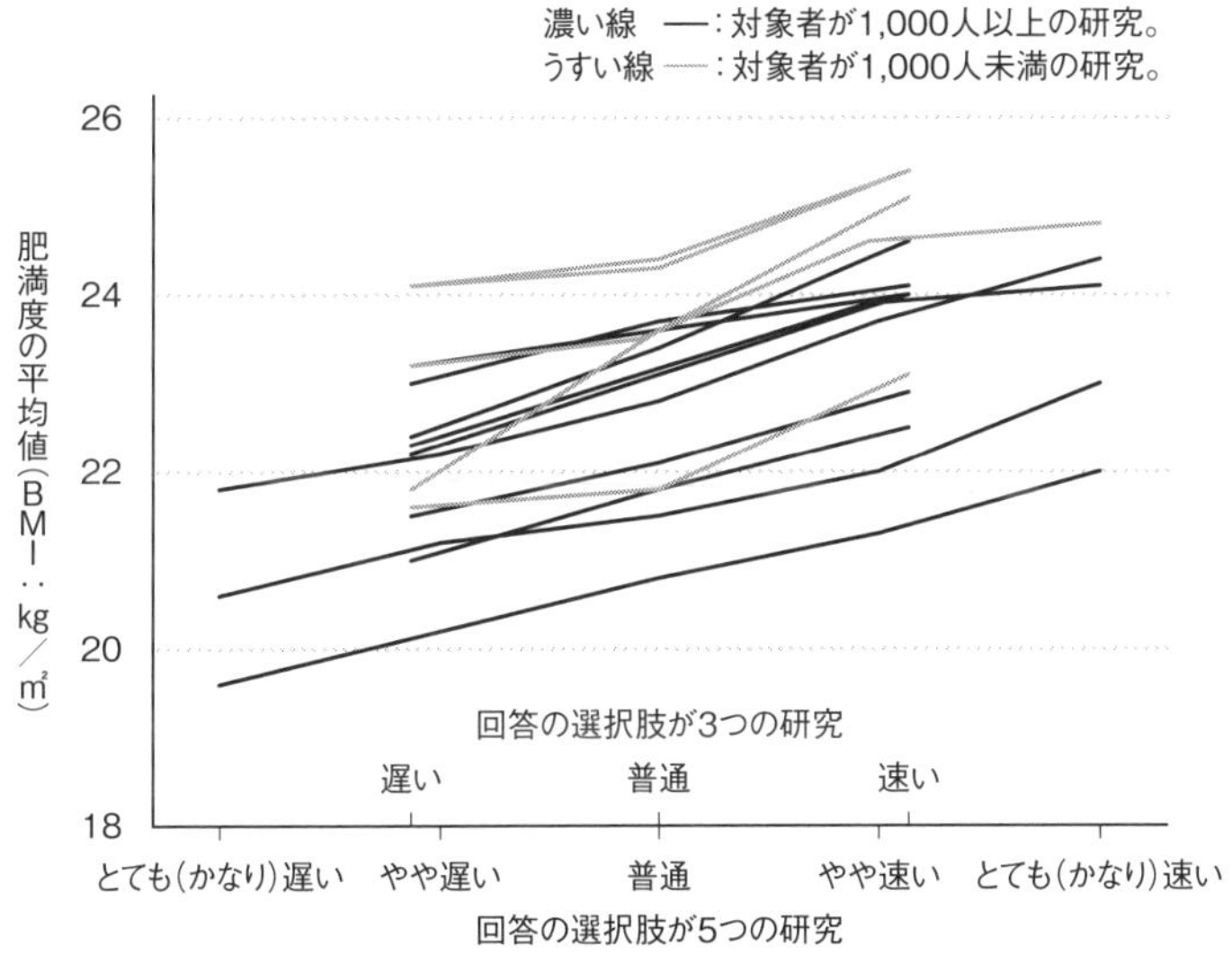

どの集団も一様に右上がりでほぼ平行でした。

こうして、この単純な質問は（意外に?）正確だということが再び明らかになりました。ちなみに、ディタリーニ・パスタとは1cmくらいの長さの短い筒状のパスタ（マカロニ）で、参加者が自分の速さで食べられるように短いパスタを選んだそうです。じつに念が入っています。

さらに、参加者は実験の日の朝に、指定された朝食を自宅で用意して食べました。オレンジジュースと牛乳、シリアル、カフェインレスのコーヒーか紅茶（合計400kcal）でした。夕食と間食については、どこでなにを食べるかは参加者に任されましたが、すべての食事について、食べたもの（種類と重量）と食べるのにかかった時間を記録しました。このデータから食事ごとの食べた速さが計算されました（図2上右）。朝食と夕食は自己申告の食べる速さが速い群ほど実際に速く食べる傾向はありましたが、個人差が大きく、統計学的には意味のある関連ではありませんでした。間食では両者はまったく関連していませんでした。すなわち、冒頭の問いの答えはAでした。

この4年後、今度はオランダの大学生男女（平均年齢23歳）57人を対象として実験が行なわれました 出典4。この実験では、食べる速さの質問に答えてもらってから、チーズをはさんだパン、りんご、バニラカスタードクリームを実験室でこの順に食べ、その都度食べ始めと食べ終わりの時刻を手元のボタンで研究者に知らせました。そして、残した場合はその量が食後に測られ、食べ物ごとの食べた速さが個人ごとに計算されました（図2下）。自己申告の食べる速さが速かった群ほど実際に食べた速さも3つの食べ物すべてで速く、これはす

report 2

ここで、冒頭の問いに関する研究をご紹介しましょう。

図2　食べる速さを実測した研究

1,110人のアメリカ人男女（18～48歳の大学生）に食べる速さの質問をして、その中から選んだ60人を対象とした研究。　出典❸

実験室で同じ献立の昼食を食べ、皿の下に秤を置いて食べる速さを測った結果。横軸は自己申告による食べる速さ。

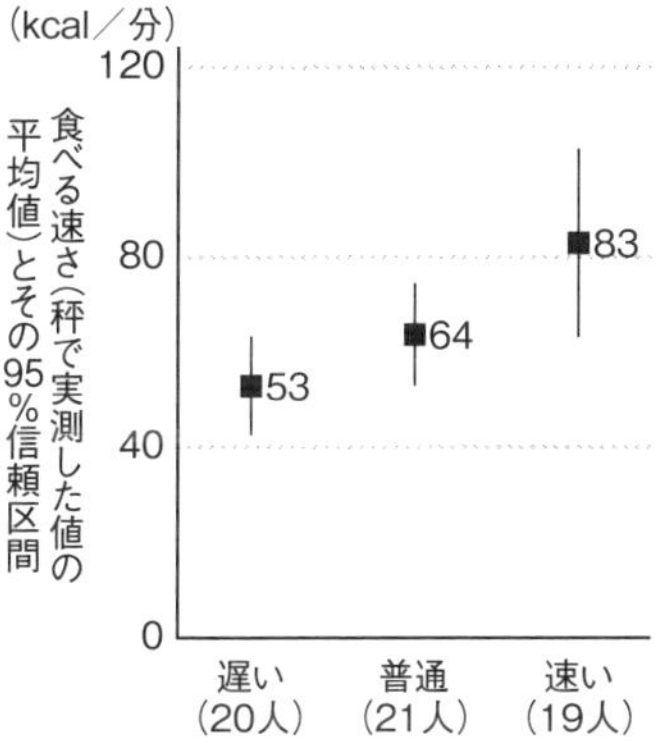

自宅などで食べたもの（種類と重量）と、食べ始めと食べ終わりの時刻を記録した結果。横軸は自己申告による食べる速さ。縦軸は食べる速さを参加者の記録から計算した平均値。論文中の図から数値を推定して作図。

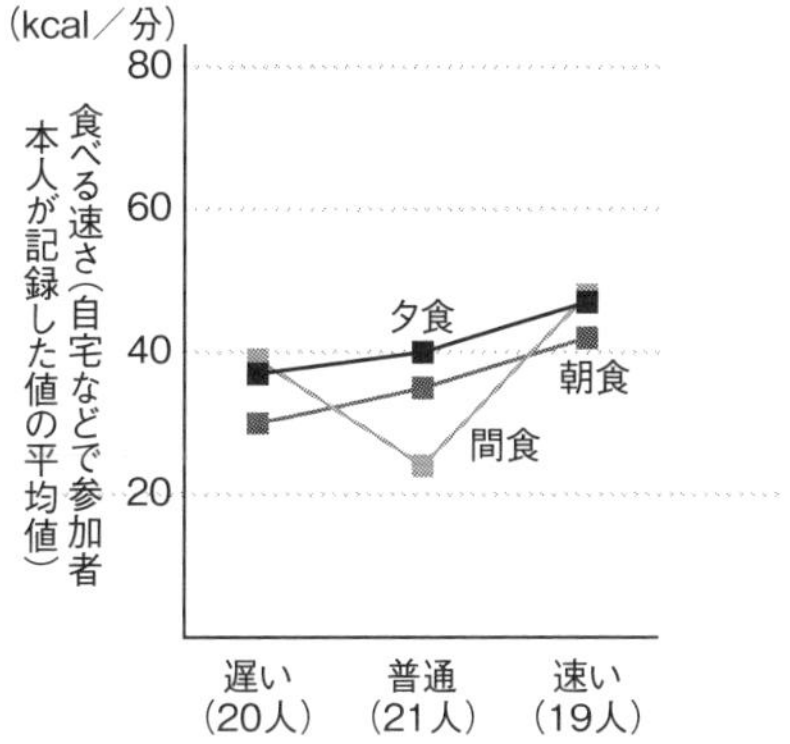

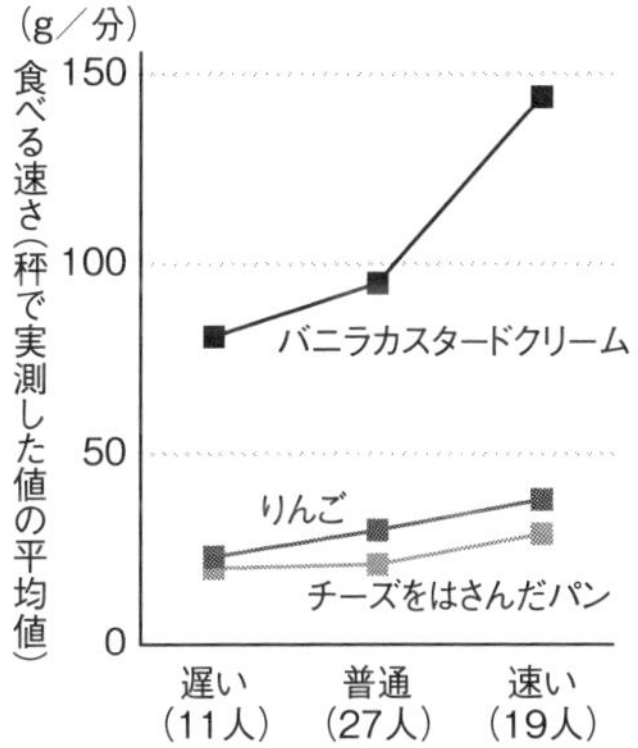

オランダの大学生男女（平均年齢23歳）57人を対象として、3種類の食べ物を順に食べ、その都度食べた重量と食べるのにかかった時間を測った実験。横軸は自己申告による食べる速さ。縦軸は食べる速さの実測値の平均値。論文中の図から数値を推定して作図。

出典❹

自己申告の「食べる速さ」は実験室で測った「食べる速さ」と関連し、実生活で測った「食べる速さ」とは関連しませんでした。

べて統計学的に意味のある関連だったそうです。このように、少しずつ視点を変えた研究が各地で繰り返し行なわれ、この単純な質問の妥当性が少しずつ明らかにされてきました。

ざっくりと尋ねた自己申告の「食べる速さ」がなぜ、実験室という特殊な環境で厳密に測った「食べる速さ」と関連し、なぜ、実生活で測った「食べる速さ」とは関連しなかったのでしょうか？　想像ですが、日常生活には食べる速さを左右する外的要因がたくさんあり、それが食事や日ごとに変わる（揺れる）ために、1食や1日の食べる速さを実測してもその人の習慣的な食べる速さにはならないのだろう、と考えました。一方、外的要因を排除すれば、たとえ1食でも人はその人が持っている固有の速さで食べるのだろうと想像しました。

「速食いは太る」を検証するには

ところで、図1のような研究をいくら繰り返しても「速食いは太る」とはいいきれません。「太る」という変化ではなく、「太っている」という一時点を観察しているにすぎないからです。この問題を解決するためには、体重の変化を観察していくコホート研究が必要です。

図3は日本で行なわれたコホート研究で、2000年と08年に肥満度を測り、08年に食べる速さの質問に答えてもらいました 出典⑤。図1で紹介した研究に比べると参加者数は少なめですが、それでも食べる速さは2000年の肥満度とも08年の肥満度ともきれいに関連しています（図3上）。食べる速さとこの8年間の体重の変化の関連を示したのが図3下です。年齢区分ごとに結果が示されていますが、どの年齢区分でも「速い」群は、もともと太りぎ

report 3

図1は一時点を観察しているにすぎないので、日本で行なわれたコホート研究を見てみましょう。

図3 日本で行なわれたコホート研究

出典❺

対象者数は529人。2000年と08年に肥満度を測り、08年に食べる速さの質問に答えてもらった。

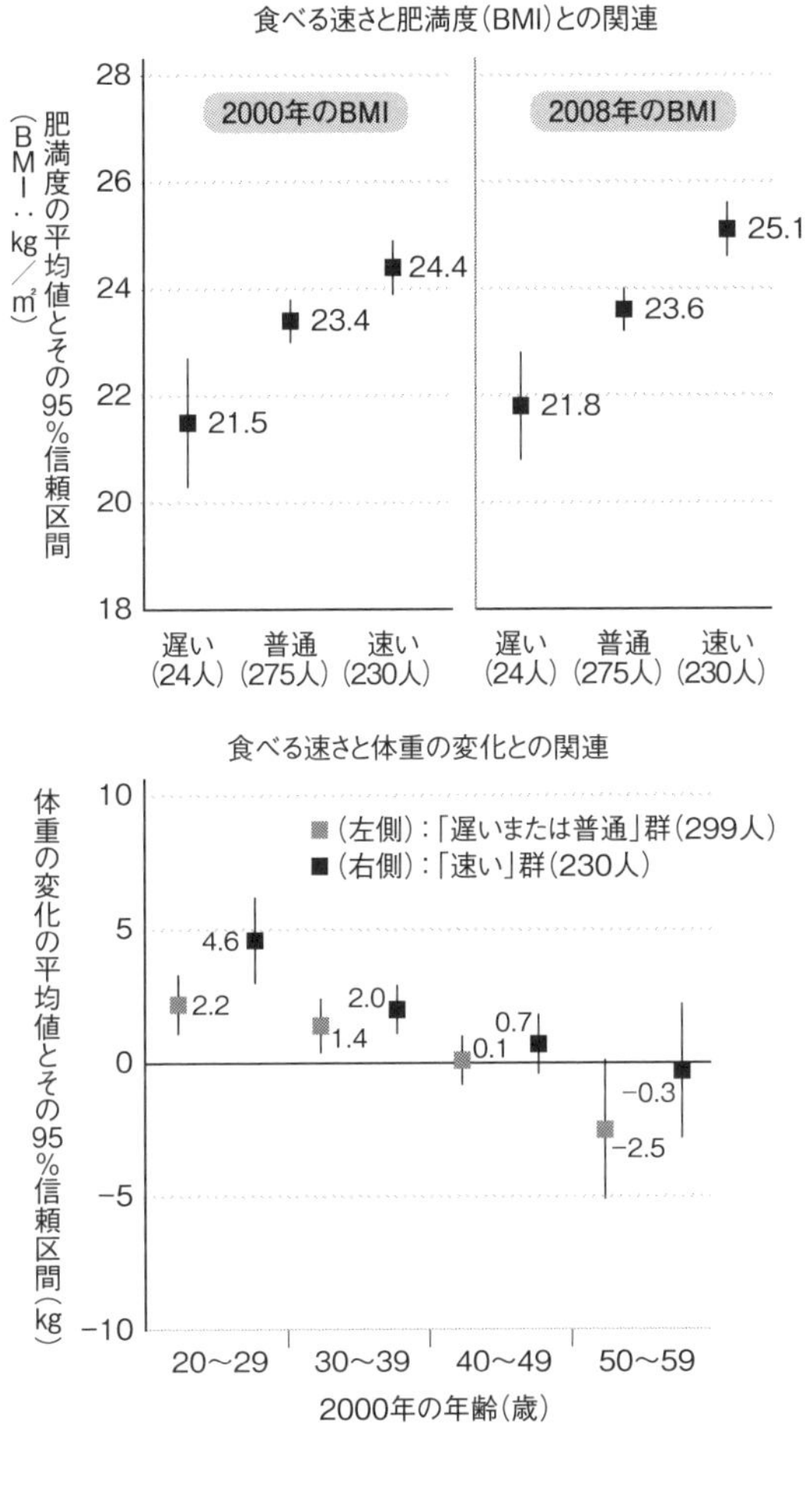

「速い」群はもともと太りぎみだったうえに8年間でさらに太りやすかったことがわかりました。

みだったうえに、8年間でさらに「遅いまたは普通」群よりも太ったことがわかります。

しかし、この研究では食べる速さを尋ねる前の体重の変化を調べました。このような研究方法を（ややこしいですが）うしろ向き前向き研究と呼びます。「太ったのは速食いだったからだ」と思って「速い」と答えた人がいるかもしれないという「因果の逆転」のおそれを否定できません。※3 ちょっと残念です。

ゆっくり食べたらやせるか？

しかし、たとえ純粋な前向き研究であってもまだ充分ではありません。「肥満の人がゆっくり食べたらやせる」かどうかはわからないからです。介入研究が必要です。図2と同じような秤を使って、（こちらは隠さずに）食べている速さをリアルタイムで本人に伝えると、自然にゆっくりと食べるようになり、それが肥満の改善につながるとした研究がありますが出典6、日常生活の中で行なわれた研究はまだないようです。

◆

「食べる」も「太る」もあまりにも身近な行動と健康問題です。目にも見えるので、私たちはわかった気分になりやすく、サイエンスとして認めてもらいにくいのかもしれません。そのために、想像や個人の体験談などと科学との境界があいまいになり、それがこの分野を余計にうさんくさいものにしてしまっているように感じます。このようなハンディキャップ

※3　第2章第4話（90ページ）でくわしく紹介しています。

を乗り越えて、一日も早くしっかりした科学になり、社会の役に立てるように、行動栄養学に関わる研究者は地道な努力を続けています。

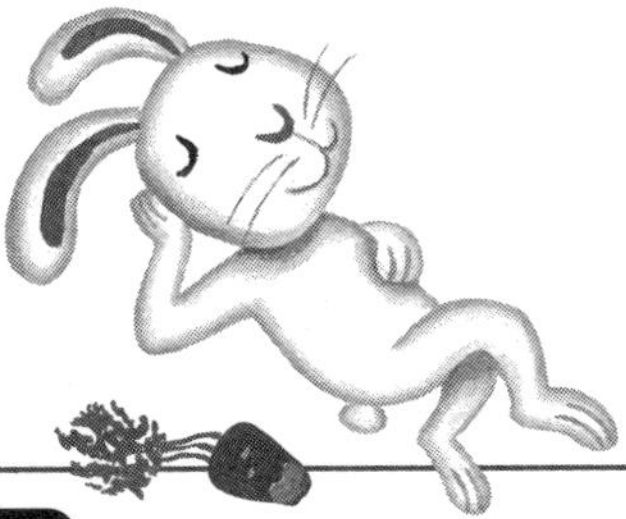

結論

行動栄養学はこのように、少しずつ科学になってきました。

どんなに簡単に見えることでも、それが真実であると判断するためには研究が必要です。しかも1つの研究だけで結論が出ることはほとんどありません。「食べる」という身近な行動を対象にする行動栄養学では、なおさらです。このように、行動栄養学は少しずつ科学になってきました。そして今も進化中です。

出典

① Ohkuma T, et al. Association between eating rate and obesity: a systematic review and meta-analysis. Int J Obes (Lond) 2015; 39: 1589-96.

② Sasaki S, et al. Self-reported rate of eating correlates with body mass index in 18-y-old Japanese women. Int J Obes Relat Metab Disord 2003; 27: 1405-10.

③ Petty AJ, et al. Self-reported eating rate aligns with laboratory measured eating rate but not with free-living meals. Appetite 2013; 63: 36-41.

④ van den Boer JHW, et al. Self-reported eating rate is associated with weight status in a Dutch population: a validation study and a cross-sectional study. Int J Behav Nutr Phys Act 2017; 14: 121.

⑤ Tanihara S, et al. Retrospective longitudinal study on the relationship between 8-year weight change and current eating speed. Appetite 2011; 57: 179-83.

⑥ Ford AL, et al. Treatment of childhood obesity by retraining eating behaviour: randomised controlled trial. BMJ 2009; 340: b5388.

健康栄養情報にもトレーサビリティを。

世の中には「○○は太る」とか「○○が足りない」といった健康栄養情報があふれています。どれが本物でどれが偽物なのか？　それを知るには、その上流（研究論文）を確かめなければなりません。この章では、行動栄養学の視点から健康栄養情報の源流にさかのぼります。特に、健康栄養情報を探し・読み・使う側としてわきまえておきたい点について考えます。原料原産地表示よりたいせつかもしれません。

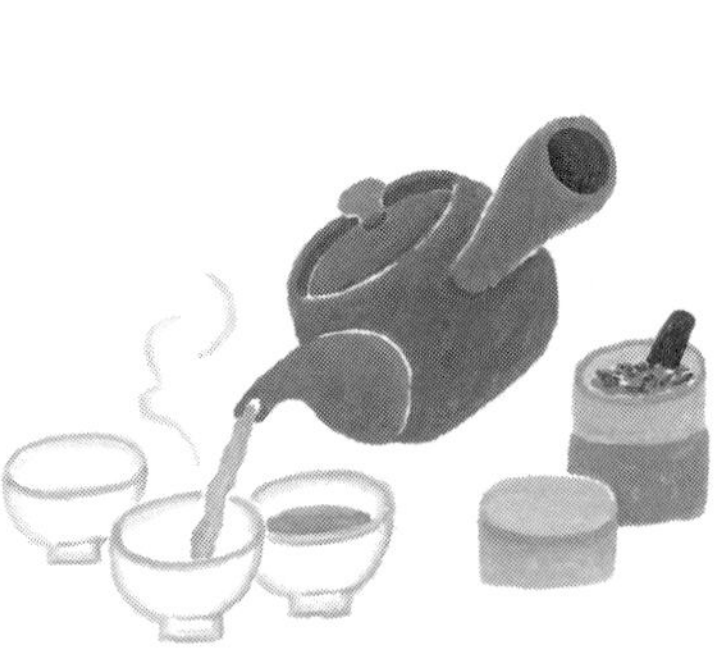

第7章

健康栄養情報と食行動

気になる話に惑わされ…

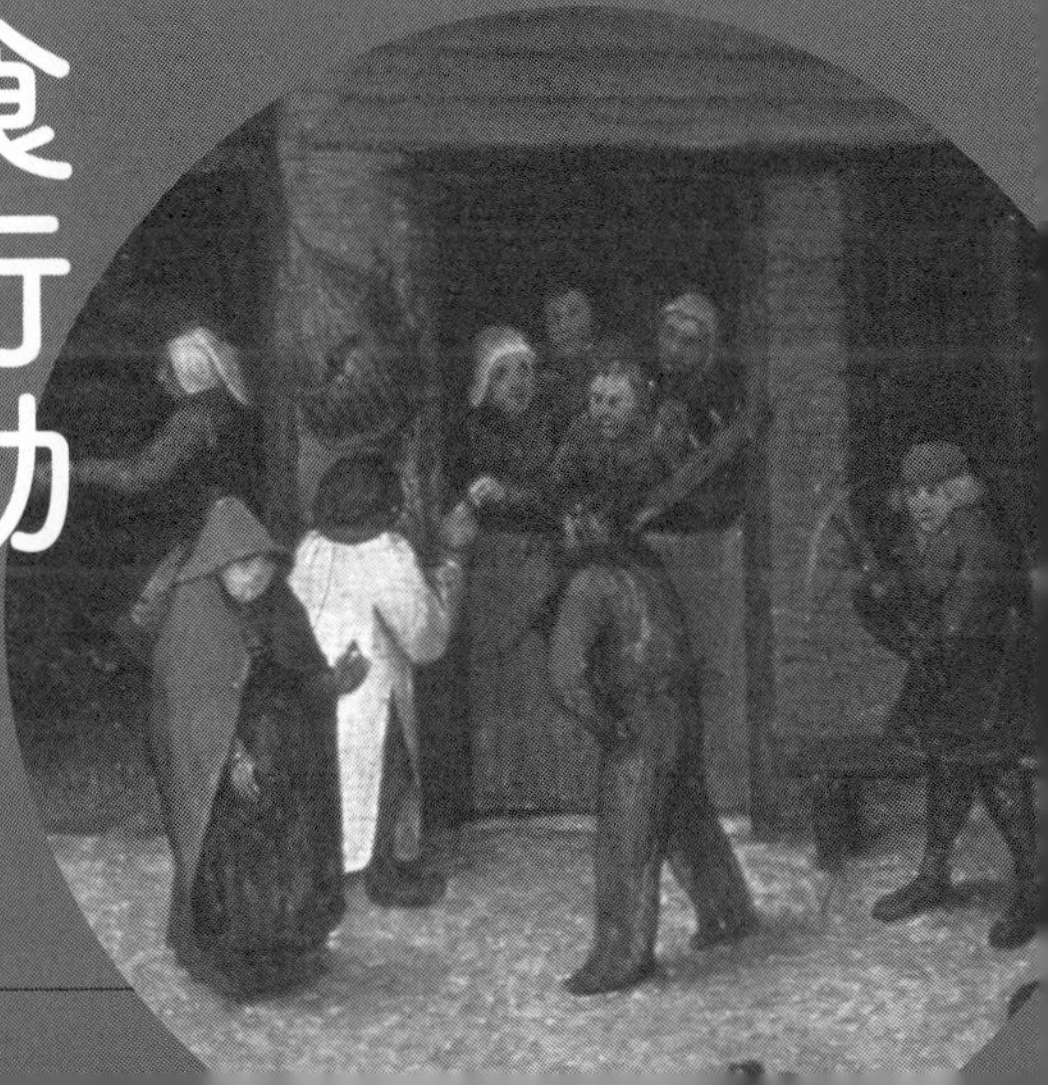

1 天然塩はどれくらい血圧にやさしいか？

イメージと事実の乖離

問い

海水や岩塩などから作り、不純物を取り除く処理をしていない、いわゆる天然塩には、塩化ナトリウム（NaCl）以外にもいろいろな微量成分が含まれています。では、これら微量成分は合計で重量のおよそ何パーセントくらい含まれているでしょうか？　次の中から選んでください。　・答えは本文中にあります。

- □ A　36%
- □ B　18%
- □ C　9%
- □ D　3%
- □ E　0.3%

（注）わずかに含まれている水分は計算に含めないこととします。また、たくさんの天然塩の平均値とします。

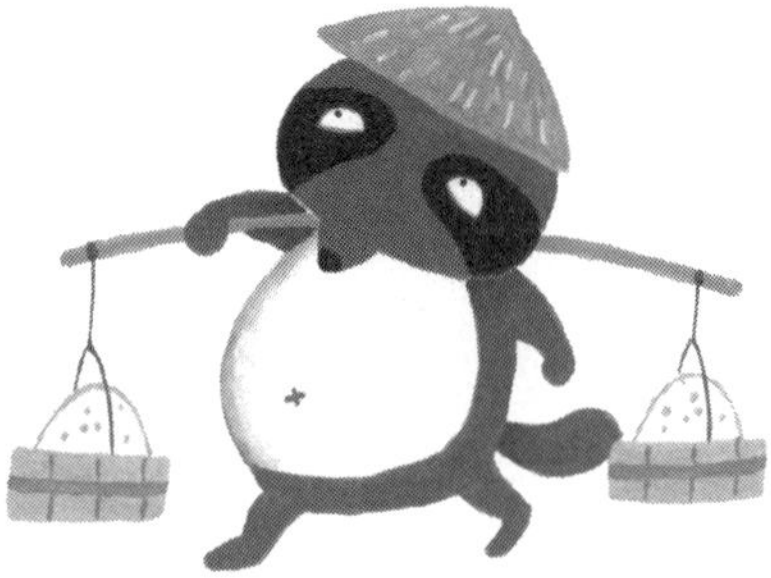

なぜか私たちは「天然」とか「自然」という言葉が好きです。ブリもタイもウナギも養殖物よりも天然物のほうがおいしそうです。塩も、精製塩よりも海水を太陽の光と風で蒸発させて作った塩（天日塩）やほんのりとピンクがかった岩塩のほうにありがたみを感じます。

「精製塩は血圧を上げるが天然塩は血圧を上げない」と説明している文章を目にしたことがあります。「両方とも塩なのだから、そんなことはありえない！」と、確認してみようとは考えたこともなかったのですが、根拠も示さずに一蹴するのはよくありません。

「天然塩」の組成

食塩とは、栄養学では塩化ナトリウム（NaCl）のことです。しかし、天日塩や岩塩は不純物を含んでいます。この不純物が複雑な味を生みますから、不純物という呼び方は正しくないとは思いますが、それはさておき、微量なものまで含めれば相当数の成分（物質）が含まれています。なお、精製塩とは、不純物を取り除く処理をした塩のことで、この処理をしていない塩をここではすべて便宜的に「天然塩」と呼ぶことにします。

市販されている135種類もの天然塩を化学分析した研究があります。287ページの図1上出典1は、その中で天日塩と岩塩の合計40種類について分析した結果（平均値）です。天日塩は「てんじつえん」と読み、太陽の光と風で海水や塩湖の水を蒸発させて作った塩のことです。塩化ナトリウムが95％、水分が3％を占めていて、それ以外の成分は2％だけです。その中で多いのは、硫酸カルシウム、塩化マグネシウム、硫酸マグネシウム、次いで塩化カリウムで、塩化マグネシウムは豆腐を作るときに使う「にがり」の主成分です。

そして**図1**下は、水分以外の全成分に占める塩化ナトリウムの割合の分布を示したものです。135種類の塩、全部の結果です。水分を除けば平均値として97％までが塩化ナトリウムで、それ以外の微量成分は3％です。というわけで、冒頭の問いの答えは**D**です。

天然塩でカリウムはとれるか？

食塩の過剰摂取による健康問題といえば高血圧ですから、この中では血圧を上げない作用を持っているカリウムに期待が集まります 出典❷。そこで、天然塩でカリウムがどれくらいとれるかを計算してみます（**表** 出典❶）。たとえば、2019年の国民健康・栄養調査によると、成人（20歳以上）の平均食塩摂取量は1日あたり10・1gだったので、計算を簡単にしてわかりやすくするために10gとして、それをすべて天然塩（天日塩か岩塩）でとったとします。実際には、肉や魚などにもともと入っている食塩があるので、すべてを天然塩にするのは無理ですが、あくまでも仮想計算（シミュレーション）です。

2つの計算方法が考えられます。一つはそれぞれ10gの塩を食べるという方法、もう一つは、10gの塩化ナトリウムを摂取するようにそれぞれの塩を食べるという方法です。前者の結果が**表**の中段、後者の結果が下段です。成人の平均カリウム摂取量は1日あたり2279㎎なので、どちらで計算しても摂取量は1％も増えません。天然塩にカリウムは期待できないことがわかります。

report 1

市販されている「天然塩」にはどんな成分がどのくらい含まれているでしょうか。

図1 市販されている135種類の「天然塩」を化学分析した結果　出典❶

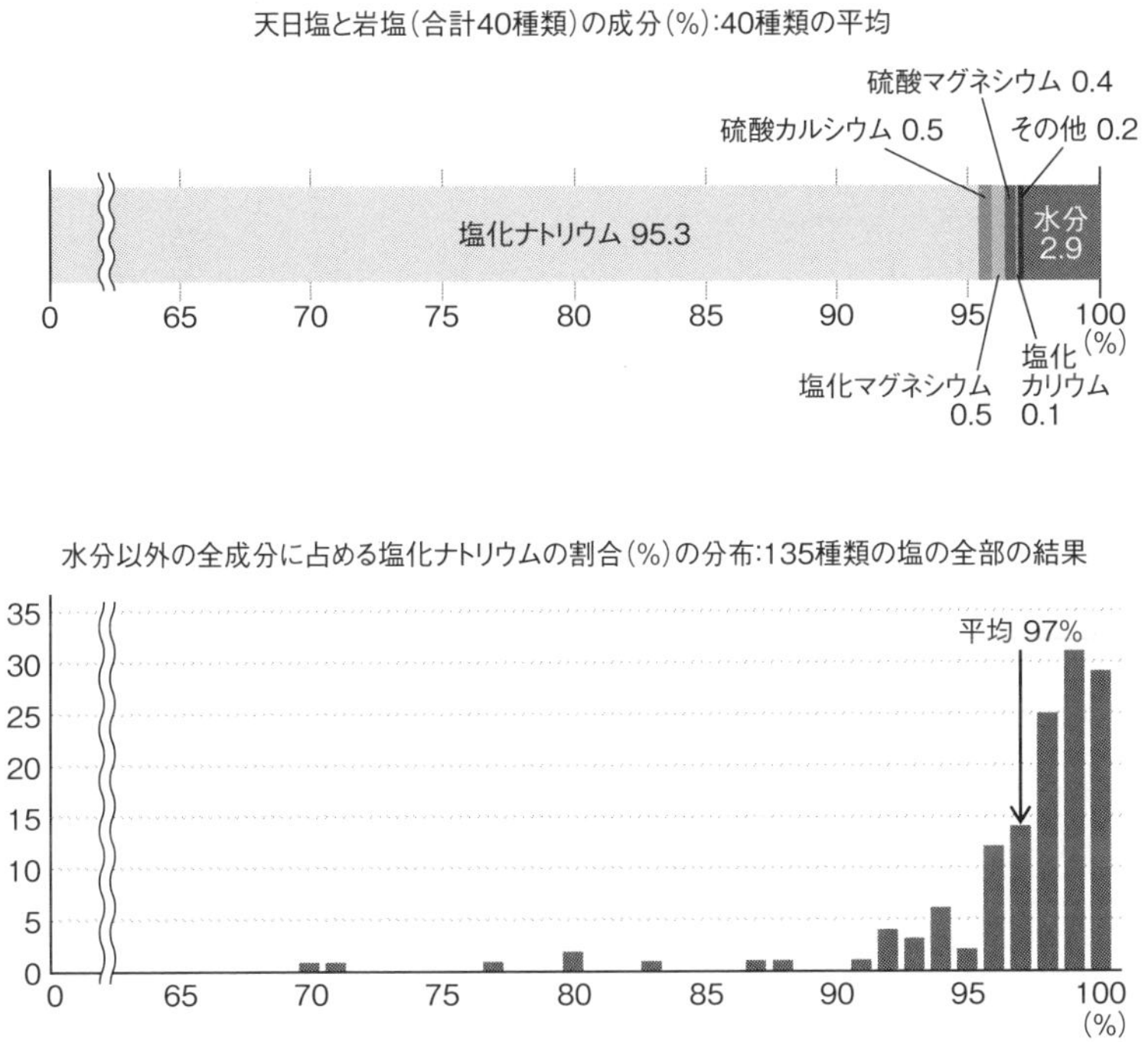

塩化ナトリウム以外の成分は、水分を除けば135種類の平均で３％です。

カリウムほどはっきりとはわかっていませんが、マグネシウムにも血圧を上げない作用が期待されていますという【出典③】。そこで、先ほどと同じ計算をすると、天日塩ではマグネシウムは10%ほど増えることがわかります。海水から作った天日塩はマグネシウム源として、少しですが、期待できそうです。岩塩でも同じ計算をしてみましたが、カリウムもマグネシウムも事実上まったく増えませんでした。

産地によってわずかな違いはあったものの、岩塩にカリウムなどのミネラルを期待してはいけないようです。

天日塩の血圧への効果

塩によってかなりのばらつきはあるものの、水分を除けば天然塩のおよそ97%が塩化ナトリウムですから、もしも天然塩が血圧を上げないのならば、塩化ナトリウムが血圧を上げる力を打ち消すだけの力を持った物質の存在が予想され、含有量の違いを考慮すれば、その力は塩化ナトリウムの50倍から100倍となります。そんなすごい力を秘めた微量物質が天然塩に含まれているのでしょうか?

この未知の微量物質の存在は、天然塩を食べた場合と精製塩を食べた場合の血圧を比べればわかります。ところが、世界中の研究を探したにもかかわらず、人で行なわれた研究は見つからず、実験用のネズミ(ラット)を使った研究が1つ見つかっただけでした【出典④】。

この研究では、塩化ナトリウムを食べているとかならず高血圧になるという遺伝子を持っ

report 2

「天然塩」でカリウムはどのくらいとれるでしょうか。

表　「天然塩」でカリウムやマグネシウムがどれくらいとれるかを計算した結果

出典❶

	精製塩（家庭用）＊1	天然塩・天日塩（輸入製品）＊2	天然塩・岩塩（輸入製品）＊3
塩のおもなミネラル含有量（100gあたり）			
食塩（塩化ナトリウム、NaCl）	99.6g	94g	99g
カリウム（K）	2mg	76mg	29mg
マグネシウム（Mg）	87mg	259mg	10mg
それぞれの塩を10g摂取すると仮定した場合の摂取量			
食塩（塩化ナトリウム、NaCl）	10g	9.4g	9.9g
カリウム（K）＊4	0.2mg（0%）	7.6mg（0%）	2.9mg（0%）
マグネシウム（Mg）＊5	8.7mg（3%）	25.9mg（10%）	1mg（0%）
それぞれの塩で食塩（塩化ナトリウム）を10g摂取すると仮定した場合の摂取量			
食塩（塩化ナトリウム、NaCl）	10g	10g	10g
カリウム（K）＊4	0.2mg（0%）	8mg（0%）	2.9mg（0%）
マグネシウム（Mg）＊5	8.7mg（3%）	27.4mg（11%）	1mg（0%）

＊1　「日本食品標準成分表2020年版（八訂）」（文部科学省）による。

＊2　図1で示したもの。イタリア産が7種類、フランス産が13種類、中国産が6種類、アメリカ産・インドネシア産・キリバス産・スペイン産・ベトナム産・ポルトガル産がそれぞれ1種類、合計32種類の平均値。

＊3　図1で示したもの。イタリア産が3種類、ドイツ産が2種類、チリ産・ボリビア産・中国産がそれぞれ1種類、合計8種類の平均値。

＊4　（　）内は、期待される摂取量の変化（増減、%）。現在の成人の平均摂取量（1日あたり2279mg）を基準とした。

＊5　（　）内は、期待される摂取量の変化（増減、%）。現在の成人の平均摂取量（1日あたり246mg）を基準とした。

天然塩を食べてもカリウムは期待できません。海水から作った天日塩はマグネシウムの摂取源として、少しですが、期待できそうです。

たラット58匹を用いて、海水から作った天日塩を入れた餌を食べる群と精製塩を入れた餌を食べる群（ともに塩化ナトリウムが餌全体の４％の重さになるようにした）を12匹ずつ、同じく塩化ナトリウムが餌全体の８％の重さになるようにした群を12匹ずつ、さらに塩化ナトリウムをほとんど含まない餌を食べる群を10匹の５つの群に無作為に分け、15週間の実験を行ないました。

図2は収縮期血圧の変化です。天日塩でも血圧が上がっていますが、精製塩に比べて天日塩のほうが血圧の上昇が少しゆるやかです。つまり、塩化ナトリウムが血圧を上げる力を打ち消すほどの力はないが、それにある程度対抗する力を持つなにかが天日塩の中に入っている可能性を示しています。

しかし、根本的な問題があります。４％の塩化ナトリウムは人間にすれば１日あたり30ｇ以上に相当し、８％に至っては71ｇにもなります。このラットたちは、ありえないほど塩辛い餌を食べさせられたのです。ですから、この結果をもって私たち人間が精製塩を天日塩にかえるほうがよいとはこの段階ではまだいえません。しかも、この種の研究はまだこの１つだけですから、結論をくだすわけにはいきません。まだ基礎研究のレベルで、実生活への応用はかなり先の話と考えるべきでしょう。

動物実験の目的は「なぜ？」に答えること

動物実験では、なぜこれほど大量の食塩を食べさせるのでしょうか？　これは、極端な状

「天然塩」は血圧を上げないでしょうか。

report 3

図2　塩の種類によるラットの血圧への作用の違いを見た結果　出典❹

塩化ナトリウムを食べているとかならず高血圧になるという遺伝子を持ったラット（食塩感受性易高血圧発症ラット）58匹を用いて行なった15週間の実験。塩化ナトリウムを重量比で４％含む餌と８％含む餌をそれぞれ海水から作った天日塩と精製塩で作り、12匹ずつに与えた。残りの10匹にはほとんど塩化ナトリウムを含まない餌を与えた。各群への割り付けは無作為に行なった。図の縦軸は群ごとの平均収縮期血圧。

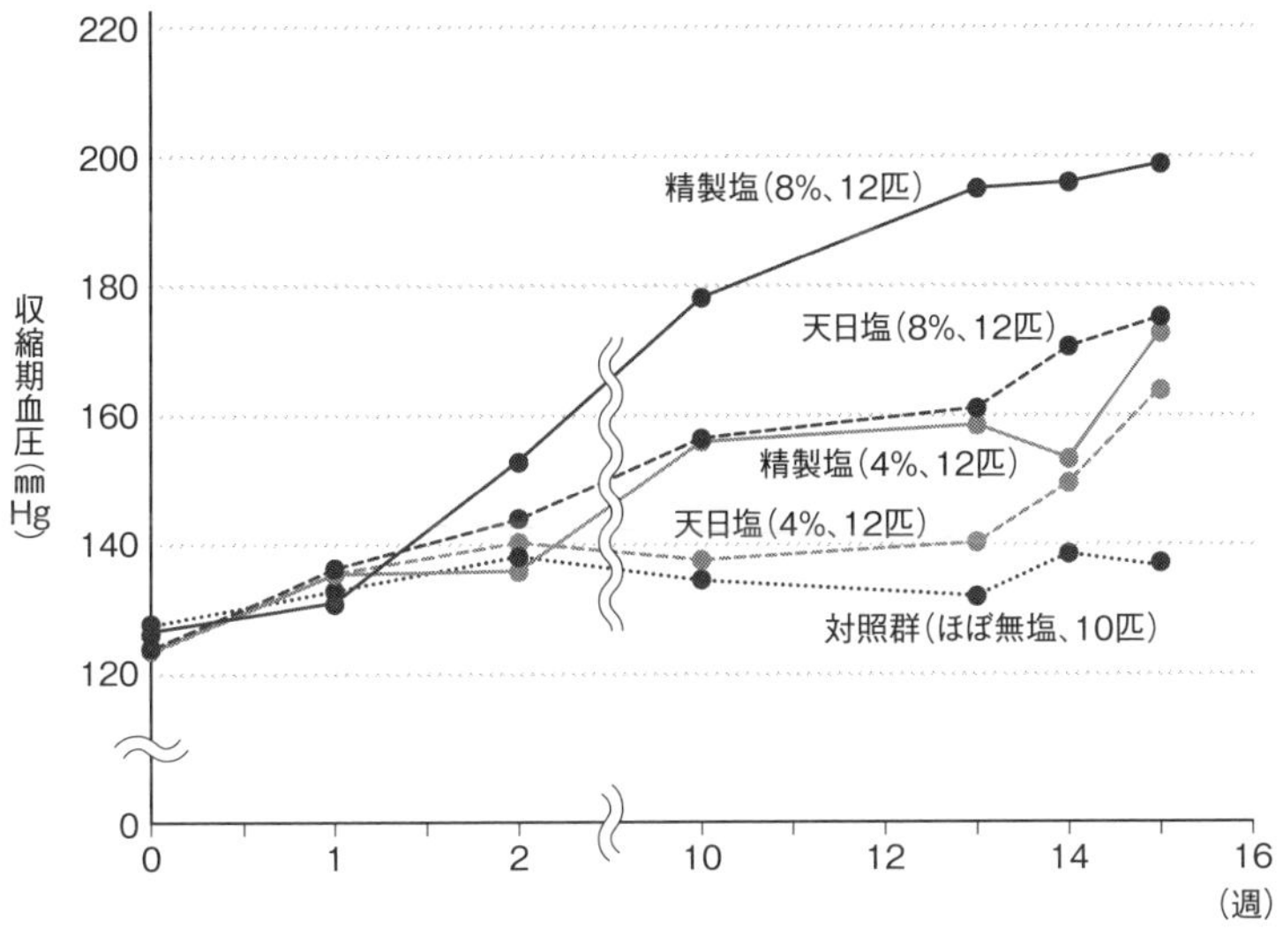

塩化ナトリウムの量が同じでも精製塩に比べて天日塩のほうが血圧の上昇が少しゆるやかでしたが、天日塩でもそれなりに血圧が上がることがわかりました。

態を作ったうえでなにが起こるかをていねいに観察し、なぜそのような現象が起こるのかの理由（メカニズム）を知ることを目的としているからです。「なぜ？」への答えを探るのが動物実験、「どのくらい（量）？」に答えるのが人を対象とする栄養疫学研究です。知りたいことが違うから、食べさせる量も違うのです。これらの動物実験から学ぶべきことは、「天日塩には血圧を上げない（または、塩化ナトリウムに対抗して働く）物質がありそうだ」であり、「精製塩をやめて天日塩を使おう」ではありません。

「理科」で習った知識を活かしたい

「食べ物と健康の情報の多くは小学校や中学校の理科で習った知識を組み合わせるとうまく理解できます」と申し上げると、「私は文系人間なので理科は苦手」とおっしゃるかたがいます。理科は「自然界の事物および現象を学ぶ教科」です（『広辞苑』第七版）。塩はなにからできていて私たちの血圧にどのくらい影響を与えるかは、まさに、自然界の事物である「塩」が人間の血圧に起こす「現象」を学ぶわけですから、理科そのものです。今回は中学校までの理科と算数の知識を使って天然塩と血圧の関係を考えてみました。

このように小中学校の理科で習った知識を使って、身のまわりにある食べ物と健康の情報を整理していただければと思います。

◆

塩の微妙なおいしさは塩化ナトリウム以外の微量成分で決まります。一方、血圧は、個人差は大きいものの、塩化ナトリウムの摂取量にほぼ比例します。[※1]

調味料は少し値の張るものを使うとよいと聞きました。そうすれば、味わい深い塩をていねいに使うことになり、結果として食塩摂取量は減り、おいしさと健康の両方が手に入るわけです。

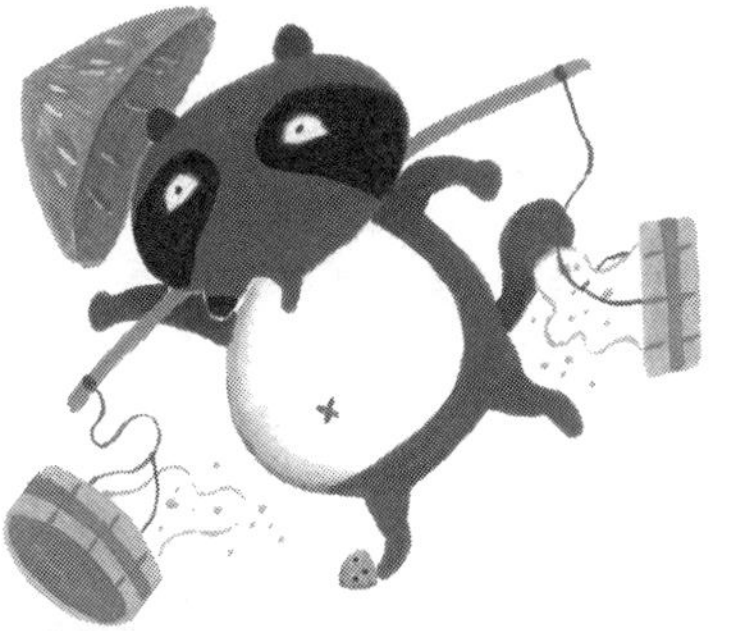

結論

「天然塩」だからといって血圧が上がらないわけではありません。

天日塩や岩塩などの天然塩も、その成分の97%は塩化ナトリウムです。この事実を考えれば、血圧への影響は天然塩でも精製塩とほとんど変わらないだろうと予想されます。塩のおいしさは塩化ナトリウム以外の微量成分にありますが、血圧は塩化ナトリウムの摂取量でほぼ決まります。この２つを理解して賢く塩を使いたいものです。

出典

① 新野靖、他。市販食塩の品質（Ⅱ）。日本調理学会誌 2003; 36: 107-22。
② Binia A, et al. Daily potassium intake and sodium-to-potassium ratio in the reduction of blood pressure: a meta-analysis of randomized controlled trials. J Hypertens 2015; 33: 1509-20.
③ Han H, et al. Dose-response relationship between dietary magnesium intake, serum magnesium concentration and risk of hypertension: a systematic review and metaanalysis of prospective cohort studies. Nutr J 2017; 16: 26.
④ Lee BH, et al. Natural sea salt consumption confers protection against hypertension and kidney damage in Dahl salt-sensitive rats. Food Nutr Res 2016; 61: 1264713.

※1 『佐々木敏の栄養データはこう読む！第２版』「あなた自身の減塩の必要性　未来のあなたを守る減塩の話」（92～100ページ）でくわしく紹介しています。

2 どうすればもっと野菜を食べてくれるのか？

食育のノウハウを創る研究

問い

次の２つの食べ方で、サラダ（300g、100kcal）とパスタ料理（700g、1,050kcal）を成人女性に食べてもらいました。どちらも好きなだけ食べてよい（残してもよい）としました。

A　サラダとパスタをいっしょに食べる。
B　パスタの前にサラダを食べる。

（1）サラダの摂取量はどちらが多かったと思いますか？

- □　**A**
- □　**B**
- □　ほぼ同じ

（2）**A**または**B**を選んだ人は、
どれくらい多かったと思いますか？

- □　約20g
- □　約40g
- □　約80g
- □　約160g

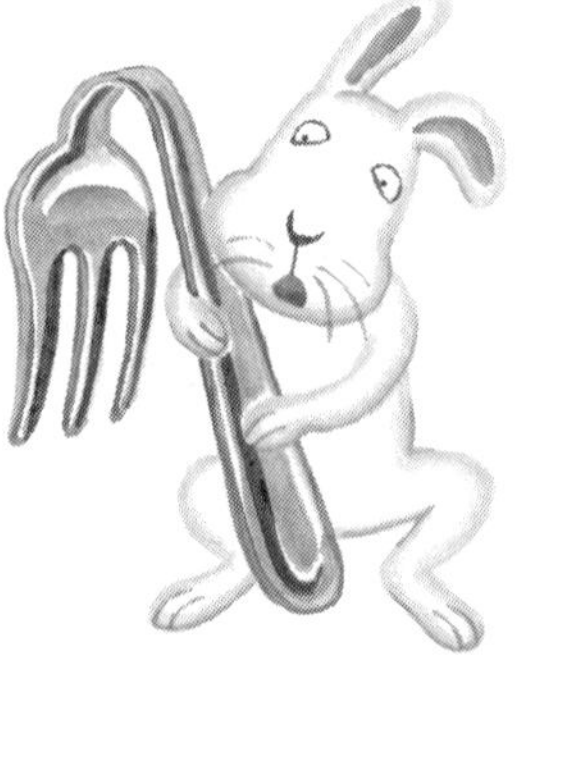

日本中、否、世界中で、もっと野菜を食べようとさまざまなくふうがされています。それぞれのくふうによってどれくらい野菜の摂取量が増えるだろうと思って、インターネットや関連する本、雑誌をいくつか見てみました。ところが、食べ方やレシピや野菜をおいしそうに食べている笑顔はいっぱい載っているのに、野菜摂取量は増えたのか？　増えたとすればどれくらい増えたのか？　……なるほどと思わせる答えはなかなか見つかりません。

こんなにたいせつなことだから、その食べ方の効果やレシピの正しさを保証してくれる研究がないはずはありません。ないどころか、たくさんないと困ります。せっかくの努力や期待がむだに終わってしまうかもしれないからです。

野菜をどれくらい盛るか？

「先に野菜を食べよう」としばしば耳にします。3歳から6歳の子どもたち51人に、1週間に1度ずつ、4週間にわたって、4種類の昼食を食べてもらった実験があります 出典1。献立は 図1 上のとおりです。前菜はスティック状に切った生のにんじんとランチディップ[※1]でした。

盛り付けるにんじんの量だけを、普通の量（30 g）、その2倍、その3倍と変えて、ほかはすべて同じにしました。前菜を食べない場合も作り、全部で4種類です。

子どもたちは、まず、にんじんを10分間、前菜として好きなだけ食べ（またはなにも食べないで）、その後、メーンの料理（チーズ・マカロニ）と牛乳が出され、これを好きなだけ

※1　ランチディップ（ranch dip）。アメリカでは一般的なディップで、バターミルク、サワークリーム、ヨーグルト、マヨネーズなどを混ぜて作るそうです。

食べました。どの週にどの昼食を食べるかは無作為に決められました。結果は図1下左のとおりです。盛り付けるにんじんを30gから60gに増やすと摂取量は25gから4割増しの36gに増えました。だからといって、極端（90g）に増やしても効果はないこともわかりました。あたりまえのように思えますが、あたりまえだと決めつけず、本当にそうなるかを確かめる姿勢がたいせつです。

興味深いのは、副菜として添えられたブロッコリーの摂取量は、にんじんの影響を受けなかったことです。その結果、野菜（にんじんとブロッコリー）の合計摂取量はにんじんの分だけ増えました（図1下左）。この結果は、「先に野菜を食べると野菜をたくさん食べられる」ことを示しているように見えます。けれども厳密には、「(先に野菜を食べるという前提で）野菜をたくさん盛ることの意義」を証明した実験と読むべきでしょう。

ところで、少し意外でしたが、にんじんを食べた分だけメーンの料理が減ることはなく、総エネルギー（カロリー）摂取量はわずかですがむしろ増えていました（図1下右）。しかし、統計学的には増えたといえるレベルには達しなかったので、「やばい、太るぞ」といってはなりません。

野菜をどのように食べるか？

野菜も野菜料理もいろいろあります。サラダに限ってもドレッシングやディップによって、味も食べごたえもエネルギーも違います。すると、前菜として食べるのならどんな野菜料理

最初に食べるにんじんの量を増やすと……？

report 1

図1 アメリカで行なわれた実験【その①】

出典❶

3歳から6歳の子どもたち51人を対象として、1週間に1度ずつ4週間にわたって4種類の昼食を食べてもらった実験。

献立

前菜の重量だけを3種類変えて食べてもらった。

料　理	C	A1	A2	A3
	重量（エネルギー量）			
前菜				
スティック状に切った生のにんじん	0g（0kcal）	30g（12kcal）	60g（24kcal）	90g（36kcal）
ランチディップ	30g（20kcal）			
メーン				
チーズ・マカロニ	400g（800kcal）			
ゆでたブロッコリー	60g（17kcal）			
りんごソース（甘味はつけていない）	150g（65kcal）			
牛乳	240g（120kcal）			

野菜（にんじんとブロッコリーの合計）の平均摂取量

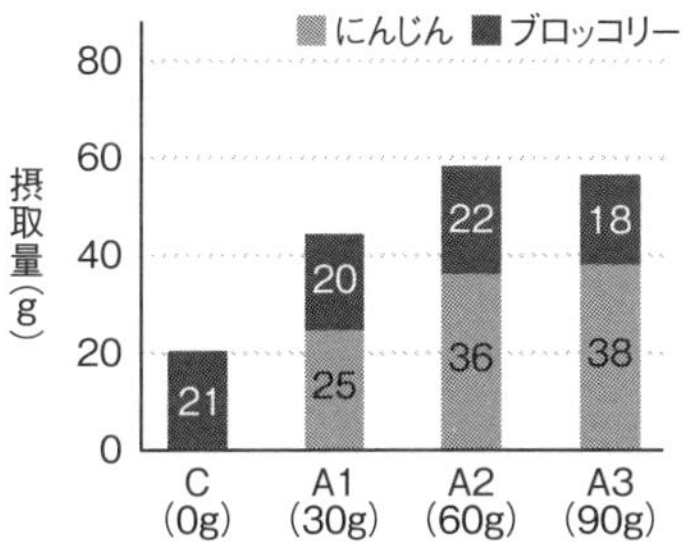

食事全体の平均エネルギー摂取量

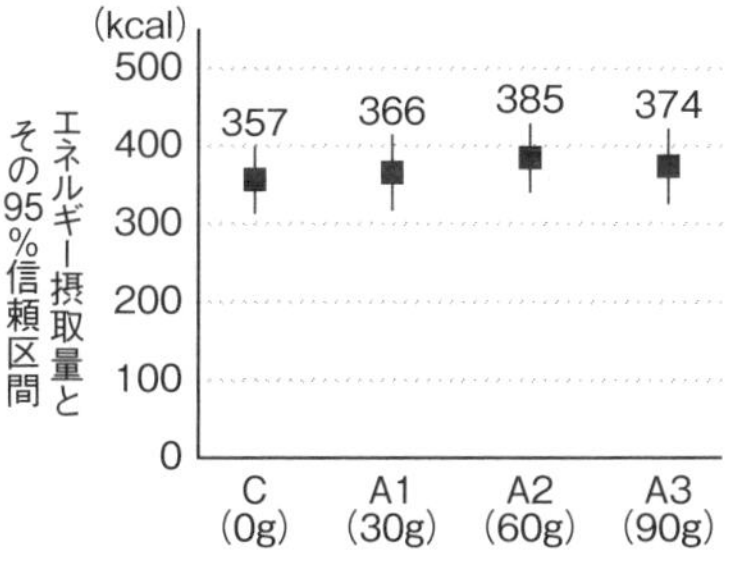

盛り付けるにんじんを30gから60gに増やすと摂取量は25gから36gに増えました。

がおすすめかを知りたくなります。そこで、エネルギー密度が違う3種類のサラダを準備して、それぞれの量を変えて2種類作り、合計6種類のサラダを前菜として食べて、メーンの料理の摂取量がどのように変わるかを調べた研究があります 出典❷。エネルギー密度とは、一定重量（たとえば1g）に含まれるエネルギー量（kcal）のことです。

実験で使った献立は 図2 上のとおりで、実験条件は、20分以内に前菜としてサラダを全部食べることと、20分後に出されるパスタを好きなだけ食べることでした。19歳から45歳までの女性42人が参加し、週に1度、昼食としてそれぞれのサラダとパスタを食べました。パスタだけ食べる日も作られたので、合計で7種類の昼食を7週間にわたって食べたことになります。パスタはチーズ・トルテリーニ[※2]のトマトソース添え1種類でした。

図2 下が結果です。それぞれの食べ方で食べたエネルギー量（サラダとパスタの合計）を、サラダを食べなかったときのエネルギー量と比べました。エネルギー密度が最も低いサラダを食べると（サラダの量の違いにかかわらず）エネルギー摂取量は減り、エネルギー密度が最も高いサラダを食べると逆にエネルギー摂取量は増えました。結果の解釈は簡単です。たとえサラダを先に食べても、エネルギー密度が高ければエネルギーをとりすぎてしまうということ、そして、エネルギーをおさえたいのなら、サラダの量を増やすのではなく（150gで充分）、低エネルギーのサラダがおすすめだということです。

※2　トルテリーニは、ラビオリに似た、詰め物をした小さなパスタです。

野菜の食べ方によってエネルギー摂取量は……？

report 2

図2 アメリカで行なわれた実験【その②】

出典❷

19歳から45歳までの女性42人を対象として、1週間に1度ずつ7週間にわたって7種類の昼食を食べてもらった実験。

献立

エネルギー密度が「低い」「中程度」「高い」の３種類のサラダをそれぞれ150gと300g準備して、前菜として食べてもらった。

料理	C	A1	A2	A3	B1	B2	B3
前菜（サラダ）							
重量	0g	150g	150g	150g	300g	300g	300g
エネルギー密度		低	中	高	低	中	高
エネルギー量		50kcal	100kcal	200kcal	100kcal	200kcal	400kcal
野菜*1		124g	124g	108g	248g	248g	216g
イタリアンドレッシング*2		20g	20g	25g	40g	40g	50g
細切りにしたチーズ*3		6g	6g	17g	12g	12g	34g
メーン チーズ・トルテリーニ（トマトソース添え）	700g（1,400kcal）						

*1　レタス、ロメインレタス、にんじん、ミニトマト、セロリ、きゅうり。
*2　エネルギー密度別に、「低」無脂肪、「中」低脂肪、「高」普通タイプを使った。
*3　エネルギー密度別に、「低」低脂肪（ライトタイプ）、「中」「高」普通タイプを使った。

「前菜なし」の場合に比べた平均エネルギー摂取量の違い

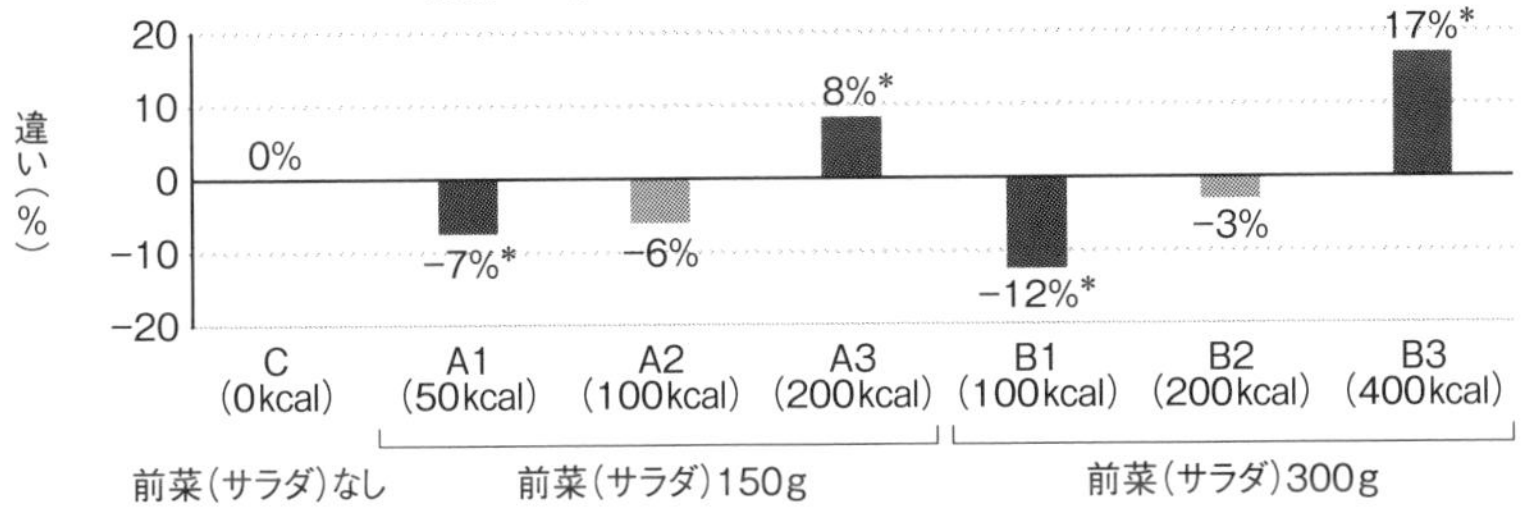

*は、統計学的に見ても、前菜（サラダ）なしの場合に比べて、平均摂取量に違いがあった（多かったまたは少なかった）ことを示している。

エネルギー（カロリー）をおさえるためには、やはり、ローカロリーのサラダがおすすめのようです。

野菜をいつ食べるか？

やはり、野菜を食事の初めに食べると（途中に食べるよりも）野菜の摂取量が増えるという証明がほしいところです。そこで、同じ量の野菜を、前菜として食事の初めに食べた場合と、副菜として食事中に食べた場合で、野菜摂取量と食事全体のエネルギー摂取量がどのくらい違うかを調べた研究を探してみました 出典3。

図3上のように、サラダ（300g、100kcal）とチーズ・トルテリーニ（700g、1050kcal）が準備されました。これは図2の実験で使われた、エネルギー密度の低いサラダを大盛りにした場合（実験B1）と同じです。[※3] サラダを前菜として食べる場合と食事中の副菜として食べる場合の2種類に加えて、さらに、サラダを全部食べるという条件と好きなだけ食べる（残してもよい）という条件の2種類も作り、それに、サラダは食べずにチーズ・トルテリーニだけ食べるという場合も設けて、合計5種類の食べ方で、1週間に1度ずつ20歳から45歳の女性46人に食べてもらいました。

図3下が結果です。サラダを残してもよいという条件だと、副菜として食べたときよりも前菜として食べたときのほうがサラダの摂取量は13kcal、39gほど多く、それに応じてパスタの摂取量は10kcalほど少なくなっていましたが、総エネルギー摂取量は3kcalほど多くなっていました。しかし、パスタと総エネルギーの摂取量はどちらも統計学的には違ったとはいえないレベルにとどまりましたので、人数を増やしたり測定精度を高めたりして、ぜひくわし

※3　ただし、トルテリーニのエネルギー量は図2の実験より少なくなっています。

サラダを前菜として食べる場合と副菜として食べる場合で、野菜摂取量は変わるでしょうか。

report 3

図3 アメリカで行なわれた実験【その③】

出典❸

20歳から45歳の女性46人を対象として、１週間に１度ずつ５週間にわたって５種類の昼食を食べてもらった実験。
昼食の内容は変えず、サラダを前菜として食べる場合と副菜として食べる場合の２種類を作り、さらに、それぞれについて、全部食べてもらう場合と好きなだけ食べてもらう（残してもよい）場合を作った。

献立

前菜の重量だけを３種類変えて食べてもらった。

料　理	重　量	エネルギー量
サラダ	300g	100kcal
チーズ・トルテリーニ（トマトソース添え）	700g	1,050kcal
水	1,000g	0kcal

平均エネルギー摂取量

図の中の一部の数値は、論文で報告された値を組み合わせて推定した。

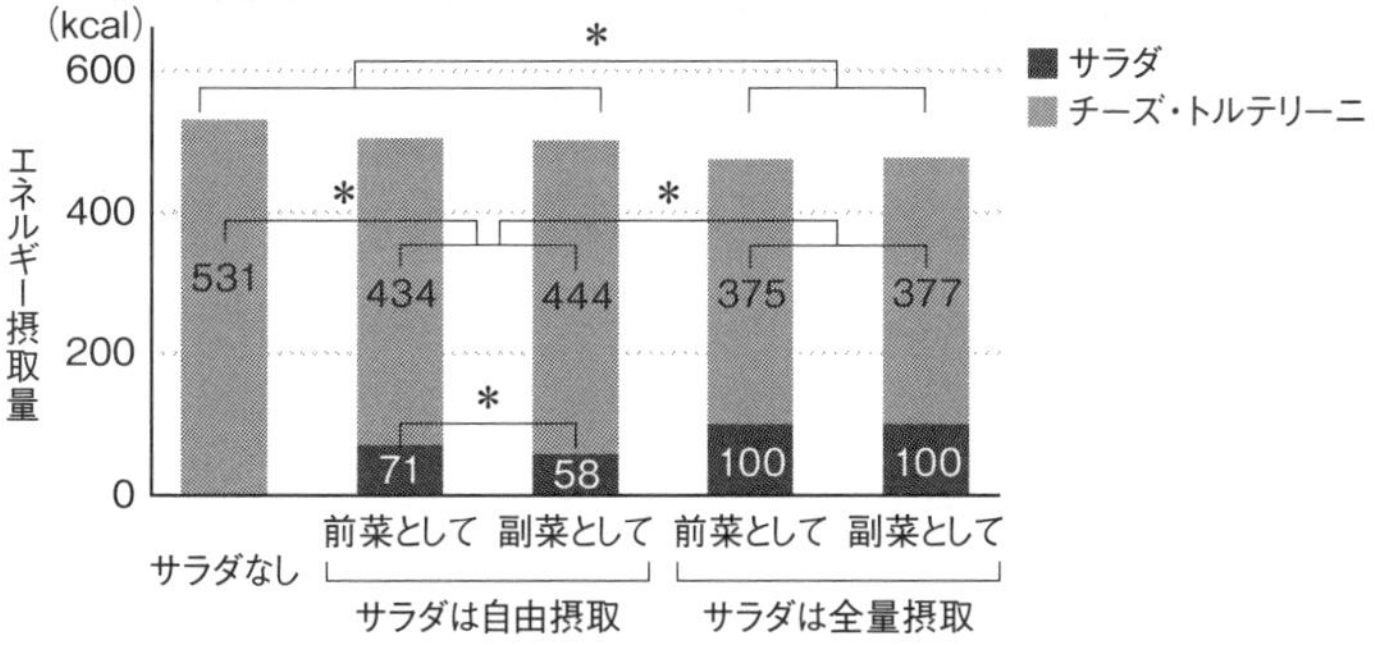

＊は、統計学的に見ても、比較した食べ方の間で平均摂取量に違いがあることを示している。

先にサラダを食べると食事中に食べるよりもたくさん食べられそうです。

く解明してもらいたいところです。こういうわけで、冒頭の問いの答えは、B「約40g多かった」でした。

一方、サラダ（300g）を全量食べるという条件にすると、サラダなしのときよりもパスタの摂取量は150kcal以上減り、その結果、総エネルギー摂取量は50kcal以上減り、こちらは統計学的にも「減った」といえる大きさでした。

「野菜を食べる」食育に行動栄養学を

人はさまざまな場所や場面で、さまざまな食べ物や料理を食べます。これらの組み合わせはほぼ無限にあり、とても複雑な科学であることは容易に想像できます。さらに、たとえ同じ条件でも人によって食べ方は少しずつ違いますし、性別や年齢、体格でも違うでしょう。だから、たくさんの人で調べて、平均値や集団ごとの特徴を求める必要もあります。

ここで紹介した研究は、このようなむずかしさを考慮して、緻密に計画され、ていねいに行なわれたものばかりでした。それでも、「野菜をたくさん食べるには」という私たちの現実的な問いに対して、ほんのわずかな答えしか与えてくれませんでした。

ところで、今回紹介した3つの研究はすべてアメリカで行なわれたものでした。にんじんスティックの結果をほうれん草のお浸しに当てはめたり、一皿に盛られたパスタでの結果を主食と主菜を別の皿やわんに盛るのが基本の日本食に適用したりしてよいと思いますか？ぼくの調べ方が足りなかったのかもしれませんが、これは！という国内の研究は見つかりませんでした。

自信を持って食育を推進するためには、行動栄養学によるエビデンスが欠かせません。それなのに、なぜ日本ではこの種の科学が育たないのでしょうか？　人がなかなか野菜を食べてくれないことよりも、こちらのほうが由々しき問題だとぼくは思います。

結論

足りないのは野菜よりも……。

「野菜をたくさん食べるくふう」で本当に野菜はたくさん食べられるのか、どれくらい食べられるのか？　このエビデンスを教えてくれるのが行動栄養学です。「野菜をたくさん食べるくふう」はたくさんあるのに、それを支える行動栄養学の研究はなかなか見つかりません。足りないのは野菜よりも、(信頼に足る) 行動栄養学研究のほうだと思います。日本の食育、だいじょうぶかな？

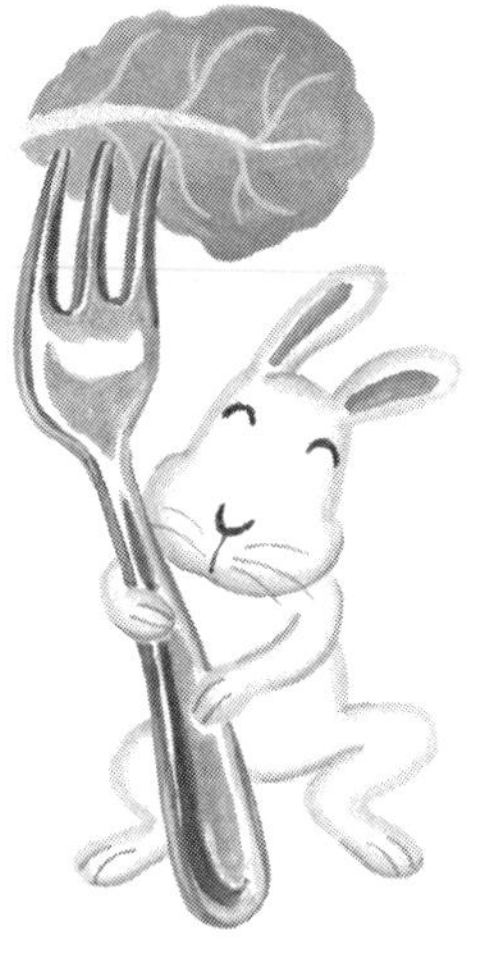

出典

① Spill MK, et al. Eating vegetables first: the use of portion size to increase vegetable intake in preschool children. Am J Clin Nutr 2010; 91: 1237-43.
② Rolls BJ, et al. Salad and satiety: energy density and portion size of a first-course salad affect energy intake at lunch. J Am Diet Assoc 2004; 104: 1570-6.
③ Roe LS, et al. Salad and satiety. The effect of timing of salad consumption on meal energy intake. Appetite 2012; 58: 242-8.

3「果物は太る」の刷り込み

なぜそう信じ続けてきたのか?

問い

あなたは少しだけ太めで、果物を食べる習慣がなく、しかし、果物は好きでも嫌いでもないとします。そして、明日から３度の食事にりんごを100ｇずつ（１日の合計として300ｇ）３か月間食べるとします。１日に食べるエネルギー（カロリー）はできるだけ変えないようにします（りんごの分のエネルギー［カロリー］が加わるので、この分はほかの食べ物を控えます）。

体重はどうなると思いますか？　次から１つ選んでください。

・答えは本文中にあります。

- □ **A**　少し（１kgくらい）太る
- □ **B**　ほとんど変わらない
- □ **C**　少し（１kgくらい）やせる

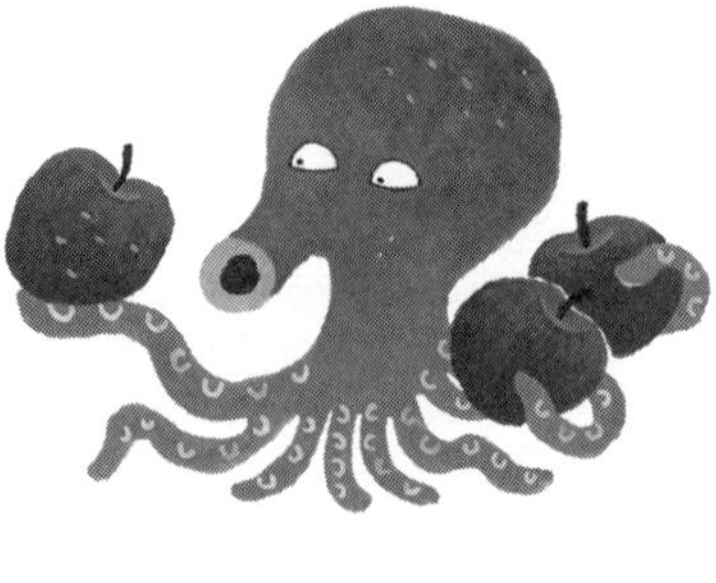

「ハイイロガンのひなは初めて見た動くものを親だと信じる」
大学1年生のとき、『ソロモンの指環　動物行動学入門』（コンラート・ローレンツ著、日高敏隆訳、早川書房）という本で読みました。孵化したてのハイイロガンにローレンツ自身の顔を見せたら、そのひなはローレンツを親鳥だと信じ、ローレンツのあとをついて歩いたそうです。動物行動学で「刷り込み」と呼ばれる現象です。「刷り込み」という言葉がぼくの頭に刷り込まれた瞬間でした。

知識の刷り込み

今から30年以上も前、「果物には果糖が入っているから太る」と聞きました。「果物↓果糖↓糖↓太る」という連想ゲーム的なわかりやすさもあって、「果物は太る」という文章がぼくの頭に刷り込まれました。そのため、今でもぼくの頭は「果物」と聞くと「太る（かも）」と反応します。

刷り込みは生物が生存のために獲得した能力です。ひなが親鳥をまちがえたら自然界では死を意味します。初めて見た動くものを親だと信じるのが最も確実でしょう。そして無事に育ったひなは「刷り込み」を越えて、やがて巣立ちます。

ところが人の記憶は少し違います。年をとると昨日のことはすぐに忘れるのに、子どものころの記憶はいつまでも鮮やかです。これは、未来永劫（少なくとも生きている間）変わらない事実の場合は都合のよい能力です。ところが、生きているうちに変わりうる知識の場合には逆にやっかいな能力となってしまうことがあります。

果物を食べると太るのか

図1左は韓国人成人で行なわれた研究です。果物の摂取頻度を尋ね、その後8年間にわたってメタボリックシンドロームや腹部肥満[※1]の発生率を調べたところ、果物摂取頻度が高かった群ほどこれらの発生率が低くなっていました。ただし、腹部肥満の発生率は3割から4割も下がっていて 出典1、果物のおかげだけとは考えにくく、直接の関連だけでなく「果物の摂取⇅ほかのなにかの生活習慣や生活環境の改善→腹部肥満の予防」の迂回路もありそうです。[※2] とはいえ、アメリカやヨーロッパで行なわれた研究でも果物の積極的な摂取は(太るよりも)やせる方向に関連しているとした研究が多いようです 出典2。

続いて図1右は日本人成人で行なわれた研究です 出典3。5年間の間隔をおいて2回食事調査を行ない、その間における野菜や果物の摂取量の変化と体重の変化の関連を見ました。野菜または果物の摂取量が1日あたり100g増えた場合の体重(kg)の変化で示してあります。野菜の摂取量が増えた人たちの体重は、わずかでしたが減っていました。一方、果物は摂取量が減った人たちと増えた人たちで結果が違っていて、摂取量が減った人たちでは体重はほとんど変わらず、摂取量が増えた人たちでは体重が増えていました。なぜ日本の研究だけ結果が違ったのか? いろいろな説明ができそうですが(したくなりますが)、まだ結論は出ていないようです。

※1　この研究では腹囲が男性で90cm以上、女性で80cm以上の場合を腹部肥満としました。日本のメタボリックシンドロームの診断基準では、男性は85cm以上、女性は90cm以上を腹部肥満としています。くわしくは、「メタボリックシンドローム診断基準検討委員会．メタボリックシンドロームの定義と診断基準．日本内科学会雑誌 2005; 94: 188-203」をごらんください。

※2　交絡と呼ばれる現象で、第2章第1話(60ページ)でくわしく紹介しています。

果物を食べると太るのでしょうか。

report 1

図1　果物摂取と肥満の関連 韓国と日本の研究

韓国の研究　出典❶

韓国人成人（メタボリックシンドロームでない40～69歳の男性1,020人、女性1,047人）を対象として、果物の摂取頻度を尋ね、その後8年間にわたってメタボリックシンドロームや腹部肥満の発生率を調べた研究。果物をほとんど摂取しない集団における発生率に対する各群の相対的な腹部肥満の発生率（相対危険）。

日本の研究　出典❸

日本人成人（45～59歳の男性2.3万人、女性2.7万人）を対象として、5年の間隔をおいて2回、野菜や果物の摂取量を調べ、その間における摂取量の変化と体重の変化の関連を見た研究。野菜または果物の摂取量が1日あたり100g増えた場合の体重（kg）の変化量。

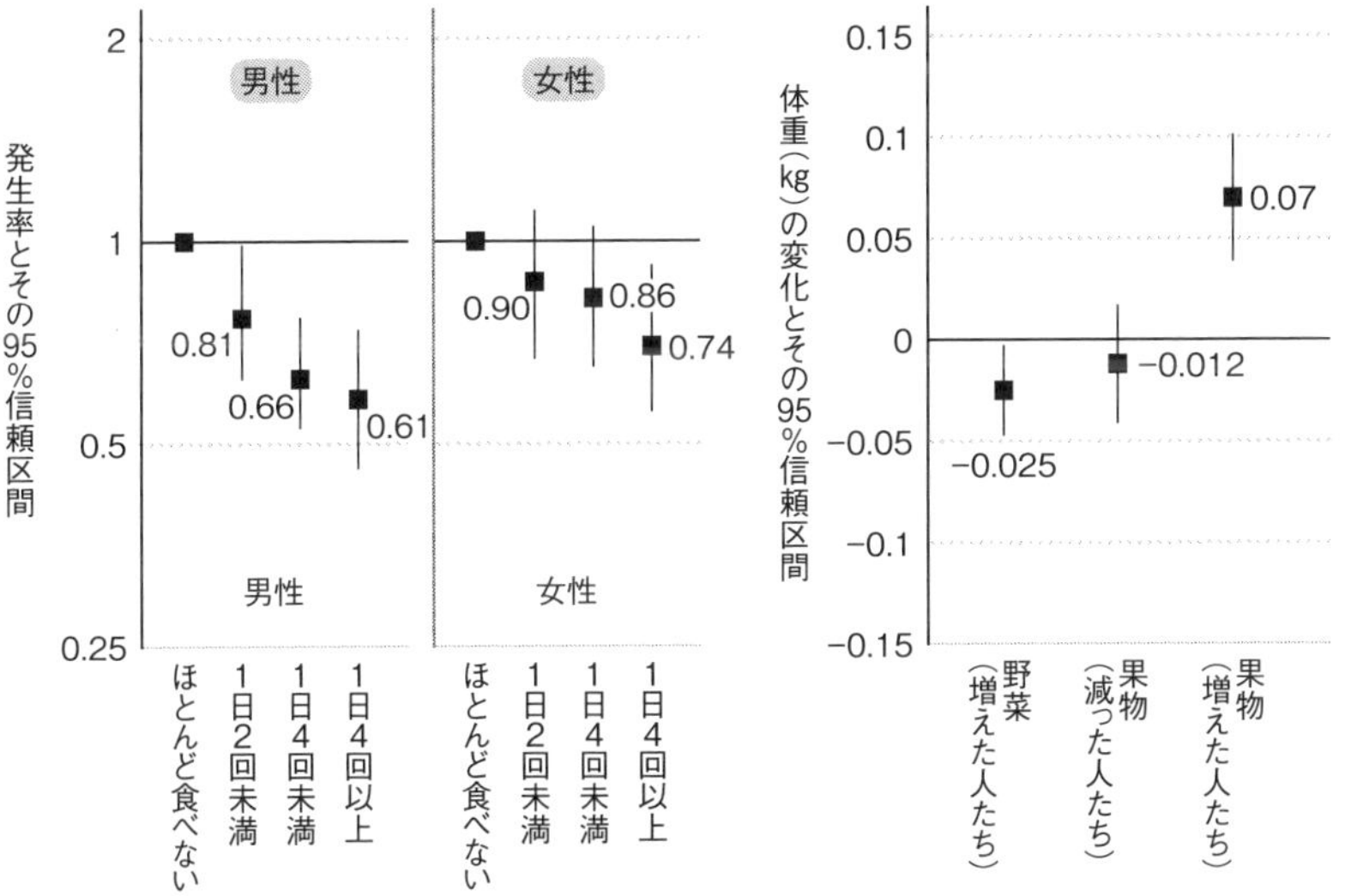

2つの研究の結果は
一致しませんでした。

果物を食べさせてみたら

果物を食べると太るのか、やせるのか？　この疑問に迫った実験（介入研究）があります出典④。肥満度（ＢＭＩ）が25以上[※3]のブラジル人成人女性49人を、朝・昼・夕の食事ごとにりんごを1個ずつ食べる群（りんご群）、梨を1個ずつ食べる群（梨群）、オーツ麦でできたクッキーを1個ずつ食べる群（クッキー群）に無作為に分け、10週間にわたって食べてもらいました。この3つの食品は、エネルギー量も糖質量も食物繊維量もほぼ同じだという理由で選ばれました。

この実験を始める前に、対象者はこの実験のために食べる食品（りんごなど）も含めて、必要なエネルギー量がちょうどとれるような食べ方（料理の仕方や選び方）を管理栄養士から2週間にわたって習いました。そして実験期間中、2週間ごとに実際に食べたものの内容（種類と重量）を3日分記録して研究者に提出するとともに、体重と身長を毎週測りました。

図2左が結果です。りんご群、梨群、クッキー群はそれぞれ2・2kg、1・4kg、0・6kgだけ体重が減っていました。けれども全員が毎週体重を測ったわけではなく、体重を測った人は48人から33人へと少しずつ減っていきました。すると、疑問が生じます。体重は自分でも測れますから、体重が落ちていない人は体重測定を避け、体重が落ちた人が積極的に体重計に乗る傾向にあったのではないかと想像されるからです。そうであれば、本当の効果はこの結果よりも小さいはずです。

※3　肥満度（BMI：body mass index）は、体重（kg）を身長（m）の２乗で割った値で、日本では25以上を「肥満」としています。国際的には30以上を「肥満」、25以上30未満を「過体重」とすることが多いようです。

実際に食べて観察した研究を見てみましょう。

report 2

図2 果物摂取と肥満の関連 介入研究

出典④

肥満度（BMI）が25以上のブラジル人成人女性49人を、朝・昼・夕の食事ごとにりんごを1個（100 g）ずつ食べる群（りんご群）、梨を1個（100 g）ずつ食べる群（梨群）、オーツ麦でできたクッキーを1個（20 g）ずつ食べる群（クッキー群）に無作為に分け、10週間にわたって食べてもらい、体重とエネルギー摂取量の変化を観察した研究。

＊は統計学的に意味のある変化であることを示す。

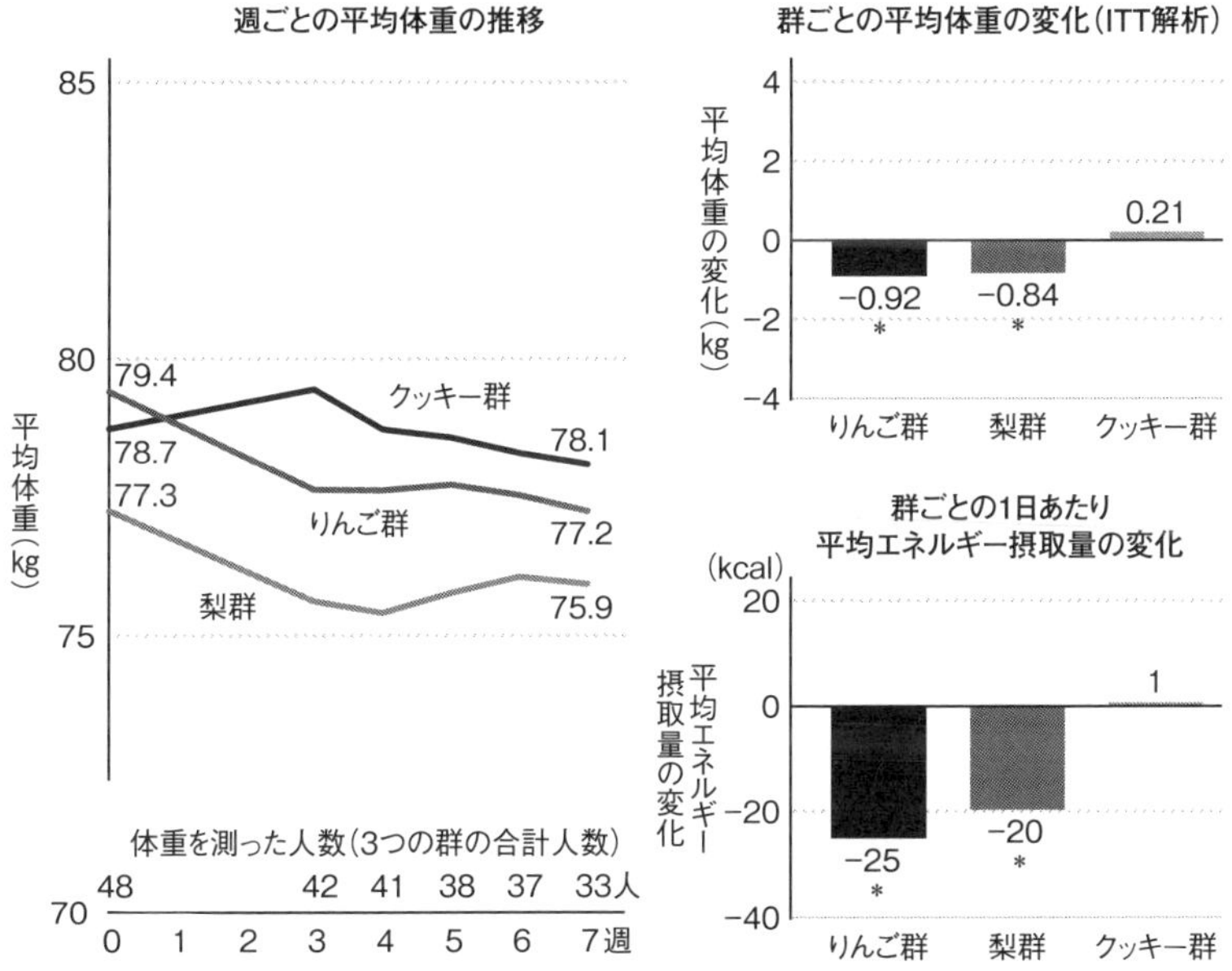

果物群だけでエネルギー摂取量が減り、体重も減りました。

そこで、体重を測らなかった週の体重はその前の週（その前の週も測っていなかった場合はその前の前の週）から変わらなかったと仮定して計算し直してみました[※4]（図2右上）。するとやはり、体重減少量は3群とも少し減りました。それでもりんご群と梨群は「体重が減った」ということができ、クッキー群は逆に少し増えていました（しかし統計学的に意味があるほどではありませんでした）。これが冒頭の問いの答えです。おもしろいのは図2右下です。一定のエネルギー量を食べるように指示したのに、りんご群と梨群でエネルギー摂取量が減ったことです。その結果として体重が減ったというわけです。

エネルギー密度が低いと次の食事が……

果物とクッキーで大きく違っていたのは大きさと重さ、つまり密度でした。食品1gあたりに含まれるエネルギー（kcal）をエネルギー密度と呼びます。エネルギー密度が違う食事が次の食事でとるエネルギー量にどのような影響を与えるかを調べた世界中の研究をまとめた報告（メタ・アナリシス）によれば、重さが同じでエネルギーが少ないと、次の食事のエネルギー摂取量が少し増える傾向がありました。これはあたりまえです。

一方、エネルギーが同じで重さが重い（エネルギー密度が低い）と、次の食事のエネルギー摂取量が減ることがわかりました。（図3左、出典5）。これは、人はエネルギーよりも重さを感知していて、それが次の食事に影響したことを示しています。

ところで、食事のエネルギー密度を下げる方法には、おもに①脂質を減らす、②糖質を減

※4　このような計算方法は「ITT（Intention-to-treat）解析」と呼ばれます。一方、測定できた対象者だけで行なう計算方法は「Per-protocol解析」と呼ばれます。前者を中心とし、補助的に後者を使うことがすすめられています。第5章第3話（220ページ）でくわしく紹介しています。

エネルギー密度という概念があります。この観点で見てみると……？

report 3

図3 エネルギー密度の影響を見た研究　出典⑤

エネルギー密度が違う食事が次の食事でとるエネルギー量に与える影響を調べた世界中の研究のまとめ（メタ・アナリシス）。(　　) 内の数字は研究数。

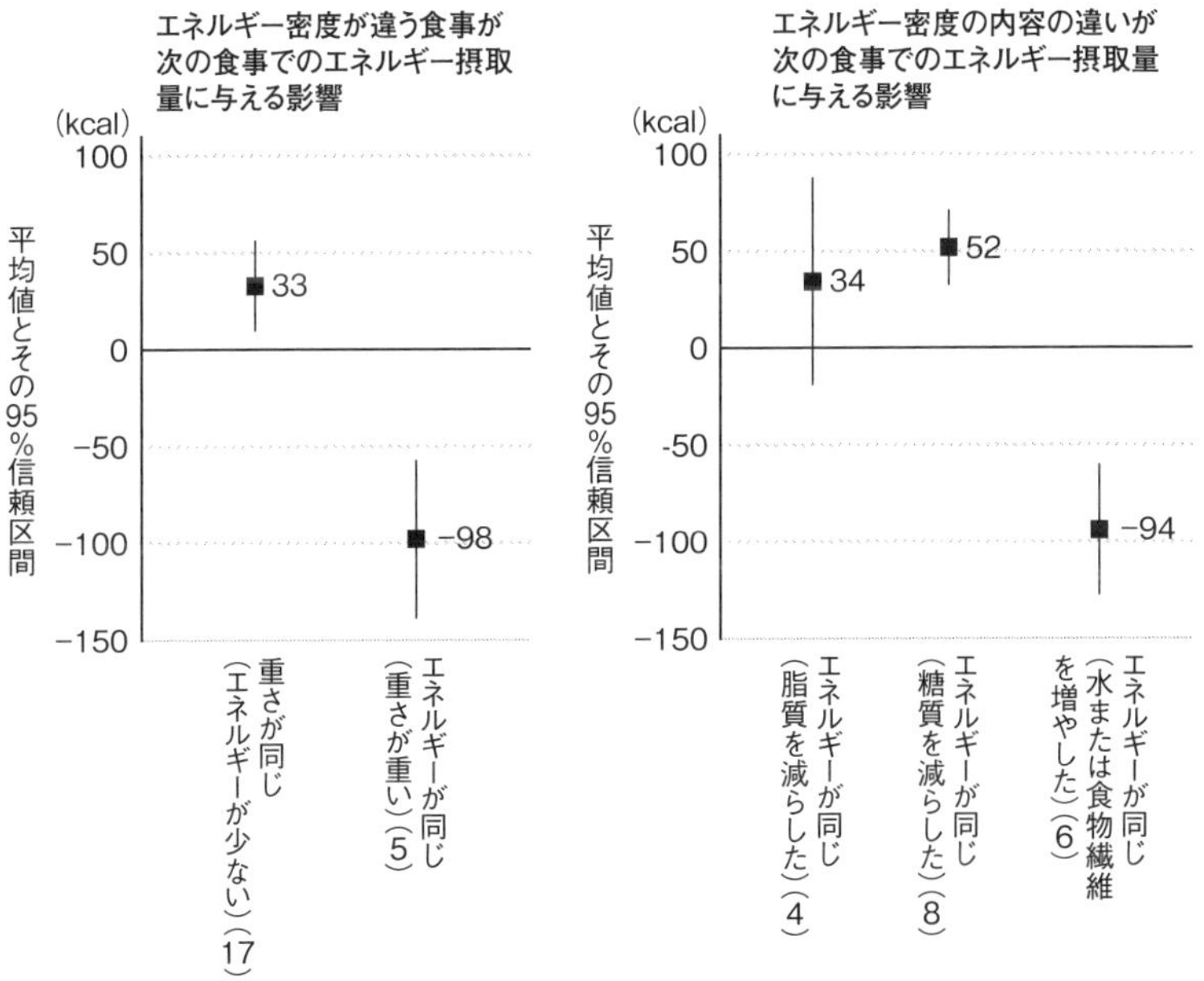

エネルギーが同じで重さが重いと、次の食事のエネルギー摂取量が減ることがわかりました。

らす、③食物繊維を増やす、④水分を増やす、の4種類があります。この中で次の食事の摂取量が減ったのは③と④だけでした（図3右）。

「人はエネルギーよりも重さを感知している」というのはおもしろい話です。飲み物や果物ジュースにも同じ効果を期待したいところですが、今回紹介したのは「固体」の食べ物を扱った研究だけをまとめた結果です。

事実と推論を見分けたい

果物には果糖が入っています。これは30年前も今も未来も変わらない普遍的な事実です。一方、「糖（エネルギー）→太る」の部分は、少し事情が違いました。図3の研究には合計11[※5]の研究論文が使われましたが、最初の論文が発表されたのは1988年（34年前）で、いちばん新しいのは2018年でした。30年以上前にぼくが聞いた「だから太る」は、実際に観察された事実ではなく、「果糖はエネルギーを持つ」という事実に基づく推論だったようです。しかも、最終的な結論は今もって得られていません。

「推論を刷り込むと危ない」というのが今回の教訓です。なによりもたいせつなのは、「事実」と「推論」を見分ける能力なのでしょう。前者は一生忘れないようにしっかりと記憶し、後者は頭をやわらかく保ち、科学の進歩や社会の変化に合わせて、その都度アップデートしていきたいものです。もちろん人の記憶は「刷り込み」ではありません。しかし、一度得た知識をハイイロガン以上にかたくなに信じ込んでしまい、知識のハードディスクにロックを

※5　1つの論文が複数の研究結果を報告している場合もありました。

かけてしまった人が（ぼくを含めて）多いように思われてならないのです。
冒頭の問いの答えも、まだ最終的な結論は出ていません。「やせるみたいだ」にとどめ、上書き可能な記憶の仮ボックスに入れておくのがよさそうです。

結論

知識を蓄えるために2つの箱を使いたい。

知識は、「ほぼ永遠に変わらない普遍的な事実」と「それらに基づく推論」の２つに大別されます。前者は頭の中の永久記憶装置に、後者は修正や消去が可能な仮ボックスに格納するようにしましょう。「果物に果糖が入っている」は前者、「果物は太る」は後者だったわけです。

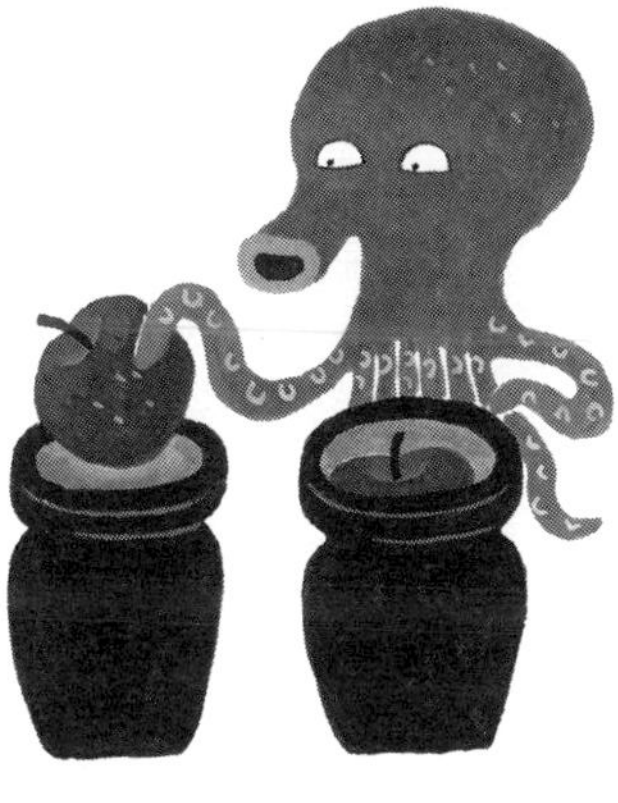

出典
① Lim M, et al. Association between fruit and vegetable consumption and risk of metabolic syndrome determined using the Korean Genome and Epidemiology Study (KoGES). Eur J Nutr 2020; 59: 1667-78.
② Schwingshackl L, et al. Fruit and vegetable consumption and changes in anthropometric variables in adult populations: A systematic review and meta-analysis of prospective cohort studies. PLOS ONE 2015; 10: e0140846.
③ Wilunda C, et al. Associations between changes in fruit and vegetable consumption and weight change in Japanese adults. Eur J Nutr 2020; 60: 217-27.
④ de Oliveira MC, et al. A low-energy-dense diet adding fruit reduces weight and energy intake in women. Appetite. 2008; 51: 291-5.
⑤ Rouhani MH, et al. The effect of preload/meal energy density on energy intake in a subsequent meal: A systematic review and meta-analysis. Eat Behav 2017; 26: 6-15.

4 乳酸菌と呼吸器感染症予防

研究は結果よりも方法の質

問い

少し太ってしまったので先月からダイエット（エネルギー摂取量の制限）を始めたと考えてください。かなりがんばったので結果が楽しみです。では、どれくらいやせたかを確かめるのに、あなたなら、どの体重計を使いますか？

・答えは本文中にあります。

- □ **A**　つねに少し軽めに体重が表示される体重計
- □ **B**　日によって体重が少し軽めに表示されたり少し重めに表示されたりする体重計
- □ **C**　つねにほぼ正確に体重が表示される体重計

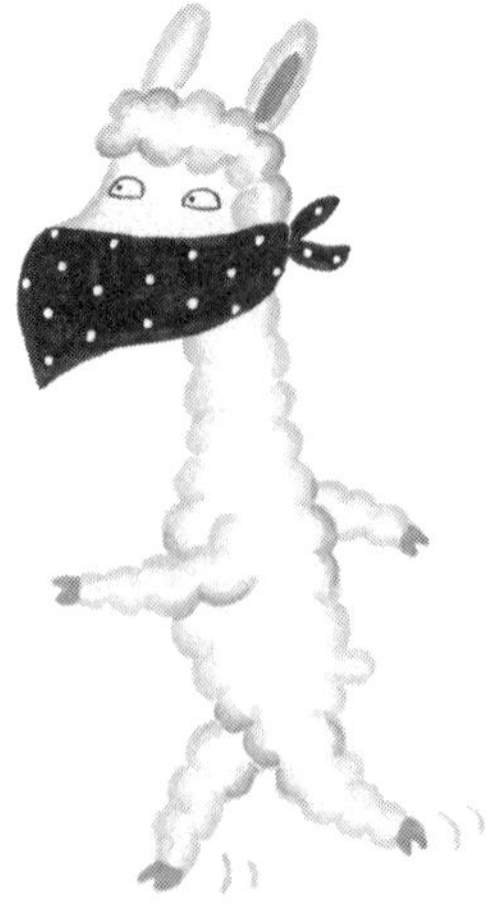

少なくとも先進国においては、感染症は過去のものとなり、病気といえば生活習慣病だと信じ込んでいたら、大変な逆襲に遭いました。新型コロナウイルスのことです。少しでも感染を予防できる食べ物があったらと考えたのは、ぼくだけではないでしょう。

「新型」だから研究が少ないのは当然です。そこで代わりに、同じくウイルスが起こす呼吸器感染症であるかぜやインフルエンザの予防に有効かもしれないとする研究結果が見つかりました。プロバイオティクスがかぜやインフルエンザの研究を調べてみました。すると、プロバイオティクスとは、「腸内フローラ（腸内菌叢）のバランスを改善することにより、人に有益な作用をもたらす生きた微生物」出典❶、いわゆる善玉菌のことです。

ところで……。

介入試験の構造

薬でも食べ物でも、その健康効果を確かめるために行なわれる研究には共通する構造があります。薬または食べ物をP、病気をQとします。何人かに薬または食べ物Pを一定期間摂取してもらい、病気Qが起こるかどうか、病気Qが治るかどうかを実際に観察する研究、つまり、介入試験[※1]が必要です（図1上）。

介入試験を行なったら、10人のうち5人が病気Qにかかったとします。なにもしなければ8人かかるはずだったのなら、予防効果がありそうです。一方、なにもしなければ2人かかるはずだったのなら、むしろ病気を増やしてしまっています。つまり、なにもしないか、ま

※1　介入試験の構造は、『佐々木敏のデータ栄養学のすすめ』「メタ・アナリシス　緑茶カテキンでどれくらいやせるか？」（312～320ページ）でくわしく説明しています。

たは現在広く行なわれている予防方法と比べなければいけません。対照群（食べ物Pを摂取しない群）を作り、介入群（食べ物Pを摂取する群）と比べます。比較試験です（**図1下**）。

ここで質問です。もしもあなたが研究参加者なら、どちらの群に入りたいですか？　研究参加者自身に決めてもらったら、健康状態や健康への意識、食べ物Pへの関心などが2つの群で違ってしまい、それが結果に影響しそうだと思いませんか？　このような偏りを避けるために、さいころを振る、くじを引くなどしてどちらの群に入っていただくかを決めます。無作為（ランダム）割付比較試験です。

参加者の心理と研究者の心理

次に、あなたが「介入群に入っている」と知ったらどう思いますか？　そしてどうしますか？　たとえば、

①健康意識が芽生え、健康によさそうなことをほかにもやってみる。
②逆に、安心してしまい、健康に気をつけなくなる。

それでは、「対照群に入っている」と知ったらどうしますか？

③食べ物Pをこっそり買ってきて食べたり飲んだりする。
④研究への参加意欲が下がり、途中で研究への参加をやめてしまう。

このようなことが起これば、どんな結果が出ようとも、その理由を食べ物Pに求めるのはむずかしくなってしまいます。そこで、どちらの群に入っているかは研究参加者には（でき

report 1

効果を調べるための「介入試験」はどのように行なわれるでしょうか。

図1　介入試験（介入研究）の構造

最も単純な構造

前後試験と呼ばれることもある。

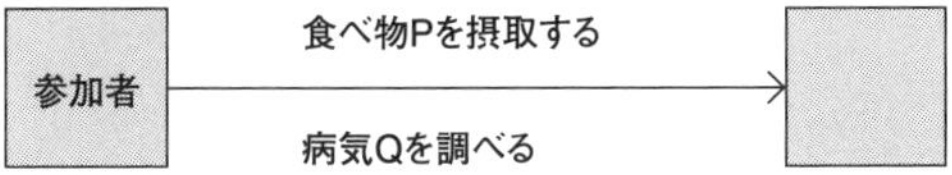

ある介入試験の構造

無作為（ランダム）割付比較試験。研究の途中で研究への参加をとりやめた人（途中脱落者）の存在も追加した。

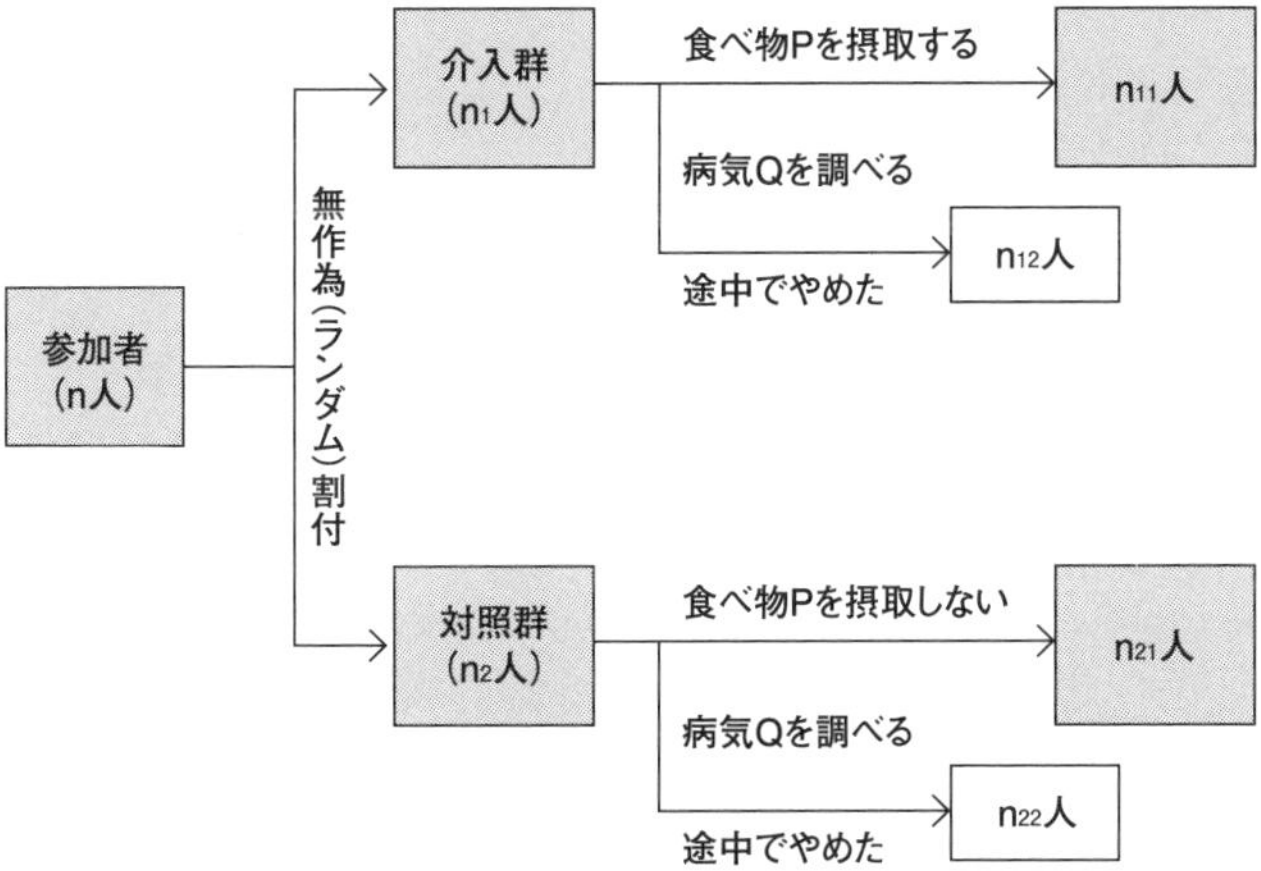

「効果はあるか？」という単純なことを知りたいだけなのに、研究方法（無作為割付比較試験）は単純ではありません。

れば研究をする側にも）伏せておきます。遮蔽化です。しかし、薬と違って、食べ物の場合は見た目や味でわかってしまうことが多く、むずかしいのが実情です。

では、立場を変えます。[※2] あなたは食べ物Ｐの研究を続けている研究者で、食品分析や動物実験など長年の基礎研究を経て、やっと人を対象とする介入試験にこぎつけたとします。ところがなぜか「予防できない」という結果が出てしまいました。あなたはこの結果を発表しますか？　それとも発表は控え、介入試験をやり直しますか？

あるいは、あなたが食べ物Ｐの商品化を計画している企業のプロジェクト責任者ならどうでしょうか？　または、その企業から研究費をもらっている（大学などの）研究者ならどうですか？

乳酸菌は急性呼吸器感染症を予防するか

話を戻します。

善玉菌と聞けばヨーグルト（発酵乳）に含まれる乳酸菌をまず思い浮かべます。実際、乳酸菌による急性呼吸器感染症（かぜやインフルエンザ）の予防効果を確かめた介入試験はすでに相当数あります 出典❷。そこで、日本で行なわれた３つの研究を例にして、研究方法にひそむ問題を考えてみたいと思います 出典❸❹❺。なお、なにかの意図があってこの３つの研究を選んだわけではありません。急性呼吸器感染症の調べ方がいくつもあったので、わかりやすいように、感染率（この場合は研究中に１回でも感染した人の割合）を報告した研究

※２　『佐々木敏の栄養データはこう読む！　第２版』「栄養健康情報と利益相反　研究費の出所は研究結果に影響する？」（298～307ページ）でも似た内容を扱っています。

report 2

急性呼吸器感染症における乳酸菌の予防効果を確かめた介入研究から見てみましょう。

図2 乳酸菌で急性呼吸器感染症を予防できるかを見た研究

出典③④⑤

乳酸菌で急性呼吸器感染症を予防できるかどうかを確かめたランダム化割付比較試験の概要（日本で行なわれた3つの研究）。

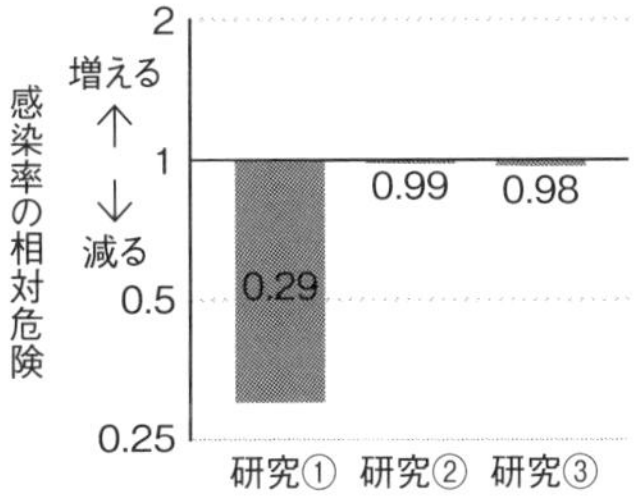

感染率の相対危険
[（介入群の感染者）÷（介入群の参加者）]
÷［（対照群の感染者）÷（対照群の参加者）]

研究方法の質を確かめるためにたくさんのチェック項目があることがわかります。

研究方法の比較

研究番号と論文出版年	対象者		研究方法、解析方法					研究体制		
	研究参加者数は？	年齢は？	摂取期間は？	比較試験か？	無作為割付か？	対照群が摂取した食品は？	遮蔽化はされたか？	筆頭著者の所属は？	共著者の中に関連企業*2の職員はいるか？	研究費の出資は？
研究①（2010）*1	163人	中央値が75歳と68歳	8週間と12週間	比較試験	一部が無作為割付でない	牛乳	されていない	関連企業*2	いる	関連企業*2
研究②（2013）	154人	平均が83歳	5か月間	比較試験	無作為割付	研究対象の乳酸菌を抜いた発酵乳（味も外見も同じ）	されている	大学	いない	関連企業*2
研究③（2019）	961人	幅が20～71歳	16週間	比較試験	無作為割付	なし	されていない	大学	いない*3	関連企業*2

＊1 別々に行なわれた2つの研究がまとめられて報告されていた。
＊2 効果を知りたい乳酸菌を開発したり研究に提供したりした企業。
＊3 関連企業の研究倫理委員会の承認を受けて研究が行なわれた。

に限ったら、（ぼくが調べた限り）この3つだけだったというだけです。図2上が結果です。【研究①】は感染率を7割もおさえましたが、【研究②】と【研究③】では予防効果は認められませんでした。

続いて、研究の特徴を「研究方法の質」の観点からまとめました※3（図2下）。太線で囲んだ部分は、研究方法に弱点があるか、研究参加者や研究実施者の立場や心理状態が結果になんらかの影響を及ぼしたかもしれないと考えられた項目です。ざっと見る限り、研究の質が高いのは【研究②】、低いのが【研究①】です。

結局、乳酸菌は急性呼吸器感染症の予防に役立つのでしょうか？　どの研究の結果を見ればよいのでしょうか？　あなたが食べ物Pの研究者だったら？　食べ物Pの商品化を計画している企業のプロジェクト責任者だったら？　その企業から研究費をもらっている研究者だったら？　そして、消費者だったら？　本当は立場にかかわらず、結果のよしあしを見る前に、研究方法の質のよしあしを見なければいけないわけです。

結果よりも研究方法の質

ここまでで考えたことから、栄養疫学研究を読みとき、暮らしに活かすときにとても役に立つ法則が導かれます（図3）。真実（本当の効果）と研究方法の質、そして、研究結果の3つのつながりに関する法則です。

「本当は食べ物Pは病気Qを予防する」とします。きちんとした（質の高い）研究方法を

※3　『佐々木敏の栄養データはこう読む！　第2版』「栄養健康情報はここでゆがむ　情報バイアスという落とし穴」（308～317ページ）でも似た内容を扱っています。

研究を読みとき、暮らしに活かすときに
役立つ法則があります。

report 3

図3 真実（本当の効果）、研究方法の質、研究結果の
3つのつながりに関する法則

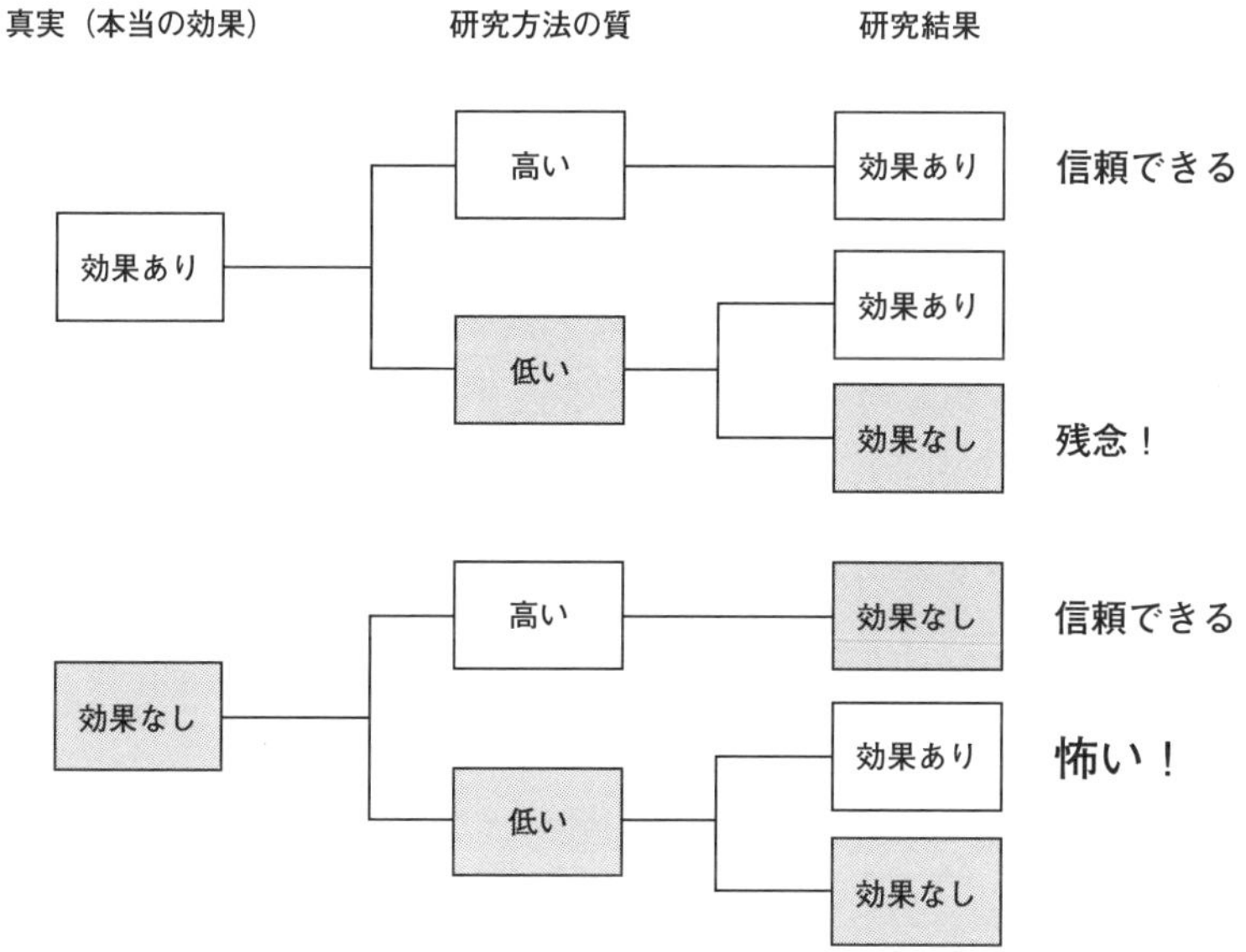

つねに「研究結果＝真実（本当の効果）」となるのは、研究方法の質が高い場合だけです。

使えば、つねに「食べ物Pは病気Qを予防する」という研究結果が得られます。一方、弱点が多い（質の低い）研究方法だと、研究結果は「効果なし」となるかもしれません。本当は効果があるのに、研究方法の質の低さのために、「効果なし」と思われてしまうのは残念です。

逆もまた真なりです。「本当は食べ物Pは病気Qを予防しない」とします。きちんとした（質の高い）研究方法を使えば、つねに「食べ物Pは病気Qを予防しない」という研究結果が得られます。ところが、弱点が多い（質の低い）研究方法だと、研究結果は「効果あり」となるかもしれません。本当は効果がないのに、研究方法の質が低かったために「効果あり」という結果になり、「効果あり」と発表され、私たちがそのまま「効果あり」と信じてしまったら、これは恐ろしいことです。

この法則は、「研究結果は、真実にではなく、研究方法の質に依存する」ことを示しています。これは、研究方法の良否を考慮せずに研究結果を読み、使うことの怖さと危うさを教えてくれます。食べ物と健康だけでなく、科学全般に当てはまる、とてもたいせつな法則です。

冒頭の問いはいかがでしたか？　気持ちとしてうれしいのは体重計Aですが、本気のダイエットなら体重計Cです。正しく測れてこその結果（何キロやせた？）なのは、研究も体重計も同じです。

◆

ぼくは栄養学者です。食べ物で病気を防いだり改善させたりするための研究や教育がぼくの仕事です。だからこそ、「あらぬ期待」をいだかせないように、「ぬか喜び」に終わらせないように、結果ではなく研究方法の質で研究論文を厳選した「ぶれない食べ方」をお届けしていきます。

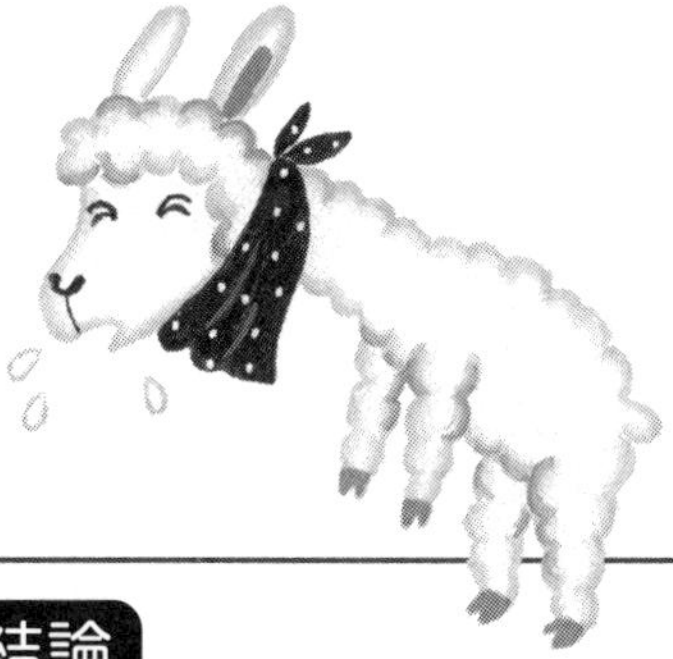

結論

研究も体重計も「ぶれない確かさ」がたいせつ

研究も体重計も偏ったりぶれたりしない正確さ（質の高さ）がたいせつです。質の高い研究方法によって得られた研究結果だけが信頼に堪えます。乳酸菌で呼吸器感染症は予防できるか？　この答えを出すのは、まだ少しむずかしいようです。

出典

① Fuller R. Probiotics in human medicine. Gut 1991; 32: 439-42.

② Hao Q, et al. Probiotics for preventing acute upper respiratory tract infections. Cochrane Database Syst Rev 2015; 2: CD006895.

③ Makino S, et al. Reducing the risk of infection in the elderly by dietary intake of yoghurt fermented with Lactobacillus delbrueckii ssp. bulgaricus OLL1073R-1. Br J Nutr 2010; 104: 998-1006.

④ Fujita R, et al. Decreased duration of acute upper respiratory tract infections with daily intake of fermented milk: a multicenter, double-blinded, randomized comparative study in users of day care facilities for the elderly population. Am J Infect Control 2013; 41: 1231-5.

⑤ Kinoshita T, et al. The effects of OLL1073R-1 yogurt intake on influenza incidence and immunological markers among women healthcare workers: a randomized controlled trial. Food Funct 2019; 10: 8129-36.

栄養学は学際科学である。

食べ物や食事はそれだけが独立に存在しうるものではありません。私たちは社会の中で生き、社会の中で食べています。この章では、私たちの食行動と健康に社会がどのような影響を与えているかについて、できるだけ異なる分野から選んだ4つのトピックスを例に考えてみます。学際科学としての栄養学を楽しんでいただけます。

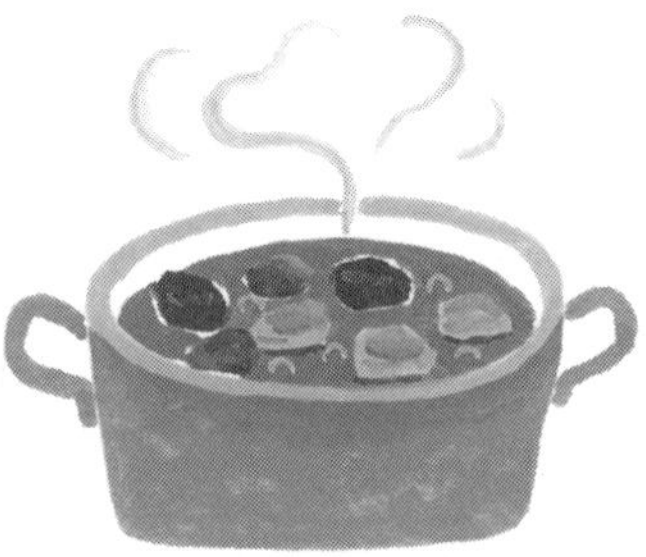

第8章

社会で食べる

「食べる」はつながり広がって…

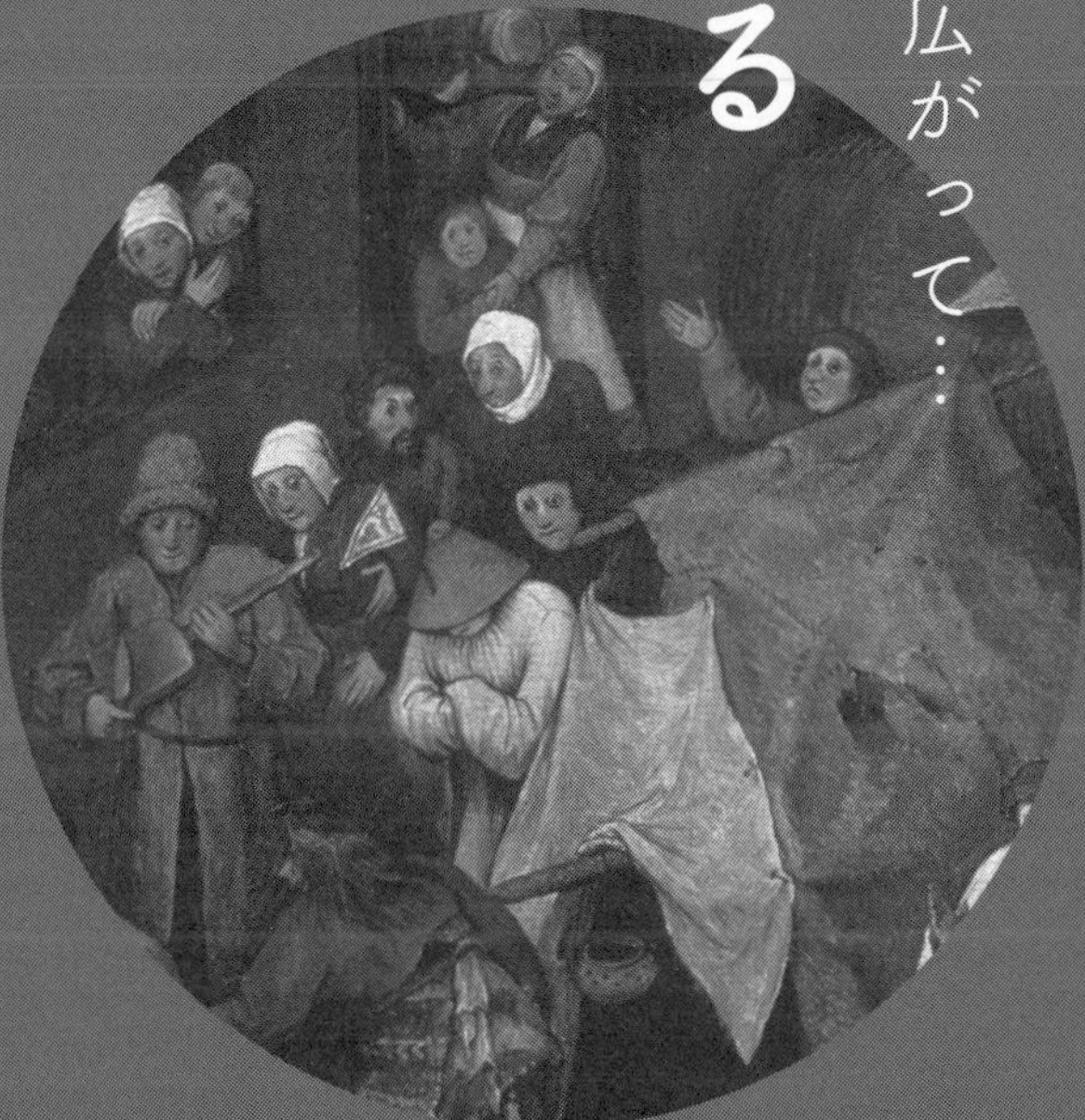

1 学校給食

「食べる教材」としての役割

問い　子どもたちの栄養、なにが問題？

現在の日本人の子どもたち（小中学生）で、摂取量について理想から最も かけ離れていると思う栄養素を下記から１つ選んでください。なお、栄養素摂取量の基準は「日本人の食事摂取基準（2020年版）」とします。

・答えは本文中にあります。

- □ 鉄
- □ 脂質（脂肪）
- □ 食物繊維
- □ 食塩（ナトリウム）
- □ カルシウム
- □ たんぱく質

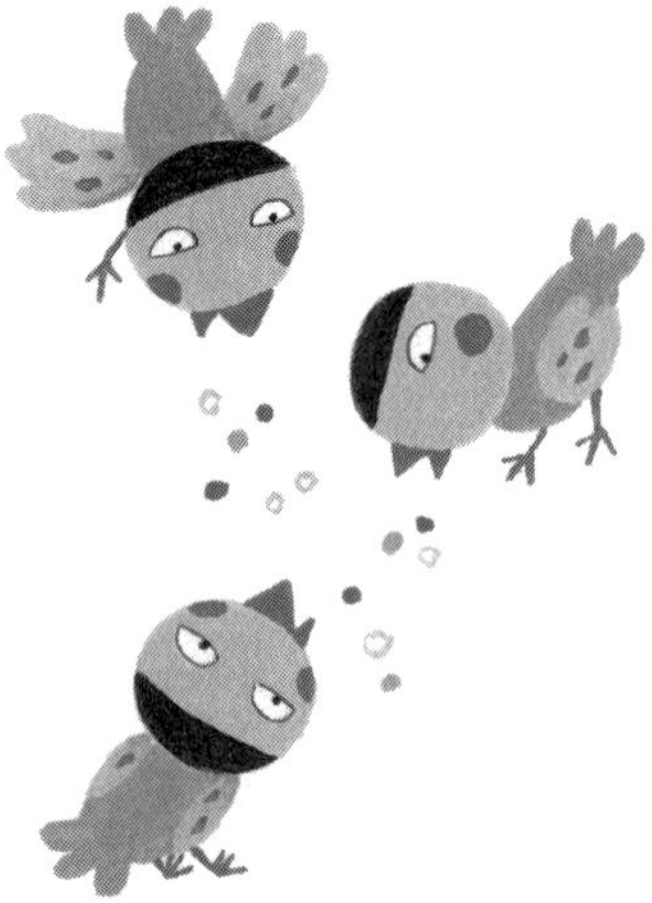

いくつになっても給食の思い出は色あせません。ぼくの時代にごはん給食はなく、すべてパン給食で、パンが苦手だったぼくは、食べ残したパンをランドセルの底にためては飼っていた子犬にあげていました。その結果、犬が元気にすくすくと育ち、パンを投げるとそれに飛びつくという芸まで覚えました。

学校給食の目的と歴史

学校給食の目的は、子どもたちの心と体の健全な発達・成長のために必要なエネルギーと栄養素をすべての子どもたちに授けること、そして、食に関する正しい理解と適切な判断力を養うことです。

日本の学校給食は１８８９（明治22）年に山形県の私立小学校で始まり、１９３２（昭和７）年に当時の文部省が学校給食に補助金を出すようになったそうです 出典❶。戦時中は実施がむずかしい状況に陥りましたが、終戦とともに大急ぎで再開され、これを支えたのがララ物資など海外からの援助物資でした 出典❶。50年代に入ると、アメリカの余剰農産物が学校給食に使われます。その中にはパンを焼くための小麦や粉ミルクもありました。

その後、日本はめざましい経済発展を遂げ、食料供給状態は様変わりします。栄養も不足の時代からアンバランスや過剰の時代に移り、健康問題も結核などの感染症や脚気《かっけ》などの栄養欠乏症から肥満や生活習慣病へと変わりました。329ページの図1は、小中学生の身長と体重の推移を１９００（明治33）年から２０１６年まで、１世紀以上にわたって見たもので

す 出典❷。戦前は身長、体重ともにわずかな伸びにとどまっていますが、第二次世界大戦が終わると突然めざましい伸びが始まり、これは1990年くらいまで続きました。中でも70年ごろまでの伸び方には目をみはるものがあります。そして、2000年以後になると、身長の伸びは止まり、体重はむしろ減少に転じています。

つまり、学校給食の第一の目的が少なくとも体格の向上でなくなってから久しいと読むべきでしょう。では、学校給食はその役割をすでに終えたのでしょうか？　または、現在における学校給食の役割とはなんなのでしょうか？

学校給食の価値と課題

子どもたちの栄養状態は体格だけでは測れません。実際に摂取している栄養素の過不足を調べなくてはなりません。

14年秋に、全国12の県から小学校と中学校を1または2校ずつ選び、さらにそれぞれの学校から小学3年生と5年生、中学2年生を1クラスずつ選び、給食のある平日2日間と給食のない休日1日間に食べたものをすべて記録してもらう調査（半秤量式食事記録法）が行なわれました 出典❸。注目したいのは、給食だけでなく、家庭も含めてすべての食事を調べたことです。

図2は、「日本人の食事摂取基準（2015年版）」を守れていなかった子どもたちの割合です。図が2つありますが、両方とも図の左半分（たんぱく質から鉄まで）は不足が気にな

小中学生の身長と体重の推移を見てみましょう。

report 1

図1 日本人小中学生の身長と体重の平均値の推移 出典❷

1900年から2016年まで。各学年の平均値が報告されていて、さらにその平均値を計算した値。

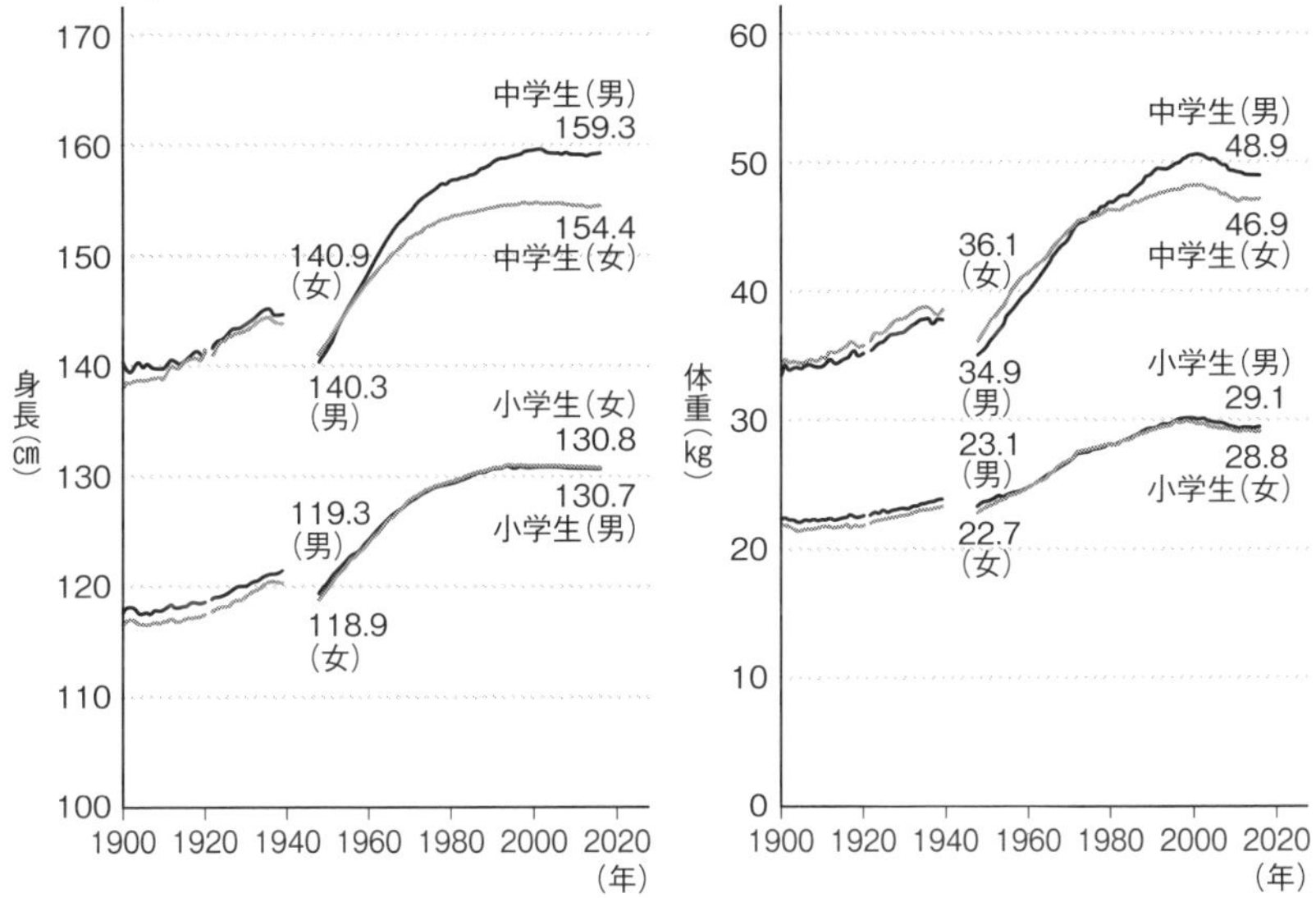

身長・体重ともに、第二次世界大戦が終わると突然めざましい伸びが始まり、1990年くらいまで続きました。中でも70年ごろまでの伸び方には目をみはります。

る栄養素の代表で、右半分（脂質からカリウムまで）は生活習慣病に関連する栄養素の代表です。

上図は全体の結果です。食事摂取基準を守れていない子どもたちが最も多かった栄養素は食塩（過剰）で、食物繊維（不足）、脂質（過剰）、カルシウム（不足）がほぼ同じ割合で続いていました。

下図は平日と休日に分けた結果です。ほとんどの栄養素で平日よりも休日に問題があることがわかります。つまり、学校給食は不足の時代の子どもたちだけでなく、現代の子どもたちの栄養も支えているのです。特に今でも不足しがちなカルシウムと、高血圧の予防には欠かせないカリウムは、学校給食によって支えられていると見てよいでしょう。そして、平日でも休日でも最大の問題はやはり食塩（ナトリウム）です。この結果は、学校給食も家庭の食事も、ともに減塩が最優先課題であることを示しています。これが冒頭の問いの答えです。[※1]

栄養の過不足を食品群から見ると

それでは、不足が気になる栄養素を充分にとり、生活習慣病に関連する栄養素がバランスよくとれている子どもたちはどのような食品を食べているのでしょうか？　これがわかれば、給食の改善だけでなく、食育にもおおいに役立ちます。

不足が気になる栄養素も生活習慣病に関連する栄養素もすべてうまく食べている子どもたちを「適切群」、不足が気になる栄養素は食べられているけれども生活習慣病に関連する栄

※1　図２の調査からは10年近くたち、日本人の食事摂取基準も現在は2020年版が使われていますが、図２の状況が大きく変わったとは考えにくいので、このように考えました。

report 2

現在の子どもたちの栄養素の過不足はどのようになっているでしょうか。

図2　小中学生の栄養素摂取状態
：給食のある平日と給食のない休日の違い　出典❸

全国12の県から選ばれた合計27の小中学校に通う小学校３年生と５年生、中学校２年生合計1,190人のうち、３日間の半秤量式食事記録を提出してくれた910人（男子が432人、女子が478人。小３が309人、小５が320人、中２が281人）の結果。2014年秋の調査。

全体の結果

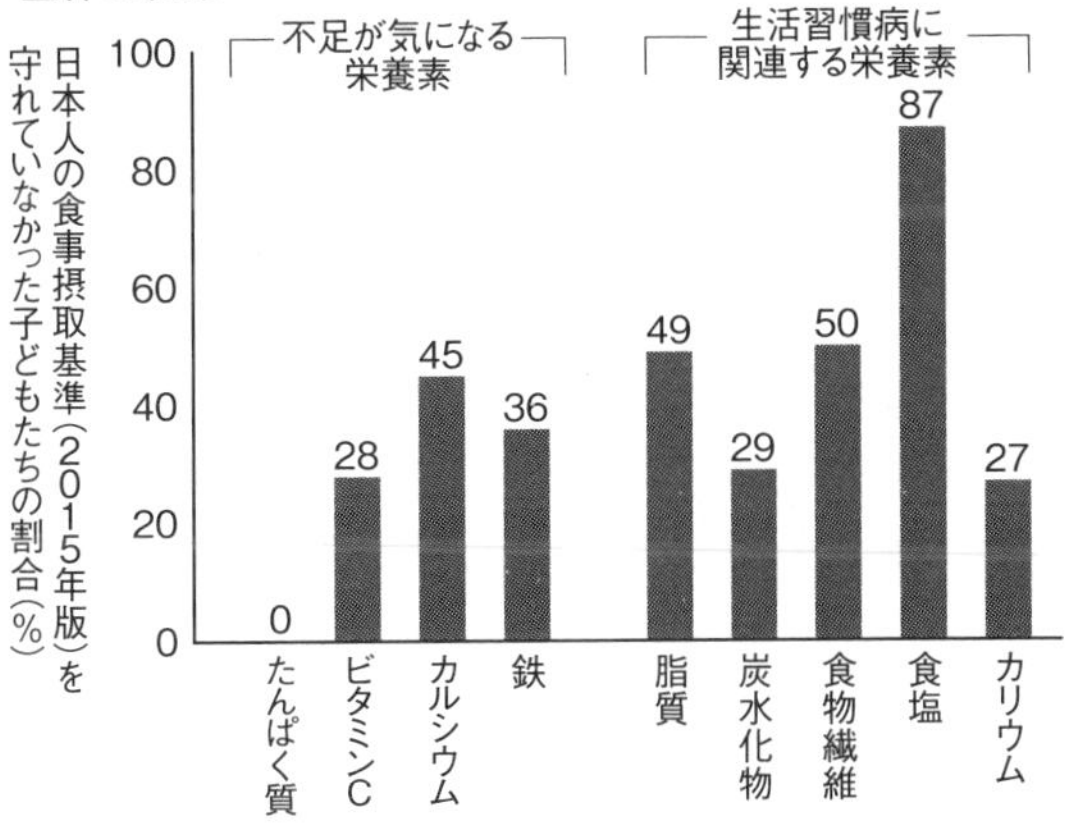

調査をした平日２日間のうち１日目の摂取量の５倍と休日１日間の摂取量の２倍を足して７で割った値を食事摂取基準の基準値（推定平均必要量または目標量）と比較した結果。

平日と休日に分けた結果

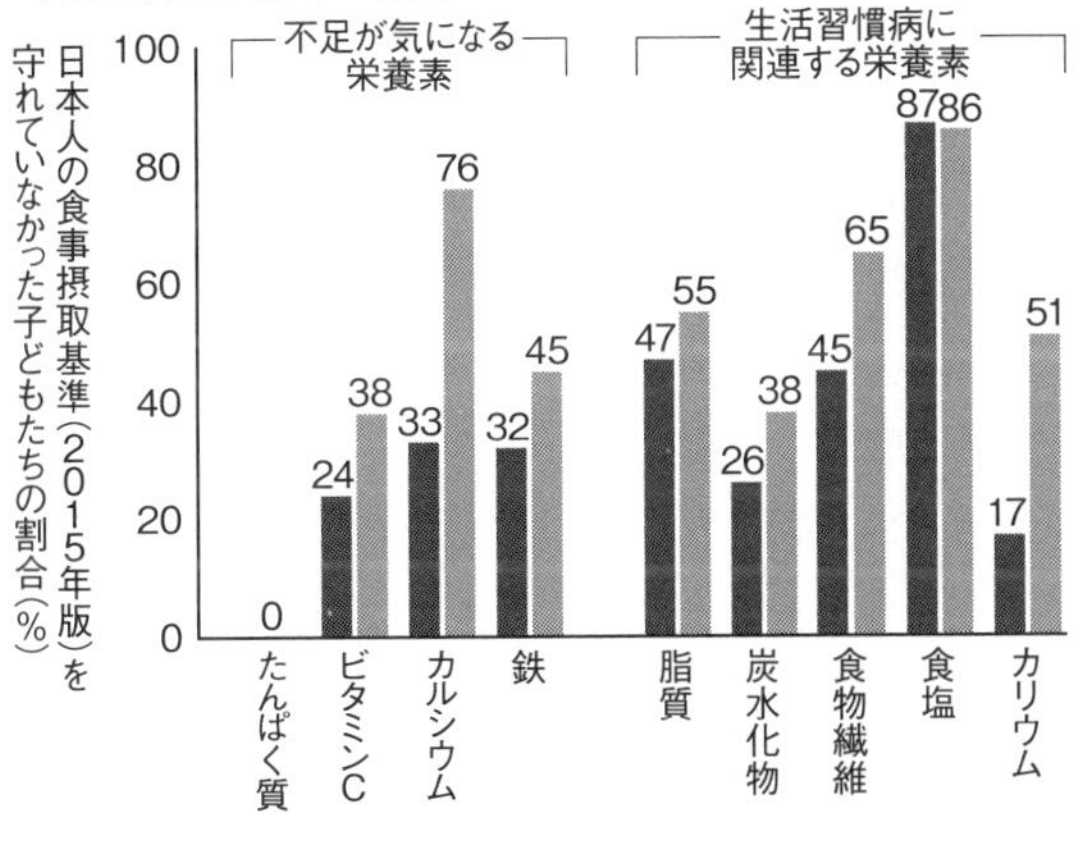

■ 平日（給食がある日）
■ 休日（給食がない日）

理想から最もかけ離れているのは食塩でした。そして、食物繊維、脂質、カルシウムがほぼ同じ割合で続いていました。また、カルシウムとカリウムは休日に問題があることがわかります。

養素の摂取バランスに問題がある子どもたちを「生活習慣病群」、これとは逆に、生活習慣病に関連する栄養素の摂取バランスはよいけれども不足が気になる栄養素がうまく食べられていない子どもたちを「不足群」、そして、両方の栄養素に問題がある子どもたちを「不適切群」として、おもな食品群の摂取量を比べてみました。なお、「日本人の食事摂取基準（2015年版）」を参考にして、不足が気になる栄養素は14種類のうち12種類以上きちんと食べられているか否かで判別し、生活習慣病に関連する栄養素は6種類のうち4種類以上きちんと食べられているか否かで判別しました。

結果は図3のとおりです出典③。野菜、果物、大豆製品をたくさん食べている子どもたちほど、不足に対しても生活習慣病に対してもよい食べ方になっていることがわかります。「不適切群」は「適切群」に比べて野菜、果物、大豆製品をおよそ半分しか食べていませんでした。食育において、これらの食品を積極的にとることが強調されるのはこのような理由からです。ところが、牛乳・乳製品や肉類、魚介類、卵は様子が少し違います。「適切群」と「生活習慣病群」の摂取量は同じくらいか「生活習慣病群」のほうが少し多いくらいで、「不足群」と「不適切群」で少なめです。そして、主食である穀類はほぼ逆の動き、つまり、「生活習慣病群」だけで少なくなっています。

この結果は、牛乳・乳製品や肉類、魚介類、卵もある程度しっかり食べてほしいけれども、食べすぎると「生活習慣病型」になり、生活習慣病のリスクを増やしてしまうおそれがあることを示しています。これは同時に、主菜に偏りすぎて主食が少ない食事の危なさを示して

続いて、栄養素の過不足と食品群摂取量との関連を見てみましょう。

report 3

図3 小中学生の栄養素の過不足状況と食品群摂取量との関連

出典③

図2と同じ研究で栄養素の過不足状況と食品群摂取量との関連を見たもの。下記のように群分けして食品群の摂取量（平均値）を比べた結果。食事摂取基準を参考にして、不足が気になる栄養素は14種類のうち12種類以上きちんと食べられているか否かで判別し、生活習慣病に関連する栄養素は6種類のうち4種類以上きちんと食べられているか否かで判別した。

	人数			不足が気になる栄養素*（合計14種類）	生活習慣病に関連する栄養素*（合計6種類）
	合計	男子	女子		
適切群	386	197	189	12種類以上	4種類以上
生活習慣病群	219	91	128	12種類以上	3種類以下
不足群	71	24	47	11種類以下	4種類以上
不適切群	234	120	114	11種類以下	3種類以下

適切群：不足が気になる栄養素も生活習慣病に関連する栄養素も、すべてうまく食べている子どもたち

生活習慣病群：不足が気になる栄養素は食べられているけれども、生活習慣病に関連する栄養素の摂取バランスに問題がある子どもたち

不足群：生活習慣病に関連する栄養素の摂取バランスはよいけれども、不足が気になる栄養素がうまく食べられていない子どもたち

不適切群：両方の栄養素に問題がある子どもたち

＊日本人の食事摂取基準（2015年版）を守れていた栄養素の数

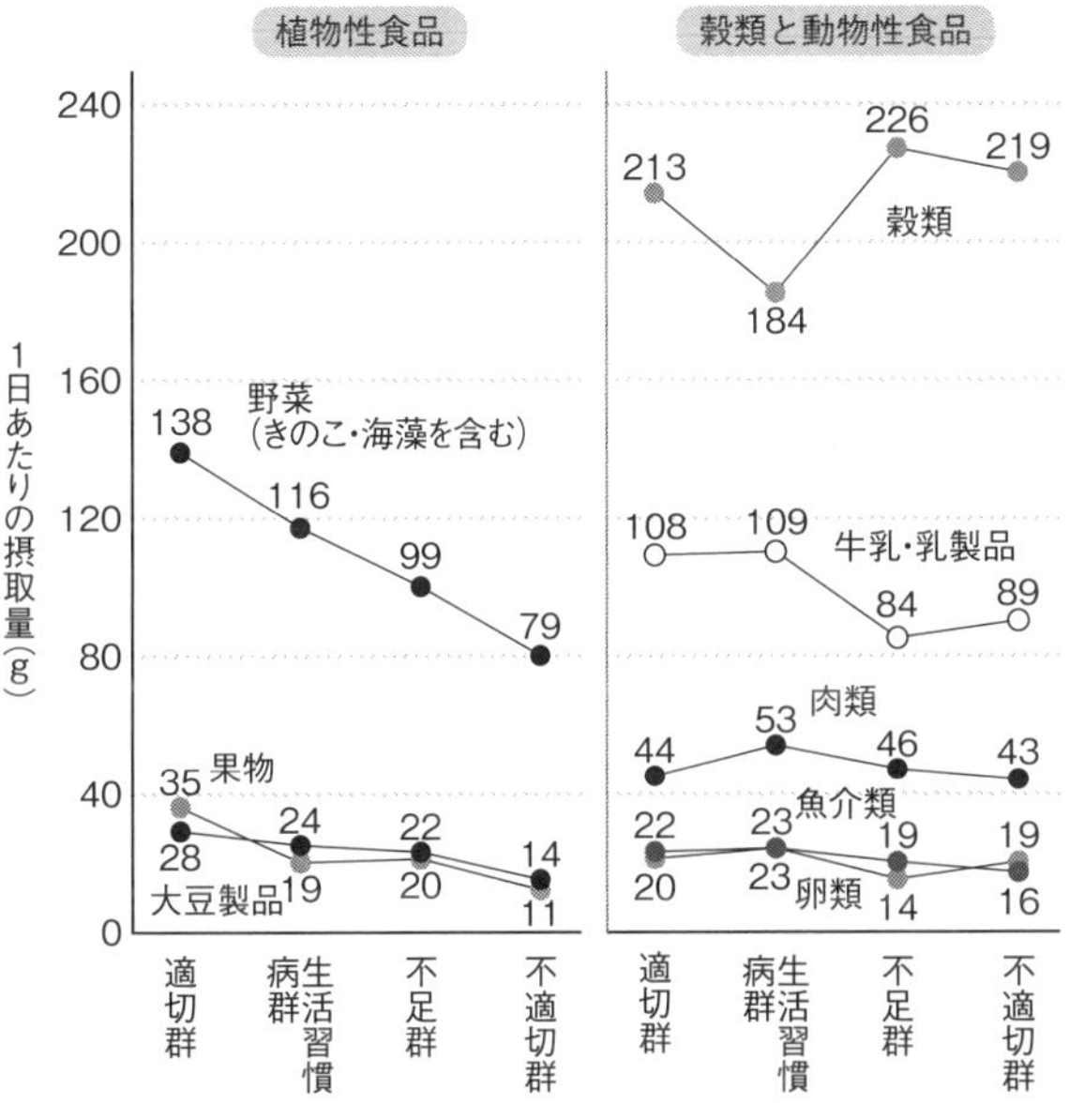

「適切群」の子どもたちが野菜、果物、大豆製品を最もたくさん食べていたことと、「生活習慣病群」の子どもたちは牛乳・乳製品や肉類、魚介類、卵をたくさん食べて穀類が少なかったことに注意したいところです。

いるともいえます。

このように見ると、野菜や果物などの植物性食品に比べて、牛乳・乳製品や肉類などの動物性食品のほうが、給食の献立作りも食育での教え方もむずかしそうです。

学校給食は食べる教材

学校給食の献立（料理名と食材名）と栄養価を見ると、次の3つのことがわかります。
●子どもたちが食べるべき栄養素の種類とその量、
●その実現にふさわしい食材と調理法、
●子どものときに経験しておくべき食材の種類、です。
3つ目については今回触れられませんでしたが、どれを欠いても、また、どれか1つを強調しすぎてもいけないとぼくは思います。これら3つが盛り込まれた学校給食は文字どおり「食べる教材」です。学校給食の役目は終わったどころか、むしろ複雑になり、そして増していると考えられます。

◆

このお話は、食べたものをていねいに記録してくれた910人の子どもたちと、それを支えてくださった保護者のかたがたや学校の先生がたのおかげです。

学校給食は必要なのか？　子どもたちの食はだいじょうぶか？　この問いに本当の答えが

出るのは、子どもたちが大人になり、いつまでも続くものと信じていた健康にかげりが見え始めるころ、すなわち半世紀先です。そのときに「よかった」といえるように、科学的でぶれない学校給食や食育が求められます。そのためにはこのような調査が不可欠です。ご協力くださったすべてのかたに改めてお礼を申し上げます。

結論

学校給食は子どもたちの食を支えています。

学校給食はかつての不足の時代だけでなく、現代の子どもたちの食も支えています。しかも、不足が気になる栄養素だけでなく、過剰摂取も含めて、いわゆる生活習慣病に関連する栄養素への配慮も同時に求められています。学校給食の役割は複雑になり、そして増しているのです。

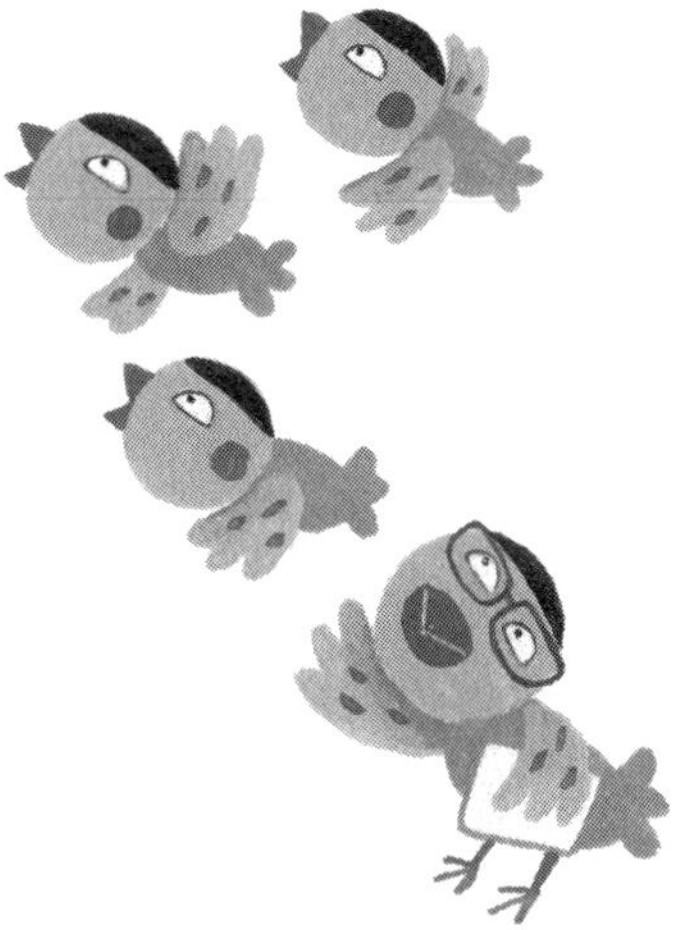

出典

① 文部省・日本学校給食会。学校給食の発展。第一法規出版、1976。

② 総務省統計局。政府統計の総合窓口。学校保健統計調査。年次統計。年齢別、平均身長の推移（明治33年度～平成28年度）および年齢別、平均体重の推移（明治33年度～平成28年度）https://www.mext.go.jp/b_menu/toukei/chousa05/hoken/1268826.htm

③ Asakura K, et al. School lunches in Japan: their contribution to healthier nutrient intake among elementary-school and junior high-school children. Public Health Nutr 2017; 20: 1523-33.

2 所得の違いと食習慣の違い

教育の価値は？

問い

日本人妊婦さんで、野菜と果物の摂取量（平均値）について、家庭の所得と本人の学歴との関連を調べた結果です。

AとBのどちらの図が「家庭の所得」でしょうか？

・答えは本文中にあります。

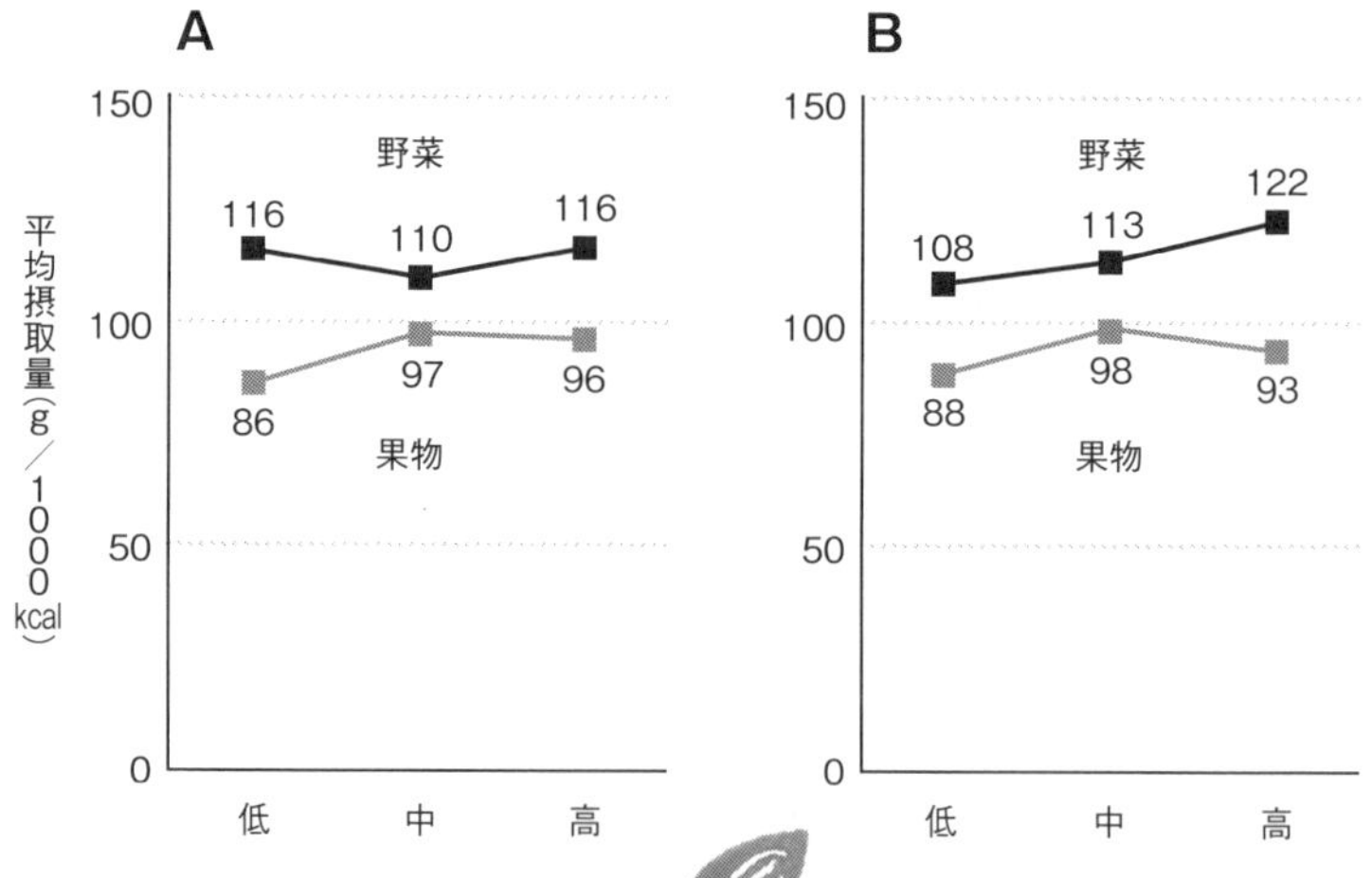

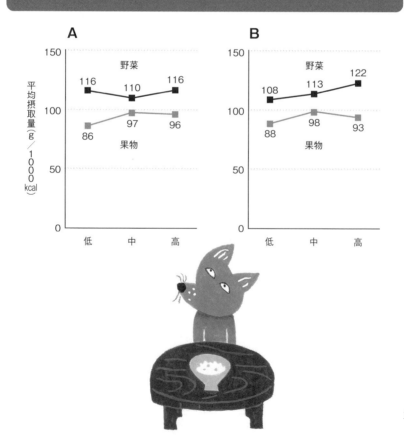

「あなたは裕福ですか?」との質問にほとんどの国民が「中流」と答えていたのは過去のこと、気がつけば日本は格差社会へと様変わりしていました。格差社会と聞いて、定職に就けない若者の窮状を取り上げたテレビ番組を思い出しました。からになったカップめんの容器とペットボトルがこたつの上に散乱した狭い部屋が、広角レンズで映し出されていました。

健康的な食事にはお金がかかる

図1は、摂取した食品全体に費やした金額とおもな食品群の摂取量との関連を、わが国の大学1年生(女子)で調べた結果です 出典1。この研究では、過去1か月の間に食べた食品の種類とその重量を調べ、それぞれの食品の代表的な市場価格を参考にして、食品にかけたおよその費用を1人ずつ推計しました。

食品にお金をかけていた人は野菜と果物をたくさん食べていて、逆に、お金をかけていなかった人は穀類に頼りがちであった様子がわかります。お金をかけていた人ほど肉も魚も多く食べていましたが、その差は魚介類のほうでより顕著でした。「もっと野菜を、もっと魚を」といわれても、食事にかけられるお金に制約がある場合はそれがむずかしいことを示す、切実なデータです。

その一方で、高い→(おいしい)→健康によくない、というありがちな連想が成り立っていないことも示しています。でも、この研究が調べたのは、食品に使ったお金、しかも推定値であって、その人が裕福かどうかではありません。また、外食にかけたお金や調理加工品

食事に使ったお金と食品群別摂取量との関係を見た研究があります。

report 1

図1 食品群別摂取量と食事(食品)に費やした金額

出典❶

過去1か月間に食べた食品全体に費やした金額別に見た、おもな食品群の摂取量(平均値)。18～20歳の日本の大学1年生（女子）3,931人を調べた結果。

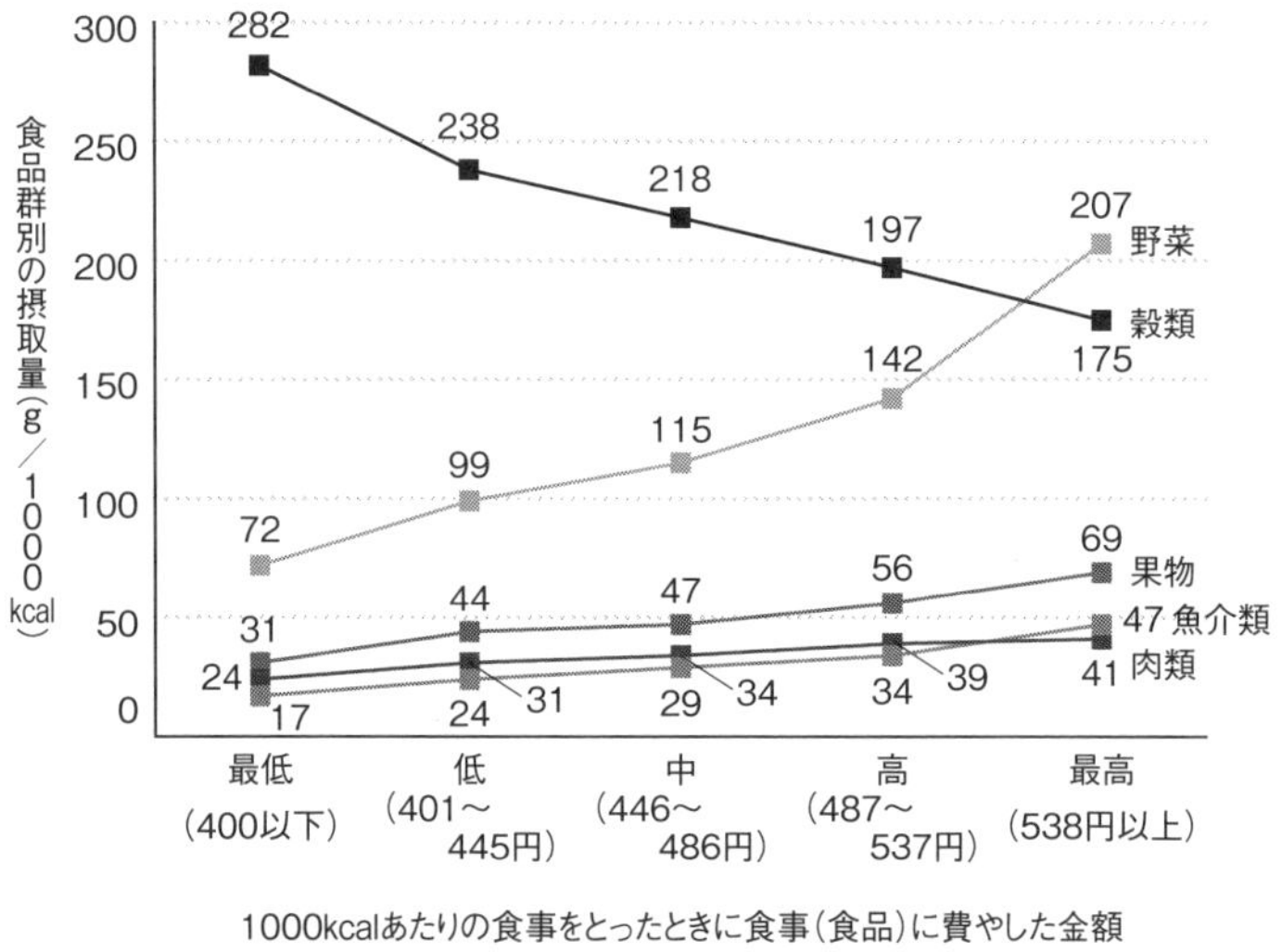

食品にかけるお金が多くなるほど、穀類の摂取が減り、代わりに、野菜とくだものの摂取量が多くなることがわかります。同時に魚介類と肉類も増える傾向にありました。

を買った場合と食材を買った場合の違いなども考慮されていません。さらに、それぞれの食品の価格は小売物価統計調査から得られた値で、一つの食品には一つの価格が使われました。牛肉と豚肉の区別はされましたが、高い牛肉かそうでない牛肉かの区別はされていません。

所得か？ 教育か？

図2は、家庭の所得と食品摂取量の関連を調べた研究の一部で、アメリカの全国調査に基づく結果です 出典❷。アメリカでは、「これよりも収入が低いならば貧窮とすべき」とされる所得（貧窮閾値《いきち》）が決められています。そして、野菜と果物は「健康的」と考えられている食品の代表ですから、「健康的な食習慣かどうか」を評価するのに最も単純でわかりやすい指標でしょう。

そこで、この研究では、貧窮閾値よりも所得が低い人、閾値以上で閾値の2倍未満の人……といったように、所得別に5つの群に分けて、野菜と果物の合計摂取量を比べました。左側ほど所得が低く、右側ほど所得が高い群です。所得の高い人ほど野菜と果物を豊富に食べていたという結果（■のグラフ）で、図1とほぼ同じ傾向です。お金がある→食べ物の選択の幅が広い→健康的な食べ物を選ぶ、という流れなのかもしれません。

しかし、はたして本当にそうでしょうか。

所得が高い人は学歴（教育歴）も高い傾向があります。たとえば図3は、2021年に厚生労働省が行なった賃金構造基本統計調査の結果から、40〜44歳男女の平均賃金（1か月あたり）を学歴別にみたものです 出典❸。高卒と大学院卒の間では男女ともにおよそ20万円もの違いがあります。[※1] すると、学歴と所得の間に高い相関があったために、そして学歴を考慮した計算をしなかったために、本当は「学歴→野菜・果物摂取量」なのに、「所得→野菜・果物摂取量」と見えただけかもしれません。

そこで、図2 のアメリカのデータを使って、「学歴が同じなら」という仮定を設けて計算し直した結果を 図2 に上書きしてみました（■のグラフ）。すると、先ほど見えていた「所得の違いによる野菜と果物の合計摂取量の違い」はほとんど消えてしまいました。すなわち、所得と野菜・果物の合計摂取量との関連の間には、学歴が介在していたわけです。

このような関連は、日本では妊婦さんで見られています。日本の研究では、野菜と果物を分けて、家庭の所得と母親の学歴との関連を観察しました。図4 のように、野菜は学歴だけに関連した一方、果物は所得と学歴の両方に関連していました 出典❹。これは、果物の価格が比較的高いという日本の実情を反映したものかもしれません。これが冒頭の問いでした。正解はA。おわかりになりましたか？

所得よりも教育か？

病気にかかりたいとはだれも思いません。特にがんはそうでしょう。さらに、がんにかかった人の場合、治療が奏功してがんが完治したら、がんの再発を避けるために人一倍、健康管理に気をつかうはずです。また、そうあっていただきたいと思います。

※1　今回の話題には関連しませんが、大きな男女差があり、これも見過ごしてはならない社会問題です。

野菜と果物に絞って所得との関連を見てみると……？ そして学歴の影響は？

report 2

図2 野菜と果物に絞って所得との関連を見てみると…？

出典②

摂取量は平均値。学歴を考慮しない場合と、各群において学歴に違いがないと仮定した場合。

1999～2006年のアメリカ国民健康・栄養調査に参加した18歳以上の男女16,232人を調べた結果。

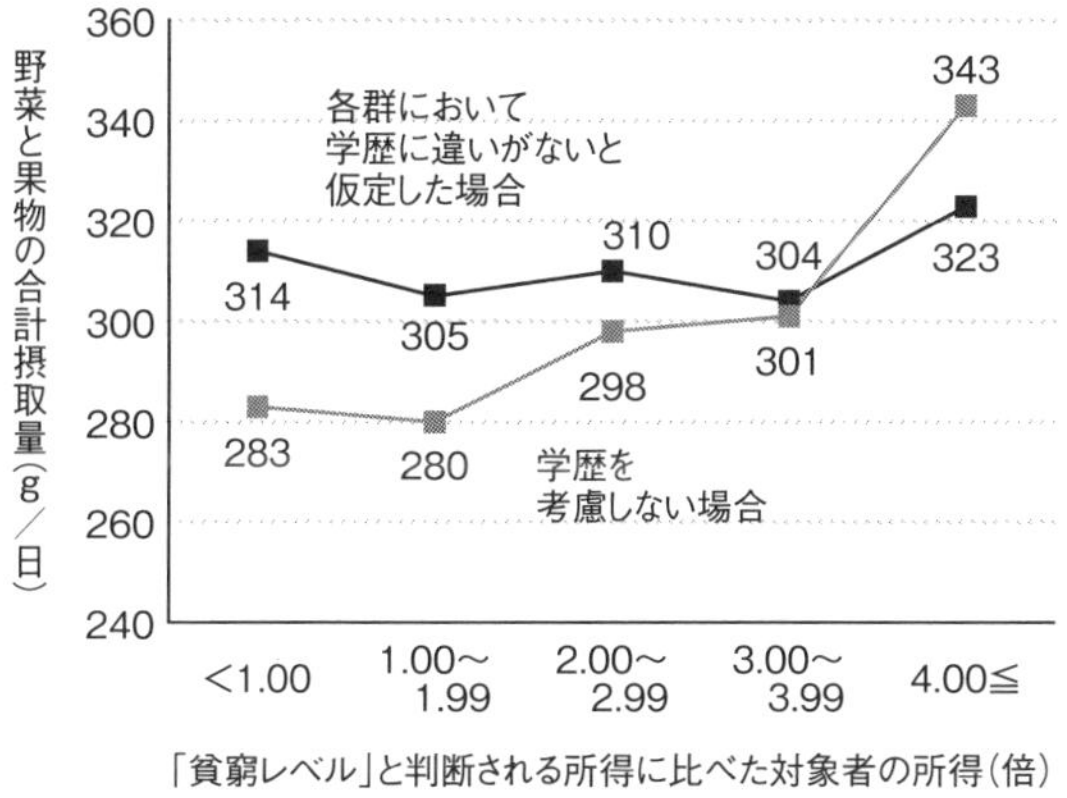

所得が高い人ほど野菜と果物の合計摂取量が多い傾向にありますが、学歴に差がないと仮定すると所得と野菜と果物の合計摂取量との間の関連は消えてしまいました。これは、野菜・果物の合計摂取量は、所得よりも学歴とより強く関連していることを示しています。

図3 日本人男女 (40～44歳) で学歴と平均賃金を見てみると…？

出典③

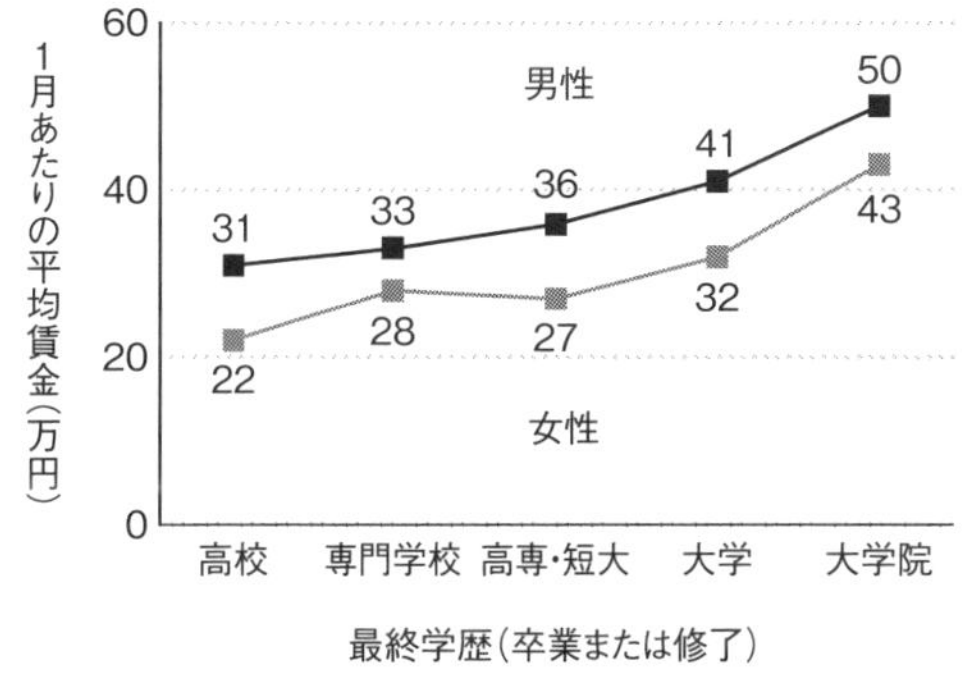

高卒と大学院卒の間では男女ともにおよそ20万円もの違いがあります。

がんにかかった患者さんの中で、幸いがんが治った５４０９人を対象として健康行動を調べた研究がアメリカにあります 出典⑤。この中に「野菜と果物の合計摂取頻度」という質問があり、1日に5回以上摂取していたら充足（充分に食べている）として、野菜と果物の摂取と所得と教育との関連が報告されています 図5。この図では、所得と学歴と「野菜と果物の合計摂取頻度」の関連を可能な限り互いの影響を除いて純粋に見るために、それぞれ3群に分け、合計9つの群の間で「野菜と果物の合計摂取頻度」を比べています。

図の左半分は、どの所得の群でも学歴が高い群ほど野菜・果物がしっかり食べられていたことを示しています。もう少し細かく見ると、野菜・果物をしっかり食べていたのは学歴が高い群にほぼ限られていたこともわかります。一方、図の右半分は、学歴が同じ人たちでは所得が違っても野菜・果物摂取頻度はほとんど同じだったことを示しています。

これほどはっきりした結果はむしろ珍しいのですが、先ほどの日本人妊婦の研究も合わせて、全体としては、学歴が「主」、所得が「従」といったところのようです。この2つの研究に共通しているのは、自分の健康を考える大きなできごとがあったことです。このようなときに、生活改善を考え、それを行動に移すために、教育というベースが有効かもしれないことを教えてくれる結果です。

教育か食育か？

しかし、ここで扱ったのは、教育内容を問わない一般的な「教育」であって、「食育」で

妊婦さんとがんが治った患者さんで見てみましょう。 report 3

図4 野菜と果物の摂取量を所得と学歴別に見てみると…？ 出典④

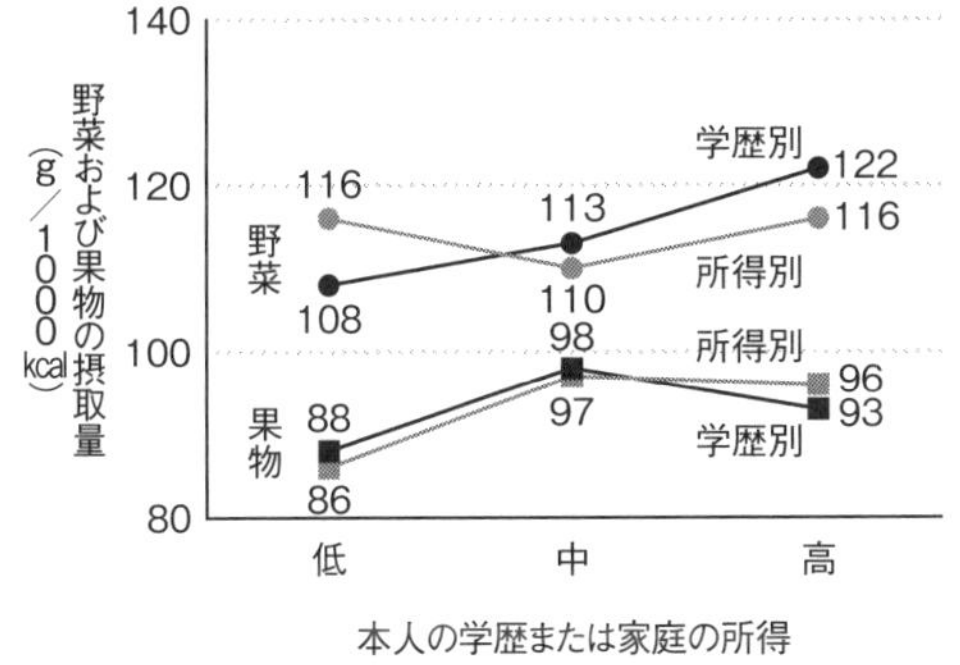

摂取量は平均値。日本の妊婦1002人の食習慣を調べた結果。

野菜は学歴だけに関連した一方、果物は所得と学歴の両方に関連していました。

図5 がんが治った人だと…？ 出典⑤

がんが治った5,409人で「野菜と果物の合計摂取頻度」を所得と学歴別に見た結果。所得も学歴もそれぞれ3つの群（合計9つの群）に分けた。

同じ収入の群内における学歴による違い

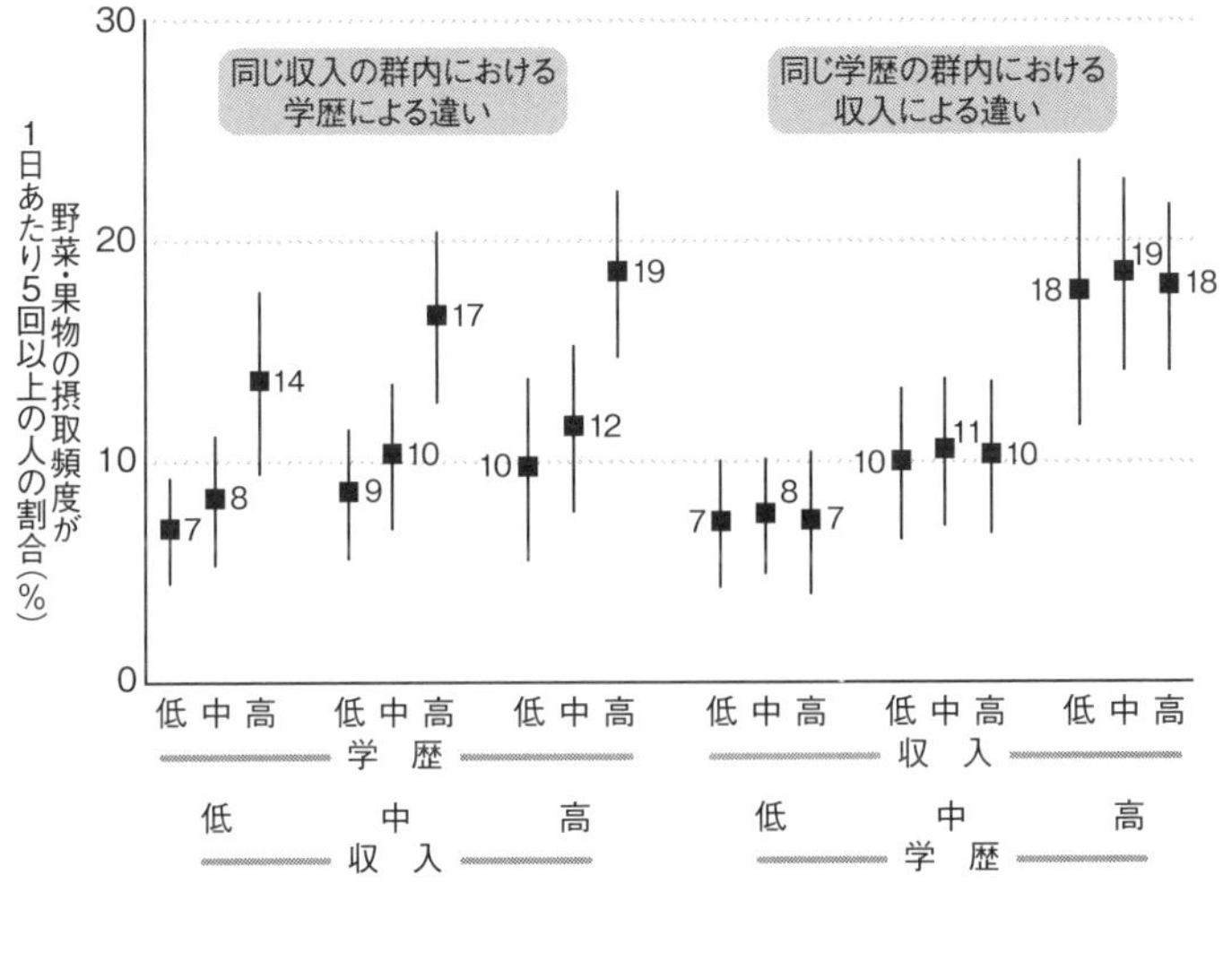

所得とはあまり関連がなく、学歴が高い群ほど野菜・果物をしっかり食べられていることがわかりました。

はありません。したがって、これらの結果からは「食育はたいせつ」とはいえません。なにかを深く学ぶ経験が健康行動を後押ししているかもしれないと解釈するほうが正しいでしょう。自分で疑問を探し、自分で調べ、自分で考え、自分で選び、自分で答えをまとめる力が、食事や栄養を学ぶことにも増してたいせつなのではないかと考えました。なぜなら、図5の学歴「高」群（＝大学卒）の人たちは、大学4年生のときに、「自分で調べ、自分で考え、自分で選び、自分でまとめる」という教育、すなわち、卒業研究を経験したはずだからです。[※2]

このような教育と、食育がセットになればすばらしいのに、と考えました。小学校や中学校でも「調べ学習」が増えているそうです。このような教育が進めば、野菜を残してはいけませんと注意したり、ピーマンやにんじんを細かく刻んで見えなくしたりしなくても、自分から野菜を食べる子どもたちが増えることでしょう。このような教育は、第1話（326ページ）の学校給食と同様に、半世紀後、子どもたちがなにかの病気を心配する年齢になったとき、きっと役に立つはずです。

※2　卒業研究を課していない大学（学部、学科）も一部あります。

結論

健康的な食習慣は
所得よりも教育が決め手のようです。

所得と食習慣の関連を単純に観察すると、所得の高い人ほど健康によい食べ物を食べているようです。でもその真相は、所得の高い人ほど学歴も高い傾向があるためにそう見えていた、見かけの現象によるところが大きいことがわかりました。格差社会を生き抜いていかなくてはならない人間に求められているのは、お金よりも、「生きる力」としての知恵と知識と技術のようです。

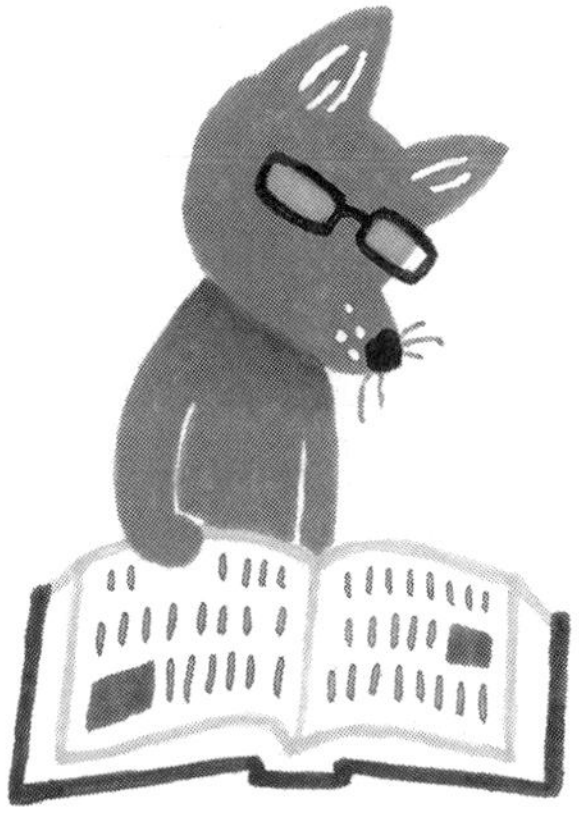

出典

① Murakami K, et al. Monetary costs of dietary energy reported by young Japanese women: association with food and nutrient intake and body mass index. Public Health Nutr 2007; 10: 1430-9.
② Middaugh AL, et al. Few associations between income and fruit and vegetable consumption. J Nutr Educ Behav 2012; 44: 196-203.
③ 厚生労働省。2021年賃金構造基本統計調査。
④ Murakami K, et al. Education, but not occupation or household income, is positively related to favorable dietary intake patterns in pregnant Japanese women: the Osaka Maternal and Child Health Study. Nutr Res 2009; 29: 164-72.
⑤ Zhu Z, et al. Is education or income associated with insufficient fruit and vegetable intake among cancer survivors? A cross-sectional analysis of 2017 BRFSS data. BMJ Open 2020; 10: e041285.

3 独居と孤食とうつ

なにを食べるか・だれと食べるか

問い

複雑な現代社会において「うつ病」は大きな健康問題です。日本人成人の何％くらいがうつ病にかかっていると思いますか？　うつ病は治ったり再発したりすることもあるため、ここでは、ある一時点でたくさんの人を調べた結果（時点有病率）とします。

・答えは本文中にあります。

- ☐ 0.1%
- ☐ 0.5%
- ☐ 1%
- ☐ 5%
- ☐ 10%
- ☐ 50%

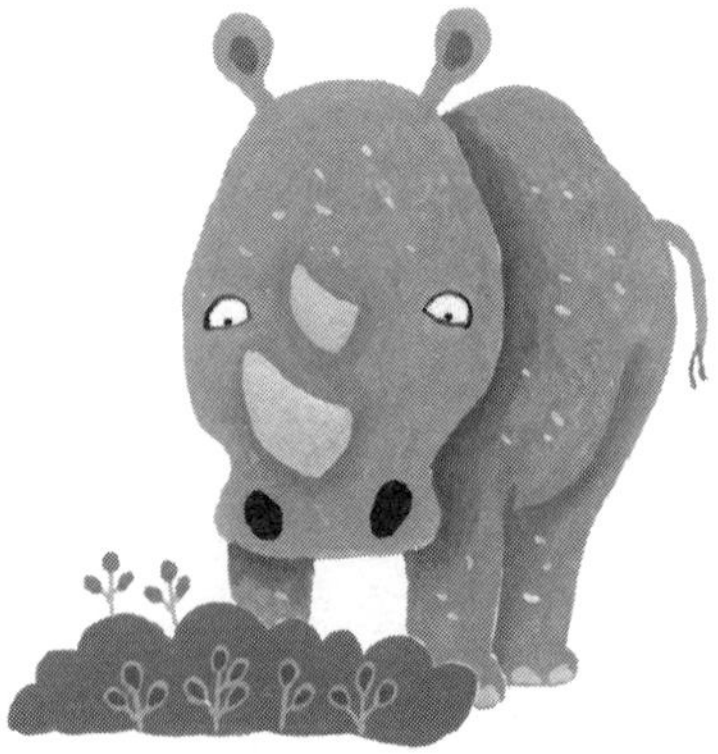

現代社会がかかえている健康問題は、がんや糖尿病や心筋梗塞といった生活習慣病だけではありません。心の不調である「うつ（鬱）病」も大きな健康問題です。うつ病は、日常生活に強い影響が出るほどの気分の落ち込みが続いたり、何事にも意欲や喜びを持てなくなったりする病気です。日本人成人のおよそ20人に1人（5％）がうつ病であるとした調査結果もあり、けっしてまれな病気ではありません 出典❶。これが右ページの問いの答えです。

さらに、うつ病ではないけれど、うつ病に近い症状をいくつかかかえてしまうことはだれにでもあります。ここでは「うつ傾向」と呼ぶことにします。そこで心配になるのが、新型コロナウイルスの感染拡大に伴う外出自粛と外食や会食の自粛が心に与えた影響です。大きな影響を受けるのはひとり住まいの人たちでしょう。そこで今回は、「ひとり住まい（独居）」と「ひとりで食事をとること（孤食）」とうつ傾向との関連を取り上げてみたいと思います。

独居はうつ傾向に関連するか？

日本人高齢者男女8万人弱を対象として、健康状態や生活状態、生活環境をくわしく調べた研究があります。その中から、調査当時にはうつ傾向がなく、3年後の再調査にも参加してくださり、必要なデータがすべてそろっていた3万7193人を対象として、独居とうつ傾向の関連が調べられています（図1 出典❷）。

全体としては12％の人が新たにうつ傾向を示しました（**上左図**）。この数値自体かなり多いと感じましたが、居住状態（同居か独居か）で分けたところ、同居群に比べて、独居群でうつ傾向を示した人がさらに多かったことがわかりました。この傾向は男性でさらに顕著でした。

だれかといっしょに住んでいる人（同居）と独居の人では生活環境は大きく違いますが、真っ先に思い浮かぶのは、話し相手の有無と食事をいっしょにとる相手の有無ではないでしょうか？　そこでこの人たちについて、「同居か独居か」と「だれかといっしょに食事をとる（共食）か、ひとりで食事をとる（孤食）か」との関連を見たところ、**上右図**のように、あたりまえですが、同居している人のほとんどはだれかといっしょに食事をとって（共食をして）いて、独居の人はほとんどひとりで食事をとっていました（孤食でした）。

この事実は、「独居→うつ傾向」と単純には関連づけられない可能性を示しています。次の2つの仮説が考えられるからです（**下左図**）。一つは独居のために孤食になり、孤食がうつ傾向の原因となっているとする仮説（仮説A）、もう一つは、独居の有無に関係なく、本当は孤食がうつ傾向の原因なのだが、この研究ではたまたま独居と孤食の間に強い相関（片方が多いともう一方も多いこと）があったために、一見、独居がうつ傾向の原因であるかのように見えてしまったとする仮説（仮説B）です。

どちらの仮説が正しいかを知るためには、孤食とうつ傾向との関連の強さを同居の人たちと独居の人たちで分けて調べ、結果を比べればよいはずです。そこで、同居群と独居群それぞれについて、共食群に対する孤食群のうつ傾向のリスクを示しました（**下右図**の左側のグラフ、研究1 出典❷）。すると、男性では独居群のほうで、共食群に比べて孤食群でうつ

report 1

ひとり住まいと孤食、うつ傾向との関連を調べた研究を見てみましょう。

図1 独居と孤食とうつ傾向との関連

日本人高齢者を対象として、居住状態（同居か独居か）と食事状態（共食か孤食か）とうつ傾向の有無との関連を調べた研究。

居住状態別（同居か独居か）に見たうつ傾向の保有率 出典❷

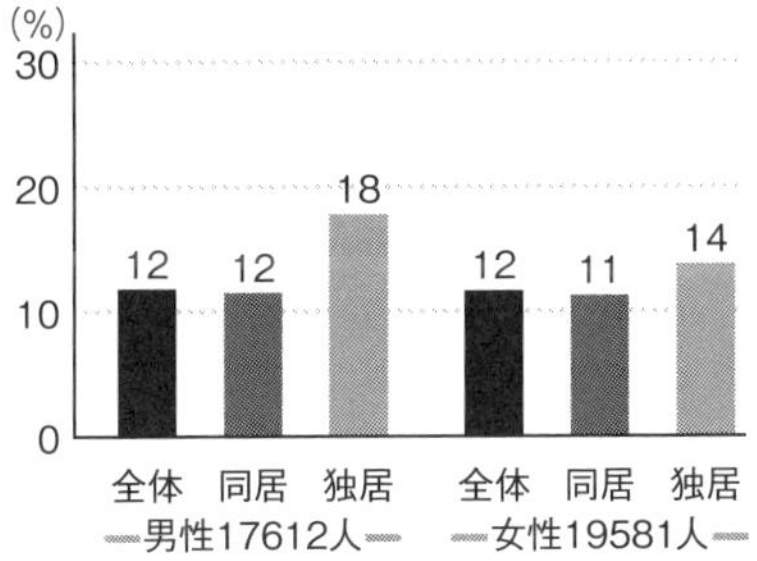

居住状態（同居か独居か）と食事状態（孤食か共食か） 出典❷

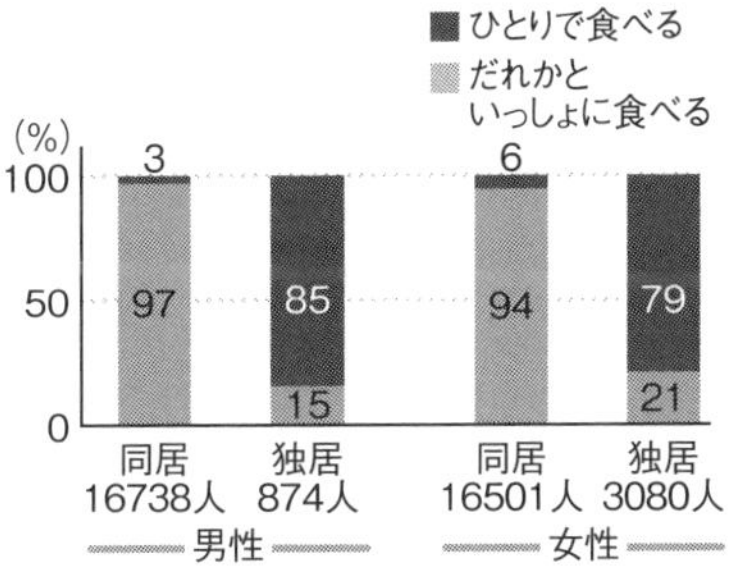

独居と孤食とうつ傾向との関連を示す2つの仮説

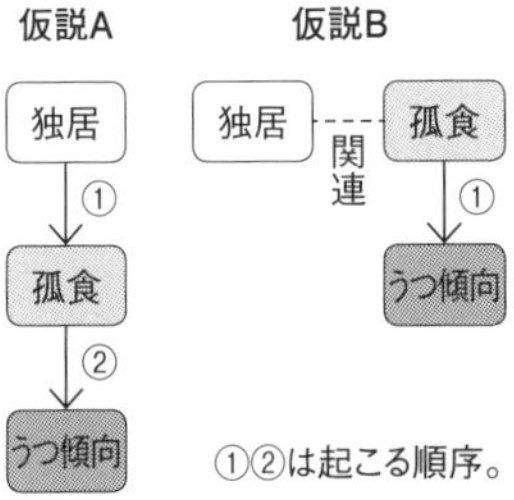

独居と孤食はうつ傾向に強く関連していること、男性で特にその関連が強いことがわかります。

孤食の人が共食をしている人に比べてうつ傾向になるまたはうつ傾向である相対的なリスクを居住状態別（同居か独居か）に見た2つの研究の結果 出典❷❸

年齢や収入などうつ傾向に関連することがすでにわかっている要因の影響は統計学的に除いてある。相対危険（研究1）またはオッズ比（研究2）とその95%信頼区間。

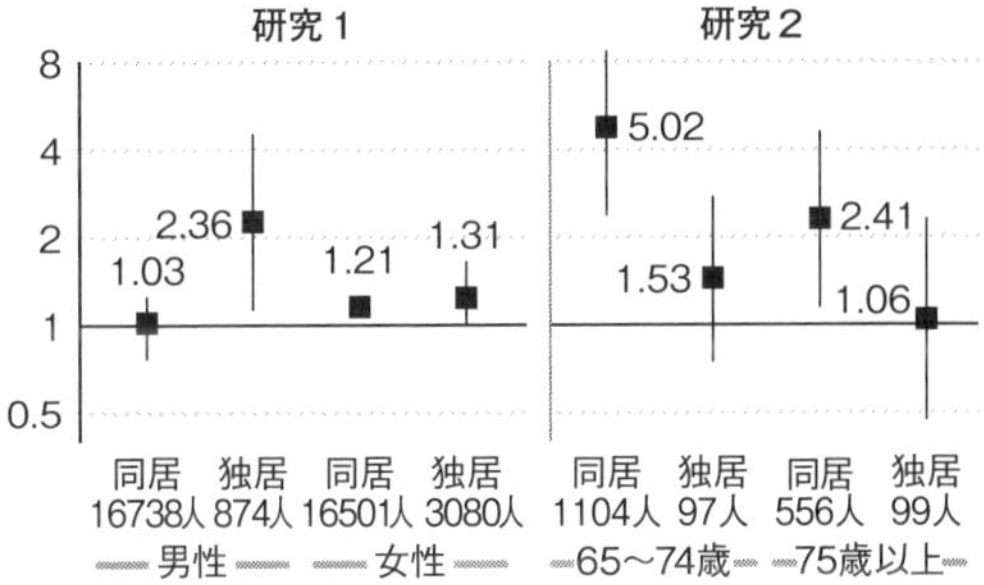

傾向のリスクが2倍以上高くなっていました。

ほぼ同じことを調べた研究が国内にもう一つあります（**下右図**の右側のグラフ、研究2 出典③）。この研究では、同居か独居かの調査や共食か孤食かの調査をうつ傾向を調べる調査と同時に行なっていますが、計算方法はほぼ同じです。一見してわかるように、2つの結果はかなり違っていて、研究2では、同居しながら孤食になっている人がうつ傾向を示すリスクがとても高いという結果です。

研究1（左側のグラフ）は仮説Aに近く、研究2（右側のグラフ）は（どちらかといえば）仮説Bに近いように見えます。独居であることが、前提条件となっているからです。この2つの研究だけでは結論はくだせませんが、どちらか一方が正しいというのではなく、真相は両方とも少しずつ正しくて、三者の関連はもっとずっと複雑なのかもしれません。

共食頻度はうつ傾向と関連するか？

うつ傾向には同居か独居かだけでなく、共食か孤食かも関係していそうだとわかりました。そこで、共食の頻度とうつ傾向との関連を調べた韓国の全国調査の結果を見てみたいと思います 出典④。この研究では、「1日にだれかといっしょに食事をとる頻度」に加えて、「お酒を飲む頻度」とうつ傾向との関連も調べています。**図2上**はそれぞれの頻度別に見たうつ傾向を示した人の割合です。図は男性の結果だけですが、男女ともに共食頻度が低いほどうつ傾向を示す人が多いことがわかりました。これは**図1**の研究結果に似ています。

もう少しほかの研究も見てみましょう。

report 2

図2 食事状態（共食か孤食かの頻度とお酒を飲む頻度）とうつ傾向との関連

出典④

20歳以上の韓国人を対象として、だれかといっしょに食事をとる頻度、お酒を飲む頻度とうつ傾向の有無との関連を調べた研究。男性5,854人の結果。

うつ傾向の人の割合

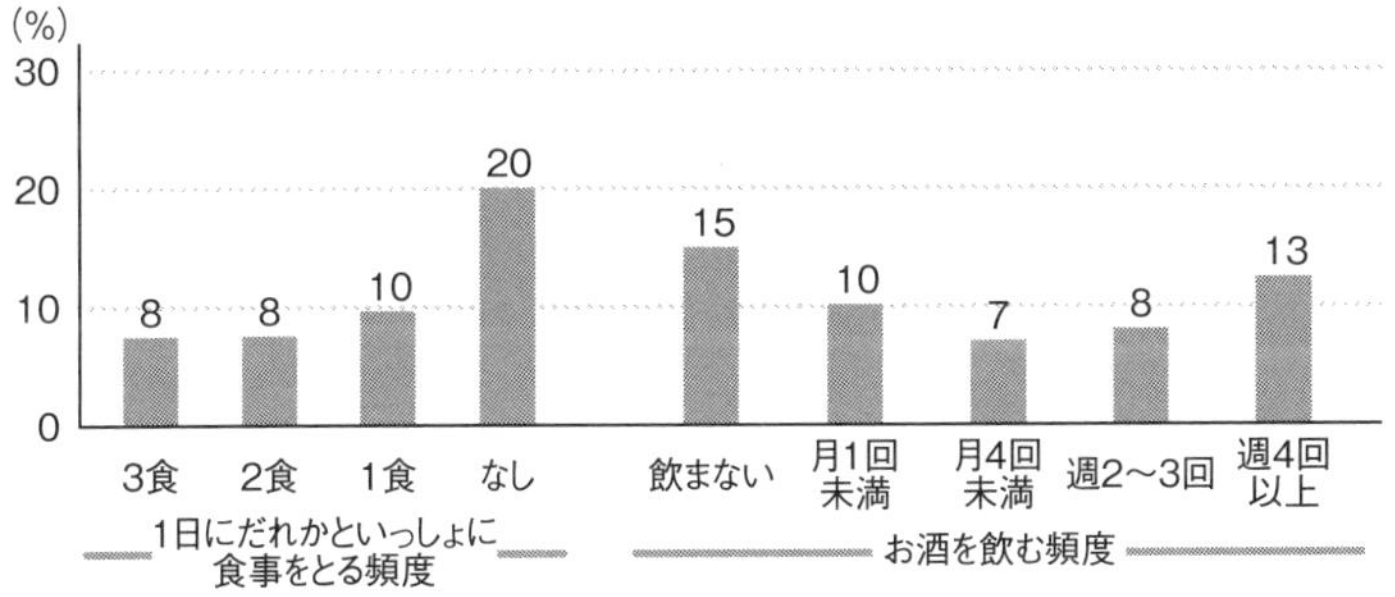

「1日に3食だれかといっしょに食事をとる群」と「お酒を飲まない群」に比べた相対的なリスク（オッズ比）

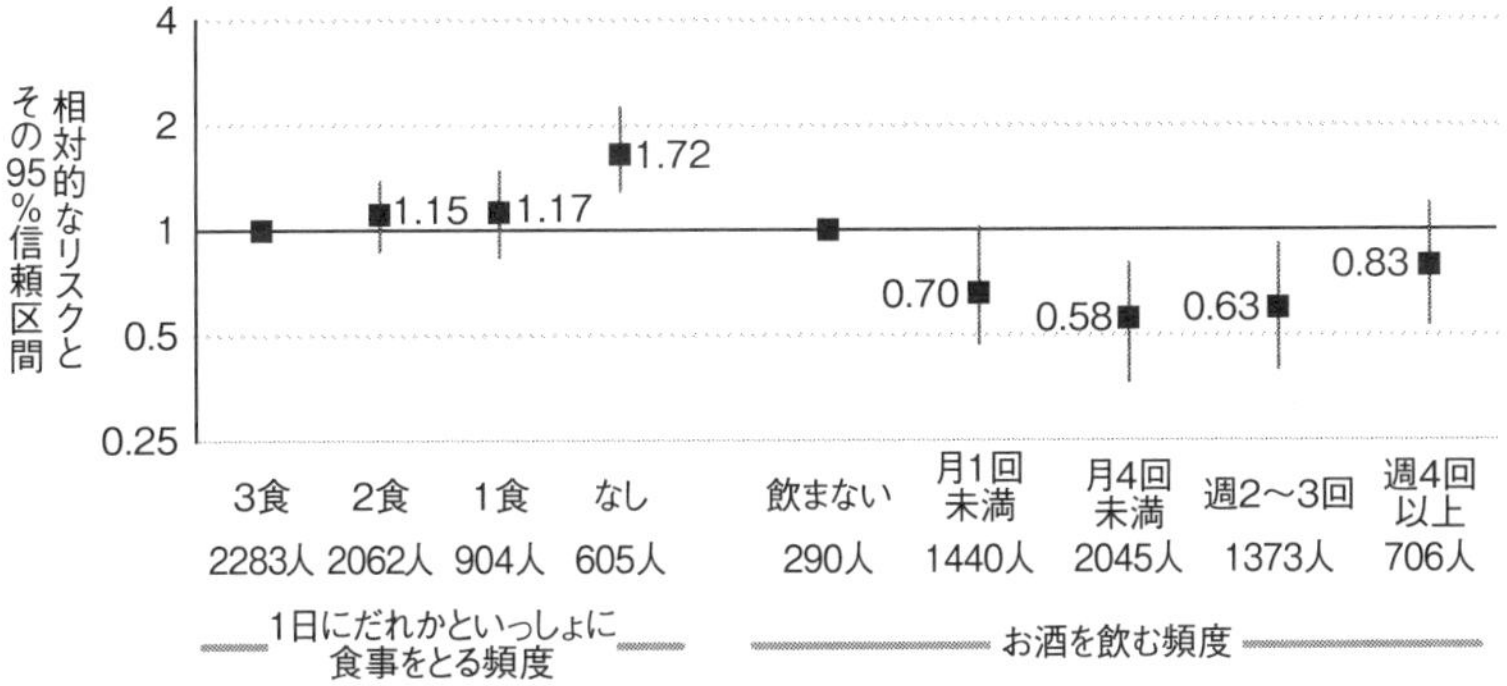

男性ではいつもだれかといっしょに食事をとり、ときどきお酒を飲む人で最もうつ傾向が少ないことがわかりました。

一方、「お酒を飲む頻度」との関連はU字型で、週に1回から3回お酒を飲む群は、お酒を飲まない群や週に4回以上お酒を飲む群よりも、うつ傾向を示す人が少ないという結果でした。

これらの関連をもう少していねいに見たのが**図2下**です。「1日に3食だれかといっしょに食事をとる群」または「お酒を飲まない群」がうつ傾向を示すリスクに比べた、ほかの群がうつ傾向を示す相対的なリスクです。年齢や家庭の収入など、うつ傾向に関連することがわかっているほかの要因の影響は統計学的に除いてあります。なお、女性ではうつ傾向のリスクが下がるU字型は見られませんでした。

2つの結果を組み合わせると、少なくとも男性については、いつもだれかといっしょに食事をとり、ときどきお酒を飲む人が最もうつ傾向を示しにくいといえそうです。この研究では1人で飲む場合も含まれているので、「だれかといっしょに飲むこと」の意義にまでは迫れていませんが、呑みニケーションと呼ばれるように、お酒を飲むことは（週に3回までなら）こころの潤滑油となり、うつ傾向を防いでくれるのかもしれません。さらに飲む相手によってその効果は……といったあたりまで知りたかったところですが、そこまでは調べていませんでした。

共食頻度別に食品摂取頻度を見てみると

ここまでわかったことをまとめると、「なにを食べるかではなく、だれかと食べること

なにを食べるかではなく、だれかとともに食べることがたいせつなのでしょうか。

report 3

図3 食事状態（共食の頻度）と食品群の摂取頻度との関連

出典⑤

独居の65歳以上の日本人高齢者（男性752人、女性1444人）を対象として、「だれかといっしょに食事をとる頻度」とおもな食品群の摂取頻度との関連を調べた研究。実線は群ごとの平均摂取頻度に統計学的な差があった食品群、点線はなかった食品群。

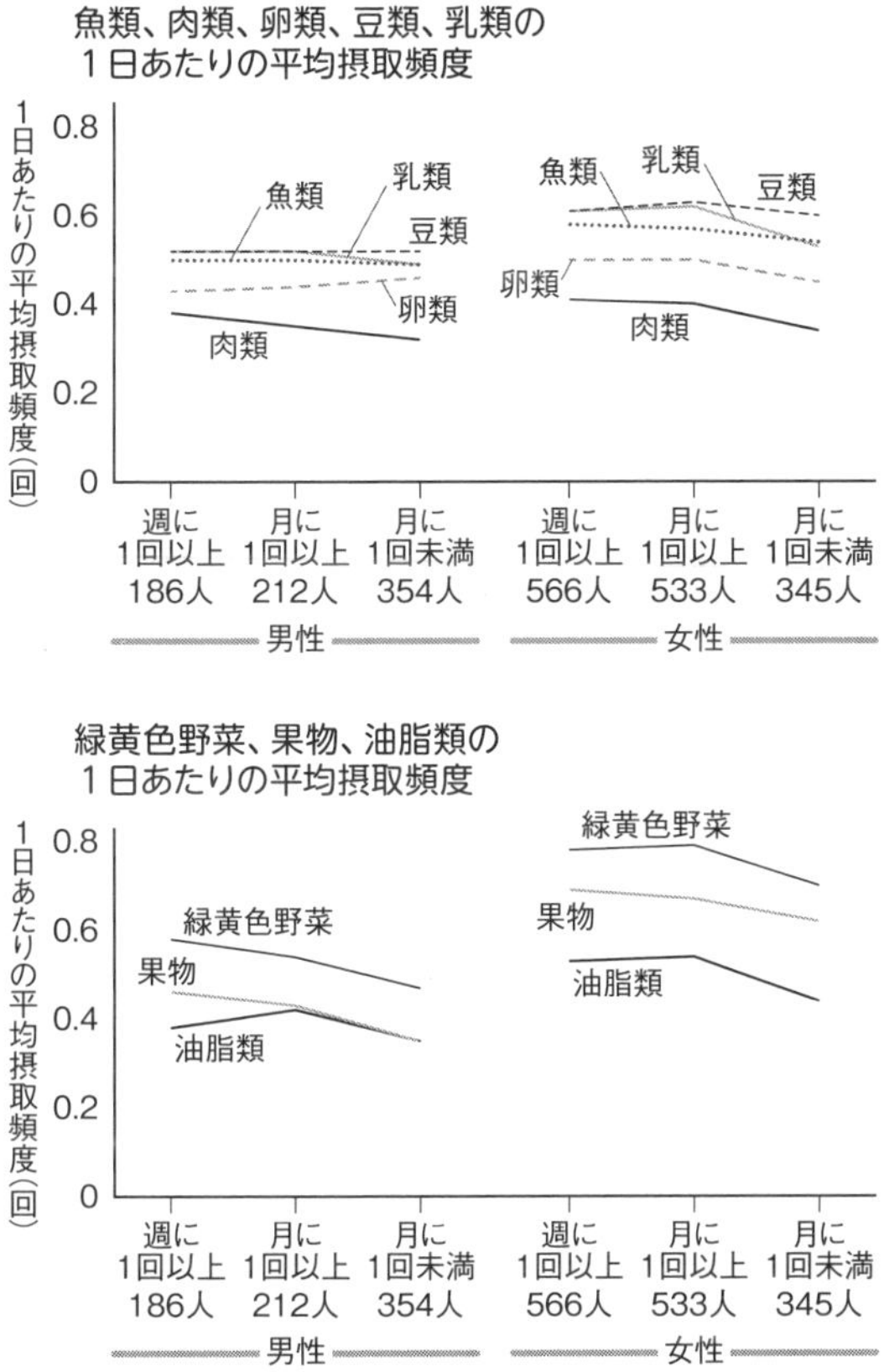

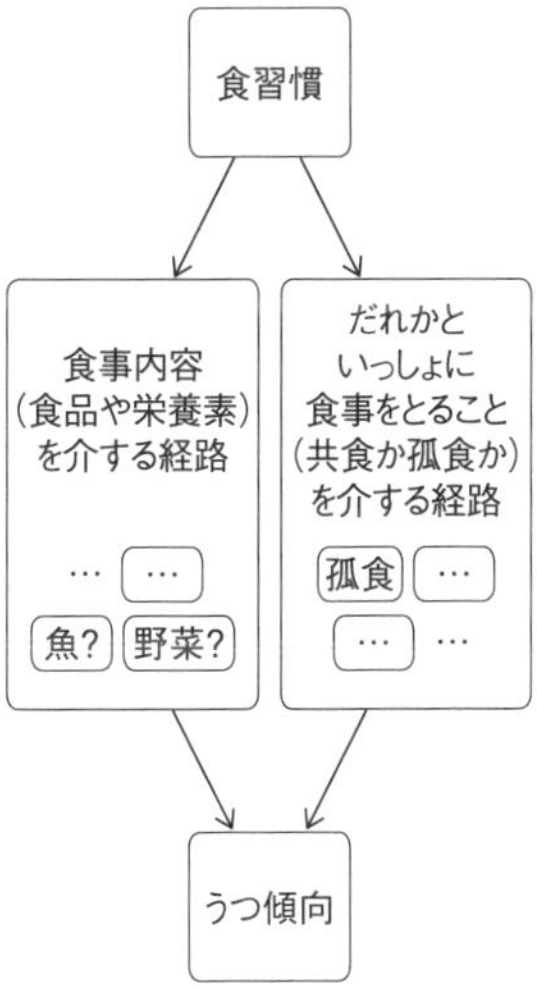

だれかといっしょに食事をとる機会が少ない人ほど全体的に摂取頻度が低く、特に、肉類と緑黄色野菜の摂取頻度が低い傾向が見られました。

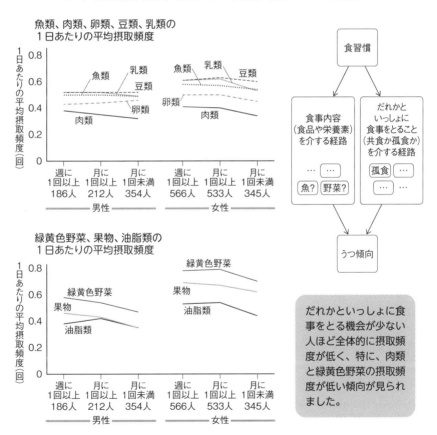

だ」という結論におちつきそうです。はたしてそうでしょうか？

ひとり住まいの日本人高齢者（65歳以上）を対象として、「だれかといっしょに食事をとる頻度」とおもな食品群の摂取頻度との関連を調べた研究があります（図3左 出典5）。だれかといっしょに食事をとる頻度が低い群ほど、わずかですが、ほとんどの食品群の摂取頻度が低く、年齢や家庭の収入などの影響を統計学的に除いてもこの傾向は変わりませんでした。特に肉類と緑黄色野菜でその傾向が強いように見えますが、普通ならとりすぎに注意したい油脂類まで少ない傾向があったので、孤食の人ほど食事全体が簡素で、さらに、肉類と緑黄色野菜が特に乏しいと読むべきでしょう。

食習慣とうつとの関連を調べた24の栄養疫学研究をまとめた結果によると、地中海食[※1]と呼ばれる食事パターンがうつの予防に関連するようだとした研究結果が多く、食品群では魚と野菜をたくさん食べる人でうつになるリスクが少しだけ低い可能性が示されています（出典6）。すると、「なんでもよいから……」とはならず、図3右のような流れ、すなわち、食習慣とうつ傾向の間には、「食事内容（食品や栄養素）を介する経路」と「だれかといっしょに食事をとること（共食か孤食か）を介する経路」の2つの経路の存在が浮かんできます。

ひとり住まいの高齢者が両方のリスクをかかえてしまいやすいとすれば、これは深刻な社会問題だと思います。

※1　※第1章第4話（48ページ）と『佐々木敏の栄養データはこう読む！　第2版』「地中海食は和食より健康的か？　地中海食と和食、究極の健康食を探る」（241～248ページ）でも紹介しています。

結論

独居と孤食とうつ傾向は密接かつ複雑に関連しています。

うつ傾向に関連しているのは独居なのか孤食なのか？ さらに、孤食の問題はひとりで食べることなのか？ それともそのような人たちが摂取する食品や栄養素が偏っていることが問題なのか？ これらはまだよくわかっていないようです。

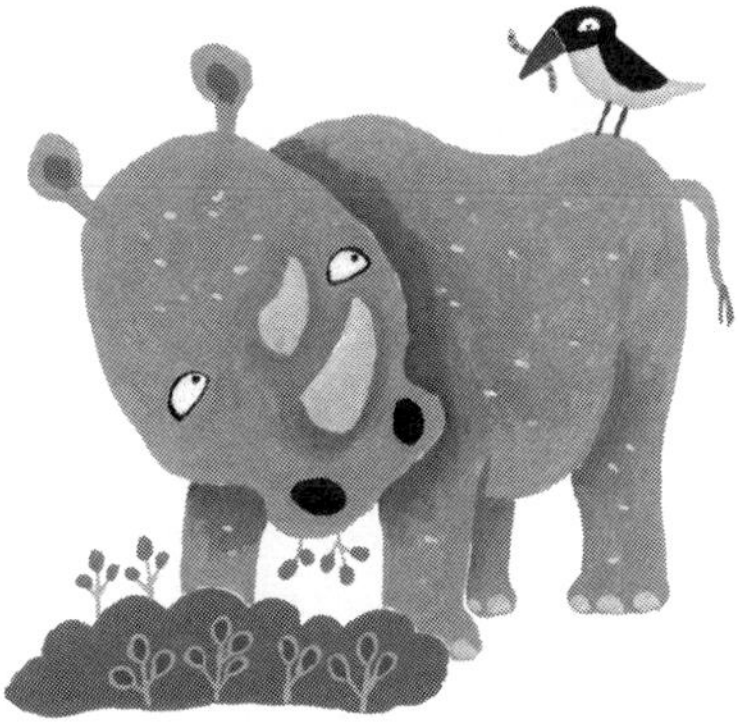

出典

① 今野千聖、他。一般人口におけるうつ病の心理社会的な要因に関する疫学的研究。日大医誌 2016; 75: 81-7。
② Tani Y, et al. Eating alone and depression in older men and women by cohabitation status: The JAGES longitudinal survey. Age Ageing 2015; 44: 1019-26.
③ Kuroda A, et al. Eating alone as social disengagement is strongly associated with depressive symptoms in Japanese community-dwelling older adults. J Am Med Dir Assoc 2015; 16: 578-85.
④ Son YH, et al. Association between commensality with depression and suicidal ideation of Korean adults: the sixth and seventh Korean National Health and Nutrition Examination Survey, 2013, 2015, 2017. Nutr J 2020; 19: 131.
⑤ Ishikawa M, et al. "Eating together" is associated with food behaviors and demographic factors of older Japanese people who live alone. J Nutr Health Aging 2017; 21: 662-72.
⑥ Molendijk M, et al. Diet quality and depression risk: A systematic review and dose-response meta-analysis of prospective studies. J Affect Disord 2018; 226: 346-54.

4 料理好きは健康か？

栄養以外の効能を考える

問い

まずは下の質問にお答えください。次のページからこれらの質問を使った研究の結果をご紹介しますので、ご自身の答えと照らし合わせてみましょう（ただし、外国で行なわれた研究なので、日本人にはややそぐわない質問もあります）。

・答えは本文中にあります。

	いいえ／まれ	ときどき	ほとんど	いつも
新しい料理やレシピに挑戦しますか？	□	□	□	□
その日の夕食の献立を朝に計画しますか？	□	□	□	□
買い物に行く前にその週の食事を計画しますか？	□	□	□	□
買い物は好きですか？	□	□	□	□
その日の夕食をその夜になってから決めますか？	□	□	□	□
夕食を15分以内で作りますか？	□	□	□	□

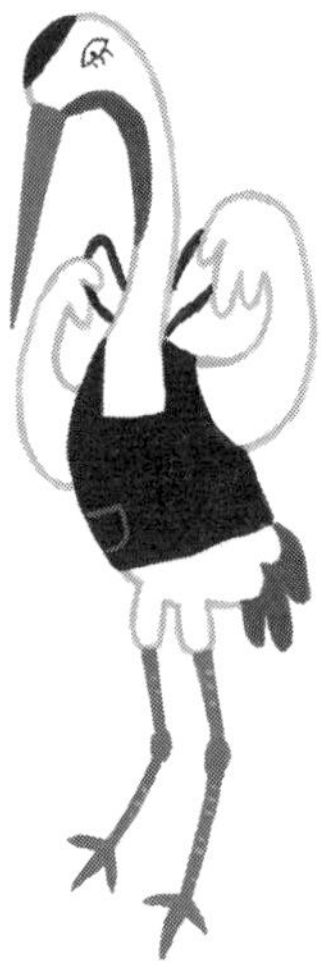

「人（ヒト）は料理をする動物である」といわれます。さらに、生物人類学者リチャード・ランガムによると、「ヒトは料理で進化した」のだそうです 出典❶。

料理によって、食べ物はやわらかくなり、消化しやすくなります。食べ物がやわらかくなったことで口もあごも小さくなり、消化しやすくなったことで腸が短くなりました。その結果、比較的に小さな頭（というより小顔）と細くなった腰を獲得しました。ゴリラやチンパンジーと比べてみるとよくわかります。食べ物がやわらかくなったおかげで、食べるのにかかる時間が減り、その分をほかの知的な活動に使えるようになって、脳の発達が促されました。

発達した脳は大量のエネルギーを必要としますが、幸い消化のために使っていたエネルギーが節約できたので、それをまわすことができ、脳の発達を支えました。まさに、ヒトは料理によってヒトらしい体型と頭脳を手に入れたというわけです。

人類進化の話題はさておき、「料理」という行動と健康との関連について、最近の研究成果を見てみたいと思います。

「料理作り」の好き嫌いは食事内容に影響するか？

料理が好きか嫌いか・得意か苦手かが、食べているものにどのように関連しているかについて調べた研究は、意外なほど見つかりません。簡単なアンケート調査はかなりあるのですが、ここで紹介するのはためらわれるものが大半です。その中で、オーストラリアのメルボルン近郊に住む女性（18～65歳）１１３６人を対象に行なわれた研究は興味深い結果を報告しています 出典❷。

この研究では、食品の買い物に関する行動や考え方、調理に関する行動や考え方、食事の内容（自宅調理かファストフード店で買ったものかなど）、食事のときの行動（だれといっしょに食べるか、テレビを観ながら食べるかなど）の４つの観点から、それぞれ９つずつ、合計36の質問をして、野菜・くだものの摂取頻度との関連を調べました。

そのうち、料理作りの好き嫌いが反映されそうな６つの質問と野菜摂取頻度の関連が 図1 です。「野菜を１日あたり２回以上食べていた人」を「野菜を充分に食べていた人」とし、それぞれの質問について「いいえ／まれ」と答えた群を基準に、野菜を充分に食べていた人の数を比べました。

新しい料理に挑戦し、朝のうちから夕食の献立を考え、買い物の前に献立を立てて、食品の買い物を楽しんでいる人ほど、野菜を充分に食べている人が多い様子がよくわかります。逆に、その日の夕食はその夜に決め、夕食の準備を15分以内ですませてしまう人ほど、野菜を充分に食べている人が少ないという結果でした。夕食を15分以内で作れるとはものすごく手ぎわのよい人だという解釈もありえますが、それよりも、でき合いのものか、包装をあけてチンしてでき上がり……という場合が大半を占めているのでしょう。

なお、果物の摂取でも野菜に似た結果が出ています。ただし、この研究は、野菜とくだものの摂取頻度だけで評価していて、食塩や脂質をとりすぎていないか、鉄やカルシウムは足

料理をする人の食事には どんな特徴があるでしょうか。

report 1

図1 食行動と野菜摂取頻度との関連

出典❷

オーストラリアのメルボルン近郊に住む18～65歳の女性1136人を対象に行なわれた、食行動と野菜・くだもの摂取頻度との関連を調べた研究。料理作りの好き嫌いが反映しそうな6つの質問と野菜摂取頻度の関連。「野菜を1日あたり2回以上食べていた人」を「野菜を充分に食べていた人」として、それぞれの質問について、「いいえ／まれ」と答えた群を基準としたときの各群における1日あたり2回以上野菜を食べていた人数（比率）。年齢、教育歴、婚姻状況、子どもの有無などが結果に与える影響は統計学的に除いてある。

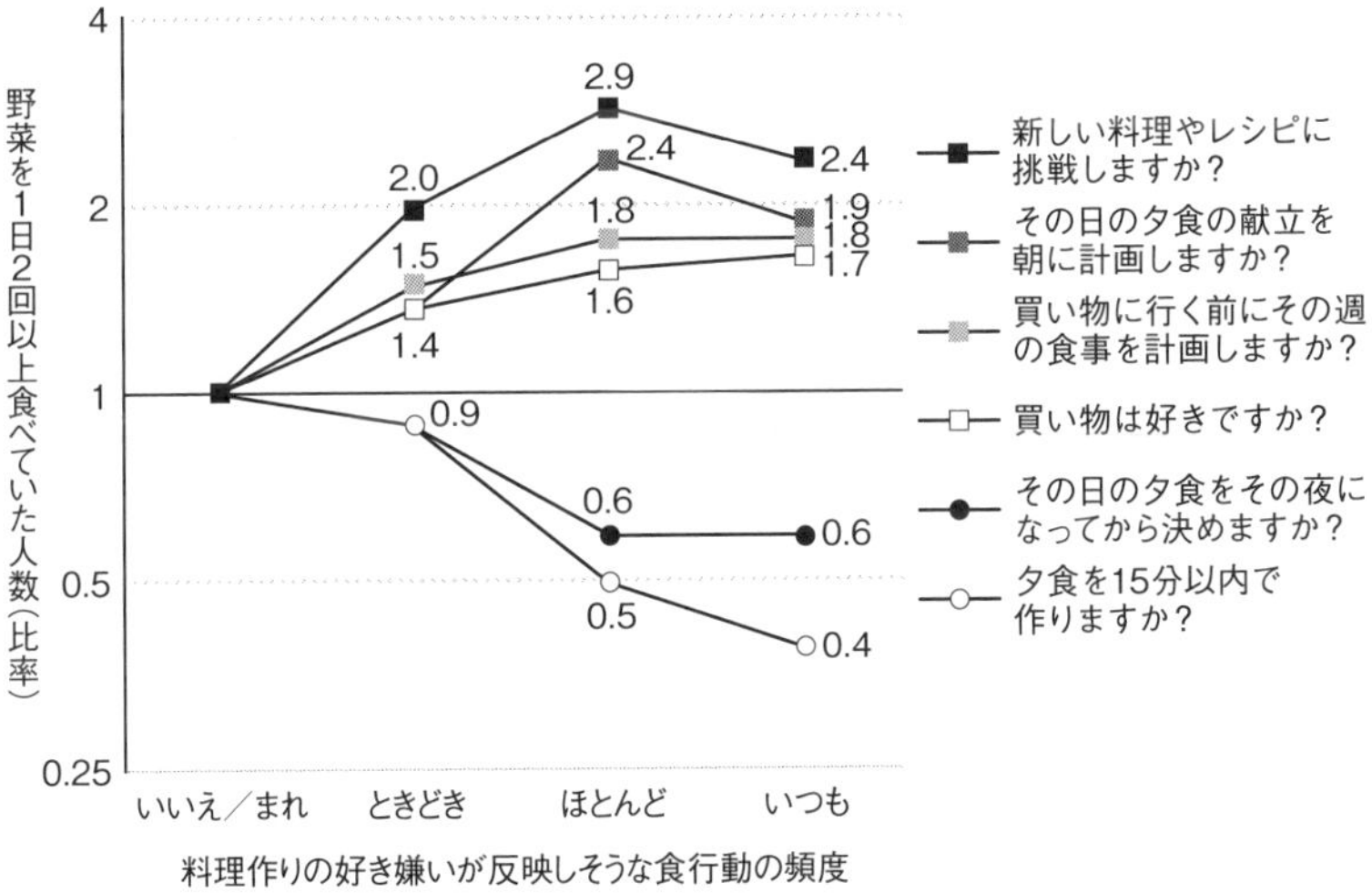

新しい料理に挑戦し、夕食の献立は朝のうちから考えていて、買い物に行く前に献立を考え、買い物が好きな人ほど野菜を充分に食べている人が多く、逆に、その日の夕食はその夜になってから決め、夕食の準備を15分以内ですませてしまう人ほど野菜を充分に食べている人が少ないという結果でした。

りているかといった、細かいところまではわかりません。

料理をする頻度は食事内容に影響するか？

台湾に住む65歳から97歳の男女1888人を対象として、前日1日に食べた食べ物や料理の名前と内容、重さや大きさをすべて聞きとる食事調査が行なわれました 出典③。さらに、「週に何回くらい自分で料理や食事の準備をしたり、それらを手伝ったりしますか？」という質問をして、「しない」「1～2回」「3～5回」「6回以上」のいずれかで答えてもらいました。図2は、料理をした頻度とおもな栄養素の摂取量の関連です。「しない」と答えた群が摂取していた量に比べた相対的な値として、それぞれの群の摂取量を示してあります。

料理をする頻度が高かった人ほど、食物繊維とカルシウムの摂取量が多い傾向がありました。これらの摂取源の一つが野菜であることを考えると、先ほどのオーストラリアの研究結果と一致します。でも、食塩や脂質の摂取量には目立った違いはなく、それらのとりすぎに気をつけている、というわけではなさそうです。

もっともこの研究では、料理の頻度だけを尋ねていて、好きで料理をしているのか、必要に迫られてそうしているのかまでは尋ねていません。自分で料理をしている人の食事は健康的だと強くはいえない結果になってしまったのは、このあたりに問題があったのかもしれません。

料理をよくする人の栄養バランスはどうでしょうか。

report 2

図2 料理をする頻度と栄養素摂取との関係

出典❸

台湾に住む65歳～97歳の男女1,888人を対象として、料理をする頻度と栄養素摂取量との関連を調べた研究。栄養素摂取量は、前日1日に食べた食べ物や料理の名前と内容、重さや大きさをすべて聞きとる方法（24時間食事思い出し法）で行なわれ、料理の頻度は「週に何回くらい自分で料理や食事の準備をしたり、それらを手伝ったりしますか？」という質問で尋ね、「しない」「1～2回」「3～5回」「6回以上」のいずれかで答えてもらった。「しない」と答えた群が摂取していた量に比べた相対的な値として、それぞれの群の摂取量を示してある。栄養素名の後の（　　）内の数字は「しない」の群におけるその栄養素の摂取量の平均値。

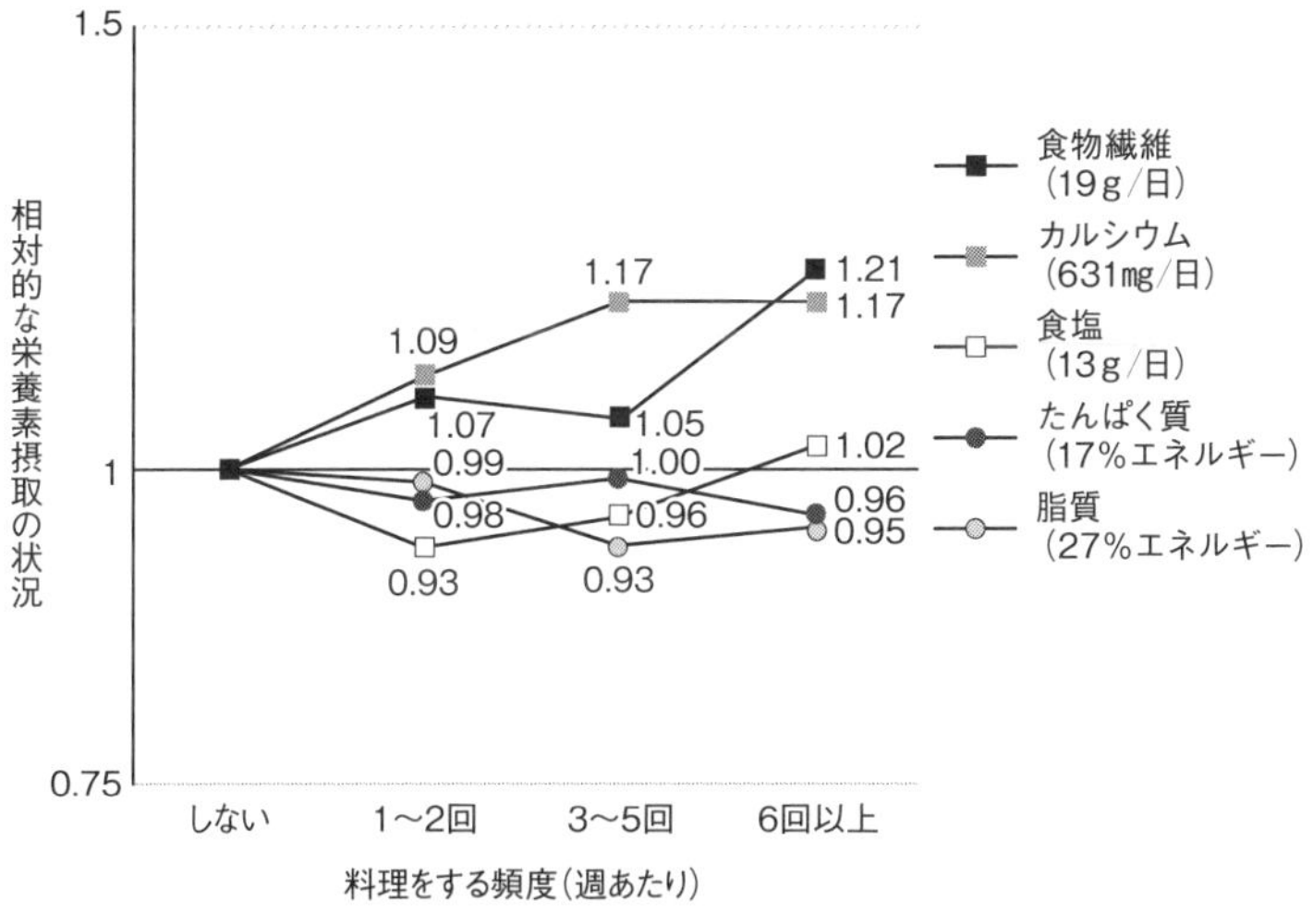

料理をする頻度が高い人ほど、食物繊維とカルシウムが多い傾向がありました。でも、食塩や脂質には目立った違いはなく、その人たちが減塩や脂質のとりすぎにも気をつけている、というわけではなさそうです。

料理をよくする人はなぜか長生きだ

この台湾の研究で特に興味深いのは、その後も10年間調査を続けて、この人たちの寿命まで調べていることです。10年間で全体の37%、695人の人が亡くなりました。料理をしていた頻度ごとに死亡率を見てみたのが図3です。「しない」の群における死亡率に比べた相対的な値として示してあります。料理をする頻度が高かった人ほど死亡率が低い、つまり、長生きでした。

とはいえ、話はそんなに単純ではありません。容易に想像がつくように、男性よりも女性で、そして、年齢が低い人ほど料理をする頻度が高かったからです。これでは、料理をする人ではなくて、女性で若い人ほど死亡率が低かったというあたりまえのことを示したにすぎません。さらに、体がじょうぶで頭もしっかりしている人ほど自分で料理ができるでしょう。

そこで、この研究では3種類の計算がされ、結果を比べられるようにしました。初めが、単純に料理をしていた頻度と死亡率との関連を見た場合です（計算1）。続いて、性別や年齢などが結果に与える影響を除いて計算した場合です（計算2）。そして最後が、体を動かす能力と認知機能が結果に与える影響も除いた場合です（計算3）。計算1はあたりまえの結果ですが、計算2でも、さらには計算3でも、料理をする頻度が高い人ほど死亡率が低かったという結果が得られたのは注目すべきところです。

report 3

料理をよくするかどうかが、寿命にも影響を与えそうです。

図3 料理をする頻度と死亡率との関連

出典③

台湾に住む65歳～97歳の男女1,888人を対象として、料理をする頻度とその後10年間の死亡率との関連を調べた研究。「しない」の群における死亡率に比べた相対的な値（相対危険）として示してある。

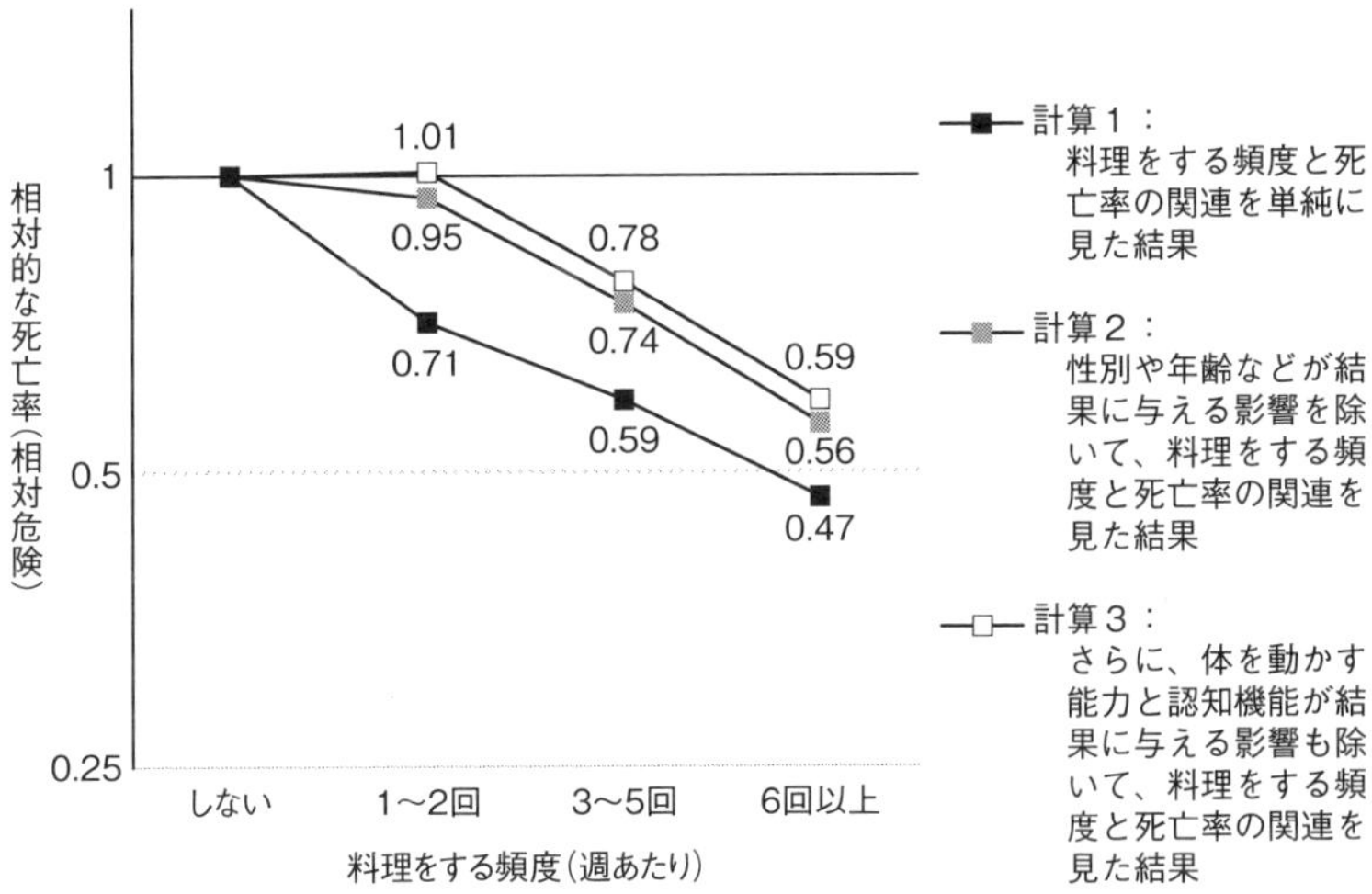

料理をする頻度が高かった人ほど死亡率が低いのは、計算1の結果ではあたりまえですが、計算3でも、料理をする頻度が高い人ほど死亡率が低かったという結果が得られたのは興味深いところです。

料理には栄養以外の効能もあるかも……

料理にはかなり複雑な動作と頭脳活動が伴います。しかも、テレビを観たりするのとは違ってその活動は能動的です。推定の域を出ませんが、料理を「日常的に繰り返される軽い身体トレーニングと能動的で複雑な頭のトレーニング」ととらえると、「料理を作る↓長生き」の関係が理解できるような気がします。すると、たとえ同じ栄養素でも、サプリメントからとる、調理加工品からとる、自分で作った料理からとる、では効果が少しずつ違うのではないかと想像されます。

自分で料理をしなくても生きていける時代になりました。これは人類にとってさらなる進化なのか？「料理で進化したヒト」としては、これは進化などではなくて退化だと、ぼくは思います。

結論

料理を作ることの健康への効果は、栄養以外のところにもありそうです。

料理が好きな人は、野菜やくだものをたくさん食べているようです。日常的によく料理をしている人は、そうでない人よりも長生きだという研究もあります。そして、その理由は栄養バランスのよい食事だけでなく、それ以外にもありそうです。料理を「日常的に繰り返される軽い身体トレーニングと能動的で複雑な頭のトレーニング」ととらえてみるとその理由の一端が見えてきそうです。人（ヒト）はやはり「料理をする動物」のようです。

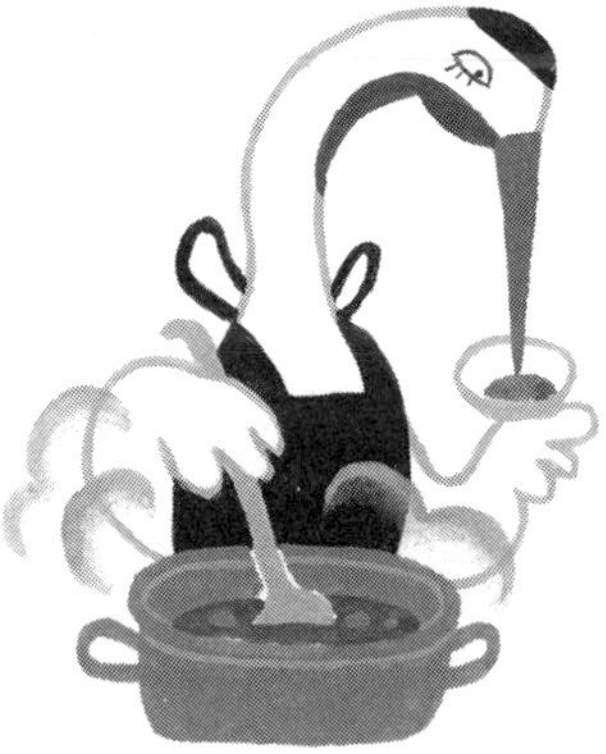

出典

① リチャード・ランガム（依田卓巳訳）。火の賜物──ヒトは料理で進化した。NTT出版、2010。
② Crawford D, et al. Which food-related behaviours are associated with healthier intakes of fruits and vegetables among women? Public Health Nutr 2007; 10: 256-65.
③ Chen RC, et al. Cooking frequency may enhance survival in Taiwanese elderly. Public Health Nutr 2012; 15: 1142-9.

栄養学が全体として社会で役立つために。

行動栄養学とはなにか？　栄養学のミッシングリンクとはなにか？　そして、行動栄養学を支える科学や取り巻く科学はなにか？　最後のこの章では、栄養学の歴史を少しさかのぼったり、実社会に目を広げたりしながら、全体の整理を試みます。

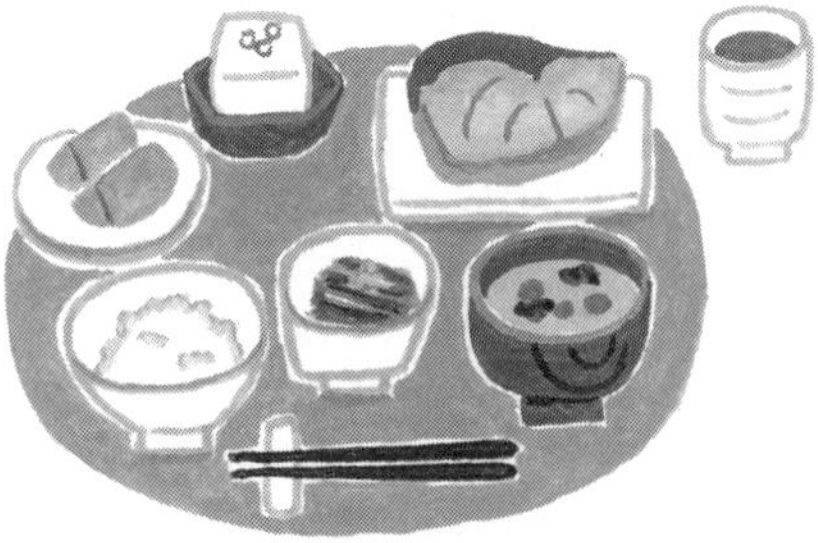

第9章（終章）

栄養学のミッシングリンク…

行動栄養学とはなにか？

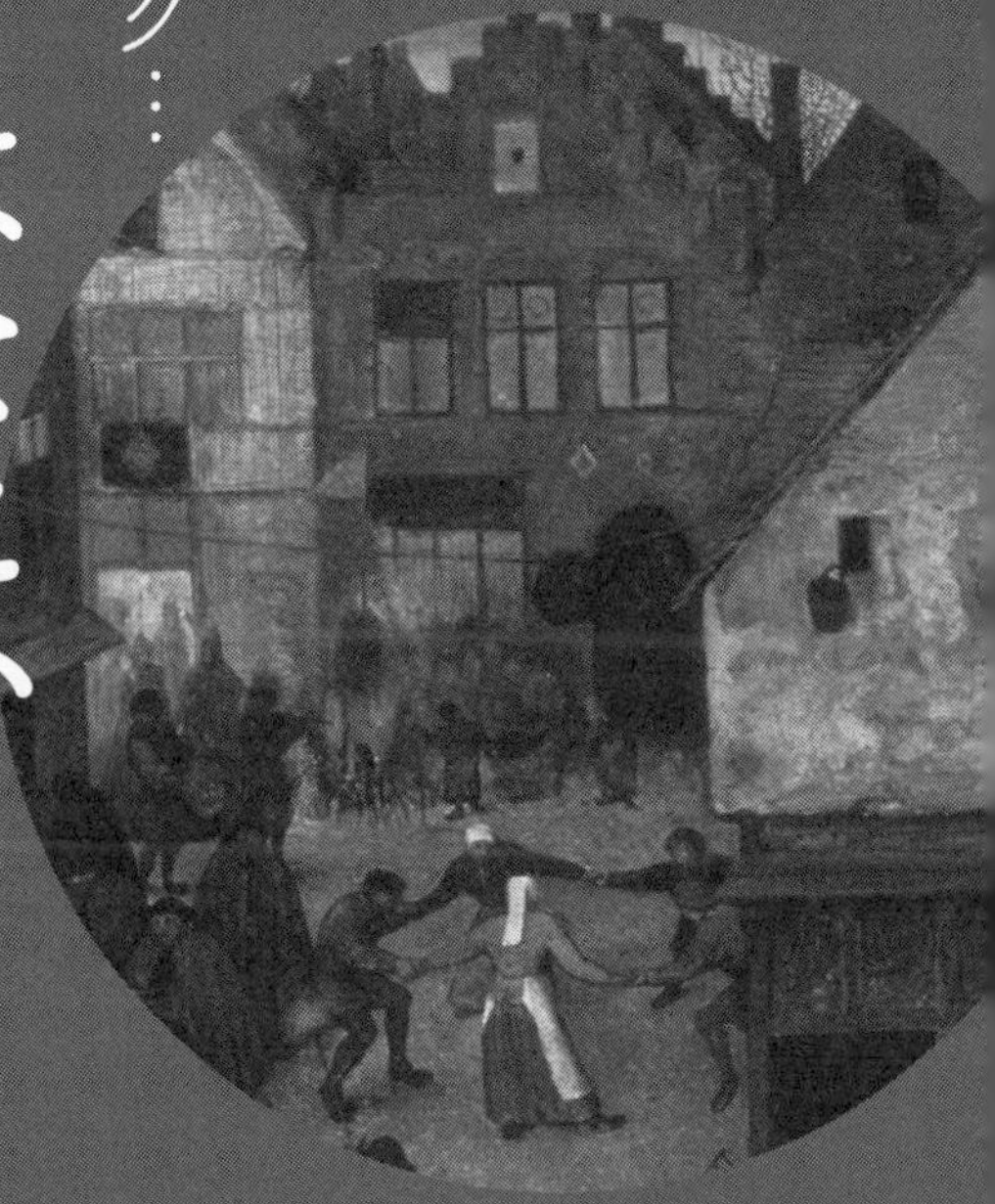

最後の章である第9章（終章）では、第1章から第8章までの内容を振り返りながら、本書の着想に至る背景や行動栄養学の周辺に位置する科学や分野も交えて、「行動栄養学とはなにか？」について考えます。

どうしてもかたい書き方になってしまいますが、これまでの章のまとめにもなっていますので、むずかしい場合はそれぞれの章に戻って読み返していただくとわかりやすいかもしれません。

栄養学を再整理する

「体内の栄養学」と「モノの栄養学」

栄養学の歴史を振り返ると、大きく2つの流れがあったように思います。

一つは「体内の栄養学」です。この栄養学の目的は、栄養素や物質が生体内で生命維持や健康の保持・増進、病気の予防にどのように関与しているかを明らかにすることです。ビタミンB_1（チアミン）はエネルギー代謝にどのように関与しているのか、ナトリウムはどのようなメカニズム（しくみ）で血圧を上げるのか、といったことを明らかにする科学です。栄養学の本道といってもよいでしょう。栄養生化学、栄養生理学、代謝栄養学などがここに入ります。

もう一つの栄養学が「食品の栄養学」です。これは食品を対象とする科学で、どのような栄養素や物質が食べ物の中にどのような状態でどのくらい含まれているかを明らかにしたり、ある特定の栄養素や物質を豊富に含む新しい食品を作ったりします。食品加工学や発酵学、調理学や食品衛生学などがこちらに入ります。食品の栄養学は食品学と呼ばれることが多く、広く「モノの栄養学」と呼びかえてもよいでしょう。

２つの栄養学を栄養素や物質の流れとして見ると、図1のようになると思います。このように、「モノの栄養学」から「体内の栄養学」へと栄養素や物質が流れ、それぞれの栄養学で発見された事実や開発された技術を互いに利用して栄養学は発展してきました。はたして、それで充分でしょうか？

図1 栄養素と物質の流れから見た栄養学の構造

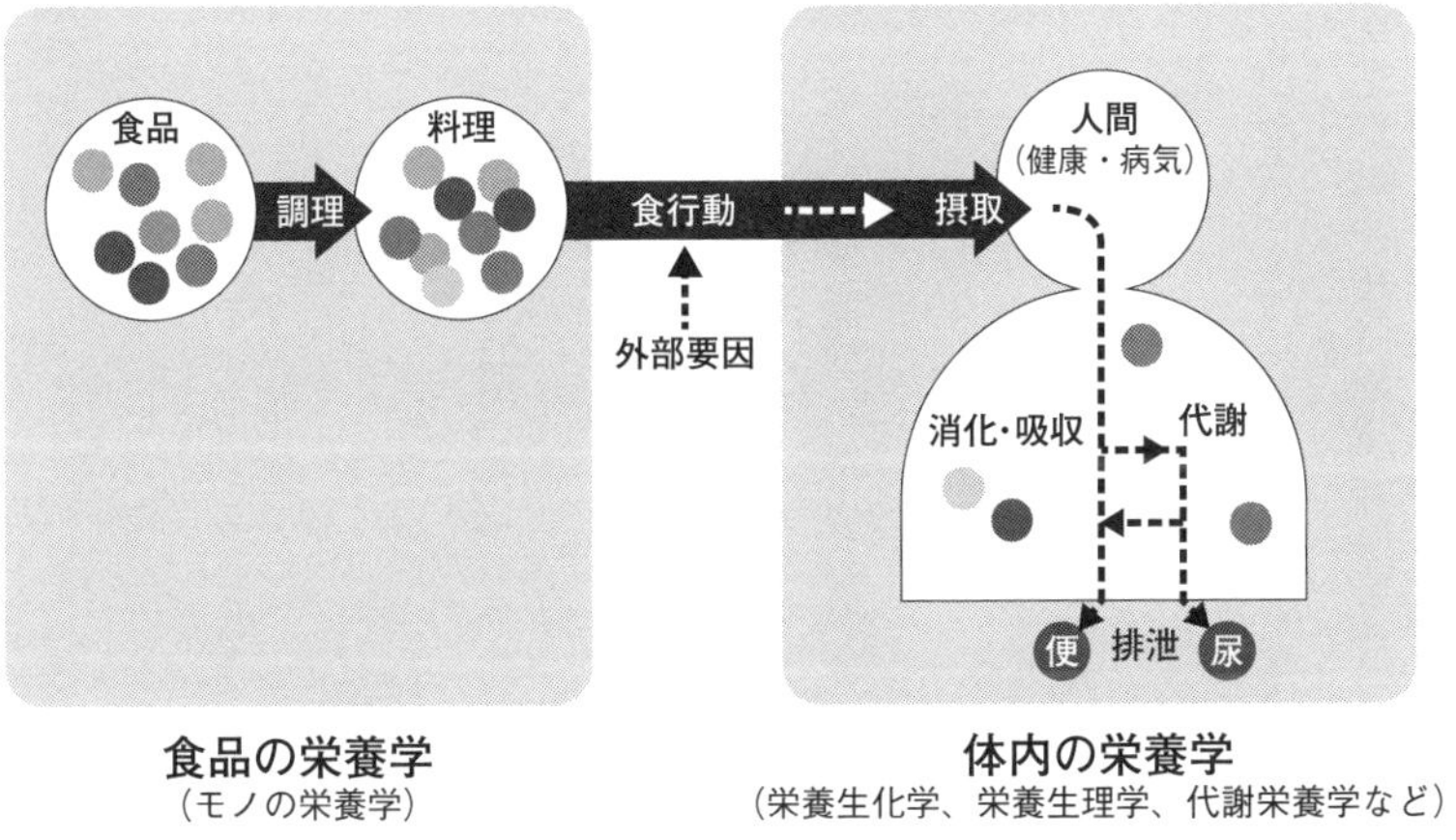

「分析の科学」と「統合の科学」

「体内の栄養学」で特定の物質に血圧を下げる機能があることがわかったとします。すると、その物質を豊富に含む食品を食べて体内のその物質を増やせば血圧が下がるかもしれないと期待したくなります。これは実験をすればわかります。

高血圧になる遺伝子を持つ実験用のネズミ（高血圧自然発症ラット）に、その物質を豊富に含む食品を食べさせて血圧の変化を観察します。その物質を豊富に含む食品がどれかは「モノの栄養学」が教えてくれます。自然界に存在しなければ作ってくれるでしょう。ただし、その物質を含んでいない（そしてその物質以外は同じ成分を含んでいる）食品を食べさせて血圧の変化を観察する実験も必要で、2つの実験の結果を比べます。人でもほぼ同じ実験ができます。このような実験によって、「体内の栄養学」と「モノの栄養学」はつながります。

けれども、どこか不自然なことに気づきます。その食品を食べるという前提で、しかも全員（全ネズミ）が同じ量を食べるという前提で話が進んでいることです。

薬なら1日の服用量は決められていて患者はそれを守るのが原則です。一方、食品は、なにをどれくらい食べるかは本人しだいです。日によっても変わります。薬はある程度医療保険でカバーされますが、日々の食事は全額自己負担です。だから財布の中身が影響します。好み（好き嫌い）も見逃せません。すなわち、これまで「体内の栄養学」と「モノの栄養学」をつないできたリンク（鎖の1つの環）は、きわめて特殊で限定されたリンクだったわけです。

特殊というよりも、この部分にはあまり目が向けられてこなかった、というべきでしょう。「なぜ（メカニズム）」を明らかにするためには、「系（システム）」を単純にしなければなりません。そのためにリンクを切り、注目している部分（ピース）を取り出して単純で純粋な系を作り、「なぜ（メカニズム）」を解いてきました。「分析の科学」の手法です。しかし、「分析の科学」によって明らかにされたばらばらのピースを並べても、複雑な現実は再現されません。それぞれのピースがなにによってどのようにつながっているのか、どのつながりが強くどのつながりが弱いのか……といったことがわかっていないからです。ピースを見つける科学の次に、ピースのつながり方やピースのつなげ方を調べる科学が必要です。「統合の科学」です。この様子を図2にしてみました。

図2 「分析の科学」と「統合の科学」から見た栄養学の構造

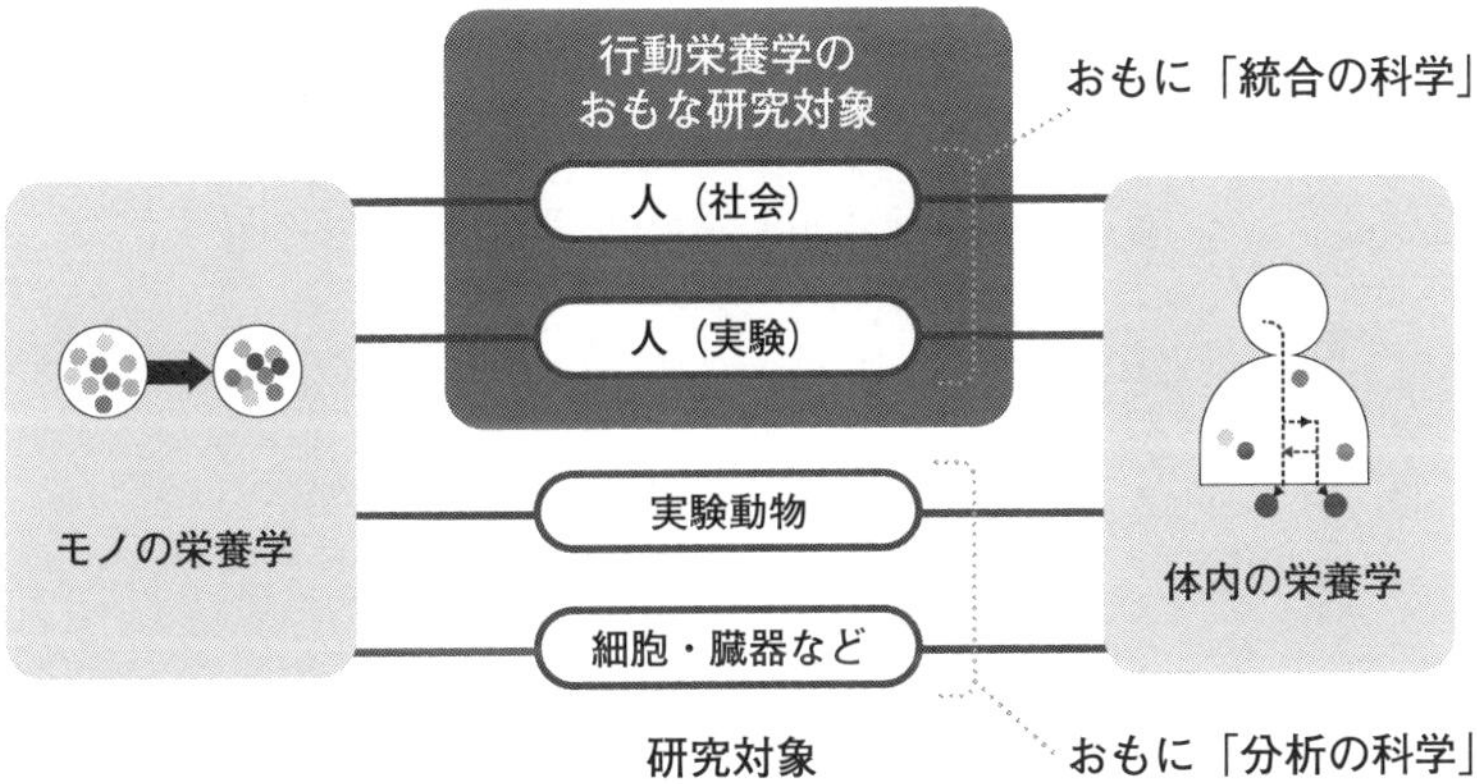

疫学・栄養疫学とEBM・EBN

「統合の科学」の中で、医療や健康に関係する研究や実践活動を支える学問が疫学です。疫学を一言で説明するのはむずかしいのですが、「人間集団に出現する健康関連のいろいろな事象の頻度と分布、それらに影響を与える要因を明らかにして、健康関連の諸問題に対する有効な対策の樹立に役立てるための科学」とまとめられます。さらに、疫学の中で、食事や栄養を扱えば栄養疫学となります。

疫学や栄養疫学の知識が求められるのは、これらの研究に従事している人たちだけではありません。むしろ、疫学や栄養疫学の研究の結果を読み、それを社会に伝えたり、それを実践に活用したりする人こそが身に着けるべき知識です。

そして、「統合の科学」の実践編と呼ぶべきものが、「根拠に基づく○○」と呼ばれる一連の動きです。医療の分野では、１９８０年代に台頭してきた「根拠に基づく医療（evidence-based medicine：ＥＢＭ）」がこれにあたります。ここで強調されている「根拠」とは、しくみ（メカニズム）のことではなく、疫学の手法を用いて実際に観察された事実のことです。たとえば、食塩で血圧が上がるしくみ（メカニズム）の説明だけでなく、人（集団）の食塩摂取量を減らすと実際に血圧が下がったとか、食塩摂取量が多い人たちは加齢に伴って血圧が上がる傾向があるといった事実です。

これは、「分析の科学」で明らかにされたピース（部分）を組み合わせて作られた推論だけでは不充分で、ピースのつながり方やつなげ方まで含めて観察された事実がそろって、初めて「根拠」といえるとする考え方です。

ＥＢＭの栄養版が「根拠に基づく栄養学（evidence-based nutrition：ＥＢＮ）」です。ＥＢＮは、栄養疫学の手法を用いて行われた研究によって明らかにされた情報の中から信頼できる確かな情報を選んで使おうという主張です。

このように考えてくると、行動栄養学は、モノの栄養学と体内の栄養学をつなぐ環《リンク》に留まるものではなく、「統合の科学」の栄養版であり、最も確かで最も実践的な「健康な食べ方」を社会に提唱しうる、最もたいせつな栄養学であるということがわかります。

本書の流れに沿って

栄養学の縦糸と横糸

本書では２つの栄養学をつなぐ鎖の環《リンク》をミッシングリンクと表現しました。具体的なリンクに、「食品成分表」があります。食品に含まれる成分の含有量に関するデータベースです。食品成分表は「モノの栄養学」の領域ですが、「体内の栄養学」への橋渡し役を果たすものだといえます。そこで、食品中の成分や「食品成分表」にまつわる話題を本書の最初に第１章「栄養学の縦糸と横糸」として置きました。

食品や料理の種類と量を決めれば、栄養素の量はただ1つに決まります。ところが、逆は成り立ちません。一定量の栄養素をとるための食品や料理の種類と量の組み合わせは無数にありえます。このことが私たちの食生活を楽しいものにしてくれ、また、行動栄養学を複雑なものにもしています。ですが、糖類のように、その健康影響が長い間心配されてきたにもかかわらずその実態はまだ明らかでなく、どれくらいまでなら食べてよいかよくわかっていないものもあります。その背後に食品成分表の不在がありました。

また、私たちは食品と栄養素（物質）を混同しがちです。それを「水」を例に考えてみました。食品や料理は目に見えますが、栄養素や物質は目に見えないという点も要注意です。これに直結する話題として、食品ベースガイドラインを取り上げました。このように、栄養学の縦糸と横糸はそれぞれ特有の性質を持ちながら互いにつながっていて、2つの栄養学をつなげてくれます。またはそのはずです。

疫学を読む

社会は複雑系です。複雑系の世界に存在する要素は「1つの原因と1つの結果」だけではありません。原因と結果の間になにものかが介在する場合もあります。また、複数の原因が1つの結果を産んだり、逆に、1つの原因が複数の結果に影響したりする場合もあります。

学校の成績のよしあしは朝食を食べるかどうかだけで決まるものではありません。チョコレートを食べればそれだけで心筋梗塞を防げるわけでもありません。はたまた、原因だと思っていたものが結果で、結果だと思っていたものが原因だったという困った事態も起こりえます。甘いもの好きは糖尿病にかかりやすいのか、血糖値が高めだったから甘いものをがまんしていたのか（しかしすでに手遅れだったのか）、食塩と血圧の関係も卵とコレステロールの関係も、まるで「卵と鶏」論争みたいです。さらに、さまざまな要素が複雑にから み合うために研究結果は研究のたびに少しずつ違ってしまいます。半世紀を経ても結論が出ていない「ビタミンCでかぜ予防」を例に考えてみました。この種の話題を集めたのが第2章「複雑系」でした。

薬と違って、食事にはなにも食べないという選択肢は、ほとんどの場合ありません。どれを食べるかの選択です。つまり、絶対評価ではなく相対評価、すなわち比較がたいせつです。この例として、心筋梗塞予防の観点からコーヒーと紅茶を比べてみました。また、2つ以上の食習慣や生活習慣が足し合わされて1つの病気を予防したり、逆に1つの病気を起こしたりする場合もあります。この様子を認知症で見てみました。逆に、1つの食べ物や食べ方が複数の病気に関与する場合もあります。この例を菜食主義（ベジタリアンとビーガン）とお酒で考えてみました。これが第3章「相対重要性」でした。

栄養疫学を読む

「過ぎたるは及ばざるがごとし」ということわざはだれでも知っています。ところがなぜか、食と健康では見落とされがちです。ある栄養素を100倍とったら100倍健康になれるのでしょうか？　健康になれる場合は「量・反応関係がある」と呼び、そうでない場合は「量・反応関係はない」と呼びます。β-カロテン、葉酸、たんぱく質を例に、それぞれ肺がん、循環器疾患、サルコペニアとの関係を見てみました。一方、絶対に食べてはいけない食品や栄養素はありません。たとえば砂糖はどれくらいまでなら食べてもよいのか？　これらの話題を第4章「量・反応関係」にまとめました。

なにかを測ればその値はかならず本当の値（真値）からずれます。測定誤差です。何度測っても一定方向に一定距離ずれる（ゆがむ、偏る）誤差（系統誤差）と、方向も距離も一定しない（ばらつく）誤差（偶然誤差）があります。測定誤差＝系統誤差＋偶然誤差、であり、測定値＝真値（本当の値）＋系統誤差＋偶然誤差、です。

系統誤差はバイアスとも呼ばれます。食行動で最も大きな問題となるバイアスは、食べた量や頻度を少なめに記憶したり記録したり報告したりする現象です。過小申告と呼ばれます。ほかにも、環境や状況によって人の回答は偏ります。そこで、最も典型的な例として、食事アセスメントで起こる過小申告を紹介し、続いて、症例対照研究、減塩教育の介入研究、サプリメントの効果を調べた介入研究という3つの異なるタイプの研究で起こったバイアスを紹介しました。これが第5章「バイアス」でした。

私たちは毎日同じものを同じ量だけ食べているわけではありません。種類も量も少しずつ違います。日間変動です。規則性をあまり持たずに上下に揺れることが多いため、偶然誤差の一種だと考えられています。摂取量の変動は日間だけでなく、曜日や月や季節の間にもあります。そこで、日間変動と季節間変動（旬）にまつわる話題を第6章「食行動を測る」で紹介しました。そして、測り方のアプローチが日間変動と大きく違う例として、「食べる速さ」の測り方の話題を最後に添えました。

非合理を扱う科学

ところで、かつての経済学（新古典派経済学）では、「個人は最適化行動をとる」と仮定されていました 出典❶。そこに登場したのが、ヒューリスティックスとバイアスに基づく行動経済学でした 出典❷。ヒューリスティックスは「発見的手法」という意味の心理学用語で、経験や先入観によって直感的に（正解に近い）答えを導き出す思考法のことです。新古典派経済学よりも、「人は非合理な行動をとる」とする行動経済学のほうがぼくにはしっくりきました。

行動栄養学もまた、非合理な人間行動を扱う科学です。そして、人の非合理な行動は、食と健康の関連を調べたり理解したりするときだけでなく、それよりも、その関連がわかってもなおなぜ人はそのように行動できないのか（健康的に食べられないのか）を明らかにして、その食習慣を改善するために役立ちそうです。

そこで、非合理な人間行動の例として、食と健康に関連する話題を拾ってみました。特に、健康栄養情報の作られ方や選び方が人間の非合理さによって変わってしまう例に注目しました。具体的には、科学よりもイメージが先行しがちな例を天然塩で、昔聞いたことに固執してしまう例を果物で、科学よりも行動が先行しがちな例を野菜の食育で、そして、健康食品研究の舞台裏の例を乳酸菌で紹介しました。これが第7章「健康栄養情報と食行動」でした。

社会で食べる

人は社会的動物です。社会のしくみには人が意図して作った「制度」もありますし、自然にでき上がり「文化」となったものもあります。食育基本法は前者、食文化は後者です。いずれにしても、私たちは社会の中で食べ、社会の中で生きています。そこで、食事そのものが社会のしくみとなっている例を学校給食で、食行動がからむ社会現象の例を所得格差と独居で取り上げました。そして、最後に、まだ研究が始まったばかりですが、「料理を作る」という行動が長寿につながっているかどうかを調べた研究を紹介しました。「料理をすれば長生きできる」と読むのではなく、栄養学の複雑さと広がりを感じていただきたくて取り上げました。これが第8章「社会で食べる」でした。

求められているパラダイムシフト

学際科学としての栄養学

本書を通読していただければ、栄養学は自然科学（いわゆる理系）に収まりきる学問ではなく、人文科学（いわゆる文系）まで広がる壮大な学際科学であることに気づいていただけることと思います。そして、栄養学の主人公は、本来、モノでも細胞でも遺伝子でもなく、「生きている人（社会）」だと気づきます。本書は、この視点に立って、「人（社会）の栄養学」をさまざまな角度から探ってみたというわけです。

栄養学は病気を患った人に手厚い学問ではなく、すべての人の健康を静かに支える学問です。これまでばらばらに明らかにされ、ばらばらに置かれ、ばらばらに使われてきた栄養学の知識や技術や情報が、統合科学の手法によって一つにつながり、社会のあちこちですべての人の健康を静かに支えてくれることを願っています。これが、栄養学が社会で役立つために、今、求められている「栄養学のパラダイムシフト」なのだとぼくは考えます。

出典
①大竹文雄、他。パネルディスカッション「行動経済学の過去・現在・未来」。行動経済学 2016; 9: 46-64。
②ダニエル・カーネマン。村井章子（訳）。ファスト&スロー（上）——あなたの意思はどのように決まるか？ ハヤカワ・ノンフィクション文庫、2014年。

おわりに

着想

20歳代、旅行記や文明論の本に沈溺し、バックパッカーとして世界中を徘徊《はいかい》しました。そのころ（少し遅れて）、栄養学の存在を知りました。疫学との出合いはその後です。

こういう順序だったので、ぼくの頭の中にはまず人の営みがあり、あちこちで見聞きした（食べ歩いた）ことを理解するために栄養学を学び、その表現の手段として栄養疫学を手に入れたのだと、レトロスペクティブ（後方視的）には解釈されます。このように振り返ると、本書の着想は20歳前後にまでさかのぼり、それから40年以上を経てやっと形になったことになります。遅すぎた感は否めません。というより、あまりにも遅すぎます。それにもかかわらず、あえてミッシングリンクとかパラダイムシフトとか大げさな言葉を並べました。

第二次世界大戦が終わると、欧米諸国では結核を中心とする感染症や食料不足による低栄養に代わって、（いわゆる）生活習慣病が増えてきました。生活習慣病の特徴は、発症までに長い年月を要し、複数の原因が複雑にからみ合って起こることです。そこに、当時発達しつつあった大量データ処理技術に支えられた疫学の研究手法が導入されました。そして、疫学は生活習慣病の研究と対策に欠かせぬものとなり、この波は栄養学にも広がりました。

ぼくがベルギーで栄養疫学を学んだ１９９０年代前半は、栄養疫学の扉が開かれ、その研

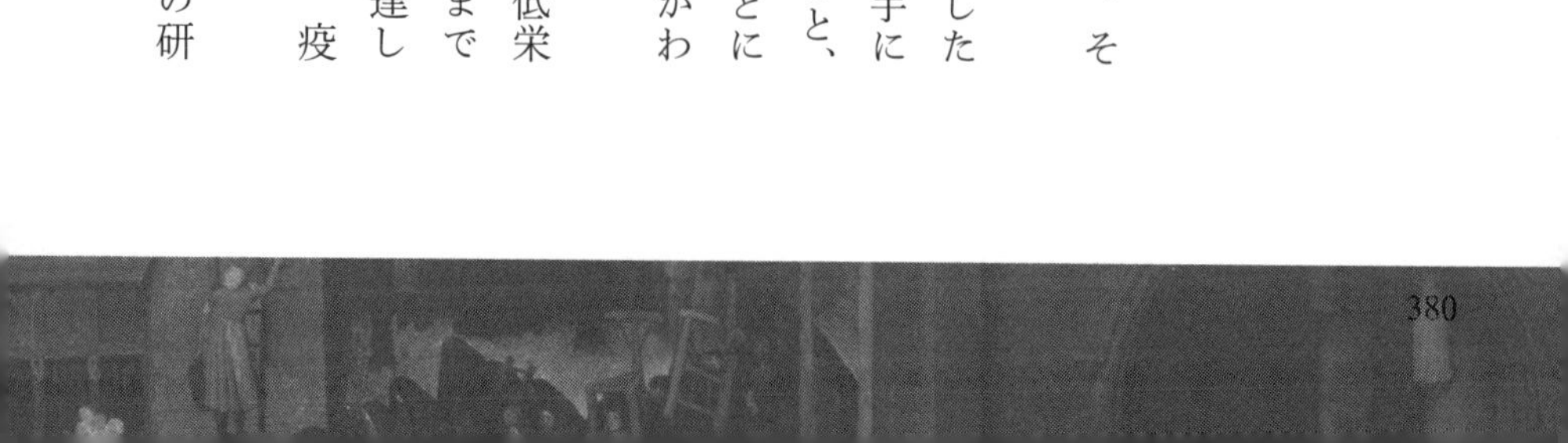

究手法や社会応用の技術が世界中に広がりつつあるころでした。欧米諸国では、栄養疫学を専門とする大学や研究所が次々と設立されていました。ですから、食べ物と健康のミッシングリンクはほどなくつながり、このパラダイムシフトは10年以内に完了するだろうと、当時のぼくは楽観的に考えていました。

ところが、日本の栄養学は世界の歩みとは軌を一にせず、食べ物と健康のミッシングリンクは、つながるどころか、両者の隔たりはむしろ大きくなり、健康栄養情報は、その量こそ幾何級数的に増えたものの、さらに二分化、二極化していったように感じられます。これはまずい！　以上が本書着想の舞台裏です。

執筆

本書は、第9章を除いてすべて、女子栄養大学出版部の月刊誌『栄養と料理』に２０１１年4月号から連載中の「一枚の図からはじめるＥＢＮ　佐々木敏がズバリ読む栄養データ」の中から今回のテーマにふさわしいものを選んで、加筆・修正し、再構成したものです。この連載からはすでに、２０１５年に『佐々木敏の栄養データはこう読む！』が、２０１８年に『佐々木敏のデータ栄養学のすすめ』が生まれています。本書は3冊目となります。

これまで、一般書や雑誌では「図」はイラストまたは飾り程度に扱われ、事実や情報を伝えるための道具としての機能を果たせていませんでした。本来、図というビジュアルは文字よりもはるかにたくさんの情報を正確かつ効率的に伝えることができます。これを使わない

手はないと考えました。

もう一つ。栄養や健康に関する一般書や雑誌では、「……といわれています」という表現をよく目にします。しかし、この書き方ではそれが事実なのか、著者の考えなのか、はたまた妄想なのか、はっきりしません。そこに情報量の急増が拍車をかけ、世の中は健康栄養情報を享受し活用するどころか、逆に、そのために混乱に陥ってしまいました。その一方で、医療の世界では、科学的な事実とそれ以外を明確に区別し、確かな情報を有効に使おうとする「科学的根拠に基づく医療（ＥＢＭ）」が主流となってきました。同じ手法で健康栄養情報を整理し、有効活用しようとする動きがＥＢＮです。その実践活動の一つとしてこの連載を始めました。その情報はいつだれがどの論文で明らかにした事実なのか、一つ一つ確かめながら（そして、調べがつかなかったものは書かないという姿勢を貫き）、一文一文、文字を刻み、一つ一つ図や表を描いていきました。この作業は途方もなく地道なものでした。というわけで、本書が書物としての体裁を成すまでに10年を要しました。

謝辞

前述のように、本書は、女子栄養大学出版部の月刊誌『栄養と料理』の連載から生まれました。連載も、そして本書も、編集担当の監物南美さんとの合作です。手伝っていただいたのではなく合作です。

連載で校正を担当してくださった小野祐子さんのきびしい事実確認とていねいな文章チェ

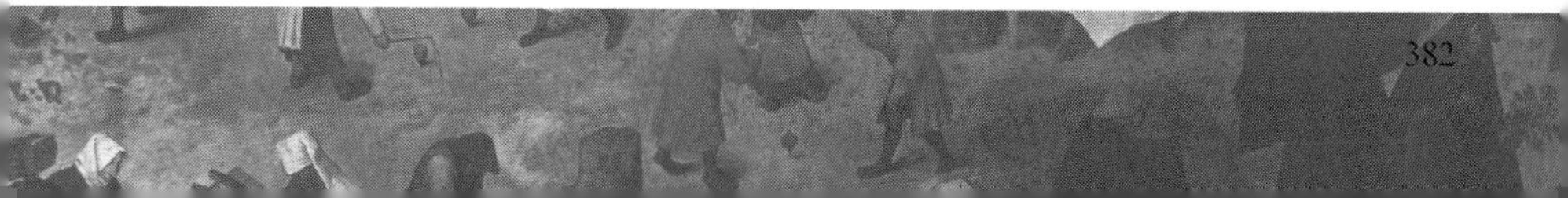

ックによって、上滑りの原稿は社会に供せるものになり、それが本書につながりました。毎話機知に富んだ動物のイラストが登場します。星野イクミさんの手になるものです。この話題になぜこの動物なのかを考えながら読んでいただくと、本書はさらに楽しくなります。お2人ともすてきな仲間です。本書の編集を担当してくださった鈴木充さんとデザインを担当してくださった横田洋子さんには好き勝手なお願いにていねいにお応えいただきました。本書を世に問うことができたのはお2人のおかげです。ほかにもたくさんのかたの温かい励ましと陰の支援を受けてこの本は完成しました。皆さん、ありがとうございました。

研究室のみんなのバックアップも欠かせません。事務担当として研究室を支え続けてくれた嶺佳華さん、助教の村上健太郎先生や前助教の朝倉敬子先生をはじめ、たくさんの学生と研究スタッフの皆さんの直接的、間接的な支援によって、10年の月日を経てようやく本書は形になりました。みんなのおかげです。ありがとう。

しかしながら、なんといってもこの本の主人公は本書に登場した栄養疫学の研究論文たちであり、最大の功労者は研究に参加してくださり、貴重なデータを提供してくださった皆さんです。皆さんお一人お一人に心よりお礼を申し上げます。本当にありがとうございました。

２０２３年３月24日

三四郎池（育徳園）に臨む研究室にて　佐々木　敏

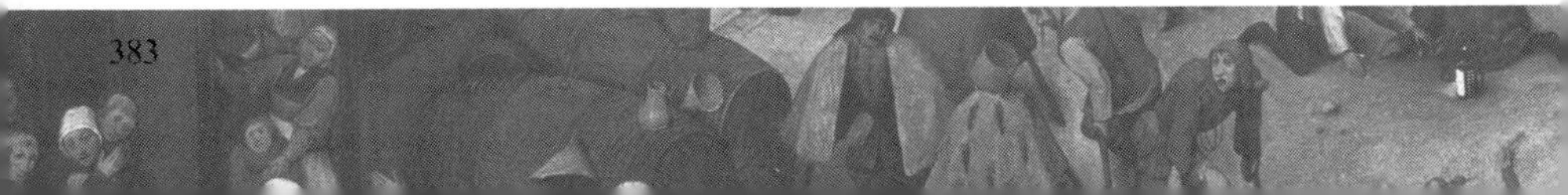

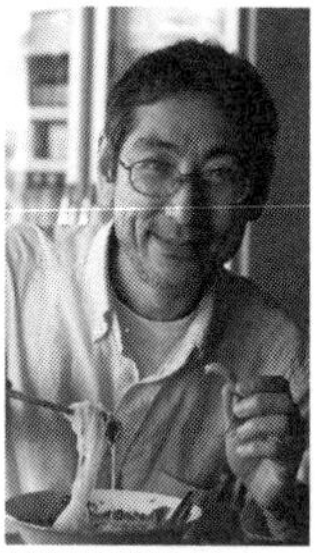

2008年3月（ラオス）

佐々木 敏　ささき さとし

東京大学名誉教授。女子栄養大学客員教授。京都大学工学部、大阪大学医学部卒業後、大阪大学大学院、ルーベン大学大学院博士課程修了。医師、医学博士。国立がんセンター研究所支所臨床疫学研究部室長、国立健康・栄養研究所栄養疫学プログラムリーダー、東京大学大学院医学系研究科教授等を歴任。「EBN」をいち早く提唱し、簡易型自記式食事歴法質問票など日本人向けの食事アセスメントシステムを開発し普及させる。日本人が健康を維持・増進するために摂取すべき栄養素とその基準量を示した「日本人の食事摂取基準」（厚生労働省）策定において中心的役割を担う。一方で、東京栄養疫学勉強会など、学生・若手研究者への教育に積極的に携わり、日本の栄養学の発展に寄与する。趣味は国内外の市場巡りと食べ歩き。世界数十か国を旅し、各地の食文化についての造詣も深い。著書に『佐々木敏の栄養データはこう読む!』『佐々木敏のデータ栄養学のすすめ』（女子栄養大学出版部）ほか。

●本書は、月刊『栄養と料理』の連載「一枚の図からはじめるEBN　佐々木敏がズバリ読む栄養データ」（2011年～連載中）から抜粋、加筆・再構成したものです。

写真提供・手描き地図　佐々木 敏
え　星野 イクミ
カバー・本文デザイン　横田 洋子
編集協力・DTP　鈴木 充
DTP　ビードット
校正　小野 祐子

行動栄養学とはなにか?
食べ物と健康をつなぐ見えない環《リンク》を探る

2023年6月15日　初版第1刷発行
2024年3月30日　初版第3刷発行

著　者　佐々木 敏
発行者　香川 明夫
発行所　女子栄養大学出版部
〒170-8481
東京都豊島区駒込3-24-3
電話 03-3918-5411（販売） 03-3918-5301（編集）
URL https://eiyo21.com/

印刷・製本　中央精版印刷株式会社

ISBN 978-4-7895-5464-0 C3047